Dauqsaw Canghyw Bozsw Dap Gij Vwndiz Ndangcangq

医博士健康问答丛书

GWN DOXGAIQ NDAEJ YWBINGH

药物食疗

Liz Ningz Cawjbien

黎宁 主编

Vangz Ginjyen Vangz Yezfungz Dwngz Mingzsinh Hoiz

黄锦艳 黄悦逢 滕明新 译

Minzcuz Sawcih Okbanj Cienhangh Swhginh Bangfuz Hanghmoeg

民族文字出版专项资金资助项目

广西科学技术出版社

Gvangjsih Gohyoz Gisuz Cuzbanjse

图书在版编目（CIP）数据

药物食疗：汉文、壮文 / 黎宁主编；黄锦艳，黄悦逢，滕明新译. —南宁：广西科学技术出版社，2020.11（2024.1 重印）
（医博士健康问答丛书）
ISBN 978-7-5551-1503-8

Ⅰ. ①药… Ⅱ. ①黎… ②黄… ③黄… ④滕… Ⅲ. ①补益药—问题解答—壮、汉 ②食物疗法—问题解答—壮、汉 Ⅳ. ①R286.79-44 ②R247.1-44

中国版本图书馆 CIP 数据核字（2020）第 228788 号

药物食疗
YAOWU SHILIAO
黎　宁　主编
黄锦艳　黄悦逢　滕明新　译

策　　划：罗煜涛
助理编辑：梁佳艳
特约编辑：苏加快
装帧设计：韦娇林
责任编辑：李　媛　李宝娟　韦文印
责任校对：夏晓雯
壮文审读：覃祥周
责任印制：陆　弟

出 版 人：卢培钊
出版发行：广西科学技术出版社
社　　址：广西南宁市东葛路 66 号
邮政编码：530023
网　　址：http://www.gxkjs.com
印　　刷：北京虎彩文化传播有限公司

开　　本：787mm×1092mm　1/16
字　　数：500 千字
印　　张：20.5
版　　次：2020 年 11 月第 1 版
印　　次：2024 年 1 月第 2 次印刷
书　　号：ISBN 978-7-5551-1503-8
定　　价：100.00 元

《医博士健康问答丛书》编委会

《Dauqsaw Canghyw Bozsw Dap Gij Vwndiz Ndangcangq》Bienveijvei

主　　任：叶宗波

副 主 任：何　求

主　　编：黎　宁

副 主 编：周　薏　李家强

编　　委：方　芳　梁春花　李思平　莫如平

编　　辑：黄小兵　邹　凌　黄志明　彭海波

陆彬彬　曾　旻　杨东山　农小春

审稿专家：张达旭　胡才友　牙廷艺　马力平

Cawjyin：Yez Cunghboh

Fucawjyin：Hoz Giuz

Cawjbien：Liz Ningz

Fucawjbien：Couh Yi　Lij Gyahgyangz

Bienveij：Fangh Fangh　Liengz Cunhvah

Lij Swhbingz　Moz Yuzbingz

Bienciz：Vangz Siujbingh　Couh Lingz　Vangz Cimingz

Bungz Haijboh　Luz Binhbinh　Cwngh Minz

Yangz Dunghsanh　Nungz Siujcunh

Bouxlauxhangz Saemjgauj：Cangh Dazyuz　Huz Caizyouj

Yaz Dingzyi　Maj Lizbingz

前言
Vahbaihnaj

当今世界，什么最宝贵？人生的问题中，什么最重要？答案都是两个字——健康。

有了健康，就有了幸福，就有了未来；没有健康，就没有一切。

健康是人全面发展的基础，关系到千家万户的幸福。健康是身体、心理、社会人际和精神道德上的良好完满状态。百姓常说："有啥别有病，没啥别没钱；不怕挣得少，就怕走得早。"

世界卫生组织指出，健康有四大影响因素：父母遗传占15％，环境因素占17％，医疗条件占8％，生活方式占60％。

良好的生活方式有四大基石：合理膳食、适量运动、戒烟限酒、心理平衡。其中合理膳食占13％，心理平衡占30％，其余占57％。由此可以看出，健康的关键在于自己的生活方式，健康的金钥匙在自己手中，最好的医生就是自己。研究表明，健康的生活方式可以使高血压患病率下降55％，糖尿病患病率下降50％，肿瘤患病率下降33％，各种慢性病患病率总体上减少一半。不但使健康寿命延长10年，而且生活质量大大提高。

正是基于这样的理念，广西壮族自治区科学技术协会十分重视在人民群众中普及医药、卫生、保健、养生知识，他们从所主管的医药科普报纸《医药星期三》上，精选出许多由医学专家编写、深受广大读者欢迎、能正确解答群众防病治病疑惑的医学科普文章，汇编成《医博士健康问答丛书》，内容涵盖名医经验、奇方妙术、药物食疗、健康百科等诸多方面的保健知识，用问答的形式，专业且通俗易懂地解答广大人民群众在医疗保健、防病养生方面的常见问题，并且尽量做到“贴近百姓、贴近生活、贴近实践”，使普通百姓“一看就懂、一懂就用、一用就灵”。《医博士健康问答丛书》的出版发行，旨在向广大人民群众普及医药、卫生、保健、养生知识，使读者学会自我保健、防病养生的方法，帮助人们真正保持健康。希望本丛书能成为广大读者生活中的健康指南、良师益友。

由于每个人存在个体差异，患病后所表现的症状轻重不同，因此读者在使用本丛书的中医药验方之前，请先咨询中医师的意见，在医师指导下用药，以便达到少花钱治好病的效果。

Gwnzbiengz ngoenzneix，gijmaz ceiq dijbauj? Gij vwndiz ciuhvunz，gijmaz ceiq youqgaenj? Dapanq cungj dwg song cih saw——Ndangcangq.

Ndangcangq，couh miz vuenyungz，couh miz daengzcog；ndang mbouj cangq，gijmaz cungj mbouj miz.

Ndangcangq dwg aen giekdaej bouxvunz ndaej cienzmienh fazcanj，nangq daengz cien gya fanh hoh ndaej mbouj ndaej vuenyungz. Ndangcangq dwg cungj yienghndei caezcienz bau daengz ndangdaej、simleix、gij gvanhaeh vunz caeuq vunz youq gwnzbiengz nem gwnz cingsaenz daudwz fuengmienh. Beksingq ciengz gangj：“Miz maz gaej miz bingh，mbouj miz maz gaej mbouj miz cienz，mbouj lau ngaenz ra ndaej noix，caenh lau vunz bae ndaej caeux.”

Seiqgyaiq Veiswngh Cujciz gangj daengz，miz seiq daih yienzsuq yingjyangj daengz ndangcangq：Bohmeh cienzhawj ciemq 15%，vanzging yinhsu ciemq 17%，yihliuz diuzgen ciemq 8%，swnghhoz fuengsik ciemq 60%.

Swnghhoz fuengsik ndei miz seiq aen goekdaej: Hableix gwnndoet、habdangq yindung、gaiq ien hanh laeuj、simleix doxdaengh. Ndawde gwnndoet hableix ciemq 13%, simleix doxdaengh ciemq 30%, gizyawz ciemq 57%. Daj neix yawj ndaej ok, yaek aeu ndangcangq ceiq youqgaenj dwg swnghhoz fuengsik bonjfaenh, fagseiz gim ndangcangq dawz youq gwnz fwngz bonjfaenh, boux canghyw ceiq ndei hix dwg bonjfaenh.

Yenzgiu biujmingz, gij swnghhoz fuengsik bauj ndangcangq ndaej hawj gij bingh hezyaz sang doekdaemq 55%, baenz cungj binghnyouhdangz doekdaemq 50%, gij bingh baenz foeg doekdaemq 33%, baenz gij binghmenhsingq cungjdaej gemjnoix dingz ndeu. Mboujdanh hawj vunz lai souh lai ndangcangq 10 bi, caemhcaiq swnghhoz caetliengh ndaej daezsang lailai.

Cingq aenvih miz yiengh leixniemh neix, Gvangjsih Bouxcuengh Swcigih Gohyoz Gisuz Hezvei haemq yawjnaek youq ndaw yinzminz ginzcung bujgiz gij cihsiz yihyoz、veiswngh、bauj ndangcangq、ciengxndang haenx, gyoengqde daj faenh bauqceij yihyoz gohbuj 《Yihyoz Singhgizsam》 gag guenj haenx, genj ok haujlai faenzcieng yihyoz gohbuj youz doengh boux lauxhangz yihyoz biensij、ndaej daengz gyoengq bouxdoeg haengjheiq、ndaej cingqdeng daeuj gejdap gij ngeizvaeg cungqvunz baenzlawz fuengzbingh ywbingh, gyoebbien baenz 《Dauqsaw Canghyw Bozsw Dap Gij Vwndiz Ndangcangq》, ndaw saw neiyungz baudaengz gij gingniemh canghyw mizmingz、gij danyw daegbied ywfap giuj、gwn doxgaiq ndaej ywbingh、bak goh gangj ndangcangq daengj haujlai fuengmienh gij cihsiz baujgen, yungh cungj hingzsik camdap, conhyez caemhcaiq doengsug heih rox daeuj gejdap gyoengq yinzminz ginzcung youq yihliuz baujgen、fuengzbingh ciengxndang fuengmienh gij vwndiz ciengz raen haenx, caemhcaiq caenhliengh guh daengz "depgaenh beksingq、depgaenh swnghhoz、depgaenh sizcen", hawj bujdungh beksingq "baez yawj couh rox、baez rox couh yungh、baez yungh couh lingz".《Dauqsaw Canghyw Bozsw Dap Gij Vwndiz Ndangcangq》oksaw fathengz, muzdiz dwg hawj gyoengq yinzminz ginzcung bujgiz yihyoz、veiswngh、bauj ndangcangq、ciengxndang, hawj bouxdoeg hag rox gij fuengfap gag bauj bonjfaenh、fuengz bingh ciengxndang haenx, bang gyoengqvunz caencingq baujciz ndangcangq. Maqmuengh dauq saw neix ndaej dazyinx gyoengq bouxdoeg ndangcangq、baenz boux lauxsae ndei baengzyoux ndei ndaw swnghhoz.

Aenvih ndangdaej gak boux gak mbouj doxdoengz, baenzbingh le gij binghyiengh de biujyienh okdaeuj haenx naekmbaeu mbouj doxdoengz, ndigah bouxdoeg youq mwh caengz yungh gij danyw Ywdoj bonj saw neix gaxgonq, cingj cam gij cawjeiq bouxcanghyw Ywdoj, youq canghyw cijdauj baihlaj yungh yw, yawhbienh ndaej aen yaugoj noix yungh cienz yw ndei bingh.

目录
Moegloeg

家庭用药指南
Ndawranz Baenzlawz Yunghyw

全国各地医院中医治疗经验
Gij Gingniemh Ywbingh Ywdoj Gak Dieg Gak Aen Yihyen Daengx Guek

常见疾病饮食疗法

Gij Dajgwn Yw Bingh Ciengz Raen

心理医学

Simleix Yihyoz

家庭用药指南

Ndawranz Baenzlawz Yunghyw

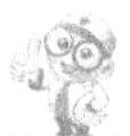

一、成药妙用
It、Giujyungh Yw Guhndei

（一）临床新用
(It) Linzcangz Gijyungh Moq

百合固金丸（口服液）有哪些新用途？
Beghab guginhvanz (raemxyw gwn) miz maz yunghcawq moq?

百合固金丸由生地、熟地黄、麦门冬、百合、炒芍药、当归、贝母、玄参、桔梗、生甘草10味中药组成，具有养阴、润肺、止咳、化痰的功效。传统应用于肺虚久咳、咽燥口干、痰中带血、午后潮热等症状。现代研制有丸、片、口服液等剂型。近年来，经临床应用观察发现，该药对以下病症的治疗具有显著疗效，现介绍如下。

(1) 梅核气。应用百合固金口服液治疗梅核气患者，效果良好。用法：内服，每次10毫升（1支），每日3次，饭后温开水送服，7日为1个疗程。可滋阴清热、利咽化痰。

(2) 咽喉痛。采用百合固金口服液治疗咽喉痛患者，疗效显著。用法：内服，每次10毫升（1支），先含10分钟后再缓慢咽下，每日3次，直到痊愈为止。具有养阴、润肺、利咽、化痰、消肿之功效。

(3) 复发性口疮。本病多因心、脾、胃积热，实火熏蒸，津液受损所致，治宜清热泻火凉血。用法：内服百合固金口服液，每次10毫升（1支），每日3次，饭后温开水送服。

(4) 多汗症。应用百合固金丸治疗多汗症，经临床观察，疗效显著。用法：内服，每次9克（1丸），每日2次，饭后温开水送服，7日为1个疗程。可滋阴降火、益气固表。

(5) 遗精。采用百合固金丸治疗遗精，效果显著。用法：内服，每次8粒（浓缩丸），每日3次，饭后温开水送服，20日为1个疗程。可滋阴降火、补肾固精，适用于阴虚火旺型遗精。

(6) 不射精症。中医认为，本病多为精源亏虚、精道不畅、精关开合失司所致，当以滋阴降火、通络开关为治。用法：内服百合固金丸，每次9克（1丸），每日3次，饭后温开水送服，10日为1个疗程。可滋阴降火、疏通精道、恢复精关，适用于治疗阴虚火旺型不射精症。

(7) 早泄。内服百合固金丸，每次9克（1丸），每日3次，饭后温开水送服，10日为1个疗程。可滋阴降火、益肾固精，适用于阴虚火旺型早泄。

注意事项：凡脾虚便溏、食欲缺乏者忌服。

Beghab guginhvanz youz goragndip、caemcij cug、megdoeng、beghab、cizsoz cauj、danghgveih、beimuj、caemmbaemx、gizgwnj、gamcauj ndip 10 cungj yw gapbaenz，ndaej ciengx yaem、nyinh bwt、dingz ae、vaq myaiz. Conzdungj yungh youq ndaw bwt haw aenanz、hoz hawq bak sauj、ndaw myaiz daiq lwed、banringz cumxndat daengj binghyiengh. Daih neix guh ok miz ywyienz、ywnaed、ywraemx daengj yw. Geij bi neix daeuj，ginggvaq linzcangz wngqyungh cazyawj ndaej raen，gij yw neix doiq gij bingh lajneix yw ndaej gig ndei，seizneix gaisau youq lajneix.

(1) Meizhwzgi. Yungh ywraemx beghab guginh daeuj yw bouxbingh meizhwzgi，yaugoj mingzyienj. Yunghfap：Yw gwn，moix baez 10 hauzswngh (1 ci)，moix ngoenz 3 baez，gwn haeux gvaq le raemxgoenj raeuj soengq gwn，7 ngoenz dwg aen liuzcwngz ndeu. Ndaej ciengx yaem siu ndat、leih ndwnj vaq myaiz.

(2) Conghhoz in. Yungh ywraemx beghab guginh daeuj yw boux baenz conghhoz in，yw yaugoj gig ndei. Yunghfap：Yw gwn，moix baez 10 hauzswngh (1 ci)，sien hamz 10 faencung le caiq menhmenh ndwnj roengzbae，moix ngoenz 3 baez，cigdaengz bingh ndei cij dingz. Ndaej ciengx yaem、nyinh bwt、leih ndwnj、vaq myaiz、siu foeg.

(3) Fukfat bakbaenzbaez. Cungj bingh neix dingzlai aenvih sim、mamx、dungx cwk huj，saed feiz oenqnaengj，raemx ndaw ndang deng sied，hab cing ndat siu huj liengz lwed. Yunghfap：Gwn ywraemx beghab guginh，moix baez 10 hauzswngh (1 ci)，ngoenz 3 baez，gwn haeux le raemxgoenj raeuj soengq gwn.

(4) Bingh hanh lai. Yungh ywyienz beghab guginhvanz yw bingh hanh lai，ginggvaq linzcangz cazyawj，yw bingh yaugoj yienhda. Yunghfap：Yw gwn，moix baez 9 gwz (1 naed)，ngoenz gwn 2 baez，gwn haeux le raemxgoenj raeuj soengq gwn，7 ngoenz guh aen liuzcwngz ndeu. Ndaej nyinh yaem gyangq huj、ik heiq maenh biuj.

(5) Laeuh mok. Yungh beghab guginhvanz daeuj yw laeuh mok，yaugoj yienhda. Yunghfap：Yw gwn，moix baez 8 naed (ywnaed noengz suk)，ngoenz gwn 3 baez，gwn haeux le raemxgoenj raeuj soengq gwn，20 ngoenz dwg aen liuzcwngz ndeu. Ndaej nyinh yaem gyangq huj、bouj mak maenh cing，hab yungh youq gij yaem haw huj hoengh laeuh mok.

(6) Gij bingh mbouj set mok. Ywdoj nyinhnaeuz，cungj bingh neix dingzlai dwg mokyienz haw youqgaenj、roen mok mbouj swnh、nga mok haihob mbouj yawx guhbaenz，hab aeu ciengx yaem gyangq huj、doeng meg hai gvan daeuj yw. Yunghfap：Gwn beghab guginhvanz，moix baez 9 gwz (1 naed)，ngoenz 3 baez，gwn haeux gvaq le raemxgoenj raeuj soengq gwn，10 ngoenz dwg aen liuzcwngz ndeu. Ndaej nyinh yaem gyangq huj、sodoeng roen mok、dauqfuk roen mok，habyungh daeuj yw gij bingh yaem haw huj hoengh mbouj ok raemx haenx.

(7) Mok set caeux. Gwn beghab guginhvanz，moix baez 9 gwz (1 naed)，ngoenz 3 baez，gwn haeux gvaq le raemxgoenj raeuj soengq gwn，10 ngoenz dwg aen liuzcwngz ndeu. Ndaej nyinh yaem gyangq huj、ik mak maenh mok，habyungh youq yiengh yaem

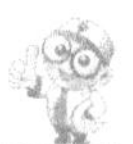

haw huj hoengh mok ok caeux.

Haeujsim saehhangh：Fanzdwg boux deng mamx haw haexsiq、boux mbouj haengj gwn doxgaiq de geih gwn.

红霉素眼膏有哪些新用途？
Gauywda hungzmeizsu miz maz yunghcawq moq？

红霉素眼膏又称红目膏，是一种价廉实用的家庭常备药，多用于治疗眼结膜炎。红霉素眼膏还有其他新用途，现介绍如下。

（1）蚊虫叮咬。皮肤被蚊子叮咬以后，周围会产生炎性反应而发痒，这时可以擦上红霉素眼膏。眼膏会发挥消炎奇效，患处红肿和发痒会很快消失。

（2）婴儿“红屁股”。婴儿垫着“尿不湿”，如果换得不及时，或是夏天天气潮湿闷热，很容易在肛门周围生出红晕。其实，这是皮肤的一种炎性反应，会导致皮肤发痒不适，使婴儿哭闹不安。如用温水给婴儿患处洗后再擦上红霉素眼膏，不到一天就痊愈了。

（3）感冒后鼻塞不通。可用消毒棉签蘸少许红霉素眼膏，均匀涂抹在鼻腔内侧，不一会儿，鼻子就通气了。如果不停地擤鼻子，鼻子周围又红又肿，那就在鼻子周围涂擦少许红霉素眼膏，一日多次。

（4）外科用途。皮肤破了一个小口子，用红霉素眼膏涂在纱布上包扎患处，能起到四个作用：一是止血；二是消炎，以防伤口化脓；三是生肌；四是将伤处与纱布隔开，换药时不至于因伤口与纱布粘连而疼痛。

此外，红霉素眼膏还可以抹在皮肤皱褶处防治痱子，治疗指甲周围红肿疼痛的“甲沟炎”。

应注意的是，药店中还有一款名字与红霉素眼膏十分相似的红霉素软膏，应用也十分广泛。两者的主要成分都是红霉素，但浓度不一样，软膏的浓度是1%，眼膏的浓度是0.5%。所以，如果用软膏代替眼膏涂在眼睛上，会引起较大的刺激；相反，用眼膏代替软膏治疗皮肤疾病，却有可能因为药物浓度过低而造成抗菌能力下降。药师还提醒，如果患者对红霉素过敏，那么即使是浓度较低的红霉素眼膏，也不宜使用。红霉素眼膏的以上用法虽然用量小、次数少，一般副作用小，但是对红霉素过敏者慎用。

Gauywda hungzmeizsu lij heuhguh gauhoengzmuz，dwg cungj yw ndaw ranz siengzseiz bwhyungh gyaqcienh saedyungh ndeu，lai yungh youq yw damok. Gij gauywda hungzmeizsu lij miz gij yunghcawq moq wnq，seizneix gaisau youq lajneix.

（1）Duznyungz haeb. Naengnoh deng nyungz haeb le，seiqhenz miz yiemzsingq fanjwngq le fathumz，seizneix ndaej cat gij gauywda hungzmeizsu. Gauywda rox fazveih gij yaugoj gig ndei siu yiemz haenx，giz hwnj foeghoengz caeuq fathumz couh sikhaek mbouj humz lo.

（2）Lwgnding“caekhaex hoengz”. Lwgnding demh“nyouh mbouj dumz”， danghnaeuz vuenh ndaej mbouj gibseiz，roxnaeuz dwg seizhah mbwn cumx oem，gig yungzheih youq seiqhenz conghhaex maj ok gvaenghhoengz. Gizsaed，neix dwg naengnoh cungj yenzsing fanjwngq ndeu，rox hawj naengnoh fathumz mbouj cwxcaih，hawj lwgnding daejnauh mbouj onj. Danghnaeuz aeu raemxraeuj hawj lwgnding baenzbingh swiq le caiq cat gij gauywda hungzmeizsu，mbouj daengz ngoenz ndeu couh ndei lo.

（3）Dwgliengz le ndaengsaek mbouj doeng. Ndaej yungh siudoeg faiqmienz diemj di gauywda hungzmeizsu he，led yinz ndaw conghndaeng，yaepciuq le，ndaeng couh doeng heiq lo. Danghnaeuz saengq ndaeng mbouj dingz，seiqhenz ndaeng youh hoengz youh foeg，baenzneix couh youq seiqhenz ndaeng cat di gauywda，ngoenz ncat lai baez.

（4）Gij yunghcawq vaigoh. Naengnoh mbongq aen bak iq ndeu，aeu doenghgij gauywda hungzmeizsu led youq gwnz baengzsa duk gizde，ndaej daengz seiq aen cozyung：It dwg dingz lwed；ngeih dwg siu yiemz，fuengz baksieng ok nong；sam dwg maj noh moq；seiq dwg dawz gizsieng caeuq baengzsa gekhai，mwh vuenh yw mbouj deng aenvih baksieng caeuq baengzsa doxlienz deng in.

Linghvaih，gauywda hungzmeizsu lij ndaej uet youq giz naeng nyaeuqnyat fuengzceih bitfiengj，yw gij "gyazgouhyenz" seiqhenz hoengz gawh in dot.

Yaek aeu haeujsim miz，ndaw diemqyw lij miz cungj ywgauunq hungzmeizsu mingzcoh caeuq gij gauywda hungzmeizsu gig doxlumj ndeu，yungh ndaej gig gvangq. Gij cujyau cwngzfwn de cungj dwg hungzmeizsu，hoeng noengzdoh mbouj doxdoengz，gij noengzdoh gauunq dwg 1%，gij noengzdoh gauda dwg 0.5%. Ndigah，danghnaeuz aeu gauunq bae dingjlawh led youq gwnz lwgda，rox yinxhwnj gij coegcamz haemq daih；caeuq neix doxfanj，aeu gauda dingjlawh gauunq yw bingh naengnoh，aiq aenvih yw noengzdoh daiq daemq cix cauhbaenz dingj nengz naengzlig doekdaemq. Canghyw lij daezsingj，danghnaeuz vunzbingh doiq hungzmeizsu gominj，yienghhaenx cungjsuenq dwg gij ywgauda hungzmeizsu noengzdoh haemq daemq de，hix mbouj hab sawjyungh. Gij gauywda hungzmeizsu yunghfap baihgwnz yienznaeuz yunghliengh noix、baezsoq noix，itbuen fucozyung iq，hoeng doiq boux hungzmeizsu gominj yaek siujsim yungh cij ndaej.

防风通圣丸有哪些新用途？
Fangzfungh dunghswng'vanz miz maz yunghcawq moq?

防风通圣丸为表里双解的典型方剂，方中用防风、麻黄、荆芥穗、薄荷散风解表，使风邪由表而解；大黄、芒硝下泄蕴热，由大便排出；配以栀子、滑石泻火利湿；石膏、黄芩、连翘、桔梗清解肺胃之热；当归、川芎、白芍和血祛风；白术健脾燥湿；甘草和中缓急。诸药配伍，具有解表通里、清热解毒的功效，用于治疗外感风邪、内有蕴热、头目昏眩、目赤睛痛、口苦口干、咽喉不利、胸膈痞闷、大便秘结、小便赤涩、疮疡初起、湿疹瘙痒等症。临床上还发现有下列新用途。

（1）治属风热型的三叉神经痛。每次口服 6 克，每日 3 次，温开水送服，5 日为 1 个疗程。

（2）治急性细菌性痢疾。每次口服 6 克，分早、中、晚 3 次服用。一般服药 3～5 日后即愈。注意：服药期间多喝盐糖水。

（3）治青年痤疮。口服，每次 9 克，每日 3 次，30 日为 1 个疗程。伴全身症状明显者，可配服牛黄解毒片。

（4）治尿路感染。口服，每次 6 克，早、晚各服 1 次，温开水送服，15 日为 1 个疗程，连续服至症状消失为止。

（5）治副鼻窦炎。口服，每次 6 克，1 周为 1 个疗程。临床报道，所治病例，用药 2～4 个疗程后全部治愈。

Fangzfungh dunghswng'vanz dwg danyw denjhingz rog ndaw song gej，ndaw danyw yungh fangzfungh、mazvangz、riengz ginghgai、byaekhomnyaeuq sanq fung gej biuj，sawj rumzrwix ndaej daj rog gej okdaeuj；davangz、mangzsiuh siq laj rom ndat，daj haex baiz ok；boiqhawj vuengzgae、vazsiz siu huj leih dumz；siggau、vangzginz、lenzgyau、gizgwnj siu gej bwt dungx hujhwngq；danghgveih、ciengoeng、bwzsoz huz lwed cawz fung；bwzsuz cangq mamx sauj cumx；gamcauj huz ndaw. Gak cungj yw doxboiq，ndaej gaij biuj doeng ndaw、siu ndat gej doeg，ndaej yungh daeuj yw gij rumzrwix baihrog、ndaw miz huj hwngq、gyaeuj ngunh da raiz、da hoengz da hwngq、bak haemz bak hawq、conghhoz mbouj leih、aek manh aek oem、haexgaz haexgyaeng、nyouh henj nyouh niuj、baeznengz ngamq hwnj、naeng haenz naeng gaet daengj bingh. Youq gwnz linzcangz lij raen miz gij yunghcawq moq lajneix.

（1）Yw sanhcah sinzginghdung gijbingh fung huj haenx. Moix baez gwn 6 gwz，ngoenz 3 baez，raemxgoenj raeuj soengq gwn，5 ngoenz dwg aen liuzcwngz ndeu.

（2）Yw binghgaenj okleih nengz lah. Moix baez gwn 6 gwz，faen haet、ngaiz、haemh 3 baez gwn. Itbuen gwn yw 3 daengz 5 ngoenz le couh ndei. Louzsim：Mboengq gwn yw haenx lai gwn raemxdangzgyu.

（3）Yw bouxcoz hwnj dok. Bak gwn，moix baez 9 gwz，moix ngoenz 3 baez，30 ngoenz dwg aen liuzcwngz ndeu. Boux buenx miz daengx ndang hwnj dok youqgaenj de，ndaej boiq gwn niuzvangz gaijduzvanz.

（4）Yw sainyouh deng binghlah. Bak gwn，moix baez 6 gwz，haet、haemh gak gwn baez ndeu，raemxgoenj raeuj soengq gwn，15 ngoenz dwg aen liuzcwngz ndeu，lienzdaemh gwn daengz gij bingh ndei ndei liux.

（5）Yw fubizdouyenz. Bak gwn，moix baez 6 gwz，aen singhgiz ndeu dwg aen liuzcwngz he. Linzcangz baudauj，yw gij binghlaeh ndawde，yungh yw 2～4 aen liuzcwngz le cungj yw ndei seuq.

安宫牛黄丸有哪些新用途？
Anhgungh niuzvangzvanz miz maz yunghcawq moq?

安宫牛黄丸是中医治疗高热症的“瘟病三宝”之一，由牛黄、郁金、犀角、黄连、栀子、雄黄、黄芩、珍珠、朱砂、冰片、麝香组成，主治瘟病高热、神昏、中风、口眼㖞斜、筋脉牵引、痰痫壅盛等症。现代药理研究证明，本药具有明显的解热、镇静作用，治疗疾病大多与大脑中枢神经有关。此药对各种原因引起的昏迷均具有复苏及脑保护作用，并能显著延缓阵挛发作，明显对抗惊厥和降低死亡率。现代医学将该药用于多种疾病的治疗并取得了显著效果。

（1）治疗病毒性脑炎。在常规治疗基础上加用安宫牛黄丸治疗病毒性脑炎，结果在症状、体征改善及病程缩短方面疗效满意。

（2）治疗脑膜炎后遗症。本症系急性脑膜炎经治疗后，遗下手足震颤、反应迟钝、记忆力减退等症，服用安宫牛黄丸，每日 1 丸，分 2 次服，对治疗本病效果较好。

（3）治疗重型颅脑损伤。安宫牛黄丸与西药结合治疗重型颅脑损伤，疗效较满意。

（4）治疗脑卒中（中风）。患者经常规综合抢救治疗后，结合使用安宫牛黄丸，疗效较好。

（5）治疗精神病。据报道，用安宫牛黄丸治疗热闭心神型反应性精神病，服药 10 余剂后，症状消失。

（6）治疗晚期肺癌发热。用安宫牛黄丸治疗热闭心神型晚期肺癌高热患者，对减轻痛苦，改善症状有效。

注意事项：因为安宫牛黄丸含有朱砂和雄黄，有一定毒性，所以应在医生的指导下服用，服用时要谨慎，不可过量。尤其是肝肾功能障碍者要慎用，以防服用不当引起不良反应。另外，安宫牛黄丸也不宜与硝酸盐、硫酸盐类药物同服。

Anhgungh niuzvangzvanz dwg Ywdoj yw “binghraq sam bauj” gij binghfatndat ndawde cungj ndeu，youz niuzvangz、yiginh、gok sihniuz、vuengzlienz、vuengzgae、yungzvuengz、vangzginz、caw、sahoengz、binghben、seyangh gapbaenz，cujyau yw doengh cungj bingh binghfatndat、ukngunh、mauhfung、bak mbieuj da liuq、nyinz beng、bak ok fugfauz daengj. Ciuhneix yozlij yenzgiu cwngmingz，cungj yw neix miz gij yungh gej huj、caemdingh yienhda，yw bingh dingzlai cungj caeuq gij cunghsuh sinzgingh ndaw uk miz gvanhaeh. Cungj yw neix doiq gak cungj yenzyinh yinxhwnj muenh bae cungj ndaej hoizfuk caeuq baujhoh aen'uk，caemhcaiq ndaej gig vaiq doilaeng baenzraq baenzraq hwnjgeuq，gig vaiq dingjgeng muenhlinj caeuq gyangqdaemq deng dai. Ciuhneix yihyoz dawz cungj yw neix yungh youq yw lai cungj bingh caemhcaiq aeundaej yaugoj ndei.

（1）Yw binghdoeg uk in. Youq gwnz giekdaej yw bingh baeznaengz，gya yungh anhgungh niuzvangzvanz bae yw cungj binghdoeg uk in，doeklaeng youq binghyiengh、

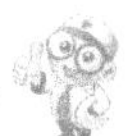

aenndang gaijndei caeuq binghcingz sukdinj fuengmienh yw yaugoj habhoz.

(2) Yw bingh naujmozyenz houyizcwng. Cungj bingh neix dwg binghnaujmozyenz gaenj ginggvaq yw gvaq le，louz roengz cungj bingh fwngz saenz ga saenz、fanjwngq ngwnhngub、mbouj ak geiq daengj，gwn gij anhgungh niuzvangzvanz，moix ngoenz 1 yienz，faen 2 baez gwn，doiq yw cungj bingh neix yaugoj haemq ndei.

(3) Yw ndokgyaeuj ndaw uk deng sieng gig naek. Anhgungh niuzvangzvanz caeuq sihyoz giethab yw gij ndokgyaeuj ndaw uk deng sieng gig naek，yw yaugoj haemq habhoz.

(4) Yw bingh uk saek muenhlaemx (mauhfung). Bouxbingh ginggvaq gij ywfap baeznaengz gyoebhab ciengjgouq yw le，giethab yungh gij anhgungh niuzvangzvanz daeuj yw dem，yw bingh yaugoj haemq ndei.

(5) Yw binghfatbag. Gaengawq bauqnaeuz，yungh anhgungh niuzvangzvanz yw yezbi sinhsaenzhingz fanjyingsing binghfatbag，gwn yw 10 lai fuk le，binghyiengh siu seuq.

(6) Yw aenbwt baenzngamz fatndat geizlaeng. Yungh anhgungh niuzvangzvanz yw boux yezbi sinhsaenzhingz aenbwt baenzngamz fatndat sang geizlaeng，doiq gemjmbaeu in'dot，gaijndei binghyiengh mizyauq.

Haeujsim saehhangh：Aenvih anhgungh niuzvangzvanz hamz miz sahoengz caeuq yungzvuengz，miz itdingh doegsingq，ndigah wnggai youq canghyw cijdauj baihlaj gwn，gwn seiz aeu siujsim，mbouj ndaej gvaqliengh. Daegbied dwg boux daep mak goengnaengz gazngaih aeu siujsim yungh，fuengzre gwn mbouj dangq yinxhwnj fanjying mbouj ndei. Linghvaih，anhgungh niuzvangzvanz hix mbouj hab caeuq siuhsonhyenz、liuzsonhyenz daengj yw caemh gwn.

谷维素有哪些新用途?
Guzveizsu miz maz yunghcawq moq?

谷维素是从米糠油中提取的一种维生素类药物，临床上用来治疗自主神经功能失调(包括胃肠、心血管神经官能症)、周期性精神病、更年期综合征、经前期紧张综合征等。最近，国内外的医学专家发现了该药的一些新用途，现介绍如下。

(1) 降血脂。日本医学专家用谷维素治疗高脂血症，疗效显著。118 名高脂血症患者每次服用 100 毫克，1 日 3 次，饭后服用，2 个月后检查，有效率为 82.6%，安全性为 99.2%。这说明谷维素降血脂疗效好、安全、经济，有推广价值。

(2) 抗心律失常。国内医学专家用谷维素治疗心律失常，取得显著疗效。用量为每日 150～500 毫克，疗程为 2～6 周，用于治疗冠心病、高血压、自主神经功能性紊乱等引起的室性期前收缩、房性期前收缩、房颤等，显效率达 85%以上。

(3) 治细菌性痢疾。每次服 100～200 毫克，每日 3 次，空腹服用，连服3～4日（此期间不服用其他抗生素)。据报道，治疗患者 49 例，治愈率达 96%，其中 47 例 2 日内治愈。医学专家认为，谷维素治疗菌痢，具有疗程短、见效快、方法简单、无副作用的特点。

（4）治胃溃疡。日本医生用谷维素治疗9例经X射线确诊为胃溃疡的病人，每日用量为300毫克（不用其他药物），其中7例有效，疼痛减轻，壁龛明显缩小或消失。另外，用谷维素治疗67例胃溃疡活动期病人，每日用量为150毫克，用药8周，经胃镜观察疗效，治愈率为91.5%。

（5）治疗慢性胃炎。每日服用50～600毫克（一般为300毫克），2～4周为1个疗程，有60.6%的慢性胃炎患者取得明显效果。也有人通过服用大剂量谷维素来治疗食后腹胀、稀便及嗳气等，亦取得满意效果。

（6）治疗脂溢性脱发。谷维素能降低毛细血管的脆性，提高皮肤微血管循环功能，可治疗更年期皮肤症、女性颜面脱屑性湿疹、头部糠疹等。谷维素和维生素E合用，还可治疗脂溢性脱发以及改善皮肤色泽，防止皮肤皲裂。

（7）治疗多发性口腔溃疡。每次50毫克，每日3次，口服，3～6日痊愈，并能降低复发率。

（8）治疗肠道易激综合征。每次60毫克，每日3次，口服，连服3个月。在用药2周后，肠鸣、腹痛、腹泻、粥状便等症状开始减轻，4周后各种症状明显好转，治疗期间无副作用。

Guzveizsu dwg cungj yw veizswnghsu daj ndaw youzraemz daezaeu ndeu，gwnz linzcangz yungh daeuj yw gij saenzgingh goengnaengz doenghgo saetdiuz（baudaengz gij bingh dungxsaej、sinhhezgvanj sinzgingh gvanhnwngz）、couhgizsing fatvangh、gwnghnenzgiz cunghhozcwng、dawzsaeg geizgonq gaenjcieng cunghhozcwng daengj. Ceiqgaenh，gyoengq yihyoz conhgyah ndaw guek rog guek fatyienh le di yunghcawq moq cungj yw neix，seizneix gaisau youq lajneix.

（1）Gyangq hezcih. Yizbwnj yihyoz conhgyah yungh guzveizsu yw bingh hezcih sang，ywyauq yienhda. 118 bouxbingh hezcih sang moix baez gwn 100 hauzgwz，1 ngoenz 3 baez，gwn haeux sat le gwn，2 ndwen le genjcaz，mizyauliz dwg 82.6%，anhcenzsing dwg 99.2%. Neix gangjmingz guzveizsu gyangq hezcih ywyauq ndei、ancienz、ginghci，miz doigvangq gyaciz.

（2）Dingj simdiuq mbouj yinz. Ndaw guek yihyoz conhgyah yungh guzveizsu yw sim diuq mbouj yinz，ndaej ywyauq yienhda. Yunghliengh dwg moix ngoenz 150～500 hauzgwz，aen liuzcwngz dwg 2～6 aen singhgiz，yungh daeuj yw gvanhsinhbing、hezyaz sang、cizvuz sinzgingh gunghnwngzsing luenhlab daengj yinxhwnj sizsing caujboz、fangzsing caujboz、fangzcan daengj，mizyauqlwd dab 85% doxhwnj.

（3）Yw siginsing okleih. Moix baez gwn 100～200 hauzgwz，moix ngoenz gwn 3 baez，dungx byouq gwn，lienz gwn 3～4 ngoenz（mboengq gwn yw gaej gwn gizyawz gangswnghsu）. Gawq baudauj，yw vunzbingh 49 laeh，yw ndei 96%，ndawde 47 laeh ndaw 2 ngoenz yw ndei. Yihyoz conhgyah nyinhnaeuz，guzveizsu yw nengz lah okleih，

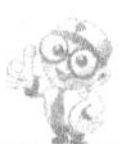

miz gij daegdiemj yw seizgan dinj、raenyauq vaiq、fuengfap genjdanh、mbouj miz fucozyung daengj.

(4) Yw dungx biujnaeuh. Yizbwnj canghyw aeu guzveizsu yw 9 laeh ging X sesen gozcinj baenz bouxbingh dungx biujnaeuh. Moix ngoenz yunghliengh dwg 300 hauzgwz (mbouj yungh gij yw wnq), ndawde 7 laeh mizyauq, in gemjmbaeu, gizde mingzyienj sukiq roxnaeuz siusaet. Linghvaih, yungh guzveizsu yw 67 laeh vunzbingh dungx biujnaeuh hozdunggeiz, moix ngoenz yunghliengh dwg 150 hauzgwz, yungh yw 8 aen singhgiz, ginggvaq veiging cazyawj liuzyauq, yw ndei 91.5%.

(5) Yw dungxin binghnaiq. Moix ngoenz gwn 50～600 hauzgwz (itbuen dwg 300 hauzgwz), 2～4 singhgiz dwg aen liuzcwngz ndeu, miz 60.6% bouxbingh dungx in binghnaiq aeundaej yaugoj yienhda. Hix miz vunz doenggvaq gwn daihywliengh guzveizsu daeuj yw gwn le dungxraeng、ok haexsaw caeuq saekwk daengj, hix ndaej yaugoj habhoz.

(6) Yw cihyizsing byoem loenq. Guzveizsu ndaej gyangqdaemq mauzsihezgvanj bienq byoiq, daezsang gij goengnaengz sinzvanz sailwed naengnoh, ndaej yw gij bingh naengnoh gwnghnenzgiz、najsaek mehmbwk dozsiuhsing sizcinj、gyaeujganghcinj daengj doengh cungj bingh neix. Guz veizsu caeuq veizswnghsu E hab yungh, lij ndaej yw cihyizsing byoem loenq caeuq gaijndei saek naengnoh, fuengz naengnoh dekleg.

(7) Yw baknengz. Moix baez 50 hauzgwz, moix ngoenz 3 baez, bak gwn, 3～6 ngoenz bingh ndei, caemhcaiq ndaej gyangqdaemq dauq fat.

(8) Yw cangzdau yigiz cunghhozcwng. Moix baez 60 hauzgwz, moix ngoenz 3 baez, bak gwn, lienz gwn 3 ndwen. Yungh yw 2 cou le, saejrongx、dungxin、dungxsiq、haex yiengh souh daengj binghyiengh hainduj gemjmbaeu, 4 singhgiz le gak cungj binghyiengh mingzyienj cienj ndei, yw geizgan mbouj miz fucozyung.

复方丹参滴丸有哪些新用途?
Fuzfangh danhsinh dizvanz miz maz yunghcawq moq?

复方丹参滴丸是由丹参、三七、冰片等成分组成，具有活血化瘀、理气止痛功效的中成药，主要用于冠心病及心绞痛的治疗。具有剂量小、服用方便、起效快的特点。

如果患者心绞痛急性发作，作为急救，第一选择是含服硝酸甘油（速效类），如果没有硝酸甘油，可以立刻选用复方丹参滴丸，用10粒舌下含化，有时也可以起到一定的急救作用。

Fuzfangh danhsinh dizvanz dwg youz danhsinh、godienzcaet、binghben daengj cwngzfwn gapbaenz, miz gij cunghcwngzyoz doeng lwed vaq cwk、leix heiq dingz in goeng'yauq, cujyau yungh youq yw gvanhsinhbing caeuq sim geuj in. Miz gij daegdiemj ywliengh noix、gwn fuengbienh、hwnjyauq vaiq.

Danghnaeuz vunzbingh sim geuj in gipsingq fatcak，guh gipgouq，daih'it dwg hamz gwn siuhsonhganhyouz（loih suzyau），danghnaeuz mbouj miz siuhsonhganhyouz，ndaej sikhaek genj aeu fuzfangh danhsinh dizvanz，yungh 10 naed hamzvaq laj linx，mizseiz hix ndaej miz itdingh gipgouq cozyung.

天麻丸有哪些妙用？
Denhmazvanz miz maz yunghcawq moq?

天麻丸是由明代名医张介宾《景岳全书》中的易老天麻丸加减化裁而成，是祛风散寒、除湿通络、通痹止痛的代表方剂。

方用天麻祛风湿、止痹痛为主药，辅以羌活、独活、萆薢散寒止痛，杜仲、牛膝补肝肾、强筋骨，佐以附子温阳止痛，地黄、玄参滋养肾阴，当归养血活血。诸药配伍，共奏祛风湿、补肝肾、通痹止痛之功。适用于素来肝肾不足，风邪侵入经络、肌肉所致手足筋脉拘挛疼痛、四肢麻木、腰膝酸软、步行艰难等症。对治疗风湿性关节炎及脑出血后遗症引起的半身不遂也有很好的效果。

此药为大蜜丸，每丸重 9 克，口服，每次 1 丸，每日 2 次，温开水送服。如因肝肾不足、风邪侵入机体引发的手足挛痛等症，服用此药，可酌情配伍活血、益气的中成药同时服用，疗效更佳。

Denhmazvanz dwg youz mingzcauz canghyw mizmingz Cangh Gaibinh《Gingjyoz Cenzsuh》ndawde gij yilauj denhmazvanz gya gemj vaq caiz baenz，dwg gij ywdan daibyauj cawz fung sanq hanz、cawz cumx doeng loz、doeng bi dingz in.

Fueng aeu denhmaz cawz fungh cumx、dingz bi in guh cawjyw，bang aeu gyanghhoz、duzhoz、bizse sanq hanz dingz in，ducung、baihdoh bouj daep mak、giengz nyinzndok，coj aeu fuswj vwnh yiengz dingz in，divangz、caemmbaemx nyinhciengx mak yaem，danghgveih ciengx lwed doeng lwed. Gak cungj yw doxboiq，caez ciengq gij goeng cawz fung cumx、bouj daep mak、doeng bi dingz in. Hab yungh youq soqlaiz daep mak mbouj gaeuq，funghsez ciemqhaeuj gingloz、noh cauhbaenz fwngz din nyinz hwnjgeuq indot、seiqguengq mazmwnh、hwet gyaeujhoq soemj unq、byaij roen gannanz daengj bingh. Doiq yw funghsiz baenz gvanhcezyenz caeuq houyizcwng uk ok lwed le yinxhwnj buenq ndang mbouj baenz，yaugoj hix gig ndei.

Gij yw neix dwg damizvanz，moix vanz naek 9 gwz，bak gwn，moix baez 1 yienz，moix ngoenz 2 baez，raemxgoenj raeuj soengq gwn. Danghnaeuz aenvih daep mak mbouj cuk、rumzrwix ciemqhaeuj gihdij yinxfat gij bingh fwngz din hwnjgeuq in daengj，gwn cungj yw neix，ndaej yawj cingzgvang doxboiq gij cunghcwngzyoz doeng lwed、ik heiq doengzseiz gwn，ywyauq engq ndei.

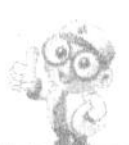

补中益气丸有哪些新用途?
Bujcungh yizgivanz miz maz yunghcawq moq?

补中益气丸主治饮食劳倦、脾虚气弱、内伤寒热而引起的头昏自汗、少气懒言、久痢等症。现代则广泛用于虚证疾患，诸如营养不良、贫血等。据近年临床报道，该药经中医辨证后对治疗下列疾病也有良效。

（1）老年气虚感冒。取紫苏叶 3 克，捣碎后用沸水浸泡，以该药茶引送服补中益气丸，每次 6 克（水丸），每日早、晚各 1 次。

（2）白细胞减少症。该药配方中党参、白术对因化疗或放疗引起白细胞计数下降有促其回升之效。补中益气丸每次服 6 克（水丸），每日 3 次，15 日为 1 个疗程，连续用药 3～4 个疗程，直到血常规检查正常为止。

（3）脱肛。该药能增强肠道平滑肌能力，对治疗脱肛以及脏器下垂有效。治疗时用补中益气口服液（也可用丸剂），每次服 1 支，每日 2～3 次。一般用药 15～20 日可取得疗效。

（4）褥疮。该药配方中黄芪可提高免疫力，增加皮肤营养，促进创伤组织肉芽形成，防止化脓，扩张周围血管，改善血液循环；当归则有提高机体免疫力、解热、镇痛和镇静作用，有利于褥疮恢复。补中益气丸每次服 6 克（水丸），1 日 3 次，2～3 个月褥疮可明显缩小，可获痊愈。

（5）治眼睑下垂。对眼睑下垂、上睑不能上举、眼难睁并疼痛的患者给予补中益气丸，每日 2 次，每次服 6 克（水丸），一般服药半个月即见效。

Bujcungh yizgivanz cujyau yw gwn naetnaiq、mamx haw heiq nyieg、ndaw sieng caepndat yinxhwnj gij bingh gyaeuj ngunh gag hanh、noix heiq gik gangj、oksiq nanz daengj. Seizneix cix lai yungh youq gij bingh hawcwngq，lumjbaenz yingzyangj mbouj ndei、lwed haw daengj. Gawq gaenh bi linzcangz baudauj，gij yw neix ginggvaq Ywdoj duenq yw le doiq yw gij bingh lajneix caemh miz yaugoj ndei.

（1）Bigeq heiq haw dwgliengz. Aeu mbaw swjsuh 3 gwz，daem yungz le yungh raemxgoenj cimq，yungh cungj ywcaz neix yinx soengq gwn bujcungh yizgivanz，moix baez 6 gwz（suijvanz），moix ngoenz haet、haemh gak 1 baez.

（2）Bingh bwzsibauh gemjnoix. Cungj yw neix ndaw boiqfueng dangjsinh、bwzsuz doiq aenvih valiuz roxnaeuz fangliuz yinxhwnj bwzsibauh geiqsoq gyangqdaemq miz gij yauq coi de dauq hwnj. Bujcungh yizgivanz moix baez gwn 6 gwz（suijvanz），moix ngoenz 3 baez，15 ngoenz dwg 1 aen liuzcwngz，lienzdaemh yungh yw 3～4 aen liuzcwngz，cigdaengz lwed ciengzgvi genjcaz cingqciengz veizcij.

（3）Damhangx conh. Cungj yw neix ndaej gyagiengz roen saej bingzvazgih naengzlig，doiq yw damhangx conh caeuq dungxsaej duiq miz yauq. Seiz yw yungh bujcunghyizgi goujfuzyez（hix ndaej yungh ywvanz），moix baez gwn 1 cih，moix ngoenz

2～3 baez. Itbuen yungh yw 15～20 ngoenz ndaej aeundaej ywyauq.

(4) Baezmbinj. Cungj yw neix ndaw boiqfueng vangzgiz ndaej daezsang menjyizliz, demgya naengnoh yingzyangj, coicaenh ngaz noh diegsieng cujciz baenz, fuengzre ok nong, gyagvangq seiqhenz sailwed, gaijndei lwed lae baedauq; danghgveih cix miz gij cozyung daezsang gihdij menjyizliz、gej ndat、cinq in caeuq cinq caem, mizleih baezmbinj hoizfuk. Bujcungh yizgivanz moix baez gwn 6 gwz (suijvanz), 1 ngoenz 3 baez, 2～3 ndwen baezmbinj ndaej mingzyienj sukiq, ndaej ndei.

(5) Yw binqda duiq. Doiq bouxbingh binqda duiq、gwnz binqda mbouj ndaej yaengxhwnj、da hoj cengq caiqlix in hawj bujcungh yizgivanz, moix ngoenz 2 baez, moix baez 6 gwz (suijvanz), itbuen gwn yw buenq ndwen couh raenyauq.

小活络丸（丹）有哪些新用途?
Siujhozlozvanz (danh) miz maz yunghcawq moq?

小活络丸来源于宋代的《太平惠民和剂局方》，由川乌、草乌、地龙、制乳香、制没药、胆南星组成，具有祛风活络、化湿止痛等功效。传统应用于治疗风寒湿痹、肢体疼痛、麻木拘挛等病症。近年临床将其应用于治疗其他疾病，亦取得较好的效果，现介绍如下。

(1) 治疗肩关节周围炎。用小活络丸治疗肩关节周围炎，疗效显著。方法：内服小活络丸，每次6克，早、中、晚各服1次，温开水送服。10日为1个疗程，连续服至症状消失为止。用药时间最短者1个疗程，最长者3个疗程，平均2个疗程。一般用药3～5日即可收到明显效果。

(2) 治疗坐骨神经痛。中医学认为，本病缘由风寒湿邪侵袭、痹阻气血、经络不通所致。用祛风活络、化湿止痛的小活络丸主之，效果颇佳。方法：内服小活络丸，每次6克，早、晚各服1次，温黄酒送服。7日为1个疗程，疗程之间不间隔，服至症状消失为止。治疗1～3个疗程显效。

(3) 治疗腰椎骨质增生症。内服小活络丸，每次6克，每日2次，温开水送服，10日为1个疗程，连续服至症状消失为止。一般用药2～3个疗程即可显效。

(4) 治疗非化脓性肋软骨炎。本病又称泰齐病。肋软骨炎是指以肋软骨处疼痛、压痛，并轻微隆起的一种肋软骨非化脓性慢性炎症。中医谓本病属“肋痛”、“胁肋痛”范畴。方法：内服小活络丸，每次3克，每日3次，温黄酒送服，5日为1个疗程。同时，用小活络丸适量研细，加入黄酒调成糊状，外敷于疼痛部位，敷料覆盖，胶布固定，每日换药1次。用药时间最短者1个疗程显效，最长者3个疗程显效，平均2个疗程显效。

(5) 治疗跟骨痛。用小活络丸（丹）外敷治疗跟骨痛患者，疗效显著。年龄40～71岁，病程3个月至5年半。方法：将小活络丸（丹）1粒压成药饼，取壮骨关节膏1张，将药饼放在壮骨关节膏的中央处，对准跟骨处压痛点外贴，每日换药1次，7日为1个疗程。一般用药外贴2～3个疗程后疼痛明显减轻。

(6) 治疗风湿性关节炎。用小活络丸治疗风湿性关节炎，经临床观察，疗效显著。

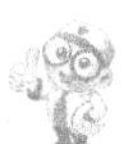

方法：内服小活络丸，每次 6 克，每日 3 次，温开水送服，30 日为 1 个疗程，疗程之间不间断，服至症状消失为止。用药时间最短者 1 个疗程，最长者 4 个疗程，平均 3 个疗程。一般用药 1 个疗程即可收到明显效果。

注意事项：孕妇忌服，阳热内盛者、阴虚有热者（症见口苦咽干，舌红少苔，脉细数）慎用。本药应在医生指导下服用，宜严格掌握剂量，过量易引起中毒。服药期间，忌食辛辣、油腻、生冷等刺激性食物。

Siujhozlozvanz ok laeng Sungdai《Fueng daibingz leihminz caeuq ywgiz》，youz conhvuh、caujvuh、duzndwen、ci yujyangh、ci mozyoz、danjnanzsingh gapbaenz，miz cawz fung doeng loz、vaq cumx dingz in daengj goeng'yauq. Conzdungj yungh youq yw binghyiengh fungnanz cumx bi、seiq guengq in、mazmwnh hwnjgeuq daengj. Gaenh bi linzcangz dawz de yungh youq yw gij bingh wnq，hix aeu ndaej yaugoj haemq ndei，seizneix gaisau youq lajneix.

(1) Yw hozmbaq inmaz. Aeu siujhozlozvanz yw hozmbaq inmaz，ywyauq yienhda. Fuengfap：Ndaw gwn siujhozlozvanz，moix baez 6 gwz，caeux、banringz、haemh gak gwn baez ndeu，raemxgoenj raeuj soengq gwn. 10 ngoenz dwg aen liuzcwngz ndeu，lienzdaemh gwn daengz binghyiengh siusaet cij dingz. Boux yungh yw seizgan ceiq dinj 1 aen liuzcwngz，boux ceiq raez 3 aen liuzcwngz，bingzyaenz 2 aen liuzcwngz. Itbuen yungh yw 3～5 ngoenz couh ndaej sou daengz yaugoj mingzyienj.

(2) Yw sinzgingh ndokbuenz in. Cunghyihyoz nyinhnaeuz，cungj bingh neix yienzyouz dwg funghhanz cumx sez famh dawz、saekgaz heiqlwed、gingloz mbouj doeng cauhbaenz. Yungh gij siujhozlozvanz cawz fung doeng loz、vaq cumx dingz in guhcawj，yaugoj gig ndei. Fuengfap：Ndaw gwn siujhozlozvanz，moix baez 6 gwz，caeux、haemh gak gwn 1 baez，laeujhenj raeuj soengq gwn. 7 ngoenz dwg 1 aen liuzcwngz，liuzcwngz gyangde mbouj dingzduenh，gwn daengz binghyiengh siusaet veizcij. Yw 1～3 aen liuzcwngz yienjyauq.

(3) Yw gij bingh ndokhwet ndokcaet demseng. Ndaw gwn siujhozlozvanz，moix baez 6 gwz，moix ngoenz 2 baez，raemxgoenj raeuj soengq gwn，10 ngoenz dwg 1 aen liuzcwngz，lienzdaemh gwn daengz binghyiengh siusaet veizcij. Itbuen yungh yw 2～3 aen liuzcwngz couh ndaej yienjyauq.

(4) Yw gij lwzyonjguzyenz mbouj ok nong. Cungj bingh neix youh heuhguh daicizbingh. Lwzyonjguzyenz dwg ceij giz ndokfwedyiuh in、nyaenx in，cungj yenzcwng ndokfwedyiuh mbouj ok nong binghnaiq caemhcaiq dongq ndeu. Ywdoj naeuz cungj bingh neix dwg "henz aek in"、"rikdungx henz aek in" fancouz. Fuengfap：Ndaw gwn siujhozlozvanz，moix baez 3 gwz，moix ngoenz 3 baez，laeujhenj raeuj soengq gwn，5 ngoenz dwg 1 aen liuzcwngz. Doengzseiz，yungh siujhozlozvanz habliengh ngenz saeq，gyahaeuj laeujhenj heuz baenz giengh，baihrog oep youq gizin，oep liuh cwgoemq，baengzgyauh dinghmaenh，moix ngoenz vuenh yw 1 baez. Boux yungh yw seizgan ceiq

dinj 1 aen liuzcwngz ndeu yienjyauq, boux ceiq raez 3 aen liuzcwngz yauliz yienjyauq, bingzyaenz 2 aen liuzcwngz yienjyauq.

(5) Yw ndok giujdin in. Yungh siujhozlozvanz (danh) baihrog oep yw bouxbingh ndok giujdin in, ywyauq yienhda. Nienzgeij 40～71 bi, binghcwngz 3 ndwen daengz 5 bi buenq. Fuengfap: Dawz siujhozlozvanz (danh) 1 naed nyaenx baenz bingjyw, aeu cangguzgvanhcezgauh 1 mbaw, dawz bingjyw cuengq youq giz cungqgyang cangguzgvanhcezgauh, doiq cinj giz giujdin diemj nyaenx in baihrog diep, moix ngoenz vuenh yw 1 baez, 7 ngoenz dwg 1 aen liuzcwngz. Itbuen yungh yw baihrog diep 2～3 aen liuzcwngz le in mingzyienj gemjmbaeu.

(6) Yw funghsiz baenz gvanhcezyenz. Yungh siujhozlozvanz yw funghsiz baenz gvanhcezyenz, ginggvaq linzcangz cazyawj, ywyauq yienhda. Fuengfap: Ndaw gwn siujhozlozvanz, moix baez 6 gwz, moix ngoenz 3 baez, raemxgoenj raeuj soengq gwn, 30 ngoenz dwg 1 aen liuzcwngz, liuzcwngz gyangde mbouj dingzduenh, gwn daengz binghyiengh siusaet veizcij. Boux yungh yw seizgan ceiq dinj 1 aen liuzcwngz, boux ceiq raez 4 aen liuzcwngz, bingzyaenz 3 aen liuzcwngz. Itbuen yungh yw 1 aen liuzcwngz couh ndaej sou daengz yaugoj mingzyienj.

Haeujsim saehhangh: Mehdaiqndang geih gwn, boux yiengz ndat ndaw hoengh、boux yaem haw miz ndat (bingh raen bak haemz hozhawq, linx hoengz ngawh noix, meg saeq soq) siujsim yungh. Cungj yw neix wnggai youq canghyw cijdauj baihlaj gwn, hab yiemzgek gaem yw liengh, daiq lai yungzheih yinxhwnj dengdoeg. Youq mwh gwn yw, geih gwn gijgwn ciqgiksingq manh、youznywnx、ndip caep daengj.

天王补心丹有哪些新功效？
Denhvangz bujsinhdanh miz maz yunghcawq moq?

天王补心丹是常用中成药，由生地、人参、元参、天门冬、麦门冬、丹参、当归、党参、茯苓、石菖蒲、远志、五味子、酸枣仁、柏子仁、朱砂及桔梗 16 味中药组成，具有补心安神、滋阴养血的功效。适用于治疗心肾不足、阴亏血少所致的虚烦心悸、睡眠不安、精神衰疲、梦遗健忘、不耐思虑、大便干结、口舌生疮等病症。近年来，经临床实验与研究证实，本品还有许多新用途，现介绍如下。

(1) 可用于治疗阳痿。用天王补心丹治疗阳痿的服药方法是：每次服 2 丸 (18 克)，早、晚各服 1 次，温开水送服。20 日为 1 个疗程，连续服至症状消失后停药。经临床观察，用药 1～3 个疗程后总有效率为 96.6%。

(2) 可用于治疗神经性皮炎及老年性皮肤瘙痒症。神经性皮炎及老年性皮肤瘙痒症都是有皮肤瘙痒感而无原发性皮肤损害的病症。因皮肤瘙痒会使患者搔抓皮肤，使皮肤出现抓痕、血痂、苔藓化、色素沉着、色素减退等继发性皮肤损害。用天王补心丹治疗神经性皮炎的服药方法是：每次服 1 丸 (9 克)，早、晚各服 1 次，温开水送服。经临床观察，连续服药 10～15 日后总有效率可达 96.4%。用天王补心丹治疗老年性皮肤瘙痒

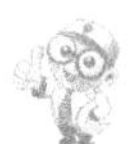

症的服药方法是：每次服1丸（9克），早、晚各服1次，温开水送服。3日为1个疗程，连续服至症状消失后停药。经临床观察，用药1～4个疗程总有效率为100%。

（3）可用于治疗顽固性咳嗽。用天王补心丹治疗顽固性咳嗽的服药方法是：每次服1丸（9克），早、晚各服1次，温开水送服。3日为1个疗程。一般服药1～2个疗程后病症即可好转或痊愈。本品只适用于阴虚火旺型咳嗽。而阴寒内盛型咳嗽者（症见咳痰清稀、四肢冰冷等）应禁用。

（4）可用于治疗慢性迁延性肝炎。用天王补心丹治疗慢性迁延性肝炎的服药方法是：每次服1丸（9克），早、晚各服1次，温开水送服。1个月为1个疗程。一般服药1～2个疗程后病情即可好转。

（5）可用于治疗更年期综合征。用天王补心丹治疗更年期综合征的服药方法是：每次服1丸（9克），早、晚各服1次，温开水送服。15日为1个疗程。一般服药1～2个疗程后病情即可好转或痊愈。

患者可根据自身病情，在医师指导下合理使用该药。

Denhvangz bujsinhdanh dwg cunghcwngzyoz ciengzseiz yungh，youz goragndip、caem、yenzsinh、denhmwnzdungh、megdoeng、danhsinh、danghgveih、dangjsinh、fuzlingz、gosipraemx、golaeng'aeuj、gaeu cuenqiq、ngveih caujcwx、ceh begbenj、sahoengz caeuq gizgwnj 16 feih cunghyoz cujbaenz，ndaej bouj sim an saenz、nyinh yaem ciengx lwed. Habyungh youq yw sim mak mbouj gaeuq、yaem vei lwed noix cauhbaenz haw fanz simdiuq、ninz mbouj onj、cingsaenz naiqnueknuek、loq laeuhrae lumzlangh、mbouj naih ngeix、haex hawqgiet、bak linx baenz baez daengj bingh. Gaenh bi daeuj，ginggvaq linzcangz saedniemh caeuq yenzgiu cingqsaed，cungj yw neix lij miz haujlai yunghcawq moq，seizneix gaisau youq lajneix.

（1）Ndaej yungh daeuj yw vizmbouj ndongj. Gij fuengfap gwn yw yungh denhvangz bujsinhdanh yw vizmbouj ndongj dwg：Moix baez gwn 2 yienz（18 gwz），caeux、haemh gak gwn 1 baez，raemxgoenj raeuj soengq gwn. 20 ngoenz dwg aen liuzcwngz ndeu，lienzdaemh gwn daengz binghyiengh siusaet le dingz yw. Ginggvaq linzcangz cazyawj，yungh yw 1～3 aen liuzcwngz le cungj mizyauqlwd dwg 96.6%.

（2）Ndaej yungh daeuj yw sinzginghsing bizyenz caeuq gij bingh naengnoh bouxlaux haenz. Sinzginghsing bizyenz caeuq gij bingh naengnoh bouxlaux haenz cungj dwg gij binghyiengh miz naengnoh haenz cix mbouj miz yenzfazsing naengnoh sonjhaih. Aenvih naengnoh haenz ndaej hawj bouxbingh gaeu naengnoh，hawj naengnoh okyienh rizgaeu、gyaeplwed、daizsenjva、saeksoq caemdingh、saeksoq gemjdoiq daengj gifazsing naengnoh sonjhaih. Gij fuengfap gwn yw yungh denhvangz bujsinhdanh yw sinzginghsing bizyenz dwg：Moix baez gwn 1 yienz（9 gwz），caeux、haemh gak gwn 1 baez，raemxgoenj raeuj soengq gwn. Ginggvaq linzcangz cazyawj，lienzdaemh gwn yw 10～15 ngoenz le cungj mizyauqlwd ndaej dab 96.4%. Gij fuengfap gwn yw yungh denhvangz bujsinhdanh yw gij bingh naengnoh bouxlaux haenz dwg：Moix baez gwn 1 yienz（9 gwz)，caeux、haemh gak gwn 1 baez，raemxgoenj raeuj soengq gwn. 3 ngoenz dwg 1 aen liuzcwngz，lienzdaemh gwn daengz binghyiengh siusaet le dingz yw. Ginggvaq linzcangz cazyawj，yungh yw 1～4 aen liuzcwngz cungj mizyauqlwd dwg 100%.

(3) Ndaej yungh daeuj yw ae nanz mbouj ndei. Gij fuengfap gwn yw yungh denhvangz bujsinhdanh yw ae nanz mbouj ndei dwg：Moix baez gwn 1 yienz (9 gwz)，caeux、haemh gak gwn 1 baez，raemxgoenj raeuj soengq gwn. 3 ngoenz dwg 1 aen liuzcwngz. Itbuen gwn yw 1～2 aen liuzcwngz le binghyiengh couh ndaej cienj ndei roxnaeuz ndei. Cungj yw neix cij habyungh youq gij ae yaem haw huj hoengh hingz. Boux ae yaem caep ndaw hoengh (bingh raen ae myaiz saw、seiq guengq gyoet daengj) wng gimq yungh.

(4) Ndaej yungh youq yw cenhyenzsing ganhyenz binghnaiq. Gij fuengfap gwn yw yungh denhvangz bujsinhdanh yw cenhyenzsing ganhyenz binghnaiq dwg：Moix baez gwn 1 yienz (9 gwz)，caeux、haemh gak gwn 1 baez，raemxgoenj raeuj soengq gwn. 1 ndwen dwg 1 aen liuzcwngz. Itbuen gwn yw 1～2 aen liuzcwngz le binghcingz couh ndaej cienj ndei.

(5) Ndaej yungh youq yw gwnghnenzgiz cunghhozcwng. Gij fuengfap gwn yw yungh denhvangz bujsinhdanh yw gwnghnenzgiz cunghhozcwng dwg：Moix baez gwn 1 yienz (9 gwz)，caeux、haemh gak gwn 1 baez，raemxgoenj raeuj soengq gwn. 15 ngoenz dwg 1 aen liuzcwngz. Itbuen gwn yw 1～2 aen liuzcwngz le binghcingz couh ndaej cienj ndei roxnaeuz ndei.

Bouxbingh ndaej gaengawq binghcingz bonjndang，youq canghyw cijdauj baihlaj hableix sawjyungh cungj yw neix.

冠心苏合丸有何新用途？
Gvanhsinh suhhozvanz miz maz yunghcawq moq?

冠心苏合丸由苏合香、冰片、檀香、青木、乳香组成，是一种治疗冠心病心绞痛的急救类中成药。此药具有温通开窍、化除痰湿、理气止痛的功效，适合有胸闷、心前区疼痛、病情常在受寒时发作、畏寒面青、手足不温、舌苔白或滑腻、脉紧等寒凝气滞、心脉不通症状的冠心病心绞痛患者使用。近年来，人们发现冠心苏合丸还有以下两种新用途。

(1) 可治疗腹部胀痛。据报道，用冠心苏合丸治疗 185 例腹部胀痛患者，在用药 10 分钟后，147 例患者腹部胀痛症状消失，余下的 38 例患者在用药 3 日后，其中 26 例患者腹部胀痛症状消失。总有效率约为 94%。用此药治疗腹部胀痛的方法是：成人每次服 1 粒（症状严重者首次服 2 粒），每日服 2 次或 3 次，饭后服用。10～15 岁的儿童每次服 0.5～1 粒，每日服 2 次或 3 次，饭后服用。

(2) 可治疗银屑病。据报道，用冠心苏合丸治疗 308 例寻常型银屑病患者，用药 1～3 周后，75.6%的患者病情有所减轻。用药两个月后，37.8%的患者患处皮损基本消

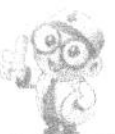

退。用此药治疗银屑病的方法是：每次服1～2粒，每日服2次或3次，嚼碎后吞服。

Gvanhsinh suhhozvanz youz suhhozyangh、binghben、danzyangh、cinghmuz、yujyangh cujbaenz，dwg cungj cunghcwngzyoz gipgouq loih yw gvanhsinhbingh sim geujin ndeu. Gij yw neix miz gij goeng'yauq vwnhdungh gaihgyau、vaq cawz myaiz cumx、leix heiq dingz in，hab boux miz aek oem、simcenzgih indot、binghcingz ciengz youq seiz deng nit fatcak、lau nit naj heu、din fwngz mbouj raeuj、ngawhlinx hau roxnaeuz vadnywnx、meg gaenj daengj bouxbingh gvanhsinhbingh sim geujin nit giet heiq saek、simmeg mbouj doeng yungh. Gaenh bi daeuj，gyoengqvunz fatyienh gvanhsinh suhhozvanz lij miz song cungj yunghcawq moq lajneix.

(1) Ndaej yw dungx raeng in. Gawq bauqnaeuz，yungh gvanhsinh suhhozvanz yw 185 laeh bouxbingh dungx raeng in，yungh yw 10 faencung le，147 laeh bouxbingh binghyiengh dungx raeng in siusaet，lij lw 38 laeh bouxbingh gwn yw 3 ngoenz le，ndawde 26 laeh bouxbingh binghyiengh dungx raeng in siusaet. Cungj mizyauqlwd daih'iek dwg 94%. Gij fuengfap yungh cungj yw neix yw dungx raeng in dwg：Vunzhung moix baez gwn 1 naed (boux binghyiengh yenzcung baez daih'it gwn 2 naed)，moix ngoenz gwn 2 baez roxnaeuz 3 baez，gwn haeux le gwn. Gij lwgnyez 10～15 bi moix baez gwn 0.5～1 naed，moix ngoenz gwn 2 baez roxnaeuz 3 baez，gwn haeux le gwn.

(2) Ndaej yw binghyinzsez. Gawq bauqnaeuz，yungh gvanhsinh suhhozvanz yw 308 laeh bouxbingh bingzciengzhingz binghyinzsez，yungh yw 1～3 singhgiz le，75.6% bouxbingh binghcingz ndaej gemjmbaeu di. Yungh yw song ndwen le，37.8% bouxbingh gizbingh naeng sonj gihbwnj siudoiq. Gij fuengfap yungh cungj yw neix yw binghyinzsez dwg：Moix baez gwn 1～2 naed，moix ngoenz gwn 2 baez roxnaeuz 3 baez，nyaij soiq le gyan gwn.

逍遥丸有哪些新用途？
Siuhyauzvanz miz maz yunghcawq moq?

逍遥丸是常用中成药，全国各地中药店均有销售。传统应用于治疗肝郁血虚、肝脾不和所致的口燥咽干、神疲乏力、食欲减退、两胁胀痛等病症。近年来发现，逍遥丸经中医辨证后灵活使用，对下列几种疾病也有较好疗效。

(1) 高脂血症。治疗方法是用逍遥散冲剂，每次1袋（6克），每日服3次，15日为1个疗程。临床观察表明，逍遥丸具有明显的降血脂作用，疗程短，见效快。长期服用无毒副作用，停药后血脂不易反弹，是一种较好的降血脂药物。

(2) 胃及十二指肠溃疡。治法是口服逍遥丸1小袋（约9克），每日服3次，30日为1个疗程，服到痊愈为止。该药组方中生姜、白术可促进消化液分泌，增进食欲；茯苓对实验性溃疡病有一定的预防效果；柴胡及芍药可镇痛；芍药、甘草可解除痉挛。诸药配合，具有疏肝解郁、缓急止痛之功效，故对胃及十二指肠溃疡中医辨证为肝郁脾虚型患者有疗效。

（3）慢性肝炎。治法是用逍遥丸大蜜丸（9克），每次1丸，每日2次，温开水送服，1个月为1个疗程。其治疗机理是该药组方中当归、茯苓能使肝细胞糖原蓄积正常，又能抑制炎症反应；柴胡、甘草对慢性肝损害有效，亦有抑制脂肪肝发生和纤维增生作用；当归、茯苓有明显的降酶效果，抗肝细胞坏死的作用显著，故对于慢性肝炎治疗有良效。

Siuhyauzvanz dwg cunghcwngzyoz ciengz yungh，daengx guek gak dieg diemq cunghyoz cungj miz gai. Conzdungj yungh youq yw daepromgiet lwed haw、daep mamx mbouj huz cauhbaenz bak sauj hozhawq、ndang naet mbouj miz rengz、gwnndoet gemj doiq、song rikdungx raeng in daengj binghyiengh. Gaenh bi daeuj fatyienh，siuhyauzvanz ging Ywdoj duenq yw le lingzvued sawjyungh，doiq geij cungj bingh lajneix caemh miz ywyauq haemq ndei.

（1）Bingh cihhez sang. Fuengfap yw dwg yungh siuhyauzsan cunghci，moix baez 1 daeh（6 gwz），moix ngoenz gwn 3 baez，15 ngoenz dwg 1 aen liuzcwngz. Linzcangz cazyawj biujmingz，siuhyauzvanz miz gij cozyung gyangq hezcih mingzyienj，yw cwngz dinj，raenyauq vaiq. Ciengzgeiz gwn yungh mbouj miz doeg fucozyung，dingz yw le hezcih mbouj yungzheih fanjdanz，dwg cungj yw gyangq hezcih haemq ndei ndeu.

（2）Dungx caeuq cibngeihcijcangz gveiyangz. Yw fap dwg bak gwn 1 daeh iq（daihgaiq 9 gwz），moix ngoenz gwn 3 baez，30 ngoenz dwg 1 aen liuzcwngz，yw daengz bingh ndei veizcij. Ndaw dan cuj yw neix hing ndip、bwzsuz ndaej coicaenh raemx siuva fwnhmi，gyalai gwnndoet；fuzlingz doiq bingh sizyensing gveiyangz miz itdingh yawhfuengz yaugoj；caizhuz caeuq sozyoz ndaej cinq in；sozyoz、gamcauj ndaej cawz hwnjgeuq. Gak cungj yw boiqhab，ndaej soeng daep gej romgiet、vuenx gip dingz in，ndigah doiq dungx caeuq cibngeihcijcangz gveiyangz Ywdoj duenq yw dwg bouxbingh daep romgiet mamx haw hingz miz ywyauq.

（3）Ganhyenz binghnaiq. Yw fap dwg yungh siuhyauzvanz damizvanz（9 gwz），moix baez 1 yienz，moix ngoenz 2 baez，raemxgoenj raeuj soengq gwn，1 ndwen dwg 1 aen liuzcwngz. De yw gihlij dwg ndaw danyw cuj neix danghgveih、fuzlingz ndaej sawj daep sibauh dangzyenz gyonjrom cingqciengz，youh ndaej haednaenx yenzcwng fanjwngq；caizhuz、gamcauj doiq daep binghnaiq sonjhaih mizyauq，hix miz gij cozyung haednaenx daeplauz fatseng caeuq senhveiz demseng；danghgveih、fuzlingz miz gij gyangq meiz yaugoj mingzyienj，gij cozyung gang ganhsibauh vaih dai yienhda，ndigah doiq ganhyenz binghnaiq yw miz yaugoj ndei.

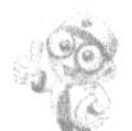

玉枢丹有哪些新用途?
Yisuhdanh miz maz yunghcawq moq?

玉枢丹又名紫金锭，是常用的治疗暑病中成药，由麝香、冰片、朱砂、雄黄、五倍子、山慈姑等组成。有避秽解毒功效。适用于治疗湿温时邪、头晕胸闷、腹痛吐泻及小儿惊厥等。

近年来，通过临床观察发现，玉枢丹外治又有以下新用途。

(1) 玉枢丹适量压碎成末，用鸡蛋清调匀，分数次涂敷患处，每日涂 2 次或 3 次，连用 2～3 日，可治疗口腔溃疡、复发性口腔溃疡。

(2) 玉枢丹适量压碎成末，用醋调匀，涂在患处，以纱布覆盖，胶布固定，每日换药 1 次，连用 2～3 日，可治疗带状疱疹。

(3) 玉枢丹 40 粒，放入开水中研为稀糊状，均匀涂于双层纱布上，外贴患处，包扎固定，每日换药 2 次，连续 3～5 日，可治疗痈疖、下肢丹毒、淋巴结炎、乳痈。

(4) 玉枢丹研为细末，用清水适量调为稀糊状，外敷患处，敷料包扎，胶布固定，每日换药 1 次，连续 3～6 日，可治疗虫咬皮炎。

(5) 玉枢丹 20 粒，研为细末，放入 500 毫升米醋中混匀。每晚临睡前足浴后将双足放入，浸泡 20 分钟左右，每日 1 次。白天可用消毒棉签蘸药液外搽患处，每日 3～5 次，一般用药 7～10 日，可治疗足癣。

Yisuhdanh youh heuhguh swjginhding, dwg gij cunghcwngzyoz yw binghsawq ciengzseiz yungh, youz seyangh、binghben、sahoengz、yungzvuengz、lwgnoenh、sanhsawzguh daengj cujbaenz. Miz ndoj uq gej doeg goeng'yauq. Habyungh youq seiz yw cumx vwnh sez、gyaeuj ngunh aek oem、dungx in rueg siq caeuq lwgnyez linj daengj.

Gaenh geij bi daeuj, doenggvaq linzcangz cazyawj fatyienh, yisuhdanh baihrog yw youh miz gij yunghcawq moq lajneix.

(1) Yisuhdanh habliengh at soiq baenz mba, yungh gyaeqgaeq hau heuz yinz, faen geij baez dazoep gizin, moix ngoenz daz 2 baez roxnaeuz 3 baez, lienz yungh 2～3 ngoenz, ndaej yw baknengz、fukfatsing baknengz.

(2) Yisuhdanh habliengh at soiq baenz mba, yungh meiq heuz yinz, daz youq gizin, aeu baengzsa cw'goemq, baengzgyauh diughmaenh, moix ngoenz vuenh yw 1 baez, lienz yungh 2～3 ngoenz, ndaej yw daiq yiengh nengzbop.

(3) Yisuhdanh 40 naed, cuengq roengz ndaw raemxgoenj bae ngenz baenz gienghsaw, yinz daz youq gwnz baengzsa song caengz, baihrog diep gizin, suek dingh youq, moix ngoenz vuenh yw 2 baez, lienzdaemh 3～5 ngoenz, ndaej yw yunghcez、yacihdanhduz、linzbahgezyenz、yujyungh.

(4) Yisuhdanh ngenz baenz mba saeq, yungh raemx habliengh heuz baenz yiengh gienghsaw, rog oep gizin, liuh oep duk, baengzgyau dinghmaenh, moix ngoenz vuenh

yw 1 baez，lienzdaemh 3～6 ngoenz，ndaej yw non haeb naeng humz.

(5) Yisuhdanh 20 naed，ngenz baenz mba saeq，cuengq haeuj ndaw 500 hauzswngh meiq haeux gyaux yinz. Haemhnaengz ninz gaxgonq caemx din le song din cuengq roengz，cimq 20 faen cung baedauq，moix ngoenz 1 baez. Gyangngoenz ndaej yungh siudoeg faiqmienzem diemj raemxyw rog daz gizin，moix ngoenz 3～5 baez，itbuen yungh yw 7～10 ngoenz，ndaej yw gyak din.

地奥心血康有哪些新用途？
Diau sinhhezgangh miz maz yunghcawq moq？

地奥心血康具有活血化瘀、宣痹通阳、芳香温通、补益调气的功效，临床上常用于防治冠心病、心绞痛、心律失常及瘀血内阻所致的眩晕、胸闷、心悸、气短等症。近年来，临床发现它对下列几种疾病也有较好的疗效。

(1) 消化性溃疡。地奥心血康可以促进溃疡面肉芽组织的生长。每次服1～2粒，每日 3 次，4 周为 1 个疗程，服药期间无须服其他药物。一般服药 3～4 日，患者的临床症状就会有不同程度的改善。

(2) 血脂异常。地奥心血康对于调节血脂、血黏度具有一定效果。每次口服 1 粒，每日 3 次，可连续服用 3 个月。

(3) 偏头痛。地奥心血康可抑制血小板聚集，阻止颅内外血管的异常收缩，从而达到预防和治疗偏头痛的目的。每日 3 次，每次 1 粒，连服 2 个月，偏头痛发作次数明显减少。

(4) 耳源性眩晕。也叫美尼尔氏综合征。地奥心血康气味芳香，有开窍和活血行气之功效。使用该药可明显减少或完全控制此类眩晕的发作。每次口服 200 毫克，每日服 3 次，可连续服用 1～2 个月。

(5) 更年期综合征。该药对更年期潮热盗汗、胸闷、心悸、气短、眩晕等均有很好的抑制作用。每日服 3 次，每次 1～2 粒，连续服用 2～3 个月。

特别提醒：连续服用地奥心血康，个别患者可能出现皮肤药疹、血尿、肝损害等症状，应及时停药。因该品属于活血化瘀类药品，故孕妇慎用，服药期间有的患者偶有头晕、头痛，不必停药，可自行缓解。

Diau sinhhezgangh miz gij goeng'yauq doeng lwed vaq cwk、senh bi doeng yiengz、rangrwtrwt vwnh doeng、bouj ik diuzheiq，gwnz linzcangz ciengzseiz yungh youq yw gvanhsinhbingh、sim geujin、sim linj mbouj yinz caeuq cwk lwed ndaw gaz cauhbaenz gij bingh daraiz、aek oem、sim linj、heiq dinj daengj. Gaenh bi daeuj，linzcangz fatyienh de doiq geij cungj bingh lajneix hix miz ywyauq haemq ndei.

(1) Siuhvasing gveiyangz. Diau sinhhezgangh ndaej coicaenh mienh gveiyangz ngaz noh cujciz sengmaj. Moix baez gwn 1～2 naed，moix ngoenz 3 baez，4 singhgiz dwg 1 aen liuzcwngz，mboengq gwn yw mbouj yungh gwn gij yw wnq. Itbuen gwn yw 3～4

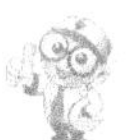

ngoenz，gij binghyiengh linzcangz bouxbingh couh miz mbouj doengz cingzdoh gaijndei.

（2）Hezcih mbouj doengz bingzciengz. Diau sinhhezgangh doiq diuzcez hezcih、lwed niu miz itdingh yaugoj. Moix baez gwn 1 naed，moix ngoenz 3 baez，ndaej lienzdaemh gwn 3 ndwen.

（3）Mbiengj gyaeuj in. Diau sinhhezgangh ndaej haednaenx lwed siujbanj comz，lanzdangj sailwed ndaw rog uk mbouj doengz bingzciengz sousuk，couh daddaengz gij muzdiz yawhfuengz caeuq yw mbiengj gyaeuj in. Moix ngoenz 3 baez，moix baez 1 naed，lienz gwn 2 ndwen，mbiengj gyaeuj in fatcak baezsoq mingzyienj gemjnoix.

（4）Wjyenzsing daraiz. Hix heuh meijnizwjsi cunghhozcwng. Diau sinhhezgangh heiq rang，miz gij goeng'yauq gaihgyau caeuq doeng lwed doeng heiq. Sawjyungh cungj yw neix ndaej mingzyienj gemjnoix roxnaeuz vanzcienz gamhanh cungj daraiz neix fatcak. Moix baez gwn 200 hauzgwz，moix ngoenz gwn 3 baez，ndaej lienzdaemh gwn 1～2 ndwen.

（5）Gwnghnenzgiz cunghhozcwng. Cungj yw neix doiq gwnghnenzgiz cumxndat hanhheu、aek oem、sim linj、heiq dinj、daraiz daengj cungj miz gij cozyung haednaenx gig ndei. Moix ngoenz gwn 3 baez，moix baez 1～2 naed，lienzdaemh gwn 2～3 ndwen.

Daegbied daezsingj：Lienzdaemh gwn diau sinhhezgangh，lengqboux bouxbingh aiq okyienh naengnoh hwnj cimj、lwed nyouh、daep sonjhaih daengj binghyiengh，wnggai gibseiz dingz yw. Aenvih cungj yw neix gvihaeuj doengh cungj yw doeng lwed vaq cwk，ndigah mehdaiqndang siujsim yungh，mboengq gwn yw mizmbangj bouxbingh dingjlingz miz gyaeujngunh、gyaeujdot，mbouj yungh dingz yw，rox gag hoizsoeng.

鱼肝油滴剂有哪些妙用？
Raemxywndik yizganhyouz miz maz gyaujyungh moq?

鱼肝油中的维生素 A 和维生素 D 是人体生长发育所必需的，尤其对胎儿、婴幼儿的发育有重要作用。经过临床实践，发现鱼肝油滴剂还有以下几种作用。

（1）治疗脂肪液化伤口。利用鱼肝油作用机理，如维生素 A 具有促进上皮组织正常机能的作用，促进组织愈合。

临床上选用鱼肝油滴剂浸纱条填塞创面，干纱布覆盖。隔日换药。约 1 周后用碟形胶布拉拢切口，约 3 天后愈合。

（2）治疗口腔溃疡。肿瘤患者在化疗后多发生口腔溃疡，有些患者在服用维生素 B 类药后也不见好转。患者在进食漱口后用鱼肝油滴剂涂抹溃疡面，1 日多次，1～2 日后就会明显好转。

（3）帮助伤口愈合。鱼肝油含有维生素 A 和维生素 D，能促进新肉芽、新皮肤的生长，具有生长肌肉，愈合伤口的良好疗效。

方法：先用 3%过氧化氢溶液（双氧水）消毒伤口（如伤口已溃烂要做彻底排脓清创处理），接着用鱼肝油敷涂伤口表面，再用消毒绷带包扎，数日可见效。

Gij veizswnghsu A caeuq veizswnghsu D ndaw yizganhyouz dwg ndang vunz maj fat bietdingh aeu miz, daegbied dwg doiq lwgndawdungx、lwgnding nyeznomj fatmaj miz cozyung youqgaenj. Ginggvaq linzcangz sizcenj, fatyienh raemxywndik yizganhyouz lij miz lajneix geij cungj cozyungh.

(1) Yw lauzhaj raemx vaq baksieng. Yungh yizganhyouz cozyungh gihlij, lumjbaenz veizswnghsu A miz gij cozyungh coicaenh aen cujciz naenggwnz cingqciengz gihnwngz, coicaenh cujciz hobndei.

Gwnz linzcangz genj yungh raemxywndik yizganhyouz cimq sadiuz dienzsaek cangqmienh, baengzsa hawq cwgoemq. Gek ngoenz vuenh yw. Daih'iek 1 singhgiz le yungh dezhingz gyauhbu lahlungj haeuj bakheh, daihgaiq 3 ngoenz le hobndei.

(2) Yw baknengz. Bouxbingh baenz foeg youq valiuz le lai fatseng baknengz, mizmbangj bouxbingh youq gwn veizswnghsu B loih yw le hix mbouj raen cienj ndei. Bouxbingh youq gwn haeux riengxbak le yungh raemxywndik yizganhyouz cat mbiengj gveiyangz, 1 ngoenz lai baez, 1～2 ngoenz le couh yaek mingzyienj cienj ndei.

(3) Bangcoh baksieng hobndei. Yizganhyouz hamz miz veizswnghsu A caeuq veizswnghsu D, ndaej coicaenh ngaznoh moq、naengnoh moq maj, miz gij ywyauq ndei maj noh、hobndei baksieng.

Fuengfap: Sien yungh 3% goyangjvagingh yungzyiz (sanghyangjsuij) siudoeg baksieng (danghnaeuz baksieng gaenq naeuh aeu cienzbouh baiz nong cing sieng cawqleix), ciepdwk yungh yizganhyouz oep cat biujmienh baksieng, caiq yungh siudoeg bwnghdai duk, geij ngoenz ndaej raen'yauq.

金霉素眼膏有哪些妙用？
Ginhmeizsu yenjgauh miz maz gyaujyungh moq?

金霉素眼膏为四环素类抗菌素，常用于治疗结膜炎、麦粒肿（睑腺炎）等眼部疾患。除此之外，金霉素眼膏在其他方面还可发挥下列重要作用。

(1) 治疗口角糜烂。口角出现糜烂时，可服用维生素 B_2，同时用棉签蘸温开水清洗伤口，揩干后抹上金霉素眼膏，就可加快愈合。一般 3 日即可好转。

(2) 治疗疖肿。当鼻黏膜有小疖胀痛时，可用药棉蘸金霉素眼膏涂于鼻腔处，并轻压鼻子，促使疖肿吸收，加速痊愈。其他部位的疖肿也同样适用。

(3) 治疗口角及手足干裂。先用热水洗净并擦干患处，再涂少许金霉素眼膏，手足部分需用胶布固定，可加快伤口愈合。

温馨提示：金霉素眼膏不仅可治眼科疾病，相同细菌的感染也可使用。因滴眼剂的生产要求和规格比其他患处所用的药剂更严格，所以眼膏可以用于其他地方的感染，而一般外用药则不可用于眼部。

Ginhmeizsu yenjgauh dwg loih gangginsu seiqvanzsu, ciengz yungh youq yw

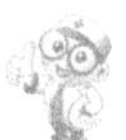

gezmozyenz、mwzlizcungj（genjsenyenz）daengj bingh da. Cawz gijneix le，ginhmeizsu yenjgauh youq gizyawz fuengmienh lij ndaej fazveih gij cozyungh youqgaenj lajneix.

（1） Yw gokbak naeuhnwd. Gokbak okyienh naeuhnwd seiz，ndaej gwn veizswnghsu B_2，doengzseiz yungh faiqmienz diemj raemxgoenj raeuj swiq seuq baksieng，cat hawq le led hwnj ginhmeizsu yenjgauh，couh ndaej gyavaiq hobndei. Itbuen 3 ngoenz couh ndaej cienj ndei.

（2） Yw baezfoeg. Dang biznenzmoz miz baez iq foeg in seiz，ndaej yungh faiqyw diemj ginhmeizsu yenjgauh daz youq giz conghndaeng，caemhcaiq mbaeu nyaenx aenndaeng，coicaenh baezfoeg supsou，gyavaiq ndei. Gizyawz giz baezfoeg hix doengzyiengh habyungh.

（3） Yw gokbak caeuq fwngzdin dekleg. Sien yungh raemxndat swiq seuq caemhcaiq cat hawq gizin，caiq daz di ginhmeizsu yenjgauh，fwngzdin bouhfaenh aeu yungh baengzgyauh dinghmaenh，ndaej gyavaiq baksieng hobndei.

Vwnhsinh dwenyawj：Ginhmeizsu yenjgauh mboujdan ndaej yw bingh da，gij ganjyenj sigin doxdoengz caemh ndaej sawjyungh. Aenvih gij swnghcanj iugouz caeuq gveihgwz raemxywndikda beij gizyawz gizin soj yungh gij yw engq yiemz，ndigah yenjgauh ndaej yungh youq gizyawz deihfueng ganjyenj，itbuen gij yw baihrog yungh cix mbouj ndaej yungh youq lwgda.

六味地黄丸有哪些新用途？
Luz vei divangzvanz miz maz yunghcawq moq?

六味地黄丸由熟地黄、山药、山萸肉、茯苓、泽泻、牡丹皮 6 味中药组成，具有滋补肝肾的功效。传统应用于治疗肝肾阴虚、虚火上炎而致的腰膝酸软、头目眩晕、耳鸣耳聋、盗汗或自汗、虚火牙痛、手足心热、遗精等症。近年来研究发现，六味地黄丸还有下列新功效。

（1）治疗特发性水肿。用归脾丸合六味地黄丸治疗特发性水肿，效果颇佳。用法：口服归脾丸、六味地黄丸各 1 丸，每日 2 次，温开水送服，30 日为 1 个疗程，每个疗程间隔 5 日。服药期间，给予低盐饮食。据报道，用上药治疗 31 例，服药后水肿消退 28 例，好转 3 例，总有效率 100％。

（2）治疗变态反应性鼻炎。用六味地黄丸及八仙丸治疗持续变态反应性鼻炎患者 43 例。用法：口服六味地黄丸及八仙丸各 8 小粒（1.5 克），每日 3 次，治疗 2 个月为 1 个疗程。疗效：停药 1 个月后复查 28 例，显效 16 例，有效 12 例。

（3）治疗慢性腰腿痛。用六味地黄丸治疗慢性腰腿痛患者 45 例，效果显著。用法：口服六味地黄丸，每次 2 丸（9 克/丸），每日 3 次，温开水送服，5 日为 1 个疗程。疗效：经用药 2～5 个疗程后，治愈 38 例，显效 4 例，有效 2 例，无效 1 例，总有效率为 98％。

（4）治疗前列腺炎。用六味地黄丸治疗前列腺炎患者 27 例，效果满意。用法：口服六味地黄丸，每次1丸（9克/丸），每日3次，温开水送服，10日为1个疗程。疗效：经用药治疗2～4个疗程后，治愈20例，显效5例，无效2例，总有效率为93%。

（5）治疗肾病综合征。用六味地黄丸治疗肾病综合征患者27例。用法：口服六味地黄丸，每次1丸，每日3次，温开水送服，20日为1个疗程。疗效：经用药2～4个疗程后，治愈19例，显效4例，有效3例，无效1例，总有效率为96%。治愈者，一般经服药1个疗程后，症状、体征及尿蛋白即可显著好转。

（6）治疗顽固性失眠。用六味地黄丸治疗顽固性失眠患者46例，效果显著。用法：口服六味地黄丸，每次1丸，每日早、中、晚（睡前）各1次，5日为1个疗程。疗效：经用药1～3个疗程后，治愈41例，有效4例，无效1例，总有效率为98%。一般服药3～5日即可收效。

（7）治疗黄褐斑。用六味地黄丸合逍遥丸治疗黄褐斑患者167例，效果满意。用法：凡肾阴虚者，口服六味地黄丸，每次6克，早、晚各服1次，温开水送服；肝郁气滞者，口服逍遥丸6克，早、晚各1次；两者皆有者，早服六味地黄丸，晚服逍遥丸，15日为1个疗程。服药期间忌日晒。疗效：经用药后痊愈88例，显效57例，有效14例，无效8例，总有效率为95%，痊愈病例最短服药1个疗程。

（8）治疗顽固性口疮。用六味地黄丸治疗顽固性口疮患者38例，效果颇佳。用法：口服六味地黄丸，每次1丸，每日3次，温开水送服，5日为1个疗程。疗效：经用药5～10日，治愈35例，好转2例，无效1例，总有效率为97%。一般用药3～5日即可见效。

注意事项：患者应经中医辨证属肝肾阴虚型者服用本方才有效，服药期间忌食辛、辣等刺激性食物；此方阴柔滋腻，若消化不良、脾虚便溏，则不宜使用。

Luz vei divangzvanz youz caemcij cug、sanhyoz、cazlad、fuzlingz、gocwzse、naeng mauxdan 6 feih cunghyoz cujbaenz，miz gij goeng'yauq nyinh bouj daep mak. Conzdungj yungh daeuj yw daep mak yaem haw、haw huj hwnj yenz cix cauhbaenz hwet gyaeujhoq soemj unq、gyaeujngunh daraiz、rwz okrumz rwznuk、hanhheu roxnaeuz gaghanh、haw huj heuj in、fwngzdin sim ndat、laeuhmok daengj bingh. Gaenh bi daeuj yenzgiu fatyienh，luz vei divangzvanz lij miz gij goeng'yauq moq lajneix.

（1）Yw gij foegfouz daegfatsingq. Yungh gveihbizvanz hab luz vei divangzvanz yw foegfouz daegfatsingq，yaugoj gig ndei. Yunghfap：Bak gwn gveihbizvanz、luz vei divangzvanz gak 1 yienz，moix ngoenz 2 baez，raemxgoenj raeuj soengq gwn，30 ngoenz dwg 1 aen liuzcwngz，moix aen liuzcwngz gek 5 ngoenz. Gwn yw geizgan，gijgwn dwk gyu cit. Gawq bauqnaeuz，yungh yw baihgwnz yw 31 laeh，gwn yw le foegfouz siudoiq 28 laeh，cienj ndei 3 laeh，cungj mizyauqlwd 100%.

（2）Yw bendai fanjyingsing bizyenz. Yungh luz vei divangzvanz caeuq bazsenhvanz yw bouxbingh lienzdaemh bendai fanjyingsing bizyenz 43 laeh. Yunghfap：Bak gwn luz vei divangzvanz caeuq bazsenhvanz gak 8 naed saeq（1.5 gwz），moix ngoenz 3 baez，yw 2 ndwen dwg 1 aen liuzcwngz. Ywyauq：Dingz yw 1 ndwen le fukcaz 28 laeh，yienjyauq

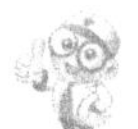

16 laeh, mizyauq 12 laeh.

(3) Yw hwet ga in binghnaiq. Yungh luz vei divangzvanz yw bouxbingh hwet ga in binghnaiq 45 laeh, yaugoj yienhda. Yunghfap: Bak gwn luz vei divangzvanz, moix baez 2 yienz (9 gwz/yienz), moix ngoenz 3 baez, raemxgoenj raeuj soengq gwn, 5 ngoenz dwg 1 aen liuzcwngz. Ywyauq: Ging yungh yw 2～5 aen liuzcwngz le, yw ndei 38 laeh, yienjyauq 4 laeh, mizyauq 2 laeh, fouzyauq 1 laeh, cungj mizyauqlwd dwg 98%.

(4) Yw cenzlezsenyenz. Yungh luz vei divangzvanz yw bouxbingh cenzlezsenyenz 27 laeh, yaugoj habhoz. Yunghfap: Bak gwn luz vei divangzvanz, moix baez 1 yienz (9 gwz/yienz), moix ngoenz 3 baez, raemxgoenj raeuj soengq gwn, 10 ngoenz dwg 1 aen liuzcwngz. Ywyauq: Ging yungh yw yw 2～4 aen liuzcwngz le, yw ndei 20 laeh, yienjyauq 5 laeh, fouzyauq 2 laeh, cungj mizyauqlwd dwg 93%.

(5) Yw mak bingh cunghhozcwng. Yungh luzvei divangzvanz daeuj yw bouxbingh mak bingh cunghhozcwng 27 laeh. Yunghfap: Bak gwn luzvei divangzvanz, moix baez 1 yienz, moix ngoenz 3 baez, raemxgoenj raeuj soengq gwn, 20 ngoenz dwg 1 aen liuzcwngz. Ywyauq: Ging yungh yw 2～4 aen liuzcwngz le, yw ndei 19 laeh, yienjyauq 4 laeh, mizyauq 3 laeh, fouzyauq 1 laeh, cungj mizyauqlwd dwg 96%. Boux yw ndei, itbuen ging gwn yw 1 aen liuzcwngz le, binghyiengh、ndangcwng caeuq nyouhdanbwz couh ndaej cienj ndei yienhda.

(6) Yw ninz mbouj ndaek hojyw. Yungh luz vei divangzvanz yw bouxbingh ninz mbouj ndaek hojyw 46 laeh, yaugoj yienhda. Yunghfap: Bak gwn luz vei divangzvanz, moix baez 1 yienz, moix ngoenz caeux、banringz、haemh (ninz gaxgonq) gak 1 baez, 5 ngoenz dwg 1 aen liuzcwngz. Ywyauq: Ging yungh yw 1～3 aen liuzcwngz le, yw ndei 41 laeh, mizyauq 4 laeh, fouzyauq 1 laeh, cungj mizyauqlwd dwg 98%. Itbuen gwn yw 3～5 ngoenz couh ndaej souyauq.

(7) Yw raizhenjgeq. Yungh luz vei divangzvanz caeuq siuhyauzvanz yw bouxbingh raizhenjgeq 167 laeh, yaugoj habhoz. Yunghfap: Fanzdwg boux mak yaem haw, bak gwn luz vei divangzvanz, moix baez 6 gwz, caeux、haemh gak gwn 1 baez, raemxgoenj raeuj soengq gwn; boux daep romgiet heiq dingz, bak gwn siuhyauzvanz 6 gwz, caeux、haemh gak 1 baez; boux song yiengh cungj miz, caeux gwn luz vei divangzvanz, haemh gwn siuhyauzvanz, 15 ngoenz dwg 1 aen liuzcwngz. Gwn yw geizgan geih ndit dak. Ywyauq: Ging yungh yw le ndei 88 laeh, yienjyauq 57 laeh, mizyauq 14 laeh, fouzyauq 8 laeh, cungj mizyauqlwd dwg 95%, binghlaeh ndei ceiq dinj gwn yw 1 aen liuzcwngz.

(8) Yw bak baez hojyw. Yungh luz vei divangzvanz yw bouxbingh bak baez hojyw 38 laeh, yaugoj maqhuz ndei. Yunghfap: Bak gwn luz vei divangzvanz, moix baez 1 yienz, moix ngoenz 3 baez, raemxgoenj raeuj soengq gwn, 5 ngoenz dwg 1 aen liuzcwngz. Ywyauq: Ging yungh yw 5～10 ngoenz, yw ndei 35 laeh, cienj ndei 2 laeh, fouzyauq 1 laeh, cungj mizyauqlwd dwg 97%. Itbuen yungh yw 3～5 ngoenz couh ndaej raenyauq.

Haeujsim saehhangh：Bouxbingh wng ging Ywdoj nyinh cingq dwg boux daep mak yaemhawhingz gwn cungj yw neix cij mizyauq，gwn yw geizgan geih gwn manh、manhget daengj gijgwn cihgiksingq；gij dan neix yaem unq nyinh nywnx，danghnaeuz siuva mbouj ndei、mamx haw haexsiq，couh mbouj hab yungh.

冰硼散有何新用途？

Binghbwngzsan miz maz yunghcawq moq？

冰硼散由冰片、朱砂、玄明粉、硼砂组成，具有清热消肿、凉血解毒、敛疮生肌之功，中医传统用于治疗口舌生疮、牙龈肿痛等口腔疾病。近年临床应用发现它有不少新用途，可用于治疗下列病症。

（1）小儿秋季腹泻。将药棉做成绿豆大的棉球，温水浸润，蘸上冰硼散，用筷子粗细的木棍送入肛门内1～2厘米深处。每次排便后重复用药1次，一般用1～2日，治疗小儿秋季腹泻效果满意。

（2）化脓性中耳炎。取少许冰硼散吹入患儿耳内，每日2次，5日为1个疗程，治疗2～3个疗程，炎症消退，耳内流脓停止。

（3）流行性腮腺炎。取冰硼散3克，用少量凉开水拌湿后敷于肿胀明显处，纱布覆盖，胶布固定，每2～3日换药1次。除部分有高热及并发症的患者需配合其他药物治疗外，一般用该药后5日左右即可消肿痊愈。

（4）小儿咳喘。在对症平喘止咳治疗基础上，取适量冰硼散撒在患儿胸脊部，五指并拢向下推擦，以皮肤发红为度，每日1次或2次。可帮助减轻喘咳症状，缩短病程。

（5）外阴瘙痒症。局部涂擦冰硼散，每日2次，溃破者可先用1∶1000新洁尔灭液洗净，拭干。然后外涂用香油调好的冰硼散油，在短时间内症状可明显改善。

Binghbwngzsan youz binghben、sahoengz、yenzmingzfwnj、bungzsa cujbaenz，miz gij goeng cing ndat siu foeg、liengz lwed gej doeg、sou baez seng noh，Ywdoj conzdungj yungh daeuj yw bak linx baenz baez、nohheuj foeg in daengj bingh conghbak. Gaenh bi linzcangz wngqyungh fatyienh de miz mbouj noix yunghcawq moq，ndaej yungh daeuj yw gij bingh lajneix.

（1）Lwgnyez seizcou dungxsiq. Dawz faiqyw guh baenz aen menzgiuz hung lumj naed duhheu，raemxraeuj cimq nyinh，diemj aeu binghbungzsan，yungh gij diuz faexdawh cosaeq soed haeuj ndaw conghhaex 1～2 lizmij laeg. Moix baez okhaex le cungzfuk yungh yw 1 baez，itbuen yungh 1～2 ngoenz，yw lwgnyez seizcou dungxsiq yaugoj habhoz.

（2）Rwzveiq ok nong. Aeu di binghbungzsan boq haeuj ndaw rwz bouxbingh lwgnyez，moix ngoenz 2 baez，5 ngoenz dwg 1 aen liuzcwngz，yw 2～3 aen liuzcwngz，bingh yiemz siu doiq，ndaw rwz lae nong dingzcij.

（3）Ngazgvanmou. Aeu binghbungzsan 3 gwz，yungh siujliengh raemxgoenj liengz

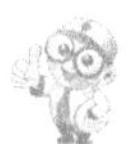

gyaux mbaeq le oep youq giz foeggawh mingzyienj, baengzsa cwgoemq, baengzgyau dinghmaenh, moix 2 ~ 3 ngoenz vuenh yw 1 baez. Cawz mbangj bouxbingh miz ndathwngq caeuq binghgyoebfat aeu boiqhab gizyawz yw daeuj yw vaih, itbuen yungh cungj yw neix le 5 ngoenz baedauq couh ndaej siu foeg ndei.

(4) Lwgnyez ae ae'ngab. Youq gwnz giekdaej doiq bingh bingz ae'ngab dingz ae, aeu habliengh binghbungzsan vanq youq giz ndokaek lwgnyez, haj lwgfwngz gyoeb yiengq baihlaj doicat, daengz naeng fat hoengz guh doh, moix ngoenz 1 baez roxnaeuz 2 baez. Ndaej bang gemjmbaeu binghyiengh ae'ngab ae, sukdinj binghcwngz.

(5) Bingh rog yaem humz. Mbangjgiz dazcat binghbungzsan, moix ngoenz 2 baez, boux gveibuq ndaej sien yungh 1∶1000 sinhgezwjmezyiz swiq seuq, mad hawq. Yienzhaeuh baihrog daz gij youz binghbungzsan yungh yanghyouz heuz ndei haenx, mbouj geij nanz binghyiengh couh ndaej mingzyienj gaijndei.

玉屏风散有何新用途?
Yibingzfunghsan miz maz yunghcawq moq?

玉屏风散出自元代著名医学家朱丹溪的《丹溪心法》，由黄芪、白术、防风 3 味中药组成，是治疗表虚不固的传统方剂。方中重用白术以健脾益气，白术既益气，又有祛湿作用；黄芪益气固表，具有补气、健脾、益肺、止汗等功效，可固表卫之虚，可补卫气之损，与白术同用，相辅相成，配以防风祛风泄邪，使邪去而卫阳不受其扰，黄芪才能更好起到实卫固表作用，三药合用，行益气、固表之功。

如今已将这一古方制成片剂、颗粒、胶囊等多种剂型。临床发现，玉屏风散具有以下新用途，患者可遵医嘱试用。

(1) 治疗面神经麻痹。口服胶囊，每次 6 粒，每日 3 次，5 日为 1 个疗程，未愈者可服第 2 个疗程。

(2) 治疗习惯性便秘。口服颗粒，每次 2 小袋，每日 3 次，温开水冲服，5 日为 1 个疗程。大部分患者服药 2～4 个疗程后治愈，且未见复发。

(3) 治疗胃下垂。口服颗粒，每次 2 小袋，每日 3 次，温开水冲服，7 日为 1 个疗程，连续服至痊愈为止。绝大多数患者显效，自觉症状消失，经 X 线钡餐复查，胃位置显著上升。

(4) 治疗口腔溃疡。口服胶囊，每次 6 粒，早、中、晚各服 1 次，温开水送服，一般服 5～10 日即愈。服药期间忌食辛辣及生冷刺激性食物。

(5) 治疗慢性结肠炎。口服片剂，每次 7 片，每日 2 次，温开水送服，10 日为 1 个疗程，一般服 6～8 日即可见效。

(6) 治疗美尼尔氏综合征。中医属“眩晕”范畴。口服胶囊，每次 8 粒，每日 2 次，温开水送服，7 日为 1 个疗程。一般服用 1～3 个疗程后，头晕眼花、恶心呕吐症状消失或不同程度减轻，收效明显，治愈者经 1～2 年随访，均未见复发。

Yibingzfunghsan ok laeng《Danhhih Sim Fap》yihyozgyah okmingz yenzdai Cuh Danhhih，youz vangzgiz、bwzsuz、fangzfungh sam feih cunghyoz cujbaenz，dwg gij danyw conzdungj yw biuj haw mbouj maenh. Ndaw fueng yungh bwzsuz daeuj cangq mamx ik heiq，bwzsuz gawq ik heiq，youh miz cawz cumx cozyung；vangzgiz ik heiq maenh biuj，miz bouj heiq、cangq mamx、ik bwt、dingz hanh daengj goeng'yauq，ndaej maenh biuj yw haw，ndaej bouj veigi deng sonj，caeuq bwzsuz doengzcaez yungh，doxbouj doxbang，boiq aeu fangz fungh cawz fung siet sez，sawj sez bae wz veiyangz mbouj deng de nyaux，vangzgiz cij ndaej engq ndei hwnjdaengz gij cozyung sizveigubyauj，sam yw hab yungh，ndaej ik heiq、maenh biuj.

Seizneix gaenq dawz fueng ciuhgeq neix guh baenz ywbenq、ywnaed、gyauhnangz daengj lai cungj ywhingz. Linzcangz fatyienh，yibingzfunghsan miz yunghcawq moq lajneix，bouxbingh ndaej ciuq canghyw daengq sawqyungh.

(1) Yw mensinzgingh mazmwnh. Bak gwn gyauhnangz，moix baez 6 naed，moix ngoenz 3 baez，5 ngoenz dwg 1 aen liuzcwngz，boux caengz ndei ndaej gwn daih 2 aen liuzcwngz.

(2) Yw sibgvenq haexgaz. Bak gwn ywnaed，moix baez 2 daeh iq，moix ngoenz 3 baez，raemxgoenj raeuj cung gwn，5 ngoenz dwg 1 aen liuzcwngz. Dingzlai vunzbingh gwn yw 2～4 aen liuzcwngz le yw ndei，caemhcaiq mbouj raen fukfat.

(3) Yw dungx doekduengq. Bak gwn ywnaed，moix baez 2 daeh iq，moix ngoenz 3 baez，raemxgoenj raeuj cung gwn，7 ngoenz dwg 1 aen liuzcwngz，lienzdaemh gwn daengz ndei veizcij. Gig daih dingzlai vunzbingh yienjyauq，gagrox binghyiengh siusaet，ging X sen beicanh fukcaz，vih dungx hwnjsang gig yienhda.

(4) Yw baknengz. Bak gwn gyauhnangz，moix baez 6 naed，caeux、banringz、haemh gak gwn 1 baez，raemxgoenj raeuj soengq gwn，itbuen gwn 5～10 ngoenz couh ndei. Gwn yw geizgan geih gwn gijgwn cihgiksingq manh caeuq ndip caep.

(5) Yw gezcangzyenz binghnaiq. Bak gwn yw benq，moix baez 7 benq，moix ngoenz 2 baez，raemxgoenj raeuj soengq gwn，10 ngoenz dwg 1 aen liuzcwngz，itbuen gwn 6～8 ngoenz couh ndaej raen'yauq.

(6) Yw meijnizwjsi cunghhozcwng. Ywdoj dwg "daraiz" fancouz. Bak gwn gyauhnangz，moix baez 8 naed，moix ngoenz 2 baez，raemxgoenj raeuj soengq gwn，7 ngoenz dwg 1 aen liuzcwngz. Itbuen yungh 1～3 aen liuzcwngz le，gij binghyiengh gyaeuj ngunh dava、rubmyaiz rueg siusaet roxnaeuz mbouj doengz cingzdoh gemjmbaeu，souyauq mingzyienj，boux yw ndei ging 1～2 bi riengz cunz，cungj mbouj raen fukfat.

（二）疾病巧治
（Ngeih）Giuj Yw Bingh

六神丸外用除疣效果好吗？
Luzsinzvanz rogyungh cawz rengq baenz lwi？

六神丸由人工牛黄、麝香、蟾酥、冰片、珍珠粉、百草霜等药组成，对治疗咽喉肿痛、小儿热疖、痈疡疔疮、无名肿毒等有独到之处。近年来临床发现，用六神丸外治各种疣，也有较好的疗效。

（1）治疗扁平疣。取六神丸数粒，用洁净白纸包裹，研碎，倒入食匙中加米醋少许，使之变黏稠状待用。睡前用毛巾热敷患处10分钟，使疣表面软化，然后将药液敷擦于其上，尽量覆盖完全，翌晨洗净患处。7日为1个疗程。

（2）治疗寻常疣。先将患肢置于热水中浸泡至皮损变软，以75%酒精消毒皮损，再用清洁的指甲刀或剪刀将疣表面的角质层轻轻刮去，将3～5粒六神丸研碎贴敷，1周后取下。

（3）治疗尖锐湿疣。将40～50粒六神丸磨粉，加食醋10～20毫升调匀后搽患部。初次搽药用消毒针头将疣体划破，之后依据疣体完整程度分次划破疣体，每日涂药4～5次，连涂4～15日；或将疣体刺破以后，用利多卡因注射液涂抹，把用氟尿嘧啶泡成糊状的六神丸再加少许食醋，涂抹在破损表面，第二天破损的湿疣缩小干瘪，待第三日破损表面伤口复原后再次挑破，再次用药。

利多卡因是麻醉剂，可减少破损皮肤接触食醋和六神丸的烧灼感和刺痛感；氟尿嘧啶药效平和，皮肤接触没有不适感。用此法医治，消除疣体迅速，仅有轻微的烧灼感。用于预防尖锐湿疣复发，以2～3日为1个疗程。

Luzsinzvanz youz yinzgungh niuzvangz、seyangh、canzsuh、binghben、mba caw、bwzcaujsangh daengj yw cujbaenz，doiq yw conghhoz foeg in、lwgnyez baez ndat、oeng yiengz baezding、foeg doeg mbouj miz mingz daengj miz giz dogdaengz. Gaenh bi daeuj linzcangz fatyienh，yungh luzsinzvanz baihrog yw gak cungj rengq，hix miz ywyauq haemq ndei.

（1）Yw rengq benj bingz. Aeu luzsinzvanz geij naed，yungh gij ceijhau seuq suek，ngenz soiq，raix roengz ndaw beuzgeng bae gya di meiq gwn ndeu，sawj de bienq yiengh niu gwd deq yungh. Ninz gaxgonq yungh sujbaq ndat oep gizin 10 faen cung，sawj rengq biujmienh bienq unq，yienzhaeuh dawz raemxyw oep cat youq gwnzde，caenhliengh cwgoemq liux，haetlaeng swiq seuq gizin. 7 ngoenz dwg 1 aen liuzcwngz.

（2）Yw rengq bingzciengz. Sien dawz dinfwngz cuengq youq ndaw raemxndat cimq daengz naeng sonj bienq unq，aeu 75% ciujcingh siudoeg naeng sonj，caiq yungh cenjcijgyaz roxnaeuz faggeuz seuq dawz caengz gozciz rengq biujmienh yaeng'yaeng gvet bae, dawz 3～5 naed luzsinzvanz ngenz soiq nem oep, 1 cou le dawz ok.

(3) Yw cenhyuisizyouz. Dawz 40～50 naed luzsinzvanz nienj mba, gya meiqgwn 10～20 hauzswngh heuz yinz le cat gizin. Baez daih'it cat yw yungh siudoeg gyaeujcim dawz rengq veg byoengq, gvaqlaeng gaengawq rengq caezcingj cingzdoh faen baez veg byoengq rengq, moix ngoenz daz yw 4～5 baez, lienz daz 4～15 ngoenz; roxnaeuz dawz rengq coeg byoengq le, yungh lidohgajyinh raemxyw daz, dawz gij luzsinzvanz yungh fuzniumizding cimq baenz yiengh giengh caiq gya di meiqgwn ndeu, dazmad youq byoengq sonj biujmienh, ngoenz daihngeih gij rengqmbaeq byoengq sonj haenx sukiq reuqrat, caj ngoenz daihsam byoengq sonj biujmienh baksieng fukyienz le caiq deu byoengq baez moq, caiq yungh yw baez moq.

Lidohgajyinh dwg yw maz, ndaej gemjnoix gij roxnyinh coemhndat caeuq coeg in naengnoh byoengq sonj bungqdeng meiqgwn caeuq luzsinzvanz; fuzniumizding ywyauq bingzhuz, naengnoh ciepcuk mbouj roxnyinh miz maz. Yungh cungj fap neix yw, siucawz rengq gig vaiq, dan loq miz gij roxnyinh coemhndat mbaeu. Yungh youq yawhfuengz cenhyuisizyouz fukfat, 2～3 ngoenz guh 1 aen liuzcwngz.

哪些中成药能治阴囊湿疹?
Gij cunghcwngzyoz lawz ndaej yw rongzraem humzgaet?

阴囊湿疹是会阴部炎性过敏性皮肤病，是男科常见皮肤病，发于阴囊及会阴四周，患部皮肤潮红，增生肥厚，浸润及苔藓样变，间有糜烂、渗液与皲裂，搔痒无度或发生皲裂而引起疼痛。本病属中医“肾囊风”范畴，多为脾胃积热、潮热下注所致，当以清热泻肝、燥湿祛风止痒为治。可选用下列中成药治疗：

(1) 冰硼散。局部常规清洗后，取冰硼散适量外撒于患处，每日3～5次，连续用药3～5日。

(2) 双料喉风散。局部常规清洗后，取双料喉风散适量外喷于患处，每日 3～5 次，连续 3～5 日。

(3) 藿香正气水。取藿香正气水适量，用消毒棉签蘸药液外搽患处，每日 3～5 次，连续 3～5 日。

(4) 季德胜蛇药片。局部常规清洗后，取季德胜蛇药片 5～10 片研为细末，用米醋调为稀糊状外敷于患处，每日换药 1 次，连续 5 日。

(5) 青蛤散。患处常规消毒后，将青蛤散涂抹于患处，每日 3～5 次；若皮损表现糜烂，有黄水渗出，可将本品与香油适量调成糊状涂抹于患处，每日换药 1 次，连续 5～7 日。

Rongzraem humzgaet dwg bingh naengnoh veiyinh bu yenzsing gominjsing, dwg nanzgoh ciengz raen bingh naengnoh, fat youq seiqhenz rongzraem caeuq yaxyaem ngamzga, gizbingh naengnoh ciuzhoengz, dem seng biz na, cimq nyinh caeuq daizsenj

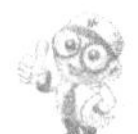

bienq yiengh，genh miz naeuhnwd、raemxiemq caeuq dekleg，gaeu humz mbouj miz doh roxnaeuz fatseng dekleg cix yinxhwnj insep. Cungj bingh neix sug Ywdoj “sinnangzfungh” fancouz，lai dwg mamx dungx rom ndat、cumx ndat roengzcawq cauhbaenz，wngdang aeu cing ndat siq daep、sauj cumx cawz fung guh yw. Ndaej senjyungh gij cunghcwngzyoz lajneix yw：

（1）Binghbungzsan. Gizbu ciengzgvi swiq seuq le，aeu binghbungzsan habliengh rog vanq youq gizin，moix ngoenz 3～5 baez，lienzdaemh yungh yw 3～5 ngoenz.

（2）Sanghliu houzfunghsan. Gizbu ciengzgvi swiq seuq le，aeu sanghliu houzfungh-san habliengh rog byoq youq gizin，moix ngoenz 3～5 baez，lienzdaemh byoq 3～5 ngoenz.

（3）Hozyangh cwnggisuij. Aeu hozyangh cwnggisuij habliengh，yungh siudoeg faiq mienz diemj raemxyw rog daz gizin，moix ngoenz 3～5 baez，lienzdaemh 3～5 ngoenz.

（4）Gidwzswng sezyozben. Gizbu ciengzgvi swiq seuq le，aeu gidwzswng sezyozben 5～10 benq ngenz mienz，yungh meiqhaeux heuz baenz yiengh gienghsaw rog oep gizin，moix ngoenz vuenh yw 1 baez，lienzdaemh 5 ngoenz.

（5）Cinghhahsan. Gizin ciengzgvi siu doeg le，dawz cinghhahsan faensanq dazmad youq gizin，moix ngoenz 3～5 baez；danghnaeuz naeng sonj biujyienh naeuhnwd，miz raemxhenj iemq ok，ndaej dawz cungj yw neix caeuq youzhom habliengh heuz baenz yiengh giengh dazmad youq gizin，moix ngoenz vuenh yw 1 baez，lienzdaemh 5～7 ngoenz.

缓解溃疡性腹痛能用复方甘草片吗？
Yw gveiyangzsing dungxin ndaej yungh fuzfangh ganhcaujben lwi？

复方甘草片是常用止咳化痰药，一般用于感冒引起的咳嗽多痰。治疗实践发现，该药对消化道胃溃疡、十二指肠溃疡引起的腹痛有很好的缓解作用。用法：每次口服 4～6 片，每日 3 次，餐前半小时服用。一般给药 2 日即可缓解疼痛症状，个别患者需要 5～7 日。

复方甘草片有此作用，与其所含的阿片粉和甘草流浸膏有关。阿片粉除有止咳、止泻的作用外，还有解除腹痛的作用；甘草流浸膏不但有止咳化痰作用，而且有抗溃疡、抗痉挛和抑制胃酸分泌的作用。二者合用以后，除显示有良好的止咳化痰作用外，也有良好的解痉、抑制胃酸分泌和促进溃疡愈合等作用，所以可缓解溃疡性腹痛。

Fuzfangh ganhcaujben dwg yw dingz ae vaq myaiz ciengzseiz yungh，itbuen yungh youq gij ae myaiz lai dwgliengz yinxhwnj. Yw sizcenj fatyienh，cungj yw neix doiq siuhvadau dungx gveiyangz、cibngeihcijcangz gveiyangz yinxhwnj dungxin miz hoizsoeng cozyung gig ndei. Yunghfap：Moix baez bak gwn 4～6 benq，moix ngoenz 3 baez，caengz gwn haeux gaxgonq buenq diemj cung gwn. Itbuen hawj yw 2 ngoenz couh ndaej hoizsoeng binghyiengh in, mbangj bouxbingh aeu 5～7 ngoenz.

Fuzfangh ganhcaujben miz gij cozyung neix, caeuq gij ahbenfwnj caeuq gamcaujliuzcin'gauh ndawde hamz miz haenx mizgven. Ahbenfwnj cawz miz gij cozyung dingz ae、dingz siq vaih, lij miz gij cozyung siu dungx in dem; gamcauj liuzcin'gauh mboujdan miz gij cozyung dingz ae vaq myaiz, caemhcaiq miz gij cozyung dingj gveiyangz、dingj hwnjgeuq caeuq haednaenx veisonh fwnhmi. Song yiengh neix hab yungh le, cawz yienh ok miz gij cozyung ndei dingz ae vaq myaiz vaih, hix miz gij cozyung ndei gej hwnjgeuq、haednaenx veisonh fwnhmi caeuq coicaenh gveiyangz hobndei daengj, ndigah ndaej hoizsoeng gveiyangz dungx in.

丹参片辅治慢性支气管炎有好效果吗？

Danhsinhben bangbouj yw mansing cihgi'gvanjyenz ndei yungh lwi?

临床对比试验发现，服用常规药物治疗慢性支气管炎迁延不愈者，加用中成药雷氏丹参片，可以显著提高疗效。

在服抗菌、止咳类药物基础上，加服丹参片，每日 3 次，每次 3～4 片。结果表明，服用丹参片的病人，总有效率明显优于单用常规药的患者。经血常规、C-反应蛋白、血糖和血液流变学等方面检查，治疗组也显著优于对照组。

中医认为，慢性支气管炎迁延期患者病期长，反复发作，常会形成“痰瘀交阻”之病机。丹参有活血化瘀、清心除烦、养心安神等功效。雷氏丹参片的主要有效成分为丹参酮。药理研究表明，丹参酮既能改善机体微循环、通畅血管、调节机体免疫功能，又有抗菌、消炎、镇痛等功效。丹参酮还能明显抑制白细胞在炎症区域的游走移动，增强抗生素的消炎作用。所以，慢性支气管炎久治难愈时，适量加用丹参片，可增强疗效、缩短疗程。丹参片价廉且副作用小，值得在临床上推广使用。

注意事项：丹参片不是复方丹参片。雷氏丹参片是从单味中药丹参中提取的有效成分，功效为活血化瘀、清心除烦。复方丹参片则是丹参、三七、冰片等药混合加工制成，功效为活血化瘀、理气止痛。

Linzcangz doxbeij sawqniemh fatyienh, boux gwn gij yw ciengzgvi yw mansing cihgi'gvanjyenz cenhyenz mbouj ndei, gya yungh cunghcwngzyoz leizsi danhsinhben, ndaej mingzyienj daezsang ywyauq.

Youq gwnz giekdaej gwn gij yw dingj nengz、dingz ae loih, gya gwn danhsinhben, moix ngoenz 3 baez, moix baez 3～4 benq. Gezgoj biujmingz, vunzbingh gwn danhsinhben, cungj mizyauqlwd mingzyienj ndei gvaq bouxbingh dan yungh yw ciengzgvi. Ging hezcangzgveih、cfanjying danbwz、hezdangz caeuq hezyezliuz benyoz daengj fuengmienh genjcaz, aen cuj yw hix mingzyienj ndei gvaq aen cuj doiqciuq.

Ywdoj nyinhnaeuz, bouxbingh mansing cihgigvanjyenz cenhyenzgeiz binghgeiz raez, fanfoek fatcak, ciengz rox baenz gij binghgih “myaiz cwk gyaulanz”. Danhsinh miz

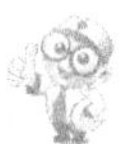

doeng lwed vaq cwk、cingh sim cawz fanz、ciengx sim an saenz daengj goeng'yauq. Gij cujyau mizyauq cwngzfwn leizsi danhsinhben dwg danhsinhdungz. Ywleix yenzgiu biujmingz, danhsinhdungz gawq ndaej gaijndei gihdij veizsinzvanz、doeng lwedguenj、diuzcez gihdij menjyiz gunghnwngz, youh miz dingj nengz、siu yiemz、cin in daengj goeng'yauq. Danhsinhdungz lij ndaej mingzyienj haednaenx bwzsibauh youq gizdieg yenzcwng youzbyaij nod, gyagiengz gangswnghsu siu yiemz cozyung. Ndigah, mansing cihgi'gvanjyenz yw nanz hoj ndei seiz, habliengh gya yungh danhsinhben, ndaej gyagiengz ywyauq、sukdinj liuzcwngz. Danhsinhben gyaqcienh caiqlij fucozyung iq, cigndaej youq gwnz linzcangz doigvangq sawjyungh.

Haeujsim saehhangh: Danhsinhben mbouj dwg fuzfangh danhsinhben. Leizsidanhsinhben dwg daj ndaw dan feih cunghyoz danhsinh daezaeu gij cingzfwn mizyauq, goeng'yauq dwg doeng lwed vaq cwk、cing sim cawz fanz. Fuzfangh danhsinhben cix dwg danhsinh、godienzcaet、binghben daengj yw doxgyaux gyagoeng guhbaenz, goeng'yauq dwg doeng lwed vaq cwk、leix heiq dingz in.

胆绞痛发作可含服速效救心丸吗?
Mbei mwh geujin ndaej hamz suzyau giusinhvanz lwi?

胆绞痛为一种急腹症，多为胆囊结石、胆管结石所致，以右上腹绞痛为主，往往伴有发热、黄疸，严重者还会出现休克。中医认为，胆绞痛多因胆窍石阻、湿热壅盛、气血瘀滞所致。用中成药速效救心丸治疗，既能缓解疼痛，又不会加重病情。

胆绞痛发作时，舌下含服 5 粒速效救心丸，如疼痛不减时再服 5 粒。速效救心丸是活血化瘀止痛的中成药，主要由川芎、冰片等中药组成。川芎入肝、胆经，冰片入心、脾、肺经，辛香走窜，开窍醒神，辟秽止痛，起到化瘀通窍、通痹止痛的作用。用速效救心丸治疗胆绞痛，大多数患者服药半小时后，疼痛即消失或减轻，疗效满意。

Mbei geujin dwg cungj bingh gip dungx ndeu, lai dwg mbei gietrin、mbeiguenj gietrin cauhbaenz, aeu baihgvaz gwnzdungx geujin guhcawj, ciengzseiz buenx miz fatndat、vangzdanj, boux yenzcung lij yaek okyienh youhgwz. Ywdoj nyinhnaeuz, mbei geujin lai aenvih mbei gyau rin saek、cumxndat hoengh、heiq lwed cwk dingz cauhbaenz. Yungh cunghcwngzyoz suzyau giusinhvanz yw, gawq ndaej hoizsoeng indot, youh mbouj hawj binghcingz gyanaek.

Mwh mbei geujin fatcak, laj linx hamz 5 naed suzyau giusinhvanz, danghnaeuz in mbouj gemj seiz caiq gwn 5 naed. Suzyau giusinhvanz dwg gij cunghcwngzyoz doeng lwed vaq cwk dingz in, cujyau youz ciengoeng、binghben daengj cunghyoz cujbaenz. ciengoeng haeuj daep、mbei ging, binghben haeuj sim、mamx、bwt ging, manh rang byaij ndonj, gaihgyau singj saenz, cawz uq dingz in, hwnj daengz gij cozyung vaq cwk doeng gyau、doeng bi dingz in. Yungh suzyau giusinhvanz yw mbei geujin, dingzlai bouxbingh gwn yw buenq diemjcung le，in couh siusaet roxnaeuz gemjmbaeu，ywyauq habhoz.

哪些中成药能治心律失常？
Gij cunghcwngzyoz guhndei lawz ndaej yw sim diuq mbouj yinz？

心脏的心搏冲动源于窦房结，而以一定的程序传布于心房或心室。由于冲动发生与传布的不正常，而使整个心脏或某一部分的活动变得过快、过慢或不规则，或各部分活动的程序发生紊乱时，即形成心律失常。心律失常在临床上的表现多种多样，常属于中医的心悸、怔忡、眩晕等范畴。应用相应的中成药治疗下列病症，效果较好。

（1）心气不足。症见心悸怔忡、胸闷气短，活动后加剧，面色淡白，或自汗、舌淡苔白、脉结代。治宜补气安神。可选用柏子养心丸、通脉养心丸等治疗。

（2）气阴两虚。症见心悸怔忡、疲乏无力、失眠多梦、五心烦热、潮热盗汗、面色淡白无华、舌红苔薄、脉结代而细。治宜补气养阴。可选用生脉饮、安神健脑液等治疗。

（3）气虚血瘀。症见心悸怔忡、气短乏力，活动后加剧，胸闷心痛、舌苔薄白、舌质暗或紫暗，有瘀点或瘀斑，脉涩结代。治宜补气活血。可选用复方丹参片、血府逐瘀口服液等治疗。

（4）阴虚火旺。症见心悸心烦、失眠健忘、耳鸣腰酸、头晕目眩、口干舌燥、舌红绛少津、苔薄黄或无、脉细数。治宜滋阴降火。可予以天王补心丹、知柏地黄丸等治疗。

（5）心脾两虚。症见心悸健忘、面色无华、头晕目眩、食欲不振、浮肿尿少、腹胀恶心、舌淡苔薄白、脉结代或细而无力。治宜益气养血。可选用人参归脾丸、八珍益母丸等治疗。

（6）痰瘀闭阻。症见心悸怔忡、胸闷心痛、头晕气短、唇甲青紫、苔白腻或有瘀点、脉弦结。治宜除痰化瘀。可服心脉通、冠心苏合丸等治疗。

（7）心肾阳虚。症见心悸胸闷、头晕头痛、面色苍白、畏寒肢冷、神疲乏力、舌质淡胖、脉沉迟。治宜温肾通阳。可选用附子理中丸、金匮肾气丸等治疗。

以上中成药，患者可在医师指导下合理选用。服药治疗的同时应注意避免过度疲劳。起居有常，情绪稳定，均可预防和减少本病发生。病情重者应卧床休息或住院治疗。

Gij sinhboz cungdoengh simdaeuz ok laeng doufangzgez，cix aeu itdingh cwngzsi riuz youq sinhfangz roxnaeuz sinhsiz. Aenvih cungdoengh fatseng caeuq riuz mbouj cingqciengz，cix sawj daengx aen simdaeuz roxnaeuz moux bouhfaenh hozdung bienq ndaej daiq vaiq、daiq menh roxnaeuz mbouj gveihcwz，roxnaeuz gij cwngzsi gak bouhfaenh hozdung fatseng luenhlablab，couh baenz simdiuq mbouj yinz. Simdiuq mbouj yinz youq gwnz linzcangz biujyienh miz lai cungj lai yiengh，ciengzseiz gvihaeuj Ywdoj

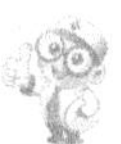

simdiuq、cwngcung、daraiz daengj fancouz. Wng yungh cunghcwngzyoz doxwngq yw gij binghyiengh lajneix, yaugoj haemq ndei.

(1) Simheiq mbouj gaeuq. Bingh raen sim linj cwngcung、aek oem heiq dinj, hozdung le gyahaenq, saeknaj hausak, roxnaeuz gag hanh、linx cit ngawh hau、meg gietdaih. Yw hab bouj heiq onj saenz. Ndaej senjyungh bwzswj yangjsinhvanz、dunghmwz yangjsinhvanz daengj yw.

(2) Heiq yaem song haw. Bingh raen simdiuq cwngcung、naetnaiq mbouj miz rengz、ninz mbouj ndaek lai loq、haj sim fanz ndat、cumx ndat hanhheu、saek naj hausak mbouj rongh、linx hoengz ngawh mbang、meg gietdaih youh saeq. Yw hab bouj heiq ciengx yaem. Ndaej genj yungh swnghmwzyinj、ansinz gennaujyiz daengj daeuj yw.

(3) Heiq haw lwed cwk. Bingh raen sim linj cwngcung、heiq dinj mbouj miz rengz, hozdung le gyahaenq, aek oem sim in、ngawhlinx loq hau、linxcaet amq roxnaeuz aeujamq, miz cwk diemj roxnaeuz cwk raiz, meg saep gietdaih. Yw hab bouj heiq doeng lwed. Ndaej senjyungh fuzfangh danhsinhben、hezfuj cuzyih goujfuzyiz daengj.

(4) Yaem haw huj vuengh. Bingh raen sim linj sim fanz、ninz mbouj ndaek lumzlangh、rwzokrumz hwet soemj、gyaeujngunh daraiz、bak hawq linx sauj、linx hoengz gyangq noix myaiz、ngawh mbang henj roxnaeuz mbouj miz、meg saeq soq. Yw hab nyinh yaem gyangq huj. Ndaej aeu denhvangz bujsinhdanh、cihbwz divangzvanz daengj daeujyw.

(5) Sim mamx song haw. Bingh raen sim linj lumzlangh, saek naj mbouj rongh、gyaeujngunh daraiz、nwngq、foegfouz nyouh noix、dungxraeng rubmyaiz、linx cit ngawh mbang hau、meg gietdaih roxnaeuz saeq cix mbouj miz rengz. Yw hab ik heiq ciengx lwed. Ndaej genj yungh yinzsinh gveihbizvanz、bazcinh yizmujvanz daengj daeujyw.

(6) Myaiz cwk saek laengz. Bingh raen sim linj cwngcung、aek oem sim in、gyaeujngunh heiq dinj、naengbak gyap heu aeuj、ngawh hau nywnx roxnaeuz miz cwk diemj、megyienz giet. Yw hab cawz myaiz vaq cwk. Ndaej gwn sinhmwzdungh、gvanhsinh suhhozvanz daengj daeujyw.

(7) Sim mak yiengz haw. Bingh raen sim linj aek oem、gyaeujngunh gyaeujdot、saek naj hau、lau nit dinfwngz caep、ndang naet mbouj miz rengz、linxcaet cit biz、meg caem ceiz. Yw hab vwnh mak doeng yiengz. Ndaej senjyungh fuswj lijcunghvanz、ginhgvei singivanz daengj daeujyw.

Gij cunghcwngzyoz gwnzneix, bouxbingh ndaej youq canghyw cijdauj baihlaj hableix genjyungh. Gwn yw seiz, wng haeujsim mienx naetnaiq gvaqbouh. Hwnq youq miz bingzciengz, cingzsi onjdingh, cungj ndaej yawhfuengz caeuq gemjnoix cungj bingh neix fatseng. Boux baenz binghnaek wnggai ninz mbonq yietnaiq roxnaeuz youq yihyen yw.

左归丸能治神经性耳鸣吗?
Cojgveihvanz ndaej yw sinzginghsing rwzokrumz lwi?

耳鸣是一种临床上的常见症状，可分为神经性耳鸣（也叫主观性耳鸣）、客观性耳鸣等。神经性耳鸣是临床上最常见的一种耳鸣，这种耳鸣的声音可表现为铃声、嗡嗡声、哨声、吼声、杂声或各种音调的纯音。

近年来，研究人员使用中成药左归丸治疗神经性耳鸣，取得了可喜的效果。具体方法是：每次服左归丸 60 小粒（每 10 粒重 1 克），温开水送服，每日服 3 次，连续用药 2 周为 1 个疗程，最多可用药 6 个疗程。

研究人员在临床实践中发现，有些耳鸣患者在服用此药 3 个疗程后不仅耳鸣的症状消失了，而且其听力也提高了 15～30 分贝，头部沉重感也有所减轻。在服用此药显效（病情得到不同程度的改善）的耳鸣患者中，有些患者感觉耳鸣有所减轻，有些患者感觉耳鸣的性质和响度虽无明显改善，但耳鸣对自己的干扰明显减少。少数耳鸣患者在服用此药后，其失眠、焦虑症等并发症也同时得到了改善。耳鸣患者服用左归丸治疗不会出现明显的不良反应，故此法值得在临床上进行推广。

使用此药治疗耳鸣，是在于左归丸具有补益肾阴的功效，故临床上主要用于治疗肾阴虚型的耳鸣。研究人员体会到，用左归丸治疗突发性耳鸣及由精神压力和劳累过度引起的耳鸣，疗效更加显著。

Rwzokrumz dwg gwnz linzcangz cungj binghyiengh ciengz raen ndeu, ndaej faen baenz sinzginghsing rwzokrumz (hix heuh cujgvanhsing rwzokrumz)、gwzgvanhsing rwzokrumz daengj. Sinzginghsing rwzokrumz dwg cungj rwzokrumz gwnz linzcangz ceiq ciengz raen ndeu, gij sing'yaem cungj rwzokrumz neix ndaej biujyienh baenz sing lingz、sing'ung'ung、singsauq、sing rongx、sing cab roxnaeuz gak cungj yaemcingh yaemdiuh.

Gaenh bi daeuj, yenzgiu yinzyenz sawjyungh cunghcwngzyoz cojgveihvanz yw sinzginghsing rwzokrumz, aeu ndaej le yaugoj sawj vunz sim'angq. Gidij fuengfap dwg: Moix baez gwn cojgveihvanz 60 naed iq (moix 10 naed naek 1 gwz), raemxgoenj raeuj soengq gwn, moix ngoenz gwn 3 baez, lienzdaemh yungh yw 2 singhgiz dwg 1 aen liuzcwngz, ceiq lai ndaej yungh yw 6 aen liuzcwngz.

Yenzgiu yinzyenz youq ndaw linzcangz sizcenj fatyienh, mizmbangj bouxbingh rwzokrumz youq gwn cungj yw neix 3 aen liuzcwngz le, mboujdan binghyiengh rwzokrumz siusaet lo, caemhcaiq gij rengzdingq de hix daezsang le 15～30 fwnhbei, roxnyinh gyaeuj naek hix miz di gemjmbaeu. Youq ndaw bouxbingh gwn cungj yw neix yienjyauq (binghcingz ndaej daengz mbouj doengz cingzdoh gaijndei), mizmbangj bouxbingh roxnyinh gij singqcaet caeuq yiengjdoh rwzokrumz yienznaeuz mboujmiz mingzyienj gaijndei, hoeng rwzokrumz doiq bonjfaenh gauxca mingzyienj gemjnoix. Siujsoq bouxbingh rwzokrumz youq gwn cungj yw neix le, de bingh ninz mbouj ndaek、

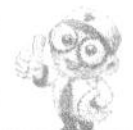

youheiq daengj binghgyoebfat caemh doengzseiz ndaej daengz gaijndei lo. Bouxbingh rwzokrumz gwn cojgveihvanz yw mbouj rox okyienh gij fanjwngq mbouj ndei mingzyienj, ndigah cungj fap neix cigndaej youq gwnz linzcangz guh doigvangq.

Yungh gij yw neix yw rwzokrumz, dwg youq laeng cojgveihvanz miz gij goeng'yauq bouj ik mak yaem haenx, ndigah gwnz linzcangz cujyau yungh daeuj yw gij rwzokrumz mak yaemhawhingz. Yenzgiu yinzyenz dijvei daengz, yungh cojgveihvanz yw gij rwzokrumz duzfazsing caeuq gij rwzokrumz youz cingsaenz atlig caeuq naetnaiq gvaqbouh yinxhwnj, ywyauq engqgya yienhda.

六神花露水如何巧治灰指（趾）甲？
Luzsinz vahlusuij baenzlawz gyauj yw gyaepfwngz（gyaepdin）nengzbingh?

老年人的手指甲、脚趾甲感染霉菌很常见。这种灰指（趾）甲十分顽固，服西药抗霉菌虽有一定效果，但对肝脏毒性太大。有一种价廉效良的治疗灰指（趾）甲的简单方法，就是用六神花露水外搽，一般只需 3 个月就能治愈。

其方法为：每天晚上睡觉前，洗净双手、双脚，用棉签蘸六神花露水涂于指（趾）甲根部，保护好新长出的指（趾）甲，不受霉菌侵犯。这样，前端病甲不断生长，长到被完全剪除后，后面新甲就都是健康的指（趾）甲了。

Gij gyaepfwngz、gyaepdin bouxlaux lah moengj gig ciengz raen. Cungj gyaepdin gyaepfwngz nengzbingh neix gig gyangq, gwn sihyoz dingj moengj, yienznaeuz miz itdingh yaugoj, hoeng doiq daep doeg haih daiq hung. Miz cungj fuengfap genjdanh yw gyaepdin gyaepfwngz nengzbingh gyaqcienh yauq ndei ndeu, couh dwg yungh luzsinz vahlusuij rog cat, itbuen cij aeu 3 ndwen couh ndaej yw ndei.

Gij fuengfap de dwg: Moix haemh ninz gaxgonq, swiq seuq song fwngz、song din, yungh faiqmienz diemj luzsinz vahlusuij daz youq goek gyaepfwngz gyaepdin, baujhoh ndei gij gyaepfwngz gyaepdin maj ok moq haenx, mbouj deng moengj ciemqfamh. Yienghneix, gij binghgyaep baihnaj mboujduenh maj, maj daengz deng vanzcienz raed cawz le, gyaep moq baihlaeng couh cungj dwg gij gyaepfwngz gyaepdin gengangh lo.

思密达治消化道疾病有哪些新用途？
Swhmizdaz yw gijbingh roenhaeux miz maz yunghcawq moq?

思密达也叫蒙脱石散，是一种以八面体蒙脱石微粒为主要原料制成的矿物类药。此药对人体消化道黏膜具有很强的覆盖能力，对消化道内的病毒、病菌及其产生的毒素有极强的固定作用。思密达还可与人肠道内的黏液糖蛋白结合在一起，从质和量两个方面修复肠黏膜，提高肠黏膜屏障对攻击因子的防御功能。因此，此药非常适合食管炎、胃炎、结肠炎、功能性结肠病、成人及儿童急慢性腹泻患者使用。此药的安全性很高，副作用很小，在治疗肠道疾病方面应用十分广泛。近年来，随着临床药理学研究的不断深入，发现思密达在临床上还有以下一些新的用途，患者可在医师指导下参考使用。

（1）可治疗肠易激综合征。肠易激综合征是指一组以腹痛、腹胀、排便习惯改变、大便性状异常、排黏液便为主要表现的症候群。此病患者的病情常会反复发作，迁延不愈。思密达能改善肠黏膜细胞的运动、吸收和分泌功能，减少肠道内水和电解质的丢失，从而可显著改善肠易激综合征患者的临床症状。临床实践证实，此病患者在服用思密达后，腹痛、腹胀、腹泻等症状得到显著缓解的概率可达到83.3%。用此药治疗肠易激综合征的方法是：每日服3次，每次服3克，连续用药6周为1个疗程。

（2）可治疗消化性溃疡。思密达在进入人的消化道后，可与黏液蛋白结合在一起，从而起到增加消化道内黏液的内聚力和黏液层的厚度、加速受损黏膜上皮细胞的修复和再生、防止胃酸侵害胃黏膜、维护消化道功能等作用。用思密达治疗消化性溃疡的方法是：每次服10克，每日服3次。

（3）可治疗反流性食管炎。反流性食管炎是一种以食管黏膜充血、水肿、糜烂或炎性物质渗出为主要表现的炎症性病变。思密达具有吸附各种攻击消化道黏膜的有害因子、修复消化道黏膜的再生上皮组织、平衡肠道寄生菌群、提高免疫球蛋白的抗攻击能力等作用，因此能有效地治疗反流性食管炎。有医生同时使用枸橼酸莫沙必利片（加斯清）和思密达治疗234例反流性食管炎患者，在用药4～6周后，有87.5%的患者临床症状得到了明显的改善。方法是：思密达每次服3克，每日服3次；枸橼酸莫沙必利片每次服1片，每日服3次。

（4）可治疗婴儿乳糖不耐症。婴儿体内若缺乏乳糖酶，就可在摄入母乳或牛乳后出现腹胀、腹泻、消化不良等症状。此类症状被统称为婴儿乳糖不耐症。过去，人们常用B族维生素溶液、乳酶生等药物治疗此病，用药的有效率仅为40%。近年来，许多医生尝试使用思密达治疗婴儿乳糖不耐症，结果取得了有效率达83.3%的成效。而且在服用此药的乳糖不耐症患儿中，有半数的患儿恢复了对乳糖的耐受性。目前，思密达已经成为治疗此病的首选药物。用思密达治疗婴儿乳糖不耐症的方法是：每次服1/3包，每日服3次，连续用药3日为1个疗程。

Swhmizdaz hix heuhguh mungzdozsizsan, dwg cungj gvangvuz loih yw aeu betmienhdij mungzdozsiz veizliz guh cujyau yienzliuh guh baenz ndeu. Gij yw neix doiq ndang vunz roenhaeux nenzmoz miz cwgoemq naengzlig gig giengz, doiq gij binghdoeg、binghgin ndaw roenhaeux caeuq gij doeg de canjseng haenx miz gij guding cozyung gig giengz. Swhmizdaz lij ndaej caeuq raemxniu dangzdanbwz ndaw roensaej vunz giethab youq itheij, daj caet caeuq liengh song aen fuengmienh coihndei cangznenzmoz, daezsang gij fuengzhen goengnaengz cangznenzmoz bingzcang gunghoenx yinhswj. Ndigah, cungj yw neix gig hab bouxbingh baenz sizgvanjyenz、veiyenz、gezcangzyenz、bingh gunghnwngzsing gezcangz、vunzhung caeuq lwgnyez gipmenhsingq dungxsiq sawjyungh. Gij ancienzsing cungj yw neix gig sang, fucozyung gig iq, youq yw bingh roensaej fuengmienh yungh ndaej cibfaen gvangqlangh. Gaenh bi daeuj, riengz linzcangz yozlijyoz

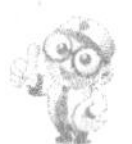

yenzgiu mboujduenh haeujlaeg, fatyienh swhmizdaz youq gwnz linzcangz lij miz doenghgij yunghcawq moq lajneix, bouxbingh ndaej youq canghyw cijdauj baihlaj canhgauj sawjyungh.

(1) Ndaej yw cangzyigiz cunghhozcwng. Cangzyigiz cunghhozcwng dwg cuj bingh houginz aeu dungx in、dungxraeng、ok haex sibgvenq gaijbienq、haexnyouh yienghsing mbouj doengz bingzciengz、baiz haex raemxniu dwg cujyau biujyienh. Gij bingh bouxbingh cungj bingh neix ciengz rox fanfuk fatcak, cenhyenz mbouj ndei. Swhmizdaz ndaej gaijndei gij yindung、supsou caeuq fwnhmi goengnaengz cangznenzmoz sibauh, gemjnoix gij raemx caeuq dengaijciz ndaw roensaej doek, baenzneix ndaej yienhda gaijndei gij linzcangz binghyiengh bouxbingh cangzyigiz cunghhozcwng. Linzcangz sizcenj cingqsaed, bouxbingh cungj bingh neix youq gwn swhmizdaz le, dungxin、dungxraeng、dungxsiq daengj binghyiengh ndaej daengz mingzyienj hoizsoeng, aen gailiz de ndaej dabdaengz 83.3%. Gij fuengfap yungh cungj yw neix yw cangzyigiz cunghhozcwng dwg: Moix ngoenz gwn 3 baez, moix baez gwn 3 gwz, lienzdaemh yungh yw 6 singhgiz dwg 1 aen liuzcwngz.

(2) Ndaej yw siuhvasing gveiyangz. Swhmizdaz haeuj roenhaeux vunz le, ndaej caeuq raemxniu danbwz giethab youq itheij, baenzneix ndaej hwnj daengz gij cozyung demgya ndaw roenhaeux raemxniu neiciliz caeuq caengz raemxniu nadu、gyavaiq deng sonj nenzmoz sangbiz sibauh coihfuk caeuq caiqseng、fuengzre veisonh ciemqhaih veinenzmoz、veizhu roenhaeux goengnaengz daengj. Gij fuengfap yungh swhmizdaz yw siuhvasing gveiyangz dwg: Moix baez gwn 10 gwz, moix ngoenz gwn 3 baez.

(3) Ndaej yw gij sizgvanjyenz fanjliuzsing. Gij sizgvanjyenz fanjliuzsing dwg cungj yenzcwngsing binghbienq aeu sizgvanj nenzmoz cunglwed、foeg、naeuh roxnaeuz yenzsing vuzciz iemq ok guh cujyau biujyienh ndeu. Swhmizdaz miz supfouq gak cungj gunggik roenhaeux nenzmoz miz haih yinhswj、coihndei roenhaeux nenzmoz caiq maj sangbiz cujciz、bingzyaenx roensaej giswnghginginz、daezsang gij dingj gunggik naengzlig menjyiz giuzdanbwz daengj cozyung, ndigah ndaej mizyauq yw gij sizgvanjyenz fanjliuzsing. Miz canghyw doengzseiz yungh goujyenzsonh mozsah bizliben (gyahswh-cingh) caeuq swhmizdaz yw 234 laeh fanjliuzsing sizgvanjyenz bouxbingh, youq yungh yw 4～6 aen singhgiz le, miz 87.5% bouxbingh linzcangz binghyiengh ndaej daengz le mingzyienj gaijndei. Fuengfap dwg: Swhmizdaz moix baez gwn 3 gwz, moix ngoenz gwn 3 baez; goujyenzsonh mozsah bizliben moix baez gwn 1 ben, moix ngoenz gwn 3 baez.

(4) Ndaej yw bingh lwgnding dangzcij mboujnaih. Ndaw ndang lwgnding danghnaeuz noix yujdangzmeiz, couh ndaej youq gwn cijmeh roxnaeuz cijvaiz le okyienh dungxraeng、dungxsiq、siuvaq mbouj ndei daengj binghyiengh. Loih binghyiengh neix deng doengj heuhguh bingh lwgnding dangzcij mboujnaih. Doenghbaez, gyoengqvunz ciengzseiz yungh veizswnghsu B cuz yungzyiz、yujmeizswngh daengj yw daeuj yw gij

bingh neix, gij mizyauqlwd yungh yw ngamq dwg 40%. Gaenh bi daeuj, haujlai canghyw sawq yungh swhmizdaz yw bingh lwgnding dangzcij mboujnaih, gezgoj aeu ndaej le mizyauqlwd dabdaengz 83.3% cingzyauq. Caemhcaiq youq ndaw bouxbingh lwgnding bingh dangzcij mboujnaih gwn cungj yw neix, miz dingz bouxbingh lwgnding ndeu hoizfuk le gij naihsouh yujdangz. Seizneix, swhmizdaz gaenq baenz gij yw soujsenj yw cungj bingh neix. Gij fuengfap yungh swhmizdaz yw bingh lwgnding dangzcij mboujnaih dwg: Moix baez gwn 1/3 bau, moix ngoenz gwn 3 baez, lienzdaemh yungh yw 3 ngoenz dwg 1 aen liuzcwngz ndeu.

哪些“老药”可治褥疮？
Gij “ywgeq” lawz ndaej yw baezmbinj?

褥疮，指人体局部组织由于长期受压，血液循环发生障碍，不能供给皮肤和皮下组织所需的营养，以致局部组织失去正常机能而形成溃疡和坏死。多见于体质虚弱，长期卧床的病人。根据局部组织损伤的程度，可将褥疮分为Ⅰ度（瘀血红润期）、Ⅱ度（炎性浸润期）和Ⅲ度（溃疡期）。临床上常用碘酒或碘伏、新洁尔灭等消毒防腐剂治疗褥疮。现介绍一些原不用于治疗褥疮，却对褥疮有良效的“老药”，供患者选择使用。

（1）利福平：具有广谱抗菌作用，主要用于结核病的治疗。其用于Ⅱ度褥疮的治疗方法是：打开利福平胶囊，用消毒棉签蘸取利福平粉适量，均匀地涂抹于褥疮表面，使创面完全被药物覆盖，并保持创面充分暴露，每日 3 次。应注意的是，利福平遇光易变质，患者若辅以红外线或氦氖激光照射，应与涂药时间错开。

（2）痢特灵：又名呋喃唑酮，是一种合成抗菌药，主要用于肠炎和痢疾的治疗。其用于治疗褥疮的方法是：将感染创面用过氧化氢（双氧水）、生理盐水清洗干净，将痢特灵片研成细粉撒于褥疮表面，不加压。轻者隔 1～3 日换药 1 次，较大面积感染者每 1～2 日换药 1 次。

（3）硫糖铝：具有制酸、收敛、保护黏膜等作用，主要用于胃溃疡、十二指肠溃疡等消化道疾病的治疗。其用于褥疮的治疗方法是：常规清洁消毒创面周围的皮肤，以生理盐水清洗创面，氧气经湿化过滤后，流量每分钟 5～6 升，直接吹拂创面 15 分钟，再把硫糖铝粉撒一薄层在湿润的生理盐水纱布上，含药粉的纱布紧贴疮面，外面覆盖敷料包扎，根据伤口情况每天换药 1 次或 2 次。

（4）甲硝唑：又名灭滴灵，主要用于抗阿米巴病、抗滴虫、抗厌氧菌的治疗。其用于褥疮的治疗方法是：将甲硝唑片磨成药粉，均匀地涂在清创后的褥疮表面，较深的褥疮可用甲硝唑粉直接填平创面，再用消毒纱布覆盖创面，用胶布固定，每日换药 1 次，渗出物多者每日换药 2 次。

（5）蒙脱石散：又称思密达，具有吸附、收敛作用，能改变细菌、病毒生长所需的湿性环境，从而抑制细菌生长，固定细菌及病毒分泌的毒素。思密达能促进褥疮创面上皮细胞再生，促进肉芽组织生长，加快伤口愈合。其用于治疗褥疮的方法是：用生理盐水清创，清除腐败组织，再用浓度 75%的酒精消毒褥疮周围的皮肤，然后用思密达 1 袋

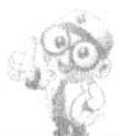

(3克)加无菌蒸馏水10毫升,调和均匀后直接涂于褥疮创面或覆盖创面,每日进行2次暴露疗法。

(6)百多邦:又名莫匹罗星,主要用于由敏感菌引起的皮肤感染,如痤疮、毛囊炎等。其用于褥疮的治疗方法是:用药前先清除局部坏死组织和脓性分泌物,用浓度75%的酒精消毒褥疮周围的皮肤,然后用生理盐水棉球清洗褥疮面,待创面干后涂上百多邦软膏,每日3次。Ⅱ度患者不需要覆盖,Ⅲ度患者外加消毒纱布覆盖。

(7)糜蛋白酶:可消除脓液、积血、坏死组织,起到净化创面、消炎、消肿、减少脓液局部分泌、减轻水肿、促进肉芽组织生成的作用。其治疗褥疮的方法是:先用浓度0.5%的碘伏溶液消毒创面,待创面干后,用消毒棉签蘸糜蛋白酶粉末涂于创面,外敷消毒敷料,固定,每日换药1次,一般换药3次后创面会逐渐愈合。

(8)磺胺嘧啶银:为磺胺嘧啶和硝酸银混合物,具有抗菌和收敛作用,能控制感染、保持创面干燥、促进炎症吸收和肉芽组织生长。其治疗褥疮的方法是:对褥疮常规清创后,用浓度1%的新霉素溶液或洗必泰溶液将磺胺嘧啶银粉剂调成糊状,涂抹于创面,自然晾干,每日1次,也可根据创面渗出物的情况换药。此外,尚有六神丸、云南白药等亦有不错疗效,不一一细述。

Baezmbinj, ceij ndangvunz mbangjmwnq deihfueng aenvih ciengzgeiz deng naenx, lwed sinzvanz fatseng gazngaih, mbouj ndaej gunghawj naengnoh caeuq laj naeng cujciz soj aeu gij yingzyangj, yinxhwnj mbangjgiz cujciz saetbae cingqciengz gihnwngz cix cauhbaenz gveiyangz caeuq vaih dai. Lai raen youq ndang nyieg, bouxbingh ciengzgeiz ninz mbonq. Gaengawq mbangjgiz cujciz sonjsieng cingzdoh, ndaej dawz baezmbinj faenbaenz Ⅰ doh (geiz cwk lwed hoengznyinh)、Ⅱ doh (geiz yenzsing cimq nyinh) caeuq Ⅲ doh (geiz gveiyangz). Gwnz linzcangz ciengz yungh denjciuj roxnaeuz denjfuz、sinhgezwjmez daengj yw siudoeg fuengz naeuh yw baezmbinj. Seizneix gaisau mbangj nyuenz mbouj yungh daeuj yw baezmbinj, cix doiq baezmbinj miz gij "ywgeq" yaugoj ndei, hawj bouxbingh genj yungh.

(1) Lifuzbingz: Miz gvangjbuj gang gin cozyung, cujyau yungh daeuj yw binghgezhwz. Gij fuengfap de yungh daeuj yw Ⅱ doh baezmbinj dwg: Dwkhai lifuzbingz gyauhnangz, yungh gij faiq mienz siudoeg diemj aeu mba lifuzbingz hablienghh, bingzyaenz dazmad youq baezmbinj biujmienh, sawj mienhsieng cienzbouh deng yw cwgoemq, caemhcaiq baujciz mienhsieng cungfaen laeuh, moix ngoenz 3 baez. Gij wnggai haeujsim de dwg, lifuzbingz bungz rongh yungzheih bienq caet, bouxbingh danghnaeuz aeu hungzvaisen roxnaeuz hainaij gizgvangh ciuqsiq, wnggai caeuq gij seizgan daz yw doxnyiengh.

(2) Lidwzlingz: Youh heuhguh fuhnanzcodungz, dwg cungj yw habbaenz ganggin ndeu, cujyau yungh youq yw cangzyenz caeuq okleih. Gij fuengfap de yungh daeuj yw baezmbinj dwg: Dawz mienhsieng ganjyenj yungh goyangjvagingh (sanghyangjsuij)、swnghlij raemxgyu swiq seuq, dawz lidwzlingzben ngenz baenz mba saeq vanq youq

biujmienh baezmbinj, mbouj gya at. Bouxmbaeu gek 1～3 ngoenz vuenh yw 1 baez, boux menciz ganjyenj haemq hung moix 1～2 ngoenz vuenh yw 1 baez.

(3) Liuzdangzlij: Miz gij cozyung cauh soemj、souliemx、baujhoh nenzmoz daengj, cujyau yungh youq yw veigveiyangz、cibngeihcijcangz gveiyangz daengj bingh roenhaeux. Gij fuengfap de yungh daeuj yw baezmbinj dwg: Cangzgveih swiq seuq siudoeg gij naengnoh seiqhenz mienhsieng, yungh swnghlij raemxgyu daeuj swiq seuq mienhsieng, yangjgi ging sizva daih gvaq le, liuzlieng moix faencung 5～6 swng, cigciep ci mienhsieng 15 faen cung, caiq dawz mba liuzdangzlij vauq caengz mbang ndeu youq gwnz baengzsa swnghlij raemxgyu dumz haenx, gij baengzsa hamz miz mba yw nem youq mienhbaez, baihrog cwgoemq oepliuh suek, gaengawq baksieng cingzgvang moix ngoenz vuenh yw 1 baez roxnaeuz 2 baez.

(4) Gyazsiuhco: Youh heuhguh mezdizlingz, cujyau yungh daeuj yw gang bingh ahmijbah、gang dizcungz、gang yenyangjgin. Gij fuengfap de yungh youq yw baezmbinj dwg: Dawz gyazsiuhcoben ngenz baenz mbayw, bingzyaenz dazmad youq gij baezmbinj biujmienh cing sieng le, baezmbinj haemq laeg, ndaej yungh mba gyazsiuhco cigciep dienzbingz mienhsieng, caiq yungh baengzsa siudoeg cwgoemq mienhsieng, yungh baengzgyau dinghmaenh, moix ngoenz vuenh yw 1 baez, boux iemq ok doxgaiq lai moix ngoenz vuenh yw 2 baez.

(5) Mungzdozsizsan: Youh heuhguh swhmizdaz, miz gij cozyung supfouq、souliemx, ndaej gaijbienq gij soiqhenz dumz nengz、binghdoeg sengmaj aeu yungh, baenzneix haednaenx nengz sengmaj, dinghmaenh gij duzsu nengz caeuq binghdoeg fwnhmi. Swhmizdaz ndaej coicaenh baezmbinj mienhsieng sangbiz sibauh caiq maj, coicaenh ngaznoh cujciz sengmaj, gyavaiq baksieng hobndei. Gij fuengfap de yungh daeuj yw baezmbinj dwg: Yungh swnghlij raemxgyu daeuj cing sieng, cawzseuq gij cujciz nduknaeuh, caiq yungh gij ciujcingh nungzdu 75% siudoeg gij naengnoh seiqhenz baezmbinj, yienzhaeuh yungh swhmizdaz 1 daeh (3 gwz) gya vuzgin cwnghliuzsuij 10 hauzswngh, diuzhuz hawj yinz le cigciep daz youq mienhsieng baezmbinj roxnaeuz mienhsieng cwgoemq, moix ngoenz guh 2 baez laeuh ywfap.

(6) Bwzdohbangh: Youh mingz mozbizlozsingh, cujyau yungh youq gij naengnoh ganjyenj youz nengz minjganj yinxhwnj haenx, lumjbaenz hwnj dok、mauznangzyenz daengj. Gij fuengfap de yungh daeuj yw baezmbinj dwg: Yungh yw gaxgonq sien cingcawz gizbu cujciz vaihdai caeuq nong fwnhmivuz, yungh gij ciujcingh nungzdu 75% daeuj siudoeg gij naengnoh seiqhenz baezmbinj, yienzhaeuh yungh aen giuzfaiq swnghlij raemxgyu swiq seuq mienh sieng baezmbinj, caj mienhsieng hawq le daz hwnj bwzdohbangh gauunq, moix ngoenz 3 baez. Bouxbingh Ⅱ doh mbouj yungh cwgoemq, bouxbingh Ⅲ doh baihrog gya gij baengzsa siudoeg cwgoemq.

(7) Mijdanbwzmeiz: Ndaej siucawz raemxnong、lwed rom、vaih dai cujciz, hwnj daengz gij cozyung hawj cinghva mienhsieng、siuyiemz、siufoeg、gemjnoix raemxnong

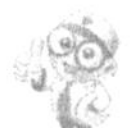

gizbu fwnhmi、gemjmbaeu foegraemx、coicaenh ngaznoh cujciz sengbaenz. Gij fuengfap de yw baezmbinj dwg: Sien yungh gij denjfuz yungzyiz nungzdu 0.5% daeuj siudoeg mienhsieng, caj mienhsieng hawq le, yungh gij faiq mienz siudoeg haenx diemj mba mijdanbwzmeiz daz youq mienhsieng, baihrog oep liuh'oep siudoeg, dinghmaenh, moix ngoenz vuenh yw 1 baez, itbuen vuenh yw 3 baez le mienhsieng couh rox cugciemh hobndei.

(8) Vangzanh mizdingyinz: Dwg vangzanh mizding caeuq siuhsonhyinz doxgyaux habbaenz, miz gij cozyung dingj gin caeuq souliemx, ndaej gamhanh ganjyenj、baujciz mienhsieng hawqsauj、coicaenh binghyiemz supsou caeuq ngaznoh cujciz sengmaj. Gij fuengfap de yw baezmbinj dwg: Doiq baezmbinj ciengzgvi cing sieng le, yungh gij sinhmeizsu yungzyiz roxnaeuz sijbizdai yungzyiz nungzdu 1%, dawz gij ywfaenj vangzanh mizdingyinz heuz baenz yienghgiengh, dazmad youq mienhsieng, swhyienz langh hawq, moix ngoenz 1 baez, hix ndaej gaengawq gij cingzgvang mienhsieng iemqok doxgaiq vuenh yw. Linghvaih, lij miz luzsinzvanz、yinznanz bwzyoz daengj hix miz ywyauq mbouj loek, mbouj yienghyiengh saeq gangj.

复方丹参片可治乳汁淤积症吗?
Fuzfangh danhsinhben ndaej yw raemxcij cwk lwi?

乳汁淤积症又称乳腺囊肿，临床表现多为双侧乳房肿胀疼痛，表面微红，硬结明显，轻度压痛，或体温略有升高。经吸出乳汁后，炎症多能消退，但如不及时处理，常容易引发急性化脓性乳腺炎。中医认为，“不通则痛”，乳汁淤积多与肝气郁结引起气滞血瘀所致有关。复方丹参片由丹参、三七、冰片组成。其中丹参是活血祛瘀的要药；三七既能散瘀镇痛，又有消肿定痛作用；冰片具有清热止痛作用。三药合用，能加强活血化瘀、理气止痛功效。

临床发现，复方丹参片对治疗产后乳汁淤积症有较佳疗效。使用方法：复方丹参片每次口服 5 片，每日 3 次。服药时使用吸奶器吸奶和热敷乳房等物理方法。结果证明，患者在用药后 1～2 日后乳房变软，体温恢复正常，乳汁淤积得到显著改善，能增加哺乳。

Bingh raemxcij cwk youh heuh yujsen nangzcungj, linzcangz biujyienh lai dwg song mbiengj cij foeggawh ciengq in, biujmienh loq hoengz, geng giet mingzyienj, mbaeu at in, roxnaeuz ndangraeuj loq swngsang. Ging sup ok raemxcij le, yenzcwng lai ndaej siudoiq, hoeng danghnaeuz mbouj gibseiz cawqleix, ciengz yungzheih yinxfat baenz gij yujsenyenz baenz nong gipsingq. Ywdoj nyinhnaeuz, “mbouj doeng couh in”, raemxcij cwk lai caeuq heiqdaep romgiet yinxhwnj heiq dingz lwed cwk cauhbaenz mizgven. Fuzfangh danhsinhben youz danhsinh、godienzcaet、binghben cujbaenz. Ndawde danhsinh dwg gij yauyoz doeng lwed cawz cwk; godienzcaet gawq ndaej sanq cwk cin in, youh miz gij cozyung siu foeg dingh in; binghben miz gij cozyung cing ndat dingz in. Sam yw hab yungh, ndaej gyagiengz gij goeng'yauq doeng lwed vaq cwk、leix heiq dingz in.

Linzcangz fatyienh, fuzfangh danhsinhben doiq yw senglwg le gij bingh raemxcij cwk miz ywyauq haemq ndei. Sawjyungh fuengfap: Fuzfangh danhsinhben moix baez gwn 5 benq, moix ngoenz 3 baez. Seiz gwn yw yungh supcijgi sup cij caeuq ndat oep cij daengj vuzlij fuengfap. Gezgoj cwngmingz, bouxbingh youq yungh yw 1～2 ngoenz le aencij bienq unq, ndangraeuj hoizfuk cingqciengz, raemxcij cwk ndaej gaijndei yienhda, ndaej demgya gueng cij.

如何用颈复康颗粒巧治肩周炎？
Baenzlawz aeu ywnaed gingjfuzgangh gyauj yw doengjmbaq naet?

颈复康颗粒能治疗颈椎病众所周知，但其能治疗肩周炎却鲜为人知。临床发现，在使用颈复康颗粒治疗颈椎病时，由颈椎病所引起的肩痛可以得到缓解，于是有人试用颈复康颗粒治疗肩周炎，就收到了意想不到的效果。

中医认为，颈椎病和肩周炎所致的肩部疼痛，都属于痹病范畴。这两种疾病的病因以及发病机理有其相似之处，均由于患者气血不足，加之劳伤，遭受风寒湿邪，使局部的气血运行受阻，血行瘀滞而发病。颈复康颗粒具有活血通络、散风止痛的功效，治疗肩周炎可以有效地缓解疼痛，缩短病程，及早恢复运动功能。如能配合局部的按摩、功能锻炼，内外兼治，疗效更好。

颈复康颗粒主要药物有黄芪、党参、白芍、丹参、川芎、桃仁、红花、花蕊石、王不留行、乳香、没药、䗪虫（土鳖虫）、地龙、威灵仙、秦艽、羌活、葛根等。其中黄芪、党参、白芍合用具有补气养血的作用，既可以扶助正气，又可以达到扶正以祛邪的目的；丹参、川芎、桃仁、红花、花蕊石、王不留行、乳香、没药等药配伍，可以活血祛瘀、消肿止痛；䗪虫、地龙是虫类药，其特点是可以搜剔关节筋骨间的病邪，通络止痛；威灵仙、秦艽、羌活、葛根等是祛风除湿的常用有效药物，可以活血通络、消肿止痛。所以，颈复康颗粒对治疗肩周炎有很好的疗效。用法：开水冲服，每次 5～10 克，每日 2 次，饭后服用。

Ywnaed gingjfuzgangh ndaej yw binghlaenghoz gyoengqvunz cungj rox, hoeng de ndaej yw doengjmbaq naet cix noix miz vunz rox. Linzcangz fatyienh, youq seiz yungh ywnaed gingjfuzgangh yw binghlaenghoz, gij mbaq in youz binghlaenghoz yinxhwnj ndaej daengz hoizsoeng, yienghneix, miz vunz sawqyungh ywnaed gingjfuzgangh yw doengjmbaq naet, couh sou daengz le gij yaugoj siengj mbouj daengz.

Ywdoj nyinhnaeuz, binghlaenghoz caeuq doengjmbaq naet soj cauhbaenz aen mbaq in, cungj sug gij fancouz binghbiz. Gij laizyouz caeuq gihlij fatbingh song cungj bingh neix doxlumj, cungj aenvih bouxbingh heiqlwed mbouj gaeuq, caiq gya baeg sieng,

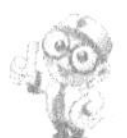

deng funghanz cumxsez, sawj gij heiqlwed gizbu yinhhengz deng lanz, lwed byaij cwk dingz cix baenz bingh. Ywnaed gingjfuzgangh miz gij goeng'yauq doeng lwed doeng loz、sanq fung dingz in, yw doengjmbaq naet ndaej mizyauq hoizsoeng indot, sukdinj binghcwngz, vaiqdi hoizfuk yindung gunghnwngz. Danghnaeuz ndaej boiqhab gizbu anqmoz、goengnaengz donlen, ndaw rog giem yw, ywyauq engq ndei.

Ywnaed gingjfuzgangh cujyau yw miz vangzgiz、dangjsinh、bwzsoz、danhsinh、conhyungz、ceh makdauz、vahoengz、va yuijsiz、vangzbuliuzhingz、yujyangh、mozyoz、non (dujbezcungz)、duzndwen、rag lingzsien、cinzgyauh、gyanghhoz、gozgwnh daengj. Ndawde vangzgiz、dangjsinh、bwzsoz hab yungh miz gij cozyung bouj heiq ciengx lwed, gawq ndaej fuzbang cingqheiq, youh ndaej dabdaengz gij muzdiz fuz cingq cawz sez; danhsinh、conhyungz、ceh makdauz、vahoengz、va yuijsiz、vangzbuliuzhingz、yujyangh、mozyoz daengj yw doxboiq, ndaej doeng lwed cawz cwk、siu foeg dingz in; non、duzndwen dwg yw loih non, gij daegdiemj de dwg ndaej saeujdik gij binghsez hohndok nyinzndok, doeng loz dingz in; rag lingzsien、cinzgyauh、gyanghhoz、gozgwnh daengj dwg gij yw mizyauq ciengz yungh cawz fung cawz cumx, ndaej doeng lwed doeng loz、siu foeg dingz in. Ndigah, ywnaed gingjfuzgangh doiq yw doengjmbaq naet miz ywyauq gig ndei. Yunghfap: Raemxgoenj cung gwn, moix baez 5～10 gwz, moix ngoenz 2 baez, gwn haeux le gwn.

如何用中成药分型调治脂肪肝？
Baenzlawz aeu cunghcwngzyou guh faenhingz diuzyw daeplauz?

非酒精性脂肪肝，因起病隐匿，病势较缓，症状轻微且缺乏特异性，往往疏于治疗。其实，在医生指导下根据自己的具体症状辨证选用中成药调治，既简便廉价，又有可靠疗效。

（1）肝郁脾虚型。胁肋胀痛或隐痛，心情低沉，易太息、嗳气，四肢乏力，或有腹胀、便溏。舌淡或胖，苔薄白或腻，脉弦细或沉细。治宜疏肝健脾。可选用逍遥丸和香砂六君子丸，前者偏于疏肝，后者偏于健脾，均为每次 9 克，每日 3 次。

（2）痰瘀互结型。胁肋胀痛或刺痛，体倦乏力，脘腹痞闷，胁下或有痞块。舌偏紫暗，苔白腻，脉细涩。治宜化痰消瘀。可选用山楂内消丸和大黄䗪虫丸。前者偏消导化滞，每次 6～9 克，每日 2 次；后者善活瘀消痞，每次 4.5 克，每日 2 次。

（3）气滞血瘀型。胁肋胀痛或刺痛，疼痛走窜，或胁痛拒按。妇女可见经闭或痛经，经色紫暗或夹血块等。舌紫暗或有瘀斑，脉涩或沉涩。治宜行气活血。可选用血府逐瘀胶囊和丹参片。前者活血行气俱佳，每次 6 粒，每日 2 次；后者重于活血，每次 3～4 片，每日 3 次。

（4）湿热内蕴型。胁肋胀闷或痛，脘腹痞闷，头昏沉，便秘或秽浊不爽，困倦乏力，或有恶心，尿黄，口苦口干。舌红赤，苔黄厚腻，脉弦滑。治宜清热化湿。可选用胆宁片、茵胆平肝胶囊和龙胆泻肝胶囊。前者清热化湿、疏肝利胆，适用于症状轻者，每次 2～3 片，每日 3 次；后二者清肝胆、利湿热，适用于症状重者，每次 2～4 粒，每日 3 次。

（5）肝肾阴虚型。胁肋隐痛，腰膝酸软，头晕耳鸣，睡眠不佳，视物昏花，或有午后潮热、盗汗。舌红少津，苔少，脉虚细或细数。治宜补益肝肾。可选用杞菊地黄丸和六味地黄丸。二者均为滋阴补肾名药，但前者兼补肝阴而明目，后者则重于滋补肾阴。浓缩丸每次 8～10 丸，每日 3 次。

（6）无症状脂肪肝。患者无症状或症状轻微，如体质肥胖、头部昏沉、胁肋不适等，多在查体时发现。可酌选宁脂片、白金丸、康灵合剂、降脂片、月见草油胶丸、首乌冲剂、绞股蓝总甙片、大黄胶囊等。这些药剂均为中药或其提取物为主制成，对高脂血症性、肥胖性脂肪肝有良效。

Feihciujcinghsing daeplauz，aenvih hwnj bingh yaemndoj，binghseiq haemq menh，binghyiengh mbaeu hix giepnoix daegheih，ciengzseiz lawq yw. Gizsaed，youq canghyw cijdauj baihlaj，gaengawq gij gidij binghyiengh bonjfaenh duenq yw genj yungh cunghcwngzyoz diuzyw，gawq genjdanh fuengbienh gyaqcienz cienh，youh miz gij ywyauq saenq ndaej gvaq.

（1）Daep romgiet mamx haw hingz. Rikdungx henz aek ciengq in roxnaeuz yeb in，simcingz caemciek，heih danqheiq、saekwk，seiq guengq mbouj miz rengz，roxnaeuz miz dungxraeng、haexsiq. Linx cit roxnaeuz biz，ngawh mbang hau roxnaeuz nywnx，megyienz saeq roxnaeuz caemsaeq. Yw hab doeng daep cangq mamx. Ndaej senjyungh siuhyauzvanz caeuq yanghsah luzginhswjvanz，yienghgonq bien youq doeng daep，yienghlaeng bien youq cangq mamx，cungj dwg moix baez 9 gwz，moix ngoenz 3 baez.

（2）Myaiz cwk doxgiet hingz. Rikdungx henz aek ciengq in roxnaeuz coeg in，ndang naetnaiq mbouj miz rengz，dungx raeng famhdungx remndangj，bangxndoksej roxnaeuz baenzngauq. Linx bien aeuj amq，ngawh hau nywnx，meg saeq saep. Yw hab vaq myaiz siu cwk. Ndaej genj yungh sanhcah neisiuvanz caeuq davangz cwq cungzvanz. Yienghgonq bien siu yinx vaq dingz，moix baez 6～9 gwz，moix ngoenz 2 baez；yienghlaeng doeng cwk siu ngauq ak，moix baez 4. 5 gwz，moix ngoenz 2 baez.

（3）Heiq dingz lwed cwk hingz. Rikdungx henz aek ciengq inroxnaeuz coeg in，indot byaij ndonj，roxnaeuz rikdungx in dingj anq. Mehmbwk ndaej raen dawzsaeg haep roxnaeuz dawzsaeg in，saek dawzsaeg aeujamq roxnaeuz gab lwedgaiq daengj. Linx aeujamq roxnaeuz miz raiz cwk，meg saep roxnaeuz caemsaep. Yw hab byaij heiq doeng lwed. Ndaej genj yungh hezfuj cuzyij gyauhnangz caeuq danhsinhben. Yienghgonq doeng lwed byaij heiq cungj ndei，moix baez 6 naed，moix ngoenz 2 baez；yienghlaeng naek youq vued lwed，moix baez 3～4 benq，moix ngoenz 3 baez.

（4）Cumx ndat ndaw oemq hingz. Rikdungx henz aek ciengq oem roxnaeuz in，dungxraeng famhdungx remndangj，gyaeuj ngunh caem，haexgaz roxnaeuz uqnoengz mbouj sangj，naet mbouj miz rengz，roxnaeuz miz rubmyaiz，nyouh henj，bak haemz

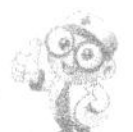

bak hawq. Linx hoengzndingｚ，ngawh henjna nywnx，megyienz raeuz. Yw hab cing ndat vaq cumx. Ndaej genj yungh danjningzben、yinhdanj bingzganh gyauhnangz caeuq lungzdanj seganh gyauhnangz. Yienghgonq cing ndat vaq cumx、doeng daep leih damj，hab yungh bouxmbaeu binghyiengh，moix baez 2～3 benq，moix ngoenz 3 baez；song yiengh baihlaeng cing daep damj、leih cumx ndat，hab yungh youq bouxnaek binghyiengh，moix baez 2～4 naed，moix ngoenz 3 baez.

(5) Daep mak yaem haw hingz. Rikdungx henz aek yeb in，hwet gyaeujhoq soemj unq，gyaeujngunh rwzokrumz，ninz mbouj ndei，yawj doxgaiq ngunhva，roxnaeuz banringz le cumx ndat，hanhheu. Linx hoengz noix myaiz，ngawh noix，meg haw saeq roxnaeuz saeq soq. Yw hab bouj ik daep mak. Ndaej senj yungh gijgiz divangzvanz caeuq luzvei divangzvanz. Song yiengh cungj dwg nyinh yaem bouj mak mingzyw，hoeng yiengh gonq giem bouj daep yaem caiqlix raeh da，yienghlaeng cix naek youq nyinh bouj mak yaem. Noengzsukyienz moix baez 8～10 yienz，moix ngoenz 3 baez.

(6) Mbouj miz binghyiengh daeplauz. Bouxbingh mbouj miz binghyiengh roxnaeuz binghyiengh mbaeu，lumjbaenz ndang biz、gyaeuj ngunh caem、rikdungx henz aek mbouj cwxcaih daengj，lai youq seiz caz ndang fatyienh. Ndaej caemciek senj ningzcihben、bwzginhvanz、ganghlingzhozci、gyangcihben、yezgen caujyouz gyauhvanz、soujvuh cunghci、gyauhgujlanz cungjdaiben、davangz gyauhnangz daengj. Doenghgij yw neix cungj dwg cunghyoz roxnaeuz gij doxgaiq daezaeu de guhcawj guhbaenz，doiq bingh cihhez sang、bizbwd daeplauz miz yaugoj ndei.

治口腔溃疡如何对证选用中成药？
Yw baknengz baenzlawz genj aeu gij cunghcwngzyoz daeuj yw？

中医认为，口腔溃疡发病多由心脾有热，气冲上焦，熏发口舌而成，或外感热邪入里，或过食炙热、厚味、油腻的食物，或思虑过度情志不舒，化热生湿，日久心脾两伤，虚火上炎所致。中医分四型论治口腔溃疡病。

（1）心脾积热型。口疮数目较多，面积较大或融合成片，溃疡红肿疼痛，覆盖浅黄色伪膜，伴唇红面赤，心烦口渴，溲黄便秘，舌质红，舌苔黄。治宜清热泻火，消肿止痛。可选方药：凉膈散。脾胃积热为主者，有口干口臭者，可加生石膏；心经积热为主者，口疮多在舌尖舌缘，心烦、小便短赤涩痛者，可加莲子心、木通等。

（2）肺胃蕴热型。口疮发作快、分布广，溃疡面积小而数目多，色红、疼痛，可伴有发热头疼、舌苔薄黄症状。治宜清热散风，凉血解毒。可选用银翘解毒丸。

（3）阴虚火旺型。溃疡反复发作，面积不大，数目不多，舌周缘稍红，轻度灼痛，伴面颊潮红，口干欲饮，五心烦热，头晕耳鸣，夜眠不安，妇女月经量多，腰膝酸软。舌质红，苔薄黄。治宜滋阴清热。可选六味地黄丸治疗。

（4）脾胃虚弱型。溃疡数目不多，疼痛不重，口疮缠绵不愈，口疮周缘水肿，色淡或暗红，伴有面黄肢冷，腹胀便溏，舌胖质淡，苔薄白或滑腻。治宜健脾和胃，佐以清热。可选参苓白术散治疗。

此外，外用药如锡类散配合汤药治疗口腔溃疡也可取得较好的效果。还可用冰硼散、西瓜霜、养阴生肌散等局部外涂抹于溃疡处。

Ywdoj nyinhnaeuz，baknengz fatbingh lai youz sim mamx miz ndat，heiq cung hwnj remj，oenqfat bak linx cix baenz，roxnaeuz doiq rog roxnyinh ndat sez haeuj ndaw bae，roxnaeuz gwn gij gijgwn cikndat、feih na、youz nywnx daiq lai，roxnaeuz naemj gvaqbouh cingzceiq mbouj soeng，vaq ndat seng cumx，seizgan nanz le sim mamx song sieng，haw huj baenz in cauhbaenz. Ywdoj faen seiq cungj lwnh yw binghbaknengz.

(1) Sim mamx rom ndat hingz. Baezbak soqmoeg haemq lai，menciz haemq gvangq roxnaeuz yungzhab baenz benq，gveiyangz hoengz foeg indot，cwgoemq biuxgyaj saek cenjhenj，buenx naengbak hoengz naj nding，simfanz hozhawq，nyouh henj haexgaz，diuzlinx hoengz，ngawhlinx henj. Yw hab cing ndat se huj，siu foeg dingz in. Ndaej senj yw：Liengzgwzsan. Boux mamx dungx rom ndat guhcawj，boux bak hawq bak haeu，ndaej gya siggau ndip；boux sim ging rom ndat guhcawj，baezbak lai youq byailinx bienlinx，boux simfanz、nyouh dinj nding saep in，ndaej gya sim cehmbu、muzdungh daengj.

(2) Bwt dungx yoeng ndat hingz. Baezbak fatcak vaiq，faenbouh gvangq，gveiyangz menciz iq cix soqmoeg lai，saek hoengz、in，ndaej buenx miz gij binghyiengh fatndat gyaeuj in、ngawhlinx mbang henj. Yw hab cing ndat sanq fung，liengz lwed gej doeg. Ndaej genj yungh yinzgyau gaijduzvanz.

(3) Yaem haw huj vuengh hingz. Gveiyangz fanfoek fatcak，menciz mbouj hung，soqmoeg mbouj lai，linx seiqhenz loq hoengz，byangj in haemq mbaeu，buenx miz gemj nyinhhoengz，bakhawq siengj ndoet，haj sim fanz ndat，gyaeujngunh rwzokrumz，hwnz ninz mbouj onj，mehmbwk dawzsaeg liengh lai，hwet gyaeujhoq soemj unq. Linx hoengz，ngawh mbang henj. Yw hab nyinh yaem cing ndat. Ndaej senj luzvei divangzvanz yw.

(4) Mamx dungx hawnyieg hingz. Gveiyangz soqmoeg mbouj lai，indot mbouj naek，baezbak baenzbaenz mbouj ndei，baezbak seiqhenz foegraemx，saek damh roxnaeuz amqhoengz，buenx miz naj henj seiq guengq caep，dungxraeng haexsiq，linx biz caet cit，ngawh mbang hau roxnaeuz raeuznywnx. Yw hab cangq mamx huz dungx，bang aeu cing ndat. Ndaej senj sinhlingz bwzsuzsan yw.

Linghvaih，gij yw baihrog yungh lumj sizleisan boiqhab ywdang yw baknengz hix aeu ndaej yaugoj haemq ndei. Lij ndaej yungh binghbungzsan、sihgvahsangh、yangjyinh swnghgihsan daengj gizbu baihrog cat giz gveiyangz.

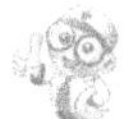

如何用藿香正气水巧治皮肤病?
Baenzlawz yungh hozyangh cwnggisuij daeuj yw naengnoh humz?

藿香正气水具有祛暑解表、化湿和中的功效，适用于治疗恶寒发热、头身困重、胸闷腹满、恶心呕吐、泄泻等症。在治疗皮肤病方面效果也很明显。

（1）蚊虫叮咬。夏日若被蚊虫叮咬，可用藿香正气水外涂患处，半小时左右可减轻或消除瘙痒感。

（2）疖。中医将疖分为暑疖和多发性疖病，认为是内郁湿热、血热或外受风热暑邪而成，现代医学认为是葡萄球菌感染所致。而藿香正气水方中的紫苏等成分有抑制葡萄球菌的作用，藿香芳香化湿，白芷发表、祛风、胜湿，故能散郁除湿治疗疖及疖病。用法是用棉签蘸藿香正气水，一日多次涂擦患部。

（3）慢性荨麻疹。口服藿香正气水 10 毫升，每日 3 次，连服 2 周为 1 个疗程。伴有喉头水肿、休克、发热者，近 2 周曾用皮质激素治疗者以及阴虚火旺者均不宜采用此方法。

（4）白癜风。藿香正气水有芳香通窍，促使气行的作用。用法：每日用净布蘸藿香正气水涂擦患部，微微用力，反复蘸擦至皮肤微红为度，每日 2 次。

（5）外阴瘙痒。外阴瘙痒者，可将藿香正气水用凉开水稀释 50 倍后清洗外阴（男女皆可用）。洗后不但瘙痒等症状缓解或消失，而且局部有清爽感。

（6）足癣。患足用温水洗净，擦干，将藿香正气水涂于足趾间及其他患处，早、晚各涂 1 次。治疗期间最好穿透气性好的棉袜、布鞋，保持足部干燥。5 日为 1 个疗程，一般 1～2 个疗程即可见效。

（7）湿疹。每日用温水清洗患处后，直接用藿香正气水外涂患处，每日3～5次，连用 3～5 日。

Hozyangh cwnggisuij miz gij goeng'yauq giep hwngq gej biuj、vaq cumx huz ndaw, hab yungh youq yw gij bingh lau nit fatndat、gyaeuj ndang naet naek、aek oem dungxraeng、rubmyaiz rueg、oksiq daengj. Youq yw bingh naengnoh fuengmienh yaugoj hix gig mingzyienj.

（1）Nyungz haeb. Seizhah danghnaeuz deng nyungz haeb，ndaej yungh hozyangh cwnggisuij rog daz gizin，buenq diemj cung baedauq ndaej gemjmbaeu roxnaeuz siucawz humzhaenz.

（2）Baez. Ywdoj dawz baez faen baenz baezhwngq caeuq binghbaez laifatsing, nyinhnaeuz dwg ndaw rom cumx ndat、lwed ndat roxnaeuz baihrog souh rumzndat sawq sez cix baenz，yendai yihyoz nyinhnaeuz dwg buzdauzgiuzgin ganjyenj cauhbaenz. Gij swjsuh daengj cwngzfwn ndaw fueng hozyangh cwnggisuij，miz gij cozyung haednaenx buzdauzgiuzgin. Hozyangh rangrwt vaq cumx，bwzcij fat biuj、cawz fung、siu cumx, ndigah ndaej sanq ndat cawz cumx yw baez caeuq binghbaez. Yunghfap dwg yungh mienzciem diemj hozyangh cwnggisuij，ngoenz lai baez cat gizin.

（3）Menhsingq sinzmazcimj. Bak gwn hozyangh cwnggisuij 10 hauzswngh，moix ngoenz 3 baez，lienz gwn 2 singhgiz dwg 1 aen liuzcwngz. Boux buenx miz conghhoz saihoz foegraemx、maezgae、fatndat，boux gaenh 2 aen singhgiz gaenq yungh bizciz gizsu yw caeuq boux yaem haw huj vuengh cungj mbouj hab yungh cungj fuengfap neix.

（4）Bwzdenhfungh. Hozyangh cwnggisuij miz gij cozyung rangrwt doeng gyau，coisawj heiq hengz. Yunghfap：Moix ngoenz yungh baengz seuq diemj hozyangh cwnggisuij cat gizin，loq yungh di rengz，fanfoek diemj cat daengz naengnoh loq hoengz，moix ngoenz 2 baez.

（5）Rog yaem humz. Boux rog yaem humz，ndaej dawz hozyangh cwnggisuij yungh raemxgoenj liengz heuz 50 boix le cingswiq rog yaem（sai mbwk cungj ndaej yungh）. Swiq le mboujdan humz daengj binghyiengh ndaej hoizsoeng roxnaeuz siusaet，caemhcaiq mbangjgiz miz roxnyinh cingsangj.

（6）Gyak din. Dinbingh yungh raemxraeuj swiq seuq，cat hawq. Dawz hozyangh cwnggisuij daz youq lwgdin gehdin caeuq gizyawz gizin，haet、haemh gak daz 1 baez. Yw geizgan ceiq ndei daenj gij madfaiq、haizbaengz ndei daeuq heiq，baujciz din hawqsauj. 5 ngoenz dwg 1 aen liuzcwngz，itbuen 1～2 aen liuzcwngz couh ndaej raenyauq.

（7）Sizcinj. Moix ngoenz raemx raeujswiq seuq gizin le，cigciep yungh hozyangh cwnggisuij rog daz gizin，moix ngoenz 3～5 baez，lienz yungh 3～5 ngoenz.

如何老药新用治男科病症？
Baenzlawz aeu ywgeq daeuj yw gij bingh bouxsai moq?

临床发现，使用某些中成药治疗男科病症，疗效满意。现介绍如下，患者可在医生指导下参考使用。

（1）大活络丹治疗阳痿。据报道，用大活络丹治疗阳痿患者 139 例。用法：内服大活络丹，每次 7 克，早、中、晚各服 1 次，黄酒和温开水各半送服，30 日为 1 个疗程，连续服至痊愈止。结果：临床治愈者（用药 1 个疗程内，能达到性高潮，性交持续 10 分钟）110 例，有效者（用药 1 个疗程后，基本达到性高潮，可完成性交过程，并较治疗前有明显好转）24 例，无效者（用药 2 个疗程后，病情未见明显改善者）5 例，总有效率为 96%。大活络丹有舒筋活络、补肾壮阳之功效。

（2）水陆二仙丹治疗早泄。据报道，用水陆二仙丹治疗早泄患者 71 例，效果满意。用法：内服水陆二仙丹，每次 20 克，每日 2 次或 3 次，饭前用温开水送服，14 日为 1 个疗程。治愈后宜再服 1～2 个疗程，以巩固疗效。结果：71 例患者中，用药 3～4 个疗程后，治愈 50 例，显效 15 例，有效 4 例，无效 2 例，总有效率为 97%。水陆二仙丹具有温补肾气、固精止泄的功效。

（3）知柏地黄丸治疗阴虚火旺所致不射精症。中医认为，本病多为精源亏乏、精道

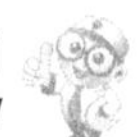

不畅、精关开合失司所为。利用知柏地黄丸治疗阴虚火旺所致不射精症患者（症见潮热盗汗，手足心热，口干，舌质红少苔，脉细数）36例，疗效满意。用法：口服知柏地黄丸，每次2丸（大蜜丸），每日3次，温开水送服，20日为1个疗程。结果：36例患者中，用药治疗3～5个疗程后，治愈27例，无效9例，治愈率为75%。知柏地黄丸有滋阴降火的功效。

（4）前列闭尔通栓治疗前列腺肥大。睡前及晨起排便后用药，将前列闭尔通栓1粒塞入肛门4～6厘米深处，每日2次，30日为1个疗程。前列闭尔通栓有清热解毒、活血化瘀的功效。

（5）锁阳固经丸治疗慢性前列腺炎。据报道，用补肾固精的良药锁阳固经丸治疗慢性前列腺炎143例，获得满意疗效。用法：内服锁阳固经丸，每次2丸（大蜜丸），早、晚各服1次，温开水服送，10日为1个疗程。结果：143例患者中，用药2～4个疗程后，显效127例，有效12例，无效4例，总有效率为97%。锁阳固经丸有补肾固精的功效。

（6）知柏地黄丸治疗阴虚火旺所致男性不育症。据报道，用知柏地黄丸治疗阴虚火旺所致男性不育症患者（症状同上文阴虚火旺所致不射精症）55例，疗效满意。用法：内服知柏地黄丸，每次2丸（大蜜丸），每日早、晚各服1次，温开水送服，30日为1个疗程。结果：55例患者中，用药治疗4～6个疗程后，治愈48例，无效7例，治愈率为87%。一般用药1～2个疗程即可见效。用药期间，宜戒房事。

（7）金水宝胶囊治疗性功能低下。据报道，用金水宝胶囊治疗性功能低下患者93例，效果显著。用法：口服金水宝胶囊，每次3粒，每日3次，15日为1个疗程，连服2～3个疗程，直至症状消失为止。结果：93例患者中，用药治疗2～4个疗程后，治愈75例，好转12例，无效6例，总有效率为94%。痊愈者经随访1～2年，均未见复发。金水宝胶囊有益气秘精、保肺补肾的功效。

（8）紫金锭外敷治疗急性睾丸炎。中医认为本病多为湿热下注，热毒结聚所为。用法：取紫金锭10粒，研为细末，用食醋适量调为稀糊状，敷于患处，敷料包扎，胶布固定，每日换药1次。一般外敷用药5～7日可愈。紫金锭有清热解毒、消肿止痛的功效。

（9）六神丸外敷治疗急性附睾炎。六神丸20～30粒，大黄10克，共研细末，加入米醋适量调为稀糊状，外敷于阴囊肿胀处，敷料包扎，胶布固定，每日换药1次，5日为1个疗程，连续2～3个疗程可愈。六神丸能清热解毒、消肿止痛。

（10）南通蛇药片治疗阴囊湿疹。本病属中医肾囊风范畴，多为脾胃积热、湿热下注所为。用法：局部常规清洗消毒后，将南通蛇药片10～15粒研为细末，用米醋适量调为稀糊状外敷于患处，敷料覆盖，胶布固定，每日换药1次，一般用药5～7日可愈。南通蛇药片有清热解毒、消肿止痛、利湿止痒的功效。

Linzcangz fatyienh, sawjyungh mbangj cunghcwngzyoz yw gij bingh bouxsai, ywyauq habhoz. Seizneix gaisau youq lajneix, bouxbingh ndaej youq canghyw cijdauj baihlaj canhgauj sawjyungh.

(1) Dahozlozdanh yw viz mbouj ndongj. Gawq bauqnaeuz, yungh dahozlozdanh yw bouxbingh viz mbouj ndongj 139 laeh. Yunghfap: Ndaw gwn dahozlozdanh, moix baez 7 gwz, caeux、banringz、haemh gak gwn 1 baez, laeujhenj caeuq raemxgoenj raeuj gak buenq soengq gwn, 30 ngoenz dwg 1 aen liuzcwngz, lienzdaemh gwn daengz ndei cij. Gezgoj: Boux linzcangz yw ndei (ndaw yungh yw 1 aen liuzcwngz, ndaej dabdaengz singgauhcauz, doxej lienzdaemh 10 faencung) 110 laeh, boux mizyauq (yungh yw 1 aen liuzcwngz le, gihbwnj dabdaengz singgauhcauz, ndaej guhsat doxej gocwngz, caemhcaiq beij yw gaxgonq miz mingzyenj cienj ndei) 24 laeh, boux fouzyauq (yungh yw 2 aen liuzcwngz le, bouxbingh mbouj raen mingzyienj gaijndei) 5 laeh, cungj mizyauqlwd dwg 96%. Dahozlozdanh miz gij goeng'yauq soeng nyinz doeng loz、bouj mak cangq yiengz.

(2) Suijluzwsenhdanh yw mok set caeux. Gawq bauqnaeuz, yungh suijluzwsenhdanh yw bouxbingh mok set caeux 71 laeh, yaugoj habhoz. Yunghfap: Ndaw gwn suijluzwsenhdanh, moix baez 20 gwz, moix ngoenz 2 baez roxnaeuz 3 baez, gwn haeux gonq yungh raemxgoenj raeuj soengq gwn, 14 ngoenz dwg 1 aen liuzcwngz. Yw ndei le hab caiq gwn 1～2 aen liuzcwngz, daeuj gyamaenh ywyauq. Gezgoj: Ndaw 71 laeh bouxbingh, yungh yw 3～4 aen liuzcwngz le, yw ndei 50 laeh, yienjyauq 15 laeh, mizyauq 4 laeh, fouzyauq 2 laeh, cungj mizyauqlwd dwg 97%. Suijluzwsenhdanh miz gij goeng'yauq raeuj bouj mak heiq、maenh mok dingz set.

(3) Cihbwz divangzvanz yw gij bingh yaem haw huj vuengh cauhbaenz mbouj mok. Ywdoj nyinhnaeuz, cungj bingh neix dingzlai dwg goekmok vei noix、saimok mbouj swnh、nga mok haihob saetlingz guhbaenz. Yungh cihbwz divangzvanz yw bouxbingh gij bingh yaem haw huj vuengh cauhbaenz mbouj set mok (bingh raen cumx ndat hanhheu, fwngz din sim ndat, bak hawq, linxcaet hoengz noix ngawh, meg saeq soq) 36 laeh, ywyauq habhoz. Yunghfap: Bak gwn cihbwz divangzvanz, moix baez 2 yienz (damizvanz), moix ngoenz 3 baez, raemxgoenj raeuj soengq gwn, 20 ngoenz dwg 1 aen liuzcwngz. Gezgoj: Ndaw 36 laeh bouxbingh, yungh yw yw 3～5 aen liuzcwngz le, yw ndei 27 laeh, fouzyauq 9 laeh, yw ndei lwd dwg 75%. Cihbwz divangzvanz miz gij goeng'yauq nyinh yaem gyangq huj.

(4) Cenzlez biwjdunghsonh yw cenzlezsen biz hung. Ninz gaxgonq caeuq haet hwnq okhaex le yungh yw, dawz cenzlez biwjdunghsonh 1 naed oet haeuj conghhaex bae 4～6 lizmij giz laeg, moix ngoenz 2 baez, 30 ngoenz dwg 1 aen liuzcwngz. Cenzlez biwjdunghsonh miz gij goeng'yauq cing ndat gej doeg、doeng lwed vaq cwk.

(5) Sojyangzguginghvanz yw cenzlezsenyenz binghnaiq. Gawq bauqnaeuz, yungh gij yw ndei bouj mak maenh mok sojyangz guginghvanz yw cenzlezsenyenz binghnaiq 143 laeh, ndaej daengz ywyauq habhoz. Yunghfap: Ndaw gwn sojyangz guginghvanz, moix baez 2 yienz (damizvanz), caeux、haemh gak gwn 1 baez, raemxgoenj raeuj soengq gwn, 10 ngoenz dwg 1 aen liuzcwngz. Gezgoj: Ndaw 143 laeh bouxbingh, yungh yw

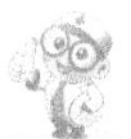

2～4 aen liuzcwngz le, yienjyauq 127 laeh, mizyauq 12 laeh, fouzyauq 4 laeh, cungj mizyauqlwd dwg 97%. Sojyangz guginghvanz miz gij goeng'yauq bouj mak maenh mok.

(6) cihbwz divangzvanz yw gij bingh yaem haw huj vuengh cauhbaenz bouxsai binghmaen. Gawq bauqnaeuz, yungh cihbwz divangzvanz yw yaem haw huj vuengh cauhbaenz bouxsai binghmaen (binghyiengh doengz faenz baihgwnz yaem haw huj vuengh cauhbaenz bingh mbouj set mok), 55 laeh, ywyauq habhoz. Yunghfap: Ndaw gwn cihbwz divangzvanz, moix baez 2 yienz (damizvanz), moix ngoenz caeux、haemh gak gwn 1 baez, raemxgoenj raeuj soengq gwn, 30 ngoenz dwg 1 aen liuzcwngz. Gezgoj: Ndaw 55 laeh bouxbingh, yungh yw yw 4～6 aen liuzcwngz le, yw ndei 48 laeh, fouzyauq 7 laeh, yw ndei lwd dwg 87%. Itbuen yungh yw 1～2 aen liuzcwngz couh ndaej raenyauq. Yungh yw geizgan, hab gimq fuengzsaeh.

(7) Ginhsuijbauj gyauhnangz yw singq goengnaengz daemq. Gawq bauqnaeuz, yungh ginhsuijbauj gyauhnangz yw bouxbingh singq goengnaengz daemq 93 laeh, yaugoj yienhda. Yunghfap: Bak gwn ginhsuijbauj gyauhnangz, moix baez 3 naed, moix ngoenz 3 baez, 15 ngoenz dwg 1 aen liuzcwngz, lienz gwn 2～3 aen liuzcwngz, cigdaengz binghyiengh siusaet veizcij. Gezgoj: Ndaw 93 laeh bouxbingh, yungh yw yw 2～4 aen liuzcwngz le, yw ndei 75 laeh, cienj ndei 12 laeh, fouzyauq 6 laeh, cungj mizyauqlwd dwg 94%. Boux bingh ndei ging riengz cunz 1～2 bi, cungj mbouj raen fukfat. Ginhsuijbauj gyauhnangz miz gij goeng'yauq ik heiq maenh mok、bauj bwt bouj mak.

(8) Swjginhding rog oep yw gizsing gauhvanzyenz. Ywdoj nyinhnaeuz, cungj bingh neix dingzlai dwg cumx ndat roengzcawq, ndat doeg giet comz cauhbaenz. Yunghfap: Aeu swjginhding 10 naed, ngenz baenz mba saeq, yungh meiqgwn habliengh heuz baenz yiengh giengh saw, oep youq gizin, suek ndei, baengzgyau dinghmaenh, moix ngoenz vuenh yw 1 baez. Itbuen baihrog oep yungh yw 5～7 ngoenz ndaej ndei. Swjginhding miz gij goeng'yauq cing ndat gej doeg、siu foeg dingz in.

(9) Luzsinzvanz rog oep yw gizsing fugauhvanz. Luzsinzvanz 20～30 naed, davangz 10 gwz, caez ngenz baenz mba saeq, gyahaeuj meiqhaeux habliengh heuz baenz yiengh giengh saw, rog oep youq giz foeggawh rongzraem, suek ndei, baengzgyau dinghmaenh, moix ngoenz vuenh yw 1 baez, 5 ngoenz dwg 1 aen liuzcwngz, lienzdaemh 2～3 aen liuzcwngz ndaej ndei. Luzsinzvanz ndaej siu ndat gej doeg、siu foeg dingz in.

(10) Nanzdunghsez yozben yw rongzraem sizcinj. Cungj bingh neix sug Ywdoj sinnangzfungh fancouz, lai dwg mamx dungx rom ndat、cumx ndat roengzcawq cauhbaenz. Yunghfap: Gizbu ciengzgvi swiq seuq siudoeg le, dawz nanzdunghsez yozben 10～15 naed ngenz baenz mba saeq, yungh meiq haeux habliengh heuz baenz yiengh giengh saw rog oep youq gizin, liuh'oep cwgoemq ndei, baengzgyau dinghmaenh, moix ngoenz vuenh yw 1 baez, itbuen yungh yw 5～7 ngoenz ndaej ndei. Nanzdunghsez yozben miz gij goeng'yauq cing ndat gej doeg、siu foeg dingz in、leih cumx dingz humz.

治口腔溃疡可用庆大霉素吗?
Yw baknengz ndaej aeu gingdameizsu daeuj yw lwi?

口腔溃疡与病毒入侵、细菌感染、消化道疾病等因素有关，多数溃疡可自行愈合，部分难愈合者，可适当用药治疗。庆大霉素属于氨基糖苷类广谱抗生素，对于外用治口腔溃疡已有报道。属多发性口腔溃疡或口腔糜烂，可将4万单位庆大霉素用生理盐水稀释成5毫升溶液，口含3分钟后吐出，3分钟后再用清水漱口。

庆大霉素外治口腔溃疡有效，其机理与庆大霉素能消炎杀菌，有利于控制口腔细菌繁殖和促使溃疡黏膜修复有关。

专家提醒：抗生素虽不易经皮肤黏膜吸收，但外用仍有一定毒副作用（如引起耳毒性、过敏），还可能诱发细菌耐药。故此法不宜经常、过量使用，使用前最好征求医生的意见。婴幼儿慎用。

Baknengz caeuq binghdoeg ciemqhaeuj、nengz ganjyenj、bingh roenhaeux daengj yinhsu mizgven，dingzlai gveiyangz ndaej gag hobndei，mbangj boux nanz hob ndei，ndaej habdangq yungh yw daeuj yw. Gingdameizsu sug anhgihdangzganh loih gvangjbuj gangswnghsu，doiq rog yungh yw baknengz gaenq miz bauqnaeuz. Sug laifatsingq baknengz roxnaeuz bak naeuhnwd，ndaej dawz 4 fanh danhvei gingdameizsu yungh swnghlij yenzsuij heuz baenz 5 hauzswngh yungzyiz，bak hamz 3 faen cung le biq okdaeuj，3 faen cung le caiq yungh raemxsaw riengx bak.

Gingdameizsu rog yw baknengz mizyauq，gij gihlij de caeuq gingdameizsu ndaej siu yiemz gaj nengz，miz leih gamhanh sigin conghbak beh caeuq coisawj gveiyangz nenzmoz coihndei mizgven.

Conhgyah daezsingj：Gangswnghsu yienznaeuz mbouj yungzheih ging naengnoh nenzmoz supsou，hoeng baihrog yungh vanzlij miz itdingh doeg fucozyung（lumjbaenz yinxhwnj rwz doeg、gominj），lij aiq yaeuhfat sigin naih yw. Ndigah aen fap neix mbouj hab ciengzseiz、gvaqbouh sawjyungh，sawjyungh gaxgonq ceiq ndei cam gij yigen canghyw. Lwgnding lwgnyez siujsim yungh.

如何用云南白药巧治丹毒?
Baenzlawz aeu yinznanz bwzyoz daeuj yw dandoeg?

丹毒是由链球菌通过皮肤或黏膜的微细损伤侵入皮肤内引起的炎症。其主要症状表现为患处红肿疼痛，色如涂丹，边缘清晰，压之褪色。多发于小腿、前臂、颜面等处，多伴有寒战、高热和全身不适等症状。据临床验证，本病采用云南白药外敷治疗效果较好。

方法：取云南白药8克，用醋拌匀，以无菌棉签蘸药糊涂搽患处，再用无菌纱布敷

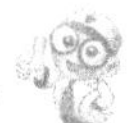

盖，胶布固定，每日更换4～6次。用药后患处疼痛明显减轻，一般治疗7～8日可愈。

Dandoeg dwg gij yenzcwng youz lengiuzgin doenggvaq naengnoh roxnaeuz nenzmoz loqsaeq sonjsieng ciemqhaeuj ndaw naengnoh yinxhwnj. Cujyau binghyiengh de biujyienh baenz gizin hoengzfoeg indot，saek lumj daz danh，henzbien cingcuj，at de doiqsaek. Lai fat youq gahengh、gengoenh、naj daengj giz，lai buenx miz hanzcan、ndat sang caeuq daengx ndang mbouj cwxcaih daengj binghyiengh. Gawq linzcangz niemhcingq，cungj bingh neix yungh yinznanz bwzyoz baihrog oep yw yaugoj haemq ndei.

Fuengfap：Aeu yinznanz bwzyoz 8 gwz，yungh meiq gyaux yinz，aeu gij faiq mienz fouz nengz diemj yw dazcat gizin，caiq aeu baengzsa fouz nengz oep cw，baengzgyau dinghmaenh，moix ngoenz vuenh 4～6 baez. Yungh yw le，gizin indot mingzyienj gemjmbaeu，itbuen yw 7～8 ngoenz ndaej ndei.

如何用洁尔阴洗液巧治牛皮癣？
Baenzlawz aeu raemxyw gezwjyinh sijyiz daeuj yw gyaknaeng'vaiz？

洁尔阴洗液除用于妇科疾病外，还可用于皮肤病（如湿疹、接触性皮炎、体股癣等）的治疗。

有人用洁尔阴洗液治疗牛皮癣，收到较好疗效，一般5次即可显效，20次即可使症状消失。治疗方法：每日早、中、晚将患处用盐水洗净后，以洁尔阴洗液外搽患处，每日3次，至症状消失为止。

Gezwjyinh sijyiz cawz le yungh youq bingh goh mehmbwk vaih，lij ndaej yungh youq bingh naengnoh（lumjbaenz sizcinj、cezcuzsing bizyenz、dijgujsenj）daengj.

Miz vunz yungh gezwjyinh sijyiz yw gyakgeq，sou daengz ywyauq haemq ndei，itbuen 5 baez couh ndaej yienjyauq，20 baez couh ndaej sawj binghyiengh siusaet. Yw fuengfap：Moix ngoenz caeux、banringz、haemh dawz gizin yungh raemxgyu swiq seuq le，yungh gezwjyinh sijyiz rog cat gizde，moix ngoenz 3 baez，daengz binghyiengh siusaet veizcij.

如何老药新用治前列腺增生？
Ywgeq baenzlawz yw cenzlezsen demmaj moq？

前列腺增生又叫前列腺肥大，是老年男性常见的多发病。本病属中医癃闭范畴。多为老年人肾气日衰，元气不足，无力推动血行，导致气虚血瘀，痰瘀互结，阻塞尿道。当以清热解毒，祛瘀消肿，软坚散结为治。临床发现，下列老药新用治疗前列腺增生，效果显著。

（1）定坤丹。定坤丹有良好的补肾助阳、填精益髓的功效，对于由肾阳不足、精血亏虚所致的前列腺增生有效，可以减少夜尿次数，改善尿频、尿急等症状。方法：每次服 1 丸，早、晚各 1 次，15 日为 1 个疗程。一般服 1 个月后可见效。

（2）乌鸡白凤丸。前列腺增生由于肾阳虚衰、气化不足所致者，服乌鸡白凤丸疗效显著。方法：每次 1 丸，每日 2 次，用淡盐水送服，15 日为 1 个疗程。

（3）尿塞通片。本品由丹参、泽兰、桃仁、红花等组成。方法：每次 4～6 片，每日 3 次，温开水送服，20 日为 1 个疗程。有理气活血、通经散结之功效。适用于前列腺增生因血热瘀滞排尿受碍者。服药期间忌饮酒，忌食辛、辣、酸等刺激性食物，有下焦虚寒者应慎用。

（4）癃闭舒胶囊。本品由补骨脂、益母草等组成。方法：每次 3 粒，每日早、晚各 1 次，温开水送服。可温肾化气，清热通淋，活血化瘀，散结止痛。适用于肾气不足、湿热瘀阻之癃闭所致尿频、尿急、尿赤、尿细如线、小腹拘急疼痛、腰膝酸软等症。

（5）补阳还五口服液。用补阳还五口服液治疗前列腺增生气虚型患者，效果显著。方法：口服补阳还五口服液，每次 1 支（10 毫升），每日 3 次，20 日为 1 个疗程，直至痊愈为止。一般用药 10 日后即可收到明显的效果。有补气、活血、通络的功效。

（6）前列回春胶囊。本品由甲片、蜈蚣、地龙、萹蓄、黄芪、梅花鹿茸、莱菔子等组成。方法：每次 4～6 粒，每日 2 次或 3 次，温开水送服，30 日为 1 个疗程，一般用药 2～4 个疗程。有清热解毒、活血化瘀、消肿止痛、益髓添精、温阳回春之功效。

Cenzlezsen demmaj youh heuh cenzlezsen bizhung，dwg gij bingh lai fat ciengz raen bouxsai laujnenz. Cungj bingh neix sug Ywdoj lungzbi fancouz. Lai vih bouxlaux mak heiq ngoenz nyieg，yenzgi mbouj gaeuq，mbouj miz rengz doidoengh hezhengz，cauhbaenz heiq haw lwed cwk，myaiz cwk doxgiet，laengzsaek roen nyouh. Wnggai aeu cing ndat gej doeg，cawz cwk siu foeg，unq geng sanq giet guh yw. Linzcangz fatyienh，ywlaux yw cenzlezsen demmaj moq lajneix，yaugoj yienhda.

（1）Dinggunhdanh.Dinggunhdanh miz gij goeng'yauq bouj mak bang yiengz、dienz mok ik ngviz ndei，doiq gij cenzlezsen demmaj youz mak yiengz mbouj gaeuq、mok lwed vei haw cauhbaenz haenx mizyauq，ndaej gemjnoix haemh nyouh baezsoq，gaijndei nyouh deih、nyouh gip daengj binghyiengh. Fuengfap：Moix baez gwn 1 yienz，caeux、haemh gak 1 baez，15 ngoenz dwg 1 aen liuzcwngz. Itbuen gwn 1 ndwen le ndaej raenyauq.

（2）Vuhgih bwzfungvanz. Boux cenzlezsen demmaj aenvih mak yiengz haw nyieg、heiq mbouj gaeuq cauhbaenz，gwn vuhgih bwzfungvanz ywyauq yienhda. Fuengfap：Moix baez 1 yienz，moix ngoenz 2 baez，yungh raemxgyu cit soengq gwn，15 ngoenz dwg 1 aen liuzcwngz.

（3）Nyouh saek doeng benq. Cungj yw neix youz danhsinh、cwzlanz、ngveih makdauz、vahoengz daengj cujbaenz. Fuengfap：Moix baez 4～6 benq，moix ngoenz 3 baez，raemxgoenj raeuj soengq gwn，20 ngoenz dwg 1 aen liuzcwngz. Miz gij goeng'yauq leix heiq doeng lwed、doeng ging sanq giet. Habyungh youq boux cenzlezsen

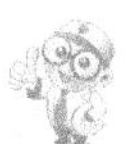

demmaj aenvih lwed ndat cwkdingz ok nyouh deng gaz haenx. Gwn yw geizgan geih gwn laeuj, geih gwn sin、manh、soemj daengj gijgwn cihgiksingq, boux miz aendungx donhlaj hawhanz wng siujsim yungh.

(4) Lungzbisuh gyauhnangz. Cungj yw neix youz faenzcepraemx、ngaihmwnj daengj cujbaenz. Fuengfap: Moix baez 3 naed, moix ngoenz caeux、haemh gak 1 baez, raemxgoenj raeuj soengq gwn. Ndaej raeuj mak vaq heiq, cing ndat doeng rwed, vued lwed vaq cwk, sanq giet dingz in. Hab yungh youq gij bingh mak heiq mbouj gaeuq、cumxndat cwk saek yinxhwnj lungzbi cauhbaenz nyouh deih、nyouh gip、nyouh nding、nyouh saeq lumj mae、dungxiq hwnjgeuq gip in、hwet gyaeujhoq soemj unq daengj.

(5) Bujyangzvanzvuj goujfuzyiz. Yungh bujyangzvanzvuj goujfuzyiz yw bouxbingh cenzlezsen demmaj heiqhawhingz, yaugoj yienhda. Fuengfap: Bak gwn bujyangzvanzvuj goujfuzyiz, moix baez 1 ci (10 hauzswngh), moix ngoenz 3 baez, 20 ngoenz dwg 1 aen liuzcwngz, cigdaengz ndei veizcij. Itbuen yungh yw 10 ngoenz le couh ndaej sou daengz yaugoj mingzyienj. Miz gij goeng'yauq bouj heiq、vued lwed、doeng meg.

(6) Cenzlez veizcunh gyauhnangz. Cungj yw neix youz gyazben、sipndangj、duzndwen、benhcuz、vangzgiz、meizvaluzyungz、ceh lauxbaeg daengj cujbaenz. Fuengfap: Moix baez 4～6 naed, moix ngoenz 2 baez roxnaeuz 3 baez, raemxgoenj raeuj soengq gwn, 30 ngoenz dwg 1 aen liuzcwngz, itbuen yungh yw 2～4 aen liuzcwngz. Miz gij goeng'yauq cing ndat gej doeg、vued lwed vaq cwk、siu foeg dingz in、ik ngviz dem mok、raeuj yiengz hoizcin.

柴胡注射液滴鼻可治小儿发热吗?
Caizhuz cuseyiz ndik ndaeng ndaej yw lwgnyez fatndat lwi?

现代临床医学上，治疗小儿发热常采用浓度10%～20%的安乃近溶液滴鼻退热。其实，用中药滴鼻治疗小儿发热也有良好功效。

中药复方退热滴鼻液由金银花、连翘、柴胡、青蒿等组成，制成蒸馏液滴鼻，每次每侧鼻腔滴3～4滴，每30～60分钟1次，有较好的降温作用。柴胡注射液除通过注射途径给药外，还可以滴鼻的方式退热。如1～3岁小儿出现高热39 ℃以上、烦渴等症，屡用抗生素治疗效果不明显时，可取柴胡注射液适量，放入滴鼻器中，每个鼻孔滴4滴，一般滴后30分钟至1小时开始退热。

Gwnz yendai linzcangz yihyoz, yw lwg'iq fatndat ciengzseiz yungh nungzdu 10%～20% raemxyw anhnaijgin ndik ndaeng doiq ndat. Gizsaed, yungh cunghyoz ndik ndaeng yw lwg'iq fatndat, hix miz goeng'yauq ndei.

Cunghyoz fuzfangh doiq ndat raemxyw ndik ndaeng youz ginhyinzvah、lenzgyauz、caizhuz、cinghhauh daengj cujbaenz, guhbaenz raemxfwi ndik ndaeng, moix baez moix aen conghndaeng ndik 3～4 ndik, moix 30～60 faen cung 1 baez, miz gij cozyung gyangqraeuj haemq ndei. Raemxyw caizhuz cuseyiz cawz doenggvaq dajcim hawj yw vaih, lij ndaej yungh gij fuengsik ndik ndaeng doiq ndat. Lumjbaenz 1～3 bi lwgnyez okyienh ndat sang 39 ℃ doxhwnj、nyapnyuk hozhawq daengj bingh, lai baez yungh gangswnghsu yw yaugoj mbouj mingzyienj seiz, ndaej aeu raemxyw caizhuz cuseyiz habliengh, cuengq haeuj ndaw ndikndaenggi, moix aen congh ndaeng ndik 4 ndik, itbuen ndik le 30 faen cung daengz 1 siujseiz hainduj doiqndat.

如何内服外敷巧治毛囊炎?
Baenzlawz gwn yw oep yw daeuj yw mauznangzyenz?

中医认为，毛囊炎多由湿热内蕴、外受热邪，进而熏蒸肺系、蕴结肌肤所致。毛囊炎初起为红色充实性丘疹，以后迅速发展成丘疹性脓疮。患者自觉瘙痒或轻度疼痛。可内服蒲地蓝消炎片，每日 4 次，每次 6 片；外敷老鹳草软膏，每日 1 次，一般治疗 3 日即可好转。

蒲地蓝消炎片的主要成分有黄芩、蒲公英、紫花地丁、板蓝根，具有清热解毒、抗炎消肿之功效，常用于疖肿、腮腺炎、咽炎、淋巴腺炎、扁桃腺炎等病症的治疗。老鹳草软膏的主要成分是老鹳草，具有除湿解毒、收敛生肌的作用，常用于湿疹、痈、疔、疮、疖及小面积烫伤的治疗。两者联合治疗多发性毛囊炎，可谓对症下药。

Ywdoj nyinhnaeuz, mauznangzyenz lai youz cumx ndat ndaw oemq、baihrog deng ndat sez, caiqlix oenq naengj feihi、oemqgiet naengnoh cauhbaenz. Mauznangzyenz ngamq hwnj dwg giuhcinj cungsaed saekhoengz, doeklaeng gig vaiq fazcanj baenz baeznong giuhcinj. Bouxbingh gagrox humz roxnaeuz mbaeu in. Ndaej bak gwn buzdilanz siuhyenzben, moix ngoenz 4 baez, moix baez 6 ben; baihrog oep laujgvancauj yenjgauh, moix ngoenz 1 baez, itbuen yw 3 ngoenz couh ndaej cienj ndei.

Gij cujyau cwngzfwn buzdilanz siuhyenzben miz vangzginz、golinzgaeq、govemax、banjlanzgwnh, miz gij goeng'yauq cing ndat gej doeg、dingj yiemz siu foeg, ciengz yungh daeuj yw baezfoeg、ngazgvanmou、yenhyenz、linzbah senyenz、benjdauz senyenz daengj binghyiengh. Gij cujyau cwngzfwn laujgvancauj yenjgauh dwg laujgvancauj, miz gij cozyung cawz cumx gaij doeg、souliemx maj noh, ciengzseiz yungh daeuj yw sizcinj、oeng、ding、cang、baez caeuq menciz iq logsieng. Song yiengh neix lienzhab yw laifatsingq mauznangzyenz, ndaej naeuz dwg yawj bingh roengz yw lo.

如何用冰醋酸溶液巧治脚底老茧?
Baenzlawz aeu binghcusonh yungzyiz daeuj yw aidin dawzdaw?

脚底老茧是皮肤科的常见病，由于长期脚底摩擦，故引起脚底皮肤粗糙而易生老茧。老茧虽说不是大毛病，但有时也影响极大。严重者脚一着地就疼痛，以致不能走

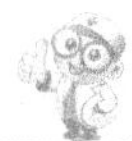

路，影响工作、学习。用冰醋酸治疗脚底老茧，其疗效显著。方法如下：

准备好浓度为30%的冰醋酸溶液（此溶液能腐蚀皮肤上的老皮）。先用温水浸泡患脚30分钟，将水擦干。然后用小毛笔蘸上冰醋酸溶液涂擦在老茧上，每日2～3次。每晚洗脚时，轻轻擦去老茧上已松浮的部分。这样，经过3～4日治疗后，老茧处皮肤变薄变软，走路产生的疼痛感消失。

Aidin dawzdaw dwg gij bingh ciengz raen naengnoh，aenvih ciengzgeiz aidin cucat，ndigah yinxhwnj naengnoh aidin cocauq cix yungzheih dawzdaw. Dawzdaw yienznaeuz mbouj dwg mauzbingh hung，hoeng mizseiz hix yingjyangj gig hung. Boux yenzcung din baez bungqdeng diegnamh couh indot，cauhbaenz byaij roen mbouj ndaej，yingjyangj gunghcoz、yozsiz. Yungh binghcusonh yw aidin dawzdaw，ywyauq yienhda. Fuengfap youq lajneix：

Bwh ndei nungzdu dwg 30% binghcusonh yungzyiz (gij yungzyiz neix ndaej gaet gij naenggeq naengnoh). Sien yungh raemxraeuj cimq dinbingh 30 faen cung，dawz raemx uet hawq. Yienzhaeuh aeu mauzbit iq diemj hwnj binghcusonh yungzyiz dazcat youq gwnz giz dawzdaw，moix ngoenz 2～3 baez. Moix haemh swiq din seiz，yaengyaeng cat doenghgij huq dawzdaw gaenq soeng fouz haenx bae. Yienghneix，ginggvaq 3～4 ngoenz yw le，gij naengnoh giz dawzdaw bienq mbang bienq unq，gij byaij loh roxnyinh indot haenx gag rox siusaet bae liux.

如何用中成药巧治血管性头痛？
Baenzlawz aeu cungzcwngzyoz daeuj yw hezgvanjsing gyaeujdot？

血管性头痛是指以头部血管舒缩功能障碍为主要特点的临床综合征，主要包括典型偏头痛、普通偏头痛和丛集性头痛等。

中医认为头痛多为风火痰瘀、上犯清空，或阴虚血亏、脑脉失养所为，当以散风泻火、化痰逐瘀、补益气血、滋神聪脑为治。治法如下：

（1）内服下列2种中成药。

夏枯草膏：由夏枯草制成。口服，每次10克，每日3次。可清火明目、散结消肿。常用于治疗肝火头痛、眩晕、瘰疬、瘿瘤、乳痈肿痛、甲状腺肿大、淋巴结核、乳腺增生等。

头痛宁胶囊：由土茯苓、天麻、制何首乌、当归、防风、全蝎等组成。口服，每次3粒，每日3次。可熄风涤痰、逐瘀止痛。用于治疗偏头痛、紧张性头痛，症见痛势甚剧，或攻冲作痛，或痛如锥刺，或连及目齿，伴目眩畏光，胸闷脘胀，恶心呕吐，急躁易怒，反复发作。

（2）外用下列2种中成药。

伤湿祛痛膏：由生川乌、生草乌、麻黄、苍术、当归、白芷、干姜、山柰、八角茴香等组成。外贴患处，每日或隔日一换。可祛风湿、止痛。用于治疗头痛、风湿痛、神经痛、扭伤及肌肉酸痛。

铁棒锤止痛膏：由复方铁棒锤浸膏、樟脑、冰片等组成。外贴患处，每日或隔日一换。可祛风除湿、活血止痛。用于治疗风寒湿痹、关节肿痛、跌打扭伤、神经痛等。

Hezgvanjsing gyaeujdot dwg ceij gij linzcangz cunghhozcwng aeu sailwed aen'gyaeuj soengsuk goengnaengz gazngaih guh cujyau daegdiemj，cujyau baudaengz denjhingz mbiengj gyaeuj in、bujdungh mbiengj gyaeuj in caeuq cungzcizsing gyaeuj in daengj.

Ywdoj nyinhnaeuz gyaeuj in lai dwg funghuj myaiz cwk、sang fan cing hoengq，roxnaeuz yaem haw lwed vei、meg uk saet ciengx cauhbaenz，dang aeu san fungh se huj、vaq myaiz caenh cwk、bouj ik heiq lwed、nyinh saenz coeng uk guh yw. Ywfap youq lajneix：

（1）Gwn 2 cungj cunghcwngzyoz lajneix.

Gau nyayazgyae：Youz nyayazgyae guh baenz. Bak gwn，moix baez 10 gwz，moix ngoenz 3 baez. Ndaej cing huj rongh da、sanq giet siu foeg. Ciengz yungh daeuj yw daep huj gyaeujdot、daraiz、baeznou、yinghliuz、yujyungh foeg in、hozai、linzbahgezhwz、yujsen demseng daengj.

Douzdung ningzgyauhnangz：Youz gaeulanghauh、denhmaz、cihozsoujvuh、danghgveih、fangzfungh、cienz hiet daengj cujbaenz. Bak gwn，moix baez 3 naed，moix ngoenz 3 baez. Ndaej ndaep fungh swiq myaiz、caenh cwk dingz in. Yungh youq yw mbiengj gyaeuj in、gaenjciengsingq gyaeuj in，bingh raen inseiq gig haenq，roxnaeuz gung cung guh in，roxnaeuz in lumj cuenq coeg，roxnaeuz lienz daengz da heuj，buenx miz da raiz lau rongh，aek oem dungxraeng，rubmyaiz rueg，simgaenj heih hozgaek，fanfuk fatcak.

（2）Baihrog yungh 2 cungj cunghcwngzyoz lajneix.

Sanghsiz gihdunggauh：Youz conhvuh ndip、caujvuh ndip、mazvangz、canghsuz、danghgveih、bwzcij、hing sauj、hinggaeq、batgak byaekhom daengj cujbaenz. Baihrog diep gizin，moix ngoenz roxnaeuz gek ngoenz vuenh 1 baez. Ndaej cawz fungcaep、dingz in. Yungh youq yw gyaeuj in、fungcaep in、sinzgingh in、niujsieng caeuq ndangnoh soemj in.

Dezbangcuiz cijdunggauh：Youz fuzfangh dezbangcuiz cingauh、canghnauj、binghben daengj cujbaenz. Baihrog diep gizin，moix ngoenz roxnaeuz gek ngoenz vuenh 1 baez. Ndaej cawz fungh cawz cumx、vued lwed dingz in. Yungh youq yw funghhanz cumx bi、gvanhcez foeg in、dezdaj niujsangh、sinzgingh in daengj.

如何用复方新诺明治脚臭？
Baenzlawz aeu fuzfangh sinhnozmingz daeuj yw din haeu?

复方新诺明在临床上常用来作为治疗伤寒、细菌性痢疾、大肠杆菌尿路感染的首选

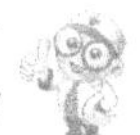

药物。临床发现，利用复方新诺明治疗脚臭也有良效。

方法：将患脚洗净，把2片新诺明片研成细末，撒在洁净的鞋内，然后穿上干净的丝袜。一般用1次即可见效，也可重复使用几次。

Fuzfangh sinhnozmingz youq gwnz linzcangz ciengzseiz yungh daeuj guh gij yw soujsenj yw sienghanz、siginsing okleih、dacangzganjgin ganjyenj sainyouh. Linzcangz fatyienh，leihyungh fuzfangh sinhnozmingz yw din haeu hix miz yaugoj ndei.

Fuengfap：Dawz dinbingh swiq seuq，aeu 2 benq sinhnozmingz ngenz baenz mba saeq，vanq youq ndaw haiz seuq，doeklaeng daenj madsei seuq. Itbuen yungh 1 baez couh ndaej raenyauq，hix ndaej cungzfuk sawjyungh geij baez.

如何用中成药治肛门瘙痒？

Baenzlawz aeu cunghcwngzyoz daeuj yw conghhaex humzhaenz？

肛门瘙痒多由肛瘘、肛裂、痔疮、肛门疮毒、癣、疣等多种疾病引起，常因抓破皮肤继发感染所致。使用下列中成药治疗此症简便易行。

（1）风油精。晚间睡前用棉球蘸浸风油精少许，塞入肛门或在肛门周围涂擦，1～3次即可消除瘙痒症状。过敏体质者不宜用。

（2）肤阴洁洗液。先用水洗净肛门周围，温开水稀释成浓度为20%、500毫升左右的肤阴洁溶液，坐浴15分钟，每日2次，10日为1个疗程。

（3）紫草油。紫草500克，地榆粉30克，大黄粉15克，混合均匀。局部清洗后，用棉签蘸药液外搽患处，每日2次或3次。

Conghhaex humzhaenz lai youz ganghlou、ganghlez、baezhangx、conghhaex baezdoeg、gyak、rengq daengj lai cungj bingh yinxhwnj，ciengz aenvih gaeu buq naengnoh swnjfat ganjyenj cauhbaenz. Yungh gij cunghcwngzyoz lajneix daeuj yw cungj bingh neix genjbienh yungzheih guh.

（1）Funghyouzcingh. Doengxhaemh ninz gaxgonq yungh giuzfaiq diemj funghyouzcingh di ndeu，oet haeuj conghhaex roxnaeuz cat seiqhenz conghhaex，1～3 baez couh ndaej siucawz gij binghyiengh humzhaenz. Boux dijciz gominj mbouj hab yungh.

（2）Fuhyinhgez sijyiz. Sien yungh raemx swiq seuq seiqhenz conghhaex，raemxgoenj raeuj heuzsaw fuhyinhgez yungzyiz baenz nungzdu dwg 20%、500 hauzswngh baedauq，naengh caemx 15 faen cung，moix ngoenz 2 baez，10 ngoenz dwg 1 aen liuzcwngz.

（3）Swjcaujyouz. Swjcauj 500 gwz，mba dizhizndengx 30 gwz，mba davangz 15 gwz，doxgyaux yinz. Gizbu swiq seuq le，yungh faiq mienz diemj raemxyw cat baihrog gizin，moix ngoenz 2 baez roxnaeuz 3 baez.

归脾丸能治血小板减少症吗？
Gveihbizvanz ndaej yw hezsiujbanj gemjnoix lwi？

血小板减少症在临床上很常见，大多数为慢性病，治疗方法不多且副反应大。临床实践证明，中成药归脾丸用于血小板减少症的治疗，不仅有较好的疗效，而且无副作用。

归脾丸由白术、茯神、黄芪、龙眼肉、酸枣仁、党参、当归、炙甘草、远志、木香等组成，有益气补血、养心健脾的功效。可用于治疗心脾两虚所致心悸、失眠、头晕、健忘，也可用于治疗脾虚、脾不统血所致贫血，各种血液病之慢性出血，如血小板减少症、血小板减少性紫癜。

临床实践证明，归脾丸用于血小板减少症实为一种简单、有效、无副反应的治疗方法。用法：每次 6 克，每日 3 次，温开水送服。

Bingh hezsiujbanj gemjnoix youq gwnz linzcangz ciengzseiz raen，dingzlai dwg binghnaiq，yw fuengfap mbouj lai caemhcaiq fufanjying hung. Linzcangz sizcenj cwngmingz，cunghcwngzyoz gveihbizvanz yungh youq yw bingh hezsiujbanj gemjnoix，mboujdan miz gij ywyauq haemq ndei，caemhcaiq mbouj miz fucozyung.

Gveihbizvanz youz bwzsuz、fuzsinz、vangzgiz、noh maknganx、ngveih caujcwx、dangjsinh、danghgveih、cigamcauj、golaeng'aeuj、muzyangh daengj cujbaenz，miz gij goeng'yauq ik heiq bouj lwed、ciengx sim cangq mamx. Ndaej yungh youq yw sim mamx song haw cauhbaenz sim linj、ninz mbouj ndaek、gyaeujngunh、lumzlangh，hix ndaej yungh youq yw mamx haw、mamx mbouj doengj lwed cauhbaenz lwedhaw，gak cungj hezyizbingh cauhbaenz ok lwed menhsingq，lumj bingh hezsiujbanj gemjnoix、hezsiujbanj gemjnoix le naengnoh banqaeuj.

Linzcangz sizcenj cwngmingz，Gveihbizvanz yungh guh hezsiujbanj gemjnoix bingh dwg cungj yw fuengfap genjdanh、mizyauq、mbouj miz fufanjying ndeu. Yunghfap：Moix baez 6 gwz，ngoenz 3 baez，raemxgoenj raeuj soengq gwn.

治冻疮可用哪些药？
Yw dongqdaez ndaej yungh gijyw lawz？

近年临床研究证实，中成药治疗冻疮效果较好，可供选用。

（1）云南白药。取云南白药粉末适量，撒在冻疮溃烂处，每日用药 3 次，不需另外覆盖，连用 5～7 日。适用于冻疮已溃者。

（2）七厘散。取七厘散适量，加白酒少许调成稀糊状，摊在消毒纱布上，敷贴患处。每日早、晚各换药 1 次，连续用药 3～5 日，能消除红肿硬结，使冻疮痊愈。适用于冻疮未溃者。

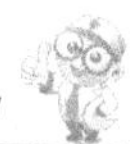

(3) 跌打丸。取跌打丸3～5粒，捣碎，用白酒少许调成稀糊状，外敷患处，用纱布覆盖，胶布固定。每日早、晚各换药1次，连续用药3～5日，能使红肿退、硬结消，冻疮得愈。适用于冻疮未溃者。

(4) 京万红药膏。患处进行常规消毒后，取京万红药膏适量，涂在冻疮溃烂处，用纱布覆盖，胶布固定。每日换药1次，连用5～7日，有止痛消炎、生肌解毒作用。适用于冻疮已溃者。

(5) 十滴水。将冻疮患处用温水浸泡洗净后，用干净的棉球或纱布蘸上十滴水，反复擦拭患处至发热，早、晚各1次，一般3～5日即可见效。冻疮初起时使用效果更佳。

Gaenhbi linzcangz yenzgiu cingqsaed, cunghcwngzyouz yw dongqdaez yaugoj haemq ndei, ndaej aeu daeuj genj yungh.

(1) Yinznanz bwzyoz. Aeu di faenj Yinznanz bwzyoz, vanq youq giz dongqdaez naeuh, ngoenz yungh yw 3 baez, mbouj yungh caiq cwgoemq, lienz yungh 5～7 ngoenz. Habyungh youq gij vunz dongqdaez gaenq deng boedbaih haenx.

(2) Caet leiz sanq. Aeu caet leiz sanq, gya di laeuj he diuz baenz yiengh giengh saw, dan youq gwnz baengzsa siudoeg haenx, oep diep giz in. Moix ngoenz caeux、haemh gak vuenh yw baez ndeu, lienzdaemh yungh yw 3～5 ngoenz, ndaej siucawz foeghoengz gengndongj, hawj dongqdaez ndei. Habyungh youq boux baenz dongqdaez caengz deng boedbaih haenx.

(3) Dezdajvanz. Aeu dezdajvanz 3～5 naed, daem yungz, aeu di laeujhau daeuj diuz baenz yiengh giengh saw, baihrog oep giz in, yungh baengzsa goemq, baengzgyau dinghmaenh. Moix ngoenz caeux、haemh gak vuenh yw baez ndeu, lienzdaemh yungh yw 3～5 ngoenz, ndaej sawj foeghoengz doiq, nyengh siu ndaej, dongqdaez ndaej ndei. Habyungh youq boux baenz dongqdaez caengz deng boedbaih haenx.

(4) Gij ywgau ginghfanhhoengz. Giz in guh cangzgveih siudoeg le, aeu ywgau gongn fanhhoengz habliengh, daz youq giz dongqdaez naeuh, yungh baengzsa goemq, baengzgyau dinghmaenh. Moix ngoenz vuenh yw baez ndeu, lienz yungh 5～7 ngoenz, miz gij cozyung dingz in siu in、nohseng gej doeg. Habyungh youq gij vunz dongqdaez gaenq deng boedbaih haenx.

(5) Cib ndik raemx. Dawz giz in dongqdaez yungh raemxraeuj cimq swiq seuq le, yungh gij menzgiuz seuq roxnaeuz baengzsa ceb miz cib ndik raemx, fanfuk cat giz in daengz ndat, caeux、haemh gak baez, itbuen 3～5 ngoenz couh raen miz yaugoj. Baenz dongqdaez hainduj yungh yaugoj engqgya ndei.

二、家庭药箱
Ngeih、Loengxyw Ndawranz

（一）中成药
(It) Cunghcwngzyoz

为何称保和丸为消食化积良药？
Vihmaz naeuz baujhozvanz dwg ywndei yw dungxraeng?

保和丸是一剂经典方药，主要有消食、导滞、和胃等功效。无论成人、小孩都可适用。成人主要由于暴饮暴食、过食油腻、饮食不节造成食滞；小孩主要是因为消化功能弱，或偏食过度，出现食欲减退、咳痰、大便秘结，甚至胃腹胀痛、恶心呕吐、舌苔厚腻等症状。

保和丸不寒不热，药性平和，是常用的非处方药物。用法与常见用量：口服，水丸1次6～9克，大蜜丸1次1～2丸，每日2次；小儿酌减。

保和丸虽是一剂药性平和的经典方药，但它的服用也有注意事项。服药期间，忌食过凉、过甜、过油食物，宜减少食肉量，以免加重痰湿食滞；孕妇慎服。如果出现上述症状，建议先到医院请医生诊断后再开方用药。

Baujhozvanz dwg cungj yw ginghdenj ndeu, cujyau miz siu gwn、yinx dingz、huzdungx daengj gunghyau. Mboujlwnh baenz vunz、lwgnyez cungj habyungh ndaej. Cwngzyinz cujyau aenvih lanh gwn lanh ndoet、gwn gvaq youz nywnx、gwn mbouj ciet cix deng gwnnywngh; lwgnyez cujyau dwg siuvaq goengnaengz nyieg, roxnaeuz bien gwn gvaqbouh, ok gwn de ndaej gemj doiq、ae myaiz、haex gaz giet, couh lienz dungx raeng in、rub myaiz、ngawhlinx na nywnx.

Baujhoz vanz mbouj nit mbouj ndat, yw bingz huz, dwg gij yw mbouj dwg yw ciengzseiz yungh haenx. Yunghfap caeuq gij yunghliengh ciengz raen: Bak gwn, ienraemx 1 baez 6～9 gwz, damizvanz 1 baez～2 yienz, moix ngoenz 2 baez; lwgnyez habdangq gemj.

Baujhoz vanz dwg cungj yw ginghdenj bingzhuz ndeu, hoeng gwn de caemh miz gij saehhangh haeujsim. Gwn yw geizgan, geih gwn doxgaiq gvaq liengz、gvaq van、gvaq youz, wnggai gemjnoix gwn noh, mienycij gyanaek myaiz cumx gwn dingz; mehdaiqndang siujsim gwn. Danghnaeuz ok gij binghyiengh gwnzneix gangj, genyi sien bae yihyen cingj canghyw yawj le cij hai danyw.

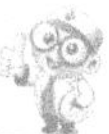

胃寒为何要服香砂养胃丸？脾虚为何要用香砂六君丸？

Dungxliengz vihmaz yaek gwn yanghsah yangjveivanz? Mamx haw vihmaz aeu yungh yanghsah luzginhvanz?

病案举例：苏女士最近老没胃口，还经常吐酸水，医生建议她吃香砂养胃丸，可买药时发现还有香砂六君丸这种药，这两者有什么区别？

专家点评：这两种中成药药名里的“香砂”指的是木香和砂仁，木香理气调中止痛，砂仁化湿行气温中，合用具有化湿调中、理气止痛的功效，是治疗消化不良、积食、胃痛等脾胃病常用的一个药对。香砂六君丸，其实就是在中医名方六君子汤，即在人参、白术、茯苓、甘草、陈皮、半夏的基础上添加了木香和砂仁，主要用于治疗脾胃虚弱、气滞湿阻引起的消化不良、食欲不振、面色萎黄、嗳气呕吐、便溏等病症。

而香砂养胃丸的配方中则添加了枳实、厚朴、香附、白豆蔻、藿香等中药，加强了行气、温中、化湿的功效，比香砂六君丸的药性更温热一些，适用于治疗脾胃虚寒引起的消化不良、胃部不适或隐痛、吐酸水、食欲不振等病症。

此外，因脾胃虚寒引起恶心吐酸水时，服用香砂养胃丸可用姜汤送服，能加强降逆止呕的功效。

Aen anq bingh gawj laeh: Dah Suh lwgmbwk mboengqneix cungj mbouj miz dungx, lij ciengzseiz rueg raemxsoemj dem, canghyw naeuz de gwn yanghsah yangjveivanz, hoeng mwh cawx yw fatyienh lij miz yanghsah luzginhvanz cungj yw neix, song yiengh neix miz maz mbouj doengz?

Conhgyah diemjbingz: “Yanghsah” ndaw song cungj cunghcwngzyoz yozmingz neix dwg ceij faexrang caeuq sayinz, faexrang leix heiq diuzcungh dingz in, sayinz vadumz dienheiq caep, hab yungh miz gij gunghyau vaqcumx diuzcungh、leix heiq dingz in neix, Dwg yw cungj yw siu mbouj ndei、cwk gwn、dungx in daengj bingh mamx dungx, ciengz yungh. Yanghsah luzginhvanz, gizsaed couh dwg youq Ywdoj mingzfangh luz ginhswj dang, couh dwg youq gwnz giekdaej yinzsinh、bwzsuz、fuzlingz、gamcauj、naengmakgam、buenqhah demgya le faexrang caeuq sayinz, cujyau yungh daeuj yw mamx dungx hawnyieg、heiq saek dumz yinxhwnj siuvaq mbouj ndei、mbouj ngah gwn doxgaiq、saeknaj reuq henj、saeksiengq rueg、couh fwd daengj bingh.

Hoeng ndaw boiqfueng aeu yanghsah yangjveivanz haenx cix dem miz makdoengj oiq hawq、houbuz、yanghfu、makga hau、hozyangh daengj ywdoj, gyagiengz gij gunghyau hingzgi、raeuj ndaw、vadumz, beij yanghsah luzginhvanz gij ywsingq de engqgya raeujhuj di ndeu, habyungh youq yw mamx dungx hawcaep yinxhwnj siuvaq mbouj ndei、aendungx mbouj onj roxnaeuz inndumj、wij raemxsoemj、nwngq daengj binghyiengh.

Linghvaih, mwh youz dungx mamx hawcaep yinxhwnj rubmyaiz wij raemxsoemj, gwn yanghsah yangjveivanz ndaej aeu raemx hing daeuj soengq gwn, ndaej miz gij gunghyau gyagiengz gyangq nyig dingz rueg.

“老胃病”患者如何选中成药？
Boux ciengzseiz dungxin baenzlawz genj yungh Cunghcwngzyoz?

随着年龄的增长，很多人不经意间已经被“老胃病”盯上了。要想和老胃病“相安无事”，根据下列症状，对症下药是必要的前提。

（1）吃完饭胃胀。老觉得肚子有点胀，或者经常隐隐作痛；吃完饭症状加重，总是没胃口，打不起精神；舌质淡，边缘有齿痕。这种老胃病就属于脾胃气虚型，可选用香砂六君丸或补中益气丸，健脾益气。

（2）一受凉就胃痛。很多脾胃气虚型老胃病患者劳累或受凉后也会胃胀胃痛，还经常吐酸水，喝热水或捂着肚子会觉得舒服些。这些症状说明已经发展成了脾胃虚寒型老胃病。常用中成药如香砂养胃丸、附子理中丸等都具有温中和胃的功效。

（3）总饿却不想吃。胃里觉得烧，饿得比别人快，吃得却不多，口干舌红，大便干燥。这些症状说明胃里有虚火，属胃阴不足型，可选择养胃舒胶囊，可以滋阴养胃，治疗因气阴两虚所致的胃热胀痛。

（4）有口臭常恶心。老胃病除了虚证，还会有实证。如果总觉得肚子胀，舌苔黄而厚腻，口苦口臭，还时常恶心想吐，这都是湿热在“作祟”，属于脾胃湿热型，可选择胃热清胶囊，清热解郁。

（5）生气时症状重。中医认为，肝功能不顺畅会影响脾胃，导致肝胃气滞。如果胃病经常在生气、烦躁、郁闷等情绪变化时发作，多属于这种类型。可服用胃苏颗粒、元胡止痛片等具有疏肝和胃、理气止痛作用的中成药。

Riengz nienzgeij bienq laux, haujlai vunz mbouj dawzhaeujrwz gaenq deng “binghdungxin geq” cim dawz lo. Yaek siengj caeuq binghdungxin geq “caez youq mbouj miz saek di saeh”, ciuq gij binghyiengh lajneix, yawj bingh roengz yw dwg gij cenzdiz noix mbouj ndaej.

(1) Gwn haeux sat dungxraeng. Caenh roxnyinh dungx miz di raeng, roxnaeuz ciengzseiz inyebyeb; gwn haeux sat le yienghbingh gya'naek, caenhrox mbouj siengj gwn haeux, mbouj miz saek di cingsaenz; linx cit, henzbien miz rizheuj. Cungj binghdungxin geq neix couh dwg yiengh dungx mamx heiq haw, ndaej genj aeu yanghsah luzginhvanz roxnaeuz bujcungh yizgivanz, cangq mamx ik heiq.

(2) Baez deng liengz couh dungxin. Haujlai boux binghdungxin geq yiengh mamx dungx heiq haw haenx dwgrengz roxnaeuz dwgliengz le hix dungxraeng dungxin, lij ciengzseiz wij raemxsoemj dem, gwn raemxndat roxnaeuz goemq dungx roxnyinh cwxcaih di. Doenghgij binghyiengh neix gangjmingz gaenq fat baenz binghdungxin geq yiengh mamx dungx haw nit. Ciengz gwn cunghcwngzyoz lumjbaenz yanghsah yangjveivanz、fuswj lijcunghvanz daengj cungj ndaej miz gij gunghyau raeuj ndaw huz dungx.

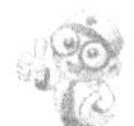

(3) Caenh iek cix mbouj siengj gwn. Ndaw dungx roxnyinh myieg, iek ndaej beij bouxwnq vaiq, gwn ndaej cix mbouj lai, bak hawq linx hoengz, haex hawqsauj. Gij bingh neix gangjmingz ndawdungx miz hujhaw, dwg bingh dungx yaem mbouj cuk, ndaej genj yangjveisuh gyauhnangz daeuj gwn, ndaej nyinh yaem ciengx dungx, yw aenvih heiq yaem song haw cauhbaenz dungx huj bongz in.

(4) Miz bak haeu ciengzseiz rubmyaiz. Bingh dungxin geq cawz liux hawcwngq, lij miz saedcwngq dem. Danghnaeuz caenh roxnyinh dungxraeng, ngawhlinx henj lij na nywnx, bak haemz bak haeu, lij ciengzseiz rubmyaiz siengj rueg, neix cungj dwg caephuj "loenghgveij", gvihaeuj binghyiengh dungxmamx caephuj, ndaej genj veiyezcingh gyauhnangz, siu huj gej nyap.

(5) Mwh fatheiq bingh lai naek. Ywdoj nyinhnaeuz, daep goengnaengz mbouj swnh couh yingjyangj dungx mamx, yinxhwnj daep dungx heiq cwk. Danghnaeuz binghdungxin ciengzseiz youq mwh fatheiq、nyapnyuk、simnyap daengj simcingz bienqvaq baenzbingh, dingzlai gvihaeuj cungj bingh neix. Ndaej gwn veisuhgohliz、yenzhuz cijdungben daengj doenghgij cunghcwngzyoz miz gij cozyung so daep huz dungx、leix heiq dingz in haenx.

治疗失眠的中成药有哪些?

Miz gijlawz ywcunghcwngzyoz yw ninz mbouj ndaek?

目前，可用于治疗失眠的药物种类繁多。临床实践证实，失眠患者若能在辨证施治理论的指导下选用一些养心类中成药进行治疗，可取得很好的效果，而且不会出现严重的不良反应。那么，哪些中成药可治疗失眠呢?

(1) 天王补心丹。患者若出现健忘、心里发慌、手脚心发热、舌质红、舌尖生疮等阴虚血少的症状，可选用天王补心丹。此药具有滋阴泻火、养心安神的功效。用法：每次服 9 克，每日早、晚各服 1 次。

(2) 朱砂安神丸。患者若出现多梦、精神抑郁、心烦，甚至心神不宁、坐立不安等心火上炎、耗灼阴血的症状，可选用朱砂安神丸进行治疗。此药具有清心养血、镇惊安神的功效。用法：每次服 9 克（小蜜丸），每日早、晚各服 1 次。

(3) 安神补心丸（或胶囊）。患者若出现入睡困难、多梦易醒、心悸心烦、咽干口燥、盗汗、耳鸣、头晕等症状，可选用安神补心丸（或胶囊）进行治疗。此药具有养心安神的功效。用法：每次服 2 克（丸），每日服 3 次。

(4) 牛黄清心丸。患者若出现头目昏沉、心烦、小便黄、舌质红等心火偏盛的症状，可选用牛黄清心丸进行治疗。此药具有清心化痰、镇惊祛风的功效。用法：每次服 1 丸（每丸重 3 克），每日服 1 次。

(5) 逍遥丸。患者的失眠若常在情绪紧张或生气后发作，可选用逍遥丸进行治疗。此药具有舒肝健脾、健脾养血的功效。用法：每次服 8 丸（浓缩丸），每日服 3 次。

(6) 越鞠保和丸。患者若出现多梦、早上醒来时总感觉特别累、胃口不好、舌苔厚腻等症状，可选用越鞠保和丸进行治疗。此药具有扶脾开郁、行气消食、清热化痰的功效。用法：每次服 6 克，每日服 2 次或 3 次。有些失眠患者经常在临睡前喝一些牛奶，目的是改善睡眠质量。但如果出现胃口不好、舌苔厚腻等湿热内滞脾胃的症状，就不要在睡觉前喝牛奶了，以免增加胃肠道的负担，使病情加重。

（7）解郁安神颗粒。失眠患者若出现入睡困难、多梦、睡后易醒、心烦、健忘、胸闷、抑郁寡欢等症状，可选用解郁安神颗粒进行治疗。此药具有舒肝解郁、安神定志的功效。用法：每次服 5 克，每日服 2 次。

（8）左归丸。失眠患者若出现腰酸腿软、精神萎靡、失眠健忘、眼花、耳鸣、脱发等肾阴虚的症状，可选用左归丸进行治疗。此药具有益气补血、滋阴补肾的功效。用法：每次服 9 克，每日睡前服 1 次。

（9）人参归脾丸。失眠患者若出现记忆力下降、乏力、舌质淡等气血亏虚的症状，可选用人参归脾丸进行治疗。此药具有益气补血、健脾养心的功效。用法：每次服 9 克，每日早、晚各服 1 次。

（10）七叶安神片。失眠患者若经常出现胸闷、心悸的症状，可选用七叶安神片进行治疗。此药具有活血安神的功效。用法：每次服 50～100 毫克，每日服 3 次，饭后服用。此类失眠患者若同时患有冠心病，可加服血府逐瘀口服液（或胶囊）。此药具有活血化瘀、行气止痛的功效。用法：口服液每次服 10 毫升，每日服 3 次；胶囊每次服 6 粒，每日服 2 次。

Seizneix，gij yw ndaej yungh daeuj yw ninz mbouj ndaek haenx cungjloih gig lai. Linzcangz sizcenj cingqsaed，boux baenzbingh ninz mbouj ndaek，danghnaeuz ndaej youq nyinh cingcuj daeuj yw lijlun cijdauj lajde genj yungh di yw ciengx sim cunghcwngzyou ndeu daeuj yw，yaugoj gig ndei，caemhcaiq mbouj deng miz gij fanjying mbouj ndei yiemzcung de. Baenzneix，gij yw cunghcwngzyoz lawz ndaej yw ninz mbouj ndaek ne?

（1）Denhvangz bujsinhdanh. Bouxbingh danghnaeuz raen lumzlangh、ndaw sim vueng、angjdin angjfwngz fatndat、diuzlinx hoengz、byailinx baenzbaez daengj binghyiengh gij yaem haw lwed noix，ndaej genjyungh denhvangz bujsinhdanh. Gij yw neix ndaej nyinh yaem siu huj、ciengx sim onj saenz. Yunghfap：Moix baez gwn 9 gwz，moix ngoenz haet、haemh gak gwn baez ndeu.

（2）Cuhsah anhsinzvanz. Bouxbingh danghnaeuz miz fangzhwnzloq lai、cingsaenz hanhhaed nyapnyuk、simnyap，caemhcaiq sim saenz mbouj onj、naengh ndwn mbouj onj daengj gij binghyiengh hawhuj hwnjdaeuj、raemx lwed hauqsied youqgaenj，ndaej genj yungh cuhsah anhsinzvanz bae yw. Gij yw neix ndaej cing sim ciengx lwed、dingh linj onj saenz. Yunghfap：Moix baez gwn 9 gwz（ywyienz dangzrwi iq），moix ngoenz haet、haemh gak gwn baez ndeu.

（3）Anhsinz bujsinhvanz（roxnaeuz gyauhnangz）. Bouxbingh danghnaeuz raen hoj ninz、lai loq yungzheih singj、simlinj simfanz、hozhawq baksauj、ok hanh heu、rwzokrumz、gyaeujngunh daengj binghyiengh，ndaej genjyungh anhsinz bujsinhvanz

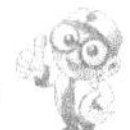

(roxnaeuz gyauhnangz) daeuj yw. Gij yw neix ndaej ciengx sim onj saenz. Yunghfap: Moix baez gwn 2 gwz (yienz), moix ngoenz gwn 3 baez.

(4) Ywyienz niuzvangz cinghsinhvanz. Bouxbingh danghnaeuz raen miz gyaeujngunh da naek、simnyap、nyouh henj、diuzlinx hoengz daengj sim huj bien vuengh doengh cungj binghyiengh neix, ndaej yungh niuzvangz cinghsinhvanz daeuj yw. Gij yw neix ndaej cing sim vaq myaiz、dingh linj cawz fung. Yunghfap: Moix baez gwn 1 yienz (moix yienz naek 3 gwz), moix ngoenz gwn baez ndeu.

(5) Siuhyauzvanz. Bouxbingh ninz mbouj ndaek langh ciengzseiz youq mwh simcingz gaenjcieng roxnaeuz ndatheiq le cij deng bingh, ndaej genjyungh siuhyauzvaz daeuj yw bingh. Gij yw neix ndaej soeng daep cangq mamx、cangq mamx ciengx lwed. Yunghfap: Moix baez gwn 8 yienz (yienz noengzsuk), Moix ngoenz gwn 3 baez.

(6) Yezgiz baujhozvanz. Bouxbingh danghnaeuz raen miz fangzhwnzloq lai、gyanghaet singj gvaqdaeuj cungj roxnyinh daegbied baeg、mbouj ngah gwn、ngawhlinx na nywnx daengj binghyiengh, ndaej yungh yezgiz baujhozvanz daeuj yw bingh. Gij yw neix ndaej fuz mamx siu nyap、byaij heiq siu gwn、siu huj vaq myaiz. Yunghfap: Moix baez gwn 6 gwz, moix ngoenz gwn 2 baez roxnaeuz 3 baez. Mbangj boux ninz mbouj ndaek haenx ciengzseiz youq mwh yaek ninz couh gwn saek di cijvaiz, muzdiz dwg siengj ninz ndaej haemq ndei. Hoeng danghnaeuz raen mbouj ngah gwn、ngawhlinx na nywnx daengj doengh cungj bingh caep huj youq ndaw dungx neix, couh gaej youq mwh yaek ninz gwn cijvaiz lo, mienxndaej dungxsaej engqgya mbouj onj, hawj bingh gya'naek.

(7) Gaijyianhsinz gohliz. Boux baenzbingh ninz mbouj ndaek, danghnaeuz raen de hoj ninz、loq lai、ninz le yungzheih singj、simnyap、lumzlangh、aekoem、nyaenxheiq simnyap daengj binghyiengh, ndaej genj aeu gaijyianhsinz gohliz bae yw. Gij yw neix ndaej soeng daep gej nyap、onj saenz dingh ceiq. Yunghfap: Moix baez gwn 5 gwz, moix ngoenz gwn 2 baez.

(8) Cojgveihvanz. Boux baenzbingh ninz mbouj ndaek langh raen gij binghyiengh hwet naet ga unq、cingsaenz naiqnuek、ninz mbouj ndaek ak lumz、daraiz、rwzokrumz、byoem loenq daengj mak yaemhaw, ndaej genjyungh cojgveihvanz daeuj yw bingh. Gij yw neix ik heiq bouj lwed、nyinh yaem bouj mak. Yunghfap: Moix baez gwn 9 gwz, moix ngoenz ninz gaxgonq gwn baez ndeu.

(9) Yinzsinh gveihbizvanz. Boux baenzbingh ninz mbouj ndaek danghnaeuz raen mbouj ak geiq、mbouj miz rengz、diuzlinx cit daengj heiqlwed sied haw, ndaej genj aeu yinzsinh gveihbizvanz daeuj yw. Gij yw neix ndaej ik heiq bouj lwed、cangq mamx ciengx sim. Yunghfap: Moix baez gwn 9 gwz, moix ngoenz haet、haemh gak gwn baez ndeu.

(10) Cizyez anhsinzben. Boux baenzbingh ninz mbouj ndaek langh ciengzseiz raen miz gij binghyiengh aek oem、sim linj, ndaej genjyungh cizyez anhsinzben daeuj ywbingh. Gij yw neix ndaej vued lwed onj saenz. Yunghfap: Moix baez gwn 50～100 hauzgwz, moix ngoenz gwn 3 baez, gwn haeux le cij gwn yw. Cungj vunz ninz mbouj

ndaek neix danghnaeuz doengzseiz miz gvanhsinhbing, ndaej gya gwn raemxyw hezfujcuzyih (roxnaeuz gyauhnangz). Gij yw neix ndaej vued lwed siu cwk、hengz heiq dingz dot. Yunghfap: Moix baez gwn 10 hauzswngh, moix ngoenz gwn 3 baez; gyauhnangz moix baez gwn 6 naed, moix ngoenz gwn 2 baez.

治疗妇女痛经的常用药有哪些?
Miz gijlawz ywciengzyungh yw mehmbwk dawzsaeg in?

痛经是妇科常见病与多发病，多见于未婚未育妇女，病因主要是月经期子宫内膜产生和释放前列腺素增加，引起子宫异常活动而疼痛，也由于白三烯生物合成增加或加压素水平升高，引起子宫肌肉强烈收缩所致。

药物治疗以对症为主，下面简述一些老药新用防治痛经。

(1) 维生素 K_3。月经来潮开始腹痛时予以 1 次肌注维生素 K_3 4 毫克，用维生素 K_4 可在月经前 3 日开始口服，每次 4 毫克，每日 3 次，用药 7 日，可收到满意效果。维生素 K_3 疗效明显高于维生素 K_4，使用维生素 K_3 的显效率为 55%，有效率为 94%，维生素 K_3 治疗痛经的疗效，明显高于其他治疗痛经的药物。

(2) 维生素 B_6。为缓解子宫平滑肌痉挛而减轻疼痛可选服维生素 B_6，每次 200 毫克，每日 3 次，可促使钾离子进入子宫肌细胞，减少疼痛。

(3) 谷维素。精神紧张而使疼痛加剧者可口服此药，每次 10 毫克，每日 3 次。

(4) 妇科千金片。治疗气滞血瘀型原发性痛经，经前 4～5 日开始口服本品，至月经来潮后 2 日，每次 5 片，每日 3 次，总有效率为 93.2%。本品可改善月经状况，使经量、经色趋于正常，经血中的血块减少。

(5) 速效救心丸。口含此药，每次 5 粒，每日 3 次，经前 5 日开始，经净停服，连服 2 个月，1 个月经周期为 1 个疗程，总有效率达 94%。应用此药治疗痛经，效果显著。

(6) 生化丸 (颗粒)。口服生化颗粒，每次 1 袋，每日 3 次，开水冲服，于月经来潮前 5 日开始服至月经净停止，2 个月经周期为 1 个疗程，总有效率为 95%。

(7) 桂枝茯苓丸。口服，每次 6 粒，每日 3 次，饭后温开水送服，经前 5 日开始服用至经净为 1 个疗程，总有效率为 97.8%。

(8) 复方益母口服液。口服，每次 20 毫升，每日 2 次，连服 7 日。具有活血行气、化瘀止痛的功效，可用于治疗气滞血瘀所致的痛经。

Dawzsaeg in dwg fugoh bingh ciengz raen caeuq bingh lai fat, dingzlai raen youq laeng boux mehmbwk caengz baenzgya caengz seng, binghgoek dingzlai dwg mwh dawzsaeg rongzva baihndaw gij i de canjseng caeuq cuengqok cenzlezsensu demgya, yinxhwnj rongzva hozdung mbouj cingqciengz cij in'dot, hix aenvih bwzsanhhih swnghvuz habbaenz demgya roxnaeuz gyahyazsu suijbingz swngsang, yinxhwnj rongzva sousuk youqgaenj cauhbaenz.

Yw ywbingh yaek yawj bingh genj yw, baihlaj genjdanh gangj di yw gaeuq saen

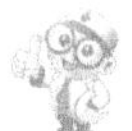

yungh daeuj fuengzyw dawzsaeg in.

(1) Veizswnghsu K_3. Youq mwh dawzsaeg hainduj famhdungx in couh aeu veizswnghsu K_3 4 hauzgwz daeuj daj cim ndeu, yungh veizswnghsu K_4 ndaej youq dawzsaeg daeuj 3 ngoenz gonq hainduj gwn, moix baez 4 hauzgwz, moix ngoenz 3 baez, yungh yw 7 ngoenz, ndaej sou daengz gij yaugoj habhoz. Veizswnghsu K_3 ywbingh yaugoj yienhda sang gvaq veizswnghsu K_4, sawjyungh veizswnghsu K_3 gij biujyienh yauliz de dwg 55%, youjyauqliz dwg 94%, gij ywbingh yaugoj aeu veizswnghsu K_3 yw dawzsaeg in de, yienhda sang gvaq gij yw wnq ywbingh dawzsaeg in.

(2) Veizswnghsu B_6. Vih hoizsoeng rongzva bingzvazgih cougaen cix gemjmbaeu gij in'dot de ndaej genj gwn veizswnghsu B_6, moix baez 200 hauzgwz, moix ngoenz 3 baez, ndaej coisawj gyazlizswj haeuj ndaw sibauh rongzva bae, gemjnoix in'dot.

(3) Guzveizsu. Boux cingsaenz gaenjcieng cix sawj in'dot gya'naek de couh ndaej gwn gij yw neix, moix baez 10 hauzgwz, moix ngoenz 3 baez.

(4) Fugoh cenhginhben. Yw heiqgwx lwedcwk yenzfazsing dawzsaeg in, dawzsaeg 4~5 ngoenz gaxgonq hainduj gwn cungj yw neix, daengz dawzsaeg daeuj ndaej 2 ngoenz le, moix baez 5 benq, moix ngoenz 3 baez, cienzbouh youjyauliz dwg 93.2%. Gij yw neix ndaej gaijndei dawzsaeg doenghgij mbouj ndei de, sawj dawzsaeg liengh、dawzsaeg saeklwed cugciemh bienq ndei, gij lwedngauq ndaw dawzsaeg lwed gemjnoix.

(5) Suzyau giusinhvanz. Bak hamz cungj yw neix, moix baez 5 naed, moix ngoenz 3 baez, dawzsaeg yaek daeuj 5 ngoenz gonq hainduj, dawzsaeg cenghseuq dingz gwn, lienzdaemh gwn 2 ndwen, 1 aen dawzsaeg couhgiz dwg 1 aen liuzcwngz, cienzbouh youjyauliz ndaej daengz 94%. Yungh cungj yw neix yw dawzsaeg, yaugoj gig ndei.

(6) Swnghvavanz (naed). Bak gwn baenznaed ywswnghva, moix baez 1 daeh, ngoenz 3 baez, raemxgoenj raeuj cung gwn, dawzsaeg daeuj 5 ngoenz gonq hainduj gwn daengz dawzsaeg cenghseuq dingz gwn, 2 ndwen dawzsaeg couhgiz dwg aen liuzcwngz ndeu, cienzbouh youjyauliz dwg 95%.

(7) Gveicih fuzlingzvanz. Bak gwn, moix baez 6 naed, moix ngoenz 3 baez, gwn haeux le raemxgoenj raeuj soengq gwn, dawzsaeg daeuj 5 ngoenz gonq hainduj gwn daengz dawzsaeg cenghseuq dwg aen liuzcwngz ndeu, cienzbouh youjyauliz dwg 97.8%.

(8) Fuzfangh yizmuj goujfuzyiz. Bak gwn, moix baez 20 hauzswngh, moix ngoenz 2 baez, lienz gwn 7 ngoenz. Ndaej sawj lwedvued heiq byaij、vaq cwk dingz in, ndaej yungh daeuj yw gij dawzsaeg youz heiqgwx lwed cwk cauhbaenz.

治疗男性阳痿如何选用中成药?
Yw bouxsai viznyojviz mbouj ndongj baenzlawz genjyungh ywcunghcwngzyoz?

药物治疗阳痿由于疗法简便，费用较低，患者易于接受。目前市场上销售的“壮阳药”的确不少，其中难免“鱼目混珠”，如任意夸大疗效、隐瞒药物成分、违法生产和销售各种“土伟哥”的事情经常发生。

以下介绍几种治阳痿有疗效而且又相对安全的中成药，患者可在医师指导下辨证选用。

（1）男宝胶囊。功效：壮阳补肾。用于治疗肾阳不足引起的性欲淡漠、阳痿滑精、腰腿酸痛、肾囊湿冷及精神萎靡等。每粒装 0.3 克。口服，每次 1～3 粒，每日 2 次，早、晚各 1 次。

（2）参茸三鞭丸。功效：补肾助阳、益气生精。用于治疗肾阳不足、肾阴亏虚引起的阳痿、遗精、两目昏暗、精神疲倦、腰膝无力等。蜜丸每丸重 6 克。口服，每次服 12 克（2 丸），每日 2 次。

（3）龟龄集。功效：固肾补气、强身补脑。主治肾亏阳弱导致的记忆减退、夜梦滑精、阳痿、腰酸腿软、大便溏泻、食欲不振等。胶囊每粒 0.3 克。每次服 0.6 克（2 粒），早饭前 2 小时用淡盐水送服。禁忌：伤风感冒时停服，忌食生冷、刺激性食物。

（4）强阳宝肾丸。功效：补肾壮阳。用于治疗肾阳不足引起的精神疲倦、阳痿遗精、腰酸腿软、腰腹冷痛等。每 100 丸重 6 克。口服，每次服 6 克，每日 2 次。

（5）海马多鞭丸。功效：补肾壮阳、添精增髓。用于治疗气血双亏引起的梦遗滑精、阳痿不举及早泄等。每丸重 0.2 克。口服，每次服 2 克（10 丸），每日 2 次，用黄酒或淡盐水送服。禁忌：高血压患者慎用。

（6）五子衍宗丸（口服液）。功效：补肾益精。用于治疗肾虚腰痛、阳痿不育、遗精早泄等。蜜丸重 9 克；口服液每支 10 毫升。每次服 1 丸，每日 2 次；口服液每次服 5～10 毫升，每日 2 次。

注意：使用中药治疗阳痿，应在有经验医生进行辨证准确基础上指导用药。因为这些药常以药性偏燥、偏热者居多（人参、鹿茸、附子之类）。若滥用峻烈辛燥之品，犹如烈日猛火，更会煎熬真阴，亏虚更甚，可能出现口干、小便黄、心慌出汗、舌红、鼻出血等不良反应。所以，如需试用壮阳中成药，也应严格遵从医嘱，切勿盲目乱服。中成药治疗阳痿，起效较慢，一般半个月为 1 个疗程，如遇立竿见影药效的，需警惕掺有西地那非等西药成分，长期服用这种假药对身体有较大危害。

Aeu yw bae yw vizrwt aenvih ywfap genjdan fuengbienh, yungh ngaenz haemq daemq, vunzbingh yungzheih ciepsouh. Seizneix gwnz hawciengz siugai “yw cangq yiengz” caen mbouj noix, ndawde baenzbaenz miz “govaeng dingj gohaeux”, lumjbaenz seizbienh mauhgangj yw yaugoj、yaemmuenz yw cwngzfwn、famhfap cauhyw caeuq siugai gak cungj “veijgohdoj” gij saehcingz neix ciengzseiz fatseng.

Lajneix gaisau geij cungj cunghcwngzyoz yw viznyoj miz ywbingh yaugoj caemhcaiq haemq ancienz haenx, bouxbingh ndaej youq canghyw cijdauj baihlaj nyinhcingq genjyungh.

(1) Nanzbauj gyauhnangz. Goeng'yauq: Cangq yiengz bouj mak. Yungh daeuj yw makyiengz mbouj cuk yinxhwnj mbouj siengj doxej、vizrwt vazmok、hwet ga unqnaet、rongzraem caepmbaeq caeuq cingsaenz naiqnueknuek daengj. Moix naed cang 0.3 gwz.

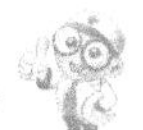

Bak gwn, moix baez 1～3 naed, moix ngoenz 2 baez, haet、haemh gak 1 baez.

(2) Sinhyungz sanhbenhvanz. Goeng'yauq: Ndaej bouj mak bang yiengz、ik heiq seng mok. Yungh daeuj yw makyiengz mbouj cuk、mak yaem sied haw yinxhwnj vizrwt、laeuh mok、song da laepfuemx、cingsaenz naetnaiq、hwet ga mbouj miz rengz daengj. Ywyienzdangzrwi moix yienz naek 6 gwz. Bak gwn, moix baez gwn 12 gwz (2 yienz), moix ngoenz gwn 2 baez.

(3) Gveihlingzciz. Goeng'yauq: Maenh mak bouj heiq、giengz ndang bouj uk. Cujyau yw mak haw yiengz nyieg cauhbaenz mbouj ak geiq、haemh loq laeuh mok、vizrwt、hwet in ga unq、haexsiq、dungxraeng daengj. Gyauhnangz moix naed 0.3 gwz. Moix baez gwn 0.6 gwz (2 naed), gwn haeuxromh 2 diemjcung gaxgonq aeu raemxgyu cit soengq gwn. Geih: Mwh siengfung dwgliengz dingz gwn, geih gwn gijgwn ndip gyoet、gijgwn miz giksingq de.

(4) Gyangzyangz baujsinvanz. Goeng'yauq: Ndaej bouj mak cangq yiengz. Yungh daeuj yw mak yiengz mbouj cuk yinxhwnj cingsaenz naiqnuek、vizrwt laeuh mok、hwet in ga unq、hwet dungx gyoet in daengj. Moix 100 yienz naek 6 gwz. Bak gwn, Moix baez gwn 6 gwz, moix ngoenz gwn 2 baez.

(5) Haijmaj dohbenhvanz. Goeng'yauq: Bouj mak cangq yiengz、dem mok dem ngviz. Yungh daeuj yw heiq lwed song sied yinxhwnj loq laeuh vaz mok、vizrwt mbouj gingz caeuq set caeux daengj. Moix yienz naek 0.2 gwz. Bak gwn, moix baez gwn 2 gwz (10 yienz), moix ngoenz 2 baez, yungh laeujhenj roxnaeuz raemxgyu cit soengq gwn. Gimqgeih: Boux baenz hezyaz sang siujsim yungh.

(6) Vujswj yenjcunghvanz (ywraemx gwn). Goeng'yauq: Bouj mak ik mok. Yungh daeuj ywbingh mak haw hwet in、viznyoj maen、laeuh mok set caeux daengj. Ywyienzdangzrwi naek 9 gwz; ywraemx gwn moix ci 10 hauzswngh. It baez gwn 1 yienz, moix ngoenz gwn 2 baez; ywraemx moix baez gwn 5 daengz 10 hauzswngh, moix ngoenz 2 baez.

Haeujsim: Aeu ywdoj daeuj yw vizrwt, wngdang youq canghyw miz gingniemh daeuj nyinhcingq cingsuj le cijdauj yungh yw. Aenvih doenghgij yw neix ciengzseiz aeu ywsing bien sauj、cungj bien huj ceiq lai (yinzsinh、loegyungz、fuswj doenghgij neix). Langh luenh yungh gij doxgaiq haenqmengx sinhuj hawqsauj, couh lumj ndit genq feiz haenq nei, couh engq rox baekcienq caen yaem, sied haw engq youqgaenj, aiq ok bak sauj、nyouh henj、sim vueng ok hanh、linx hoengz、ndaeng oklwed daengj fanjwngq mbouj ndei. Ndigah, danghnaeuz aeu sawq yungh cunghcwngzyoz cangq yienqz de, hix wnggai yiemzgwz ciuq vahdaengq canghyw bae yungh yw, ciengeiz gaej luenh gwn. Aeu yw cunghcwngzyoz daeuj yw vizrwt, mizyauq haemq menh, itbuen buenq ndwen guh aen liuzcwngz ndeu, danghnaeuz bungz daengz gij yw mizyauq gig vaiq, aeu singjgaeh cab miz sihdi nazfeih daengj doenghgij cwngzfwn sihyoz haenx, ciengzgeiz gwn cungj ywgyaj neix doiq ndangdaej miz sienghaih haemq daih.

安宫牛黄丸是不是越贵越好？
Anhgungh niuzvangzvanz dwg mbouj dwg yied bengz yied ndei?

安宫牛黄丸是我国传统药物中最负盛名的急症用药，主要功用为清热开窍、豁痰解毒，用于治疗温热病热陷心包、中风昏迷、小儿惊厥等。但它并非是包治百病的神药，在使用过程中，应避免以下误区。

误区一：包治中风。安宫牛黄丸具有清热解毒、豁痰开窍的功效，属于中药里的凉开之剂，适用于中风闭证中的阳闭（面色红、喉中有痰、大便不通、舌红、苔黄腻等），而不适用于阴闭证，更不能用于中风脱证，对风中经络、中风后遗症的病人亦毫无疗效，误用甚至可导致病情加重或危及生命。因此，安宫牛黄丸并不是包治一切中风昏迷病人的“神药”。

误区二：长期服用。安宫牛黄丸是处方药，只能作为一种发生中风、高热昏厥时的急救药，如果把它当作保健品长期服用来预防中风，是有一定的风险的，其中所含的中药朱砂、雄黄，均有毒，过量久服会对肝肾功能造成损害。要预防中风的发生，主要是对高血压、高血脂、冠心病、糖尿病等原发病进行积极治疗，而不可擅自长期服用安宫牛黄丸。

误区三：越贵越好。安宫牛黄丸的有效成分之一野生犀牛角已被明令禁止用于制药原料，目前犀牛角粉被水牛角的浓缩粉替代。但仍有不少人认为，犀牛角制作的安宫牛黄丸药效更好。这也是安宫牛黄丸被一度爆炒到万元天价的原因。事实上，近 20 年的临床使用证明，水牛角入药制成的安宫牛黄丸疗效并未打折扣。目前，北京同仁堂制药厂生产的安宫牛黄丸最贵的也仅 300 多元 1 粒。因此，安宫牛黄丸并非越贵越好。

误区四：越陈越好。任何中药都有保质期，虽然安宫牛黄丸是用蜡丸封制的，但是其有效期也仅为 48 个月，一旦超过保质期，就会出现颜色变化、有效成分降低，逐渐失去疗效，变成劣药，服用后无法保证疗效甚至损害人体健康。

Anhgungh niuzvangzvanz dwg gij ywgouqgip ndaw yw conzdungj guek raeuz ceiq mizmingz haenx, dingzlai goengyungh dwg siu huj doeng ndaeng、cawz myaiz gej doeg, yungh youq yw binghraeujndat hujdaih simbau、mauhfung maezmuenh、lwgnyez nohndat muenhlaemx daengj. Hoeng de mbouj dwg gij ywsien bau yw bak bingh, youq mwh sawjyungh, wngdang baexmienx doenghgij loengloek lajneix.

Yawjfap loengloek it: Bauyw mauhfung. Anhgungh niuzvangzvanz ndaej siu ndat gej doeg、cawz myaiz doeng saek, dwg gij yw liengz hai ndaw ywdoj, habyungh youq mauhfung haepcwngq ndaw de cungj yiengzhaep (naj hoengz、ndaw hoz miz myaiz、haex mbouj doeng、linx hoengz、ngawhlinx henj wen daengj), mbouj hab yungh yaemhaepcwngq, engq mbouj ndaej yungh youq mauhfung duetcwngq, doiq boux funghcungh megloh、deng mauhfung le louz miz bingh hix mbouj miz saek di ywbingh yaugoj, loek yungh lij ndaej cauhbaenz bingh gya'naek roxnaeuz haih daengz sengmingh.

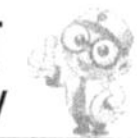

Ndigah，gij anhgungh niuzvangzvanz bingq mbouj dwg “ywsien” bau yw sojmiz gij vunzbingh mauhfung muenhlaemx haenx.

Yawjfap loengloek ngeih：Ciengzgeiz gwn. Anhgungh niuzvangzvanz dwg danyw，cijnaengz dangguh cungj ywgipgouq mwh fatseng mauhfung、nohndat raixcaix ngunhlaemx ndeu，danghnaeuz dawz de dangguh gij doxgaiq bauj ndangcangq ciengzgeiz gwn daeuj fuengzre mauhfung，miz itdingh fungyiemj，ndawde hamz miz ywdoj sahoengz、yungzvuengz，cungj miz doeg，gwn lai gwn nanz ndaej doiq aen daep mak gunghnwngz cauhbaenz sonjhaih. Yaek fuengzre deng mauhfung，cujyau dwg doiq hezyaz sang、lauzlwed sang、binghsimdaeuz、binghnyouhdiemz daengj gij yenzfazbing guh cizgiz yw bingh，cix mbouj ndaej gag ciengzgeiz gwn anhgungh niuzvangzvanz.

Yawjfap loengloek sam：Yied bengz yied ndei. Anhgungh niuzvangzvanz gij miz cwngzfwn ndeu gok sihniuz gaenq deng mingzbeg roengzlingh gimqhaed yungh daeuj cauh yw，seizneix，mba gok sihniuz deng gij mba noengzsuk gok vaiz dingjlawh. Hoeng lij miz mbouj noix vunz nyinhnaeuz，gij anhgungh niuzvangzvanz aeu gok sihniuz guhbaenz haenx yaugoj engq ndei. Gijneix hix dwg gij goek anhgungh niuzvangzvanz deng miz mboengq ndeu baucauj daengz fanh maenz gyaq mbwn. Saedsaeh dwg，gij linzcangz sawjyungh gaenh 20 bi haenx cwngmingz，gij ywyauq anhgungh niuzvangzvanz aeu gokvaiz guh yw cauhbaenz de mboujcaengz dajciet. Seizneix，Bwzgingh Dungzyinzdangz Ciyozcangj guh gij yw anhgungh niuzvangzvanz ceiq bengz de hix ngamq 300 lai maenz 1 naed. Vihneix，anhgungh nohvaizvanz mboujdwg yied bengz yied ndei.

Yawjfap loengloek seiq：Yied gaeuq yied ndei. Sojmiz ywdoj cungj miz baujcizgiz，yienznaeuz gij anhgungh niuzvangzvanz dwg yungh lab fung baenz，hoeng gij geizhanh mizyauq de hix ngamq dwg 48 ndwen，baez mauhgvaq baujcizgiz，couh yaek raen nganzsaek bienqvaq、mizyauq cwngzfwn mbouj ndei，cugciemh mbouj miz ywbingh yaugoj，bienqbaenz ywrwix，gwn le mbouj ndaej baujcwng ywyauq engqlij sonjhaih ndang vunz gengangh dem.

服用双黄连口服液应忌口吗？
Gwn sanghvangzlenz goujfuzyiz hab caibak lwi？

对于因外感风热引起的感冒，服用双黄连口服液十分适宜。该药具有疏风解表、清热解毒的功效，临床上用于治疗有发热、咽痛、咳嗽症状的上呼吸道感染、扁桃体炎、肺炎等病症。双黄连制剂服用也很方便，有口服的片剂、胶囊、颗粒、液体，外用的栓剂，还有注射液，可以根据具体情况选用。

由于双黄连药性寒凉，就只能用于风热感冒，而不适用于风寒感冒，并且在服用该药之时不宜与生姜、大蒜等食物同吃。这是因为生姜、大蒜等属于辛温之物，与双黄连的药性正相反，一起吃会降低双黄连的药性功能，使疗效大打折扣。

Doiq dwgliengz aenvih roggamj funghuj cauhbaenz haenx, gwn sanghvangzlenz goujfuzyiz gig habngamj. Gij yw neix ndaej siu fung gej biuj、siu huj gej doeg, youq gwnz linzcangz yungh daeuj yw gij bingh fatndat、conghhoz in、baihgwnz saidiemheiq binghlah deng ae、benjdauzdij in、feiyenz daengj. Sanghvangzlenz gwn hix fuengbienh, gij ywgwn miz ywnaed、gyauhnangz、naedfaenj、ywraemx, gij ywcaet baihrog yungh de, lij miz ywraemx dajcim, ndaej ciuq gidij cingzgvang senj yungh.

Aenvih sanghvangzlenz ywsingq nitliengz, couh cijndaej yungh youq funghuj dwgliengz, mbouj hab yungh youq mwh fungnit dwgliengz, caemhcaiq youq mwh gwn yw de mbouj hab caeuq hingndip、gyaeujsuenq daengj gijgwn caez gwn. Neix dwg aenvih gij hingndip、gyaeujsuenq daengj doxgaiq gig raeuj, caeuq gij yw ndaw sanghvangzlenz cingq doxfanj, itheij gwn couh gyangqdaemq gij ywsingq gunghnwngz sanghvangzlenz, sawj gij yaugoj de saet bae dingz ndeu.

如何正确使用正骨水？

Baenzlawz yungh cingguzsuij cij deng?

正骨水是一种用于治疗跌打扭伤的老药，由九龙川、木香、海风藤、䗪虫（土鳖虫）、香加皮等 24 味中药制成，具有祛风湿、强筋骨、行气活血、消肿止痛、舒筋活络的功效。正骨水常用于治疗早中期的急性肌肉、软组织损伤。慢性软组织损伤患者不宜使用此药，而应选用温通性强的油膏类药物进行治疗，如红花油、活络油等。

正骨水具有消除肌肉疲劳的功效。剧烈运动前后涂抹正骨水，可预防肌肉拉伤，消除运动后的肌肉疲劳感。患有风湿、骨关节炎或在工作、运动后出现疲乏、肌肉酸痛的人，若是在浴缸的水里倒入少量的正骨水进行药浴，可迅速缓解各种不适症状。

需要注意的是，正骨水属于刺激性较强的外用药，因此不宜长时间、大面积地在皮肤上使用。在使用此药后若出现瘙痒、起疹等情况，应立即停用。属于过敏体质的人在使用正骨水前，最好将其喷在前臂内侧小范围的皮肤上进行试用。

骨折、关节脱位患者可使用正骨水进行辅助治疗。方法是将棉垫用此药液浸透，敷在患处，每日敷 2 次或 3 次，每次敷 1 小时。在用正骨水进行湿敷后，不可将患处包扎起来，以免患处皮肤因血液循环障碍而出现水泡。

如果患处有皮肤破损，应将正骨水涂抹在伤口周围，不要直接抹到伤口上。切忌口服或涂抹在眼睛、口腔黏膜等部位。儿童的皮肤娇嫩，在使用正骨水时应酌情减少药量和敷药的时间。成年人在使用此药时也应掌握好用量，以免因用药过多而引起皮炎。孕妇，处于经期、哺乳期的女性应禁用正骨水。

Raemxyw cingguzsuij dwg cungj ywgeq aeu daeuj yw laemx dub niujsieng ndeu. Youz giujlungzconh、muzyangh、haijfunghdwngz、non（noundujbeh）、yanghgyahbiz daengj 24 cungj cunghyoz guh baenz, ndaej cawz fungcaep、giengz ndoknyinz、hengz heiq vued lwed、siu foeg dingz in、soeng nyinz vued meg. Raemxyw cingguzsuij ciengz

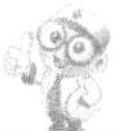

yungh youq yw seiz caeux cung binghgaenj ndangnoh、cujciz unq dengsieng. Boux baenz binghnaiq cujciz unq dengsieng mbouj hab yungh cungj yw neix, wnggai senj yungh gij yw youzgau raeujdoengsingq giengz haenx daeuj yw, lumj youzvahoengz、hozlozyouz daengj.

Raemxyw cingguzsuij ndaej siucawz ndangnoh naetnaiq. Yindung haenq gonqlaeng cat raemxyw cingguzsuij, ndaej yawhfuengz noh ragsieng, siucawz yindung le gij ndangnoh naetnaiq haenx. Boux miz fungcaep、guzgvanhcezyenz roxnaeuz youq gunghcoz、yindung gvaq le raen naetnaiq、ndangnoh gaeknaet, danghnaeuz raix di raemxyw cingguzsuij roengz ndaw gangraemx swiqndang bae cimq raemxyw swiqndang, ndaej vaiqdi hoizsoeng gak cungj mbouj onj.

Gij aeu louzsim de dwg, raemxyw cingguzsuij dwg gij yw rogyungh gik naeng haemq haenq, ndigah mbouj hab yungh yw daiq nanz、yungh yw youq gwnz naengnoh menciz daiq hung. Danghnaeuz sawjyungh cungj yw neix le raen naeng humz、hwnj cimj daengj cingzgvang, wnggai sikhaek dingz yungh. Boux dijciz gominj haenx yungh raemxyw cingguzsuij gaxgonq, ceiq ndei byoq di yw youq byai gen mbiengj baihndaw naengnoh haenx sawq yungh gonq.

Boux deng ndokraek、gvanhcez deng gyoeg ndaej aeu raemxyw cingguzsuij daeuj bangbouj yw. Gij fuengfap de dwg aeu cungj raemxyw neix daeuj cimq dumz demhfaiq, oep youq gizin, moix ngoenz oep 2 baez roxnaeuz 3 baez, moix baez oep aen siujseiz ndeu. Youq mwh aeu cingguzsuij oepmbaeq le, mbouj ndaej dawz gizde duk hwnjdaeuj, lau gizin naengnoh aenvih lwed lae gazngaih le cix hwnj bopraemx.

Danghnaeuz gizin miz naengnoh siengvaih, wnggai dawz raemxyw cingguzsuij led haeuj seiqhenz baksieng bae, gaej cigciep led haeuj baksieng bae. Geiq ndaej gaej gwn roxnaeuz led giz lwgda、nenhmoz aenbak daengj. Naengnoh lwgnyez oiqmbang, youq mwh yungh raemxyw cingguzsuij wnggai aenqliengh gemjnoix ywliengh caeuq oep yw seizgan. Vunzhung youq mwh sawjyungh cungj yw neix hix wnggai gaemndei yunghliengh, mienxndaej aenvih yungh yw daiq lai cix yinxhwnj bizyenz. Mehdaiqndang, mehmbwk youq seiz dawzsaeg、seiz gueng cij haenx wngdang gimq yungh raemxyw cingqguzsuij.

秋季咳嗽如何选用中成药?
Seizcou ae baenzlawz genjyungh ywcunghcwngzyoz?

秋季是支气管炎咳嗽的多发季节，患者可在中医师指导下，根据发病机制和临床表现的不同，通过辨证分型，确立相应的治则，再根据治则选取中成药。

(1) 风寒犯肺型。主要表现为喉痒咳嗽，喘急痰多，痰白而稀，恶寒发热，头痛鼻塞，肢体酸楚，舌质淡，苔薄白，脉浮紧。治宜祛风散寒，宣肺化痰。可选用止咳丸、风寒咳嗽冲剂、参苏片等。

（2）风热袭肺型。主要表现为咳嗽，咽痛喉燥，咳痰不爽，痰黏稠或黄稠，常伴有发热微恶风、头痛肢楚，鼻流浊涕，舌质红，苔薄黄，脉浮数的症状。治宜疏风清热，宣肺化痰。可选用川贝枇杷糖浆、复方四季青片、强力止咳宁胶囊等。

（3）燥热伤肺型。主要表现为干咳无痰，或痰少不易咳出，或见痰中带有血丝，鼻燥咽干，咳甚则胸痛，或有恶寒、身热等表证，舌尖红，苔薄黄，脉数或浮数。治宜辛凉清肺，润燥化痰。可选用清肺润燥合剂、止咳橘红丸、川贝雪梨膏等。

（4）痰湿阻肺型。主要表现为咳嗽痰多，痰白而黏，气短或伴有喘促，胸脘痞闷，纳差腹胀，舌质淡，苔白腻，脉弦滑。治宜燥湿化痰，宣肺止咳。可选用半夏糖浆、慢支紫红丸、痰净片等。

（5）痰热壅肺型。主要表现为咳逆气急，痰多黄稠，不易咳出，胸闷气短，喘促，呼吸困难，咽痛口干，大便秘结，小便短黄，舌质红，苔黄厚，脉滑数。治宜清热宣肺，化痰止咳。可选用二母清肺丸、消炎止咳片、清肺宁嗽丸等。

（6）表寒里热型。主要表现为咳嗽音嘎，咳而不爽，咳引胸痛，痰吐黏稠，喘逆上气、息粗，伴有恶寒鼻塞、口渴咽痛、发热身痛、有汗或无汗，舌质红，苔薄白或黄，脉浮数。治宜清里达表，宣肺泄热。可选用麻杏石甘合剂、通宣理肺丸等。

（7）外寒内饮型。主要表现为咳嗽气喘，喉中痰鸣，痰白多泡沫，无汗恶寒，口不渴或口干不欲饮，身体疼痛而沉重，甚则肢体浮肿，舌质淡，苔白滑，脉弦紧。治宜解表温里，宣肺化饮。可选用中成药复方满山红糖浆、咳喘宁、小青龙合剂等。

（8）肺脾两虚型。主要表现为痰多、痰白或微黄，每遇风寒咳痰或咳喘发作加重，脘痞腹胀，纳差便溏，自汗气短，神疲乏力，易感冒，舌质淡，苔薄白，脉沉细或滑。治宜健脾益气，祛痰止咳。可选用人参保肺丸、理气定喘丸、参贝北瓜膏等。

（9）肺肾两虚型。主要表现为咳嗽吐痰，痰稀色白，时而喘促，动则加剧，面色暗淡，纳差脘痞，形瘦便溏，形寒肢冷，腰膝酸软，舌质淡，苔白滑，脉沉细无力。治宜温肾摄纳，益肺止嗽。可选用七味都气丸、固本咳喘片、金咳息胶囊等。

Seizcou dwg aen gicez cihgi'gvanjyenz ae'ngab lai fat de, bouxbingh ndaej youq canghyw dazyinx laj de, ciuq fatbingh gihci caeuq linzcangz biujyienh mboujdoengz, doenggvaq bencing faenhingz, laebdingh gij ywfap doxhab haenx, caiq ciuq ywfap daeuj genj aeu cunghcwngzyoz.

(1) Yiengh rumz nit famh bwt. Dingzlai ndaejraen hoz humz ae, baeg gaenj myaiz lai, myaiz hau hix saw, lau nit fatndat, gyaeuj dot ndaeng saek, din fwngz gaeknaet, linx cit, ngawhlinx mbang hau, meg feuz gaenj. Ywbingh hab cawz fung sanq nit, so bwt vaq myaiz. Ndaej genjyungh ywyienz dingz ae、funghhanz ae cunghci、sinhsuhben daengj.

(2) Yiengh funghyez caeghoenx bwt. Dingzlai ndaej raen baenzae, ndwnj in hoz sauj, ae myaiz mbouj sangj, myaiz niu gwd rox naeuz henjgwd, ciengz buenx miz nohndat lau rumz、gyaeuj dot fwngzga in, ndaeng rih mug gwd, diuzlinx hoengz, ngawhlinx henj mbang, meg feuz diuq vaiq. Ywbingh hab so rumz siu ndat, so bwt vaq

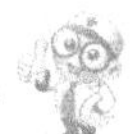

myaiz. Ndaej genjyungh gij conhbei bizbaz dangzcangh、fuzfangh swgi cinghben、gyangzliz cijgwzningz gyauhnangz daengj.

(3) Yiengh sauj ndat sieng bwt. Dingzlai ndaej raen ae hawq mbouj myaiz, roxnaeuz myaiz noix mbouj yungzheih ae okdaeuj, roxnaeuz raen ndaw myaiz daiq miz lwedsei, ndaeng sauj ndwnj hawq. Ae youqgaenj ne aek in, roxnaeuz miz cungj nitnit、ndang hwngq daengj byaujcingq, byailinx hoengz, ngawhlinx mbang henj, meg diuq vaiq roxnaeuz meg fouz diuq vaiq. Ywbingh hab manh liengz siu bwt, nyinh sauj vaq myaiz. Ndaej genjyungh ywraemx cing bwt nyinh sauj hozci、cijgwz gizhungzvanz、conhbei sezlizgauh daengj.

(4) Yiengh myaizniu saek bwt. Dingzlai ndaej raen ae le myaiz lai, myaiz hau cix niu, heiq dinj roxnaeuz buenx miz baeg gaenj, aek saek naeknyap, mbouj ngah gwn dungxraeng, linx cit, ngawhlinx haunywnx, diuzmeg raeuz. Ywbingh hab yw caep vaq myaiz, so bwt dingz ae. Ndaej genjyungh buenqhah dangzcangh、mancih swjhungzvanz、danzcingben daengj.

(5) Yiengh myaiz huj bwt saek. Dingzlai ndaej raen ae nyig heiq gip, myaiz lai henj gwd, hoj ae okdaeuj, aek oem heiq dinj, ae'ngab, diemheiq hojnanz, conghhoz in sauj, haexgaz haexndangj, oknyouh henjdinj, diuzlinx hoengz, ngawhlinx henj na, meg raeuz vaiq. Ywbingh hab siu huj so bwt, vaq myaiz dingz ae. Ndaej genjyungh wmuj cinghfeivanz、siuhyenz cijgwzben、cinghfei ningzgwz-vanz daengj.

(6) Yiengh rog nit ndaw huj. Dingzlai ndaej raen ae yaem ga, ae mbouj sangj, ae le aek in, geg myaiz niu gwd, mwh ae de gaemz heiq mbouj ndaej hwnjdaeuj、diemheiq naek, buenx miz ndang nitnit ndaeng saek、hoz hawq ndwnj in、fatndat ndang ndang in、miz hanh roxnaeuz mbouj miz hanh, linx hoengz, ngawhlinx mbang hau roxnaeuz henj, meg feuz vaiq. Ywbingh hab cing ndaw daengz rog, hab so bwt baiz ndat. Ndaej genjyungh gij yw mazging sizganh hozci、dunghsenh lijfeivanz daengj.

(7) Yiengh rog nit ndaw ndoet. Dingzlai ndaej raen ae'ngab, ndaw hoz miz myaiz yiengjhehe, myaiz hau fugfauz lai, mbouj miz hanh roxnyinh nitnit, mbouj hozhawq roxnaeuz hozhawq mbouj ngah ndoet, ndangdaej indot cix naekcaem, caemhcaiq gen ga foegfouz, linx cit, ngawhlinx hau raeuz, meg ndaet. Ywbingh hab gej biuj raeuj ndaw, so bwt vaq ndoet. Ndaej genjyungh cunghcwngzyoz fukfueng manjsanhhungz dangzgcangh、gwzconjningz、siujcinghlungz hozci daengj.

(8) Yiengh bwt mamx song haw. Dingzlai ndaej raen myaiz lai、myaiz hau roxnaeuz loqhenj, baez bungz daengz rumznit ae mug roxnaeuz ae'ngab fatbingh gya'naek, aek naek dungxbongq, mbouj haengj gwn haexsiq, gag okhanh heiq dinj, saenz naiq mbouj miz rengz, maenh dwgliengz, linx cit, ngawhlinx mbang hau, meg caem saeq roxnaeuz raeuz. Ywbingh hab cangq mamx ik heiq, cawz myaiz dingz ae. Ndaej genj yungh yinzsinh baujfeivanz、lijgi dingconjvanz、sinhbei bwzgvahgauh daengj.

(9) Yiengh bwt mak song haw. Dingzlai ndaej raen baenzae biq myaiz, myaiz saw

saekhau, mizseiz baegfofo, doengh cix gya'naek, saeknaj amq, mbwq gwn dungxraeng, ndang byom haexsiq, ndang caep fwngz ga nit, hwat naet gyaeujhoq unqnaiq, linx damh, ngawhlinx hau raeuz, meg caem saeq mbouj miz rengz. Ywbingh hab raeuj mak supsou, ik bwt dingz ae. Ndaej genj yungh cizvei duhgivanz、gubwnjgwzconjben、gyauhnangz ginjgwzsiz daengj.

咽喉不适用中成药可以调治吗?
Conghhoz mbouj cwxcaih aeu ywcunghcwngzyoz diuzyw ndaej lwi?

秋天气候干燥，气温忽冷忽暖，咽喉炎容易反复发作，出现声音嘶哑、有异物感、咽喉痛、吞咽不适等症状。可根据病因及症状的不同，选用下列中成药治疗。

（1）藏青果冲剂。具有清热利咽、生津润肺的作用，适用于治疗咽痒干咳者。温开水冲服，每次 1 袋，每日 3 次；或用片剂 2～3 片含服，每日 4～6 次。

（2）复方青果冲剂。功擅清热利咽，适用于治疗伴口干舌燥、声音嘶哑或失音之咽喉肿痛者。开水冲服，每次 1 袋（10 克），每日 2～3 次。

（3）清咽丸。具有清热利咽之功，适用于治疗声哑失音者。口服或含化 1 丸（6 克）；或片剂 4～6 片；或滴丸 4～6 粒，每日 2～3 次。

（4）黄氏响声丸。能清热化痰、利咽开音、消肿止痛。适用于治疗急慢性咽喉炎引起的咽喉不利、声音嘶哑者，以及早期声带小结、声带息肉者。每次 20 粒，每日 3 次。

（5）金嗓子喉宝。能疏风清热、解毒消肿、利咽止痛、芳香辟秽。适用于治疗急慢性咽喉炎引起的咽喉肿痛、声音嘶哑和口臭者。含服，每次 1 片，每日 6 次。

（6）西瓜霜润喉片。有消肿止痛之功。适用于治疗咽喉肿痛、声音嘶哑、牙龈肿痛、口舌生疮者。含服，每次 1～2 片，每 2 小时含服 1 次。

（7）复方草珊瑚含片。具有抗菌消炎、止血止痛之效。适用于治疗急慢性咽喉炎、牙龈炎、牙周炎、复发性口疮者。含服，每次 1～2 片，每小时 2～4 片，每日 10～20 片。

Seizcou dienheiq hawqsauj, givwnh fwt nit fwt raeuj, conghhoz in yungzheih fanfoek fatbingh, ndaej raen sing hep、miz doxgaiq saek、conghhoz in、ndwnj mbouj cwxcaih daengj binghyiengh. Ndaej ciuq binghgoek caeuq binghyiengh mbouj doxdoengz, genjaeu gij cungh cwngzyoz lajneix yw.

（1）Cangcinghgoj cunghci. Miz gij cozyung cing huj leih ndwnj、seng raemx nyinh bwt, habyungh youq bouxbingh yw hoz haenz ae sauj. Raemxgoenj raeuj cung gwn, moix baez 1 daeh, moix ngoenz 3 baez; roxnaeuz yungh ywnaed 2～3 naed hamz gwn, moix ngoenz 4～6 baez.

（2）Fuzfangh cinghgoj cunghci. Maenh siu huj leih ndwnj, habyungh youq yw boux buenx miz bak sauj linx hawq、sing hep roxnaeuz sing saet hoz in foeg. Raemxgoenj cung gwn, moix baez 1 daeh (10 gwz), moix ngoenz 2～3 baez.

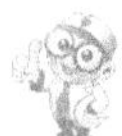

(3) Cinghyenhvanz. Miz gij goeng siu huj leih ndwnj, habyungh youq yw boux sing hep yaem saet haenx. Bak gwn roxnaeuz hamz yungz 1 yienz (6 gwz); roxnaeuz ywnaed 4～6 benq; roxnaeuz yw naed'iq 4～6 naed, moix ngoenz 2～3 baez.

(4) Vangzgiz yangjswnghvanz. Ndaej siu huj vaq myaiz、leih ndwnj hai yaem、siu foeg dingz in. Habyungh youq bouxbingh youz binghnaiq binghgaenj hoz in cauhbaenz mwh yw conghhoz mbouj leih、sing hep haenx, caeuq doenghboux geizcaeux singdaiq hwnj dutiq、singdaiq hwnj duqnoh haenx. Moix baez 20 naed, moix ngoenz 3 baez.

(5) Ginhsanghswjhouzbauj. Ndaej so rumz siu huj、gej doeg siu foeg、leih ndwnj dingz in、heiq rang cawz uq. Habyungh youq yw bouxbingh youz binghnaiq binghgaenj conghhoz in cauhbaenz conghhoz foeg in、sing hep caeuq bak haeu. Hamz gwn, moix baez 1 benq, moix ngoenz hamz 6 baez.

(6) Sihgvahsangh yinhouzben. Miz gij goeng'yauq siu foeg dingz in. Habyungh youq bouxbingh mwh yw conghhoz foeg in、sing hep、nohheuj foeg in、bak linx baenzbaez. Hamz ndwnj, moix baez 1～2 benq, moix 2 aen siujseiz hamz gwn baez ndeu.

(7) Fuzfangh caujsanhhuz hanzben. Miz gij cozyung gang gin siuyiemz、dingz lwed dingz dot. Habyungh youq bouxbingh binghnaiq binghgaenj conghhoz in、nohheuj in、dangzheujin、baknengz daehdaeh fat. Hamz gwn, moix baez 1～2 benq, moix diemjcung 2～4 naed, moix ngoenz 10～20 naed.

感冒后咳嗽如何选用中成药?
Dwgliengz le ae baenzlawz genjyungh cunghcwngzyoz?

冬季感冒十分常见。不少老人在感冒治愈后咳嗽却依旧不停，每天总会咳上一阵，很是苦恼。感冒后咳嗽的发病机制尚不十分明确。中医认为，本病主要是风邪犯肺，肺气失宣引起的，尽管感冒表证已解，但风邪未尽，肺气宣降失司，故咳嗽迁延不愈。多由于发病初期过用寒凉中药、宣透不足，或滥用抗生素，致风寒未得彻底透发，余邪未尽，伏留于肺，遏阻肺气，或风寒郁而化热，致肺失宣肃而上逆作咳。

中医药治疗感冒后咳嗽，主要是采用辨证分型的方法，将咳嗽患者分为数型。常见的治法如下：

(1) 风寒郁肺型。病程往往很短，热象并不明显，可出现咳嗽声重、咽痒、气急、咳白色稀薄痰等症状。此类患者可选用半夏止咳糖浆、气管炎丸、咳喘宁胶囊、麻黄止嗽丸、通宣理肺丸等中成药进行治疗。

(2) 痰热阻肺型。患者可出现咳嗽气促、喉中痰鸣、痰多、质黏稠、色黄浊、味腥、咳嗽时胸部疼痛等症状。此类患者可选用二母宁嗽丸、复方鲜竹沥液、急支糖浆、清气化痰丸、蛇胆川贝胶囊、羚羊清肺颗粒等中成药进行治疗。

(3) 痰湿蕴肺型。患者可出现咳嗽痰多、痰白黏腻、早晨症状加重、胸闷、腹胀、舌苔白腻等症状。此类患者可选用三子止咳膏、二陈合剂、参苏宣肺丸等中成药进行治疗。

(4) 肺燥津亏型。患者多病程较长，可出现干咳、连声呛咳、有少量黏痰且难以咯出、鼻唇干燥、喉痒、咳嗽时胸痛等症状。此类患者可选用百合固金丸、川贝雪梨膏、川贝梨糖浆、扶正养阴丸、复方罗汉果清肺颗粒、蜜炼川贝枇杷膏等中成药进行治疗。

此外，感冒后咳嗽患者还可在服用上述中成药时，针对自身的不同症状加服一些相关药物。如伴有较重的咽喉不适、肿痛等症状者，可加用板蓝根颗粒、西瓜霜含片、利咽灵片、冬凌草片等药物进行治疗。伴有声音嘶哑等症状者，可加用金嗓子喉片等药物进行治疗。伴有头晕脑胀、牙龈肿痛、眼干目赤、大便干结等症状者，可加用防风通圣丸等药物进行治疗。

Seizdoeng dwgliengz raen gig lai. Haujlai bouxlaux dwgliengz yw ndei le ae cix ciuqgaeuq mbouj dingz, moix ngoenz cungj rox ae saek can, gig nyapnyuk. Dwgliengz le baenzae gij fatbingh gihci lij mbouj cibfaen mingzbeg. Ywdoj nyinhnaeuz, cungj bingh neix dingzlai dwg fungsez famh bwt, heiq bwt saet so yinxhwnj, cungjsuenq dwgliengz byaujhcwng gaenq gaij, hoeng rumz yak caengz caenh, heiqbwt sogyangq mbouj baenz, ndigah ae mbouj ndei. Dingzlai aenvih mwh ngamq fat bingh yungh ywdoj nitliengz daiq lai、sodouq mbouj gaeuq, roxnaeuz luenh yungh gangswnghsu, cauhbaenz fungnit caengz ndaej cienzbouh daeuqfat, yak lw caengz liux, caeg ndoj youq ndaw bwt, naenxdingz heiqbwt, roxnaeuz fungnit cix bienq hujhwngq, sawj bwt mbouj ndaej sosanq cix doxhwnj baenzae.

Yw Ywdoj yw dwgliengz le baenzae, dingzlai dwg yungh aen fuengfap doq yawj bingh doq ra baengzgawq faensik, dawz boux baenz ae faen baenz lai cungj. Gij banhfap ciengz raen de dwg yienghneix:

(1) Yiengh dwg rumz deng nit bwt cwkheiq. Baenzbingh seizgan ciengzseiz gig dinj, binghndat cix mbouj yienhda, ndaej raen ae sing naek、hoz haenz、heiq gaenj、gag myaiz saekhau daengj binghyiengh. Cungj vunz neix ndaej yungh ban'ya cijgwz dangzcangh、gi'gvanjyenzvanz、gwzconjningz gyauhnangz、mazvangz cij souvanz、dunghsenh lijfeivanz daengj yw bae yw.

(2) Yiengh myaizndat laengz bwt hujhwngq. Bouxbingh ndaej raen gij binghyiengh baenzae heiq dinj、conghhoz myaiz ngaz yiengj hwhe、myaiz lai、myaiz niugwd、myaiz henjuq、heiq haeusing、ae aek in aek dot daengj. Cungj vunz neix ndaej genj yungh wmuj ningz souvanz、fuzfangh senhcuzliyiz、gizcih dangzcangh、cinghgi vadanzvanz、sezdanj conhbei gyauhnangz、lingzyangz cinghfei gohliz daengj cunghcwngzyoz daeuj yw bingh.

(3) Yiengh myaizniu cwk bwt. Bouxbingh ndaej raen ae le myaiz lai、myaiz hau niunangq、gyanghaet binghyiengh gya'naek、aek oem、dungxraeng、ngawhlinx hauna daengj. Cungj vunzbingh neix ndaej genj yungh sanhswj cij gwzgauh、wcinz hozci、sinhsuh senhfeivanz daengj cunghcwngzyoz daeuj yw.

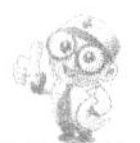

(4) Yiengh bwt sauj raemx sied. Bouxbingh dingzlai baenzbingh ndaej haemq naih, ndaej raen baenzaeho、baenzae ae mbouj ding、miz di myaizniu lij hoj gag okdaeuj、ndaeng naengbak hohawq、hoz haenz、mwh ae de aek in daengj binghyiengh. Cungj vunzbingh neix ndaej genj aeu bwzhoz guginhvanz、conhbei makleizgauh、conhbei makleiz giengh、fuzcing yangjyinhvanz、fuzfangh lozhangoj cingh fei gohliz、mizlen conhbei bizbazgauh daengj yw daeuj yw bingh.

Linghvaih, bouxbingh dwgliengz le baenzae lij ndaej youq mwh gwn doenghgij cunghcwngzyoz baihgwnz haenx, cimdoiq doenghgij binghyiengh mbouj doxdoengz bonjfaenh de gya gwn di yw ngamjhab. Danghnaeuz buenx miz doenghgij binghyiengh lumjbaenz conghhoz mbouj onj、foeg in haenx, ndaej gya yungh banjlanzgwnh gohliz、sihgvahsangh hanzben、liyenhlingzben、dunghlingzcaujbenq daengj yw daeuj yw bingh. Bouxbingh buenx miz hozhep daengj binghyiengh, ndaej gya yungh ginhsanghswj houzben daengj yw daeuj yw. Buenx miz gyaeujngunh ukcienq、nohheuj foeg in、da sauj da nding、haex ndangj daengj doengh cungj binghyiengh neix, ndaej aeu fangzfungh dunghswngvanz daengj yw daeuj yw.

消化不良如何对症选用中成药?
Dungxraeng baenzlawz yawj bingh genjyungh cunghcwngzyoz?

年终岁末，很多人频繁赴宴，一不小心吃多了，造成消化不良、胃胀、胃痛怎么办?这里为大家推荐一些中成药，不管是什么原因引起的消化不良，都能找到对应的解决方法。

(1) 加味保和丸。功效：消食导滞，健脾和胃。用于治疗饮食不节、暴饮暴食或过食油腻而伤及脾胃的各种食积和小儿疳积。症见脘腹胀满、嗳腐厌食、呕恶腹泻。每次6克，每日2次。

(2) 枳实导滞丸。功效：消积导滞，清热利湿。用于治疗饮食过度或食物不洁，停滞于胃肠导致的消化不良。症见脘腹胀满、口中反酸、腹痛泻痢、舌红苔黄腻。每次6克，每日2次。体虚者慎用。

(3) 舒肝片。功效：舒气开胃，止痛除烦。用于治疗肝郁气滞、宿食停滞导致的消化不良。症见情志抑郁、两胁胀痛、饮食无味、呕吐酸水、周身疼痛。每次4片，每日2次。

(4) 午时茶颗粒。功效：解表和中，消积化滞。用于治疗外感风寒、内伤食积导致的消化不良。症见食欲不振、腹胀腹痛、呕吐泄泻、倦怠畏寒。冲服，每次1袋，每日1次或2次，小儿酌减。无积滞或属风寒感冒者不宜使用。

(5) 大山楂丸。功效：和脾健胃。用于治疗各种肉食积滞、小儿食滞。症见食积不化、脘腹胀满、大便恶臭。每次1～2丸，每日1～3次，小儿酌减。胃酸多者慎用。

(6) 藿香正气水（丸、软胶囊）。功效：解表散寒，化湿和中。用于治疗外感暑湿或寒湿中阻导致的消化不良。症见胸脘满闷、恶心嗳气、腹胀便溏、头重如裹、肢体困倦、口中黏腻。每次5～10毫升（6克或2～4粒），每日2次，小儿酌减。忌食生冷油腻的食物。

（7）消食健胃片。功效：开胃消食，消积。用于治疗不思饮食、脘腹胀满、恶心厌食、消化不良。每次6～8片，每日3次，小儿酌减。

Daengz nienzdaej le，haujlai vunz deihdeih bae gwn laeuj，baez mbouj siujsim gwn lai le，cauhbaenz siuvaq mbouj ndei、dungxraeng、dungx in baenzlawz guh? Gizneix bang daihgya doigawj di cunghcwngzyoz ndeu，mboujguenj dwg gijmaz yienzaen yinxhwnj siuvaq mbouj ndei，cungj ndaej ra daengz gij fuengfap gaijgez doiqwngq haenx.

（1）Gyahvei baujhozvanz. Goeng'yauq：Siu gwn yinx dingz，cangq mamx huz dungx. Yungh youq yw gak cungj dungxraeng caeuq maxlouzgam youz gwn doxgaiq mbouj rox hanhhaed、lanh gwn lanh ndoet roxnaeuz gwn gij doxgaiq youznywnx daiq lai cauhbaenz haenx. Bingh raen dungxraeng dungxciengq、wijgyaeqhoenz mbwq gwn、rubmyaiz oksiq. Moix baez 6 gwz，moix ngoenz 2 baez.

（2）Ywyienz swjsiz daujcivanz. Goeng'yauq：Siu cwk yinxsaek，siu ndat leih dumz. Aeu bae yw dungxraeng youz gijgwn daiq lai roxnaeuz gijgwn mbouj seuq，dungxsaej dingznywngh cauhbaenz haenx. Bingh raen dungxraeng ciengq rim、ndaw bak wij soemj、dungxin dungxsiq、linx hoengz ngawh henj na. Moix baez 6 gwz，moix ngoenz 2 baez. Boux ndang haw siujsim yungh.

（3）Ywnaed suhganhben. Goeng'yauq：Soeng giq hai dungx，dingz in cawz nyap. Aeu daeuj yw bingh dungxraeng youz sim nyap heiq cwk、gwn ninz dingzgwx cauhbaenz haenx. Bingh raen simcingz nyapnyuk、song mbiengj ndoksej bongq in、gwnndoet mbouj miz feihdauh、rueg raemxsoemj、daengx ndang in. Moix baez 4 naed，moix ngoenz 2 baez.

（4）Naedcaz banjlingz. Goeng'yauq：Gaij biuj huz ndaw，siu dungx vaq cwk. Yungh daeuj ywbingh rog ganj funghhanz、ndaw sieng gijgwn cwk youq cauhbaenz siuvaq mbouj ndei. Bingh raen nwngq，dungx raeng dungxin、rueg oksiq、naetnaiq lau nit. Cung gwn，moix baez 1 daeh，moix ngoenz baez ndeu roxnaeuz 2 baez，lwgnyez aenqliengh gemjnoix. Doengh boux mbouj dungxraeng roxnaeuz boux deng rumznit dwgliengz haenx mbouj hab gwn.

（5）Yienz sanhcahhung. Goeng'yauq：Huz mamx cangq dungx. Yungh daeuj yw gak cungj gijgwnnoh dungx mbouj siu、gijgwn lwgnywngh dungxraeng. Bingh raen gijgwn mbouj siu、dungxraeng dungxciengq、okhaex haeucad. Moix baez 1～2 yienz，moix ngoenz 1～3 baez，lwgnyez aenqliengh gemjnoix. Boux dungxsoemj lai siujsim yungh.

（6）Hozyangh cwnggisuij（yienz、gyauhnangz unq）. Goeng'yauq：Gaij biuj sanq nit，vaq dumz huz ndaw. Yungh daeuj yw bingh seizhwngq roxnaeuz nitdumz ndawde deng saek cauxbaenz siuvaq mbouj ndei. Bingh raen dungx ciengq aek oem、rub myaiz wijheiq、dungxraeng haexsiq、gyaeuj naek lumj suek、seiq guengq naetnaiq、ndaw bak myaizniu. Moix baez 5～10 hauzswngh（6 gwz roxnaeuz 2～4 naed），moix ngoenz 2 baez，lwgnyez aenqliengh gemjnoix. Geih gwn gijgwn youznywnx.

（7）Ywnaed siu gwn cangq dung. Goeng'yauq：Sek dungx siu gwn，siu cwk. Yungh daeuj yw mbouj haengj gwn、dungxraeng、rubmyaiz mbwq gwn、dungx mbouj siu. Moix baez 6～8 naed，moix ngoenz 3 baez，lwgnyez aenqliengh gemjnoix.

（二）西药
（Ngeih）Gij Ywhak

怎样合理选用抗过敏药？
Baenzlawz hableix genjyungh gij yw dingjgominj？

我国过敏性疾病发病率几乎占总人口的 1/3，但到医院就诊的不到患病人口的 1%。现就常用抗过敏药的功效、不良反应和用法介绍如下，供患者在医生指导下选用。

（1）盐酸苯海拉明：能消除各种过敏症状，其中枢抑制作用显著；尚具有镇静及止吐作用，也有抗胆碱作用，可缓解支气管平滑肌痉挛。用于各种过敏性皮肤病，如荨麻疹、虫咬症；亦用于晕动症。不良反应：用药后常出现头晕、头痛、口干、恶心、呕吐及腹部不适等。有报道用药后可发生牙关紧闭并伴喉痉挛，老年人用药后容易发生长时间的呆滞或头晕。用法及用量：口服，成人每次 12.5 毫克，每日 2 次或 3 次。

（2）扑尔敏（氯苯那敏）：为抗组胺药，主要作用与盐酸苯海拉明相同，但一般镇静作用较弱，副作用较盐酸苯海拉明小。主要用于治疗各种过敏性疾病，如药物过敏等。不良反应：与盐酸苯海拉明相似，但较盐酸苯海拉明弱。扑尔敏可诱发癫痫，故有癫痫病史的患者禁用。用法及用量：口服，每次 4 毫克，每日 3 次。

（3）敏迪（特非那定）：为特异 H1-受体阻断药，对中枢神经系统无镇静作用。适用于治疗季节性、常年性过敏性鼻炎、急性荨麻疹、过敏性花粉症等。不良反应：偶见头痛、多汗、口干、轻度胃肠不适等。用法及用量：口服，成人每次 30～60 毫克，每日 2 次。6 岁以下儿童不宜使用。

Guek raeuz bingh gominj fatbinghlwd cengdi ciemq cungjyinzgouj 1/3，hoeng bae yihyen yawjbingh mbouj daengz gij vunz baenz bingh haenx 1%. Seizneix aeu gij gunghyau、fanjwngq mbouj ndei caeuq yunghfap yw dingj gominj gaisau youq lajneix，hawj bouxbingh youq canghyw cijdauj lajde genjyungh.

（1）Yenzsonh bwnjhaijlahmingz：Ndaej siucawz gak cungj binghgominj，ndawde gij cozyung hanhhaed cunghsuh de yienhda；lij miz gij cozyung simdingh caeuq dingz rueg，caemh ndaej dingj danjgenj cozyung，ndaej gejsoeng cihgi'gvanj nohbingzvaz hwnjgeuq. Yungh youq gak cungj binghnaengnoh gominj，lumjbaenz sinzmazcimj、 yienghbingh non haeb; hix yungh youq binghmuenhdoengh. Fanjwngq mbouj ndei: Yungh yw le ciengzseiz raen gyaeujngunh、gyaeujdot、bak hsauj、rubmyaiz、rueg caeuq dungx mbouj cwxcaih daengj. Miz baudauj yungh yw le ndaej raen miz ngazgvan haepndaet caemhcaiq buenx conghhoz hwnjgeuq, bouxlaux yungh yw le yungzheih fatseng dasaw roxnaeuz gyaeujngunh haujlai nanz. Yunghfap caeuq yunghliengh: Bak gwn, vunzhung moix baez 12.5 hauzgwz, moix ngoenz 2 baez roxnaeuz 3 baez.

（2）Buzwjminj: Dwg yw dingj cujanh, dingzlai cozyung caeuq yenzsonh bwnjhaijlahmingz doxdoengz, hoeng baeznaengz simdingh cozyung haemq nyieg, fucozyung iq gvaq yenzsonh bwnjhaijlahmingz. Dingzlai yungh daeuj yw gak cungj bingh gominj, lumjbaenz yw gominj daengj. Fanjwngq mbouj ndei: Caeuq yenzsonh bwnjhaijlahmingz doxlumj, hoeng nyieg gvaq yenzsonh bwnjhaijlahmingz. Buzwjminj ndaej yaeuhfat binghfatbagmou, ndigah boux miz binghfatbagmou gimq yungh. Yunghfap caeuq yunghliengh: Bak gwn, moix baez 4 hauzgwz, moix ngoenz gwn 3 baez.

（3）Minjdiz: Dwg cungj yw daegbied H1 soudij lanzduenh, doiq cunghsuh sinzgingh hidungj mbouj miz simdingh cozyung. Hab yungh youq ywbingh gicezsing、seiqseiz gominzsing bizyenz、gizsing sinzmazcimj、gominjsing vahfwnjcwng daengj. Fanjwngq mbouj ndei: Mizseiz raen gyaeuj in、hanh lai、bak hawq、dungxsaej miz di mbouj cwxcaih. Yunghfap caeuq yunghliengh: Bak gwn, vunzhung moix baez 30～60 hauzgwz, moix ngoenz 2 baez. Gij lwgnyez 6 bi doxroengz mbouj hab gwn.

治骨质疏松服药有哪几点须知？
Gij ywgwn yw ndok soengbyot miz geij diemj lawz yaek aeu rox?

双膦酸盐有助于抑制骨量流失，提高骨密度，从而减少骨折的风险，是治疗骨质疏松症的常用药。但口服这类药物人体吸收得很少，因此注意服药细节非常重要。

（1）最好空腹服药。含钙和铁丰富的食物会影响双膦酸盐的吸收，可使其生物利用度减少40%，咖啡、橙汁可使阿仑膦酸钠（福善美）的吸收减少60%。最佳服药方法是在清晨早饭前半小时，用200毫升左右温开水送服。

（2）少喝果汁。双膦酸盐对食管、胃肠道黏膜有刺激性，进食后胃酸分泌活跃，可能损伤食管出现烧心、恶心等症状。因此，服药半小时内不要喝果汁、咖啡等。

（3）定期查骨密度。大剂量、长期服双膦酸盐可能出现骨痛、肌肉痛、关节痛、腰背痛、下颌骨酸痛等骨骼肌肉损害。因此，长期用药者，最好半年或一年做一次骨密度检测。

Sanghlinzsonhyenz ndaej bang naenxhaed ndok riuzsaet, daezsang ndok mizdu, baenzneix gemjnoix gij fungyiemj ndok raek, dwg gij yw ciengzseiz yungh daeuj yw bingh ndok soengbyot. Hoeng gwn cungj yw neix ndang vunz supsou ndaej gig noix,

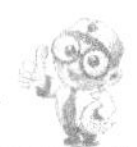

ndigah haeujsim gwnyw hothoh gig youqgaenj.

(1) Ceiq ndei dungx byouq gwn yw. Gijgwn hamz gaiq caeuq diet lai haenx rox yingjyangj supsou sanghlinzsonhyenz, ndaej sawj gij swnghvuz leihyungh de gemjnoix 40%, gij gahfeih、raemx makdoengj ndaej sawj ahlunzlinzsonhnaz (fuzsanmeij) supsou gemjnoix 60%. Gij fuengfap gwn yw ceiq ndei dwg youq gwn haeuxromh gaxgonq buenq diemjcung, aeu raemxgoenj raeuj 200 hauzswngh baedauq soengq gwn.

(2) Noix gwn raemxmak. Sanghlinzsonhyenz ndaej hawj saihoz、nenzmoz dungxsaej deng byangjin, gwn haeux le gij soemj ndaw dungx iemqok lailai, aiq deng sieng saihoz miz cungj coemh sim、rub myaiz daengj binghyiengh. Ndigah, youq gwn yw le buenq diemjcung ndawde gaej gwn raemxmak、gahfeih daengj.

(3) Dinghgeiz caz ndok mizdu. Yungh yw lai、ciengzgeiz gwn sanghlinzsonhyenz aiq ndaej raenmiz ndok in、noh in、hoh in、hwet laeng in、ndokngazgvan innaet daengj ndok noh sonjhaih. Vihneix, boux ciengzgeiz yungh yw haenx, ceiq ndei buenq bi roxnaeuz bi ndeu guh baez ndok mizdu genjcwz ndeu.

如何选择外用药水处理伤口?
Baenzlawz genj aeu ywrogyungh daeuj yw baksieng?

(1) 酒精。

浓度为70%~75%的酒精分子具有很强的渗透力，能穿过细菌表面的膜，进入细菌内部，使构成细菌生命的蛋白质凝固，将细菌杀死。不要长时间用浓度为75%的酒精溶液消毒，因为长时间使用同一种消毒液可能会造成菌体的耐抗性，从而减弱甚至失去灭菌的效果。所以，处理伤口时酒精可以与碘酒交替使用。

适宜使用：①一般性伤口。②需湿敷的伤口。湿敷可防治感染，促进伤口愈合。具体方法：取纱布或棉球浸湿酒精液体，以不滴水为度，紧贴伤口皮肤湿敷，外部覆盖干纱布或创可贴。

禁忌使用：①黏膜部位，如唇、口腔、生殖器等部位。②对酒精过敏者。③酒精有刺激性，最好不要给2岁以下的幼儿使用。

(2) 含碘消毒剂。

碘酒（医学上一般称碘酊）和碘附都属于含碘消毒剂。含碘消毒剂不但可以杀灭皮肤和黏膜上的数百种细菌、真菌和病毒，而且对人的毒性和致敏性极小，目前在消毒剂中扮演了重要的角色。碘酒和碘附作用相同，但从某种意义上说，碘附比碘酒的用途要广。因为有刺激性的碘酒会使伤口灼痛，而碘附是以水为溶媒制成，对皮肤、黏膜、伤口没有刺激性。目前，碘附普遍用于肌肉、静脉注射及手术等皮肤消毒。

适宜使用：碘附适用于绝大多数伤口；碘酒适用于一般性伤口（注意使用后用浓度75%的酒精脱碘）。

禁忌使用：①大面积的伤口。避免大面积使用含碘消毒剂，以防碘被皮肤大量吸收而出现碘中毒。②发生溃烂的皮肤伤口。③碘过敏者禁用。④不宜与红药水同时涂用，以免产生碘化汞而腐蚀皮肤。⑤不宜与紫药水同时涂用，以免发生化学变化，使疗效明显降低或完全失效。除以上几点外，含碘消毒剂的禁忌使用原则与酒精相同。

（3）紫药水。

紫药水（又名龙胆紫溶液、甲紫溶液）是由龙胆紫和水配成浓度为1%～2%的溶液，呈紫色。紫药水具有杀菌、收敛作用，对人体无刺激性。

适宜使用：①临床上用紫药水治疗皮肤及黏膜创伤感染等症，也可用于小面积的烧伤。②紫药水虽多外用，但它也是一种可以内服的药物，可以用于涂擦嘴唇和治疗口腔溃疡。

禁忌使用：①不宜用于较深的创口、化脓性伤口及大面积烧伤、烫伤创面等。因为紫药水的收敛性较强，易使创面结硬痂，伤口脓液流不出来，因而使痂下细菌繁殖，感染向深部扩散，而且脓液还会降低紫药水的效力。②在眼睛附近涂用紫药水时，必须十分小心，勿使紫药水流入眼睛。因为紫药水会损伤眼角膜，引起眼角膜坏死和溃疡。一旦不小心让紫药水流入眼内，要马上用清水冲洗眼睛，严重者须去医院处理。

（4）双氧水。

双氧水（过氧化氢）是无色、有刺激性气味的液体。浓度为3%的双氧水具有消毒杀菌的效力。由于过氧化物不稳定，当与皮肤、口腔和黏膜的伤口、脓液或污物相遇时，立即分解生成氧，产生很强的氧化能力，能破坏细菌菌体，杀死细菌。

适宜使用：①污染严重的伤口需要清创时。②伤口有坏死组织、脓液时。

（5）红药水。

红药水（又名红汞溶液、汞溴红溶液）是由汞溴红和水配成浓度为2%的溶液，呈红色。红药水穿透力很弱，只有较小的抑菌作用，消毒效果不可靠。目前临床上已经很少使用红药水。

提醒：最推荐的伤口处理消毒清洗剂为无菌生理盐水。其实最常用也最简单的伤口消毒清洗剂就是无菌生理盐水，家里如果没有无菌生理盐水，也可以用纯净水冲洗伤口，同样可以起到清洁伤口和减少细菌的目的，然后用相应的消毒剂进行处理。

最不推荐的做法是在伤口上涂撒抗生素粉剂。许多人将头孢菌素等抗生素的粉剂撒在伤口上，这不但起不到消毒杀菌的作用，而且还会影响伤口的引流和愈合，应该避免。

（1）Ciujcingh.

Nungzdu dwg 70%～75% ciujcingh fwnhswj gig ak iemq，ndaej con gvaq caengz i najnaeng nengz，haeuj baihndaw nengz bae，sawj gij danbwzciz gapbaenz diuzmingh neng de gietndangj，gaj dai nengz bae. Gaej aeu ciujcingh nungzdu dwg 75% de daeuj siudoeg daiq nanz，aenvih sawjyungh doengz it cungj raemxsiudoeg daiq nanz lai aiq yaek cauhbaenz nengz naihsouh，baenzneix gemjnyieg caiqlij saet bae gij yaugoj gaj nengz de. Ndigah，mwh cawqleix baksieng gij ciujcingh ndaej caeuq denjciuj doxlawh sawjyungh.

Hab yungh：①Itbuen baksieng. ②Baksieng yaek oep mbaeq. Oep mbaeq ndaej fuengzceih uqlah，coi baksieng hobndei. Gidij fuengfap：Aeu baengzsa roxnaeuz giuzfaiq cimq dumz ciujcingh, mbouj ndik couh baenz, nemgaenj gij baksieng naengnoh oep mbaeq, baihrog goemq baengzsa hawq roxnaeuz canggojdez.

Gimqgeih yungh: ①Giz nenzmoz, lumj naengbak、conghbak、swnghcizgi daengj. ②Boux doiq ciujcingh gominj. ③Ciujcingh gig gikin, ceiq ndei gaej hawj lwgnyez 2 bi doxroengz sawjyungh.

(2) Ywsiudoeg hamz denj.

Denjciuj (gwnz yihyoz itbuen heuhguh denjdingh) caeuq denjfuz cungj dwg gij ywsiudoeg hamz denj. Ywsiudoeg hamz denj mboujdan ndaej gaj dai geij bak cungj sigin、cinhgin caeuq binghdoeg gwnz naengnoh caeuq nenzmoz, caemhcaiq gij doeg caeuq deng goqminj doiq vunz yingjyangj gig noix, seizneix youq ndaw ywsiudoeg ndawde yienj aen'giek youqgaenj. Denjciuj caeuq denjfuz cozyung doxdoengz, hoeng daj moux cungj yiyi daeuj gangj, denjfuz beij denjciuj yunghcawq lai gvangq. Aenvih denjciuj miz gij gikin haenx rox sawj baksieng byangjin, hoeng denjfuz dwg aeu raemx guh moiz guh baenz, doiq naengnoh、nenzmoz、baksieng mbouj miz gikin. Seizneix, denjfuz bujben yungh youq ndangnoh、megcingx dajcim caeuq soujsuz daengj naengnoh siudoeg.

Hab yungh: Denjfuz habyungh youq daih dingzlai baksieng; denjciuj habyungh youq baksieng bingzciengz (louzsim sawjyungh le yungh nungzdu 75% ciujcingh duet denj).

Gimqgeih sawjyungh: ①Baksieng hunggvangq. Mbouj ndaej aeu gij ywsiudoeg hamz denj daeuj led naengnoh hung gvangq lai, fuengzre naengnoh deng supsou daiq lai cix raen miz denj dengdoeg. ②Baksieng naengnoh deng naeuh. ③Boux denj gominj gimqyungh. ④Mbouj hab caeuq raemxyw nding doengzseiz cat yungh, mienxndaej miz denjvagungj okdaeuj le gaet naengnoh. ⑤Mbouj hab caeuq lamzgungj doengzseiz cat yungh, mienxndaej fatseng vayoz bienqvaq, sawj yw yaugoj doekdaemq roxnaeuz mbouj miz saek di yaugoj. Cawzbae geij diemj gwnzneix, gij yw siudoeg hamz miz denj gij fuengfap gimqgeih sawjyungh de caeuq ciujcingh doxdoengz.

(3) Lamzgungj.

Lamzgungj (youh heuh ywraemx lungzdanjswj、ywraemx gyap aeuj) dwg gij raemxyw aeu lungzdanjswj caeuq raemx boiqbaenz nungzdu dwg 1% daengz 2%, baenz saekaeuj. Lamzgungj miz gij yunghcawq gaj nengz、souliemx, doiq ndang vunz mbouj miz maz gikin.

Hab yungh: ①Youq gwnz linzcangz yungh lamzgungj daeuj yw naengnoh caeuq i muek dengsieng uqlah daengj, hix ndaej yungh youq di coemhsieng iq haenx. ②Lamzgungj yienznaeuz rog yungh lai, hoeng de hix dwg cungj yw ndaej gwn gvaq ndaw ndeu, ndaej aeu daeuj led bak caeuq yw conghbak nengznaeuh.

Gimqgeih yungh: ①Mbouj hab yungh youq baksieng haemq laeg、baksieng baenz nong caeuq coemhsieng、logsieng mienhgvangq hung daengj. Aenvih raemxaeuj souliemx haemq ak, yungzheih sawj mienhsieng giet gyaepndangj, raemxnong baksieng lae mbouj okdaeuj，ndigah sawj gij nengz laj gyaep sanjmaj，uqlah haeuj ndaw laeg de bae，caemhcaiq raemxnong lij rox gyangqdaemq gij yauqlig yw. ②Mwh youq henz da led lamzgungj，baenzbaenz yaek aeu gig dawz haeujsim，gaej hawj lamzgungj lae haeuj da bae. Aenvih lamzgungj rox loenghsieng muek i gokda，yinxhwnj muek i gokda deng vaihdai caeuq nengznaeuh. Danghnaeuz mbouj siujsim hawj lamzgungj lae haeuj ndaw da，aeu sikhaek yungh raemxsaw cung swiq lwgda，boux youqgaenj de aeu bae yihyen cawqleix.

(4) Sanghyangjsuij.

Sanghyangjsuij (goyangjvagingh) dwg raemxyw mbouj miz saek、miz heiq gikin haenx. Sanghyangjsuij nungzdu dwg 3% ndaej siudoeg gaj nengz. Aenvih goyangjvavuz mbouj onjdingh，youq mwh caeuq naengnoh、conghbak dem nenzmoz miz sieng、oknong roxnaeuz doxgaiq uq doxbungz，couh doq faengej baenz yangj，miz ok gij yangjva naengzlig gig giengz，ndaej buqvaih aenndang duznengz，gajdai gij nengzbingh sigin.

Hab yungh：①Mwh baksieng uqlah youqgaenj yaek swiqseuq. ②Mwh baksieng dengnaeuh、oknong.

(5) Hungzgungj.

Hungzgungj (youh heuhguh ywraemx hungzgungj、ywraemx gungjcouhungz) dwg youz gungjcouhungz caeuq raemx boiqbaenz nungzdu dwg 2%，baenz saekhoengz. Hungzgungj rengz ndonjdaeuq gig nyieg，ngamq miz di cozyung nyaenxhaed nengznon，siudoeg yaugoj mbouj baenz geijlai. Seizneix gwnz linzcangz gaenq gig noix sawjyungh hungzgungj lo.

Daezsingj：Baksieng ceiq doigawj cawqleix siudoeg ywswiq dwg raemxgyu swnghlij mbouj miz nengz. Gizsaed gij baksieng siudoeg ywswiq ceiq ciengz yungh hix ceiq genjdanh couh dwg raemxgyu swnghlij mbouj miz nengz，ndawranz danghnaeuz mbouj miz raemxgyu swnghlij mbouj miz nengz，hix ndaej yungh raemxcengh cung swiq baksieng，doengzyiengh ndaej miz gij muzdiz swiq seuq baksieng caeuq gemjnoix nengz，doeklaeng yungh gij ywsiudoeg doxwngq haenx bae cawqleix.

Gij guhfap ceiq mbouj doigawj haenx dwg youq gwnz baksieng led vanq ywmba gangswnghsu. Haujlai vunz dawz douzbauhginsu daengj ywmba gangswnghsu vanq youq gwnz baksieng，neix mboujdan mbouj ndaej siudoeg gaj nengz，caemhcaiq lij rox yingjyangj baksieng yinxlae caeuq hobndei，mbouj hab yienghneix guh.

六类药错服易致猝死

Roek cungj yw loek gwn yungzheih hawj vunz fwtdai

调查显示，我国发生的心源性猝死大都是由于患者用药不当，出现心律失常、心室颤动、心室停搏等症状导致的。那么，哪些药物使用不当会导致心源性猝死呢？

(1) 强心苷类药物。此类药物中的地高辛、西地兰（毛花苷C)、洋地黄毒苷等被广

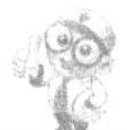

泛用于治疗充血性心力衰竭、室上性心动过速、心房颤动和心房扑动等多种病症。此类药物的毒副作用很大，患者若是过量地使用就会引发洋地黄中毒，进而会出现心律失常、房室传导阻滞、充血性心力衰竭等症状。洋地黄中毒的患者若得不到及时的救治，往往会死于心室颤动。

（2）抗心律失常药。此类药物中的奎尼丁、利多卡因、苯妥英钠（大伦丁）、普萘洛尔（心得安）和维拉帕米（异搏定）等通过发挥不同的电生理作用，可有效地调节心律，改善患者心律失常的症状。心律失常患者若是使用这些药物的方法不当，就会引发各种心脏病，甚至发生猝死。如果患者服用了过量的奎尼丁，就会引发心动过速，致使其死于心室颤动。

（3）平喘药。此类药物通过发挥不同的药理作用，可有效缓解哮喘患者的症状。哮喘患者若是使用此类药物的方法不当，非但无法缓解哮喘的症状，还可引发其他疾病，甚至使患者死亡。如氨茶碱是临床上用于治疗哮喘的首选药物。哮喘患者若同时伴有呼吸窘迫综合征，并过量地使用此药，就会引发心动过速，导致其死于心室颤动。

（4）电解质平衡调节药。此类药物可以补充人体内的电解质，在临床上被广泛用于治疗电解质失衡及其并发症。电解质失衡患者若是过量地使用此类药物，非但无法治疗其固有的疾病，还会损伤其心脏的功能，使其死亡。如患者口服或注射了过量的氯化钾，就会引发室性异位心律，出现室性心动过速、心室扑动和心室纤颤等症状，进而可导致其死于心脏停搏。

（5）抗抑郁症药。此类药物中的丙咪嗪、氯丙咪嗪、阿米替林和多虑平等三环类抗抑郁药可通过阻断神经信号的传导，有效缓解抑郁症患者的症状。抑郁症患者若是过量地服用了此类药物，其循环系统的神经反射就会被药效阻断，出现血压骤降、心律失常等症状，进而会导致其死于心室颤动。

（6）抗疟药。此类药物中的氯喹、奎宁、青蒿素等可通过杀灭各种疟原虫红细胞内期的裂殖体，有效地治疗疟疾。但是，此类药物的副作用很大，患者若是使用过量就会出现心动过缓、心律失常、血压降低等症状，甚至会诱发急性心源性脑缺血综合征而导致死亡。

Diucaz ndaej raen，guek raeuz fatseng gak cungj simdaeuz yenzyinh cauhbaenz fwtdai dingzlai dwg aenvih yungh yw mbouj habdangq，raen miz simdiuq luenhlablab、simdaeuz saenqdoengh、simdaeuz mbouj diuq daengj binghyiengh cauhbaenz. Yienghneix，cungj yw lawz yungh mbouj ngamj rox cauhbaenz sinhyenzsing fwtdai ne?

(1) Cungj yw gyangzsinhganh. Doengh cungj yw neix ndawde gij yw digauhsinh、sihdilanz、yangzdivangzduzganh daengj deng lailai yungh youq yw doengh cungj bingh cunglwedsingq sim diuq nyiegcaenh、simdaeuz diuq vaiq lai、simdaeuz doenghyebyeb caeuq simdaeuz doenghbubbub daengj. Cungj yw neix gij doegfucozyung de gig daih, boux vunzbingh danghnaeuz yungh daiq lai couh yaek rox yinxfat yangzdivangz dengdoeg，gaendwk rox okyienh simdiuq luenhlablab、fuengzranz cienzdauj dengsaek、simdaeuz cung rim lwed sim nyiegcaenh daengj bingh. Boux baenz yangzdivangz

dengdoeg danghnaeuz mbouj ndaej gibseiz gouqyw，ciengzseiz dai youq mwh simdaeuz saenqdoengh.

（2）Yw dingj sim diuq mbouj ndei. Cungj yw neix ndawde gveiznizdingh、lidohgajyinh、bwnjdojyinghnaz（dalunzdingh）、bujnailozwj（sinhdwzanh）caeuq veizlahbwzmij（yibozdingh）daengj doenggvaq fazveih gij denswnghlij cozyung mbouj doengz de，ndaej mizyauq bae diuzcez sim diuq，gaijndei gij binghyiengh bouxbingh sim diuq mbouj ndei. Bouxbingh sim diuq mbouj ndei danghnaeuz dwg sawjyungh doenghgij yw neix yunghfap mbouj deng，couh rox yinxfat gak cungj binghsimdaeuz，caiqlij fatseng fwtdai. Boux baenz bingh gwn gveiznizdingh daiq lai，couh rox yinxfat sim doengh vaiq lai，sawj de dai youq mwh simdaeuz saenqdoengh.

（3）Yw ae'ngab. Cungj yw neix doenggvaq fazveih gij yunghcawq ywleix mbouj doengz de，ndaej mizyauq hoizsoeng gij binghyiengh boux baenz ae'ngab. Boux baenz ae'ngab danghnaeuz dwg yungh cungj yw neix yunghfap mbouj habdangq，mboujdan mbouj ndaej hoizsoeng gij binghyiengh ae'ngab，lij rox yinxfat gij bingh wnq dem，caemhcaiq hawj vunzbingh dai bae. Lumjbaenz anhcazgenj dwg gij yw senj gaxgonq yungh daeuj yw ae'ngab. Boux baenz ae'ngab danghnaeuz doengzseiz buenx miz cungj hoj diemheiq baenzroiq binghyiengh，caemhcaiq sawjyungh cungj yw neix daiq lai，couh rox yinxfat simdaeuz diuq vaiq lai，yinxhwnj de dai youq simdaeuz saenqdoengh.

（4）Yw dengaijciz bingzyaenx diuzcez. Cungj yw neix ndaej bouj gij dengaijciz ndaw ndang bouxvunz，youq gwnz linzcangz deng lailai yungh daeuj yw gij dengaijciz mbouj doxdaengh caeuq gij binghcaemhfat de. Bouxbingh dengaijciz mbouj doxdaengh danghnaeuz yungh cungj yw neix daiq lai，mboujdan mbouj ndaej yw gij bingh gyaeuhmiz de，vanzlij rox sieng daengz gij goengnaengz simdaeuz，sawj de dai bae. Lumj bouxbingh gwn roxnaeuz dajcim gij luzva'gyaz daiq lai haenx，couh rox yinxfat gij sim diuq deihfueng mbouj doengz，okyienh gij sim diuq doengh daiq vaiq、ndawsim doenghbubbub caeuq ndawsim saenzrwdrwd daengj，gaendwk yinxhwnj de dai youq mwh simdaeuz mbouj diuq.

（5）Yw dingj simnyap hanhhaed. Doengh cungj yw neix ndawde gij bingjmihcinz、luzbingj mihcinz、ahmijdilinz caeuq dohlibingz daengj sanhvanzlei yw dingj simnyap hanhhaed ndaej doenggvaq lanzduenh sinzgingh saenqhauh cienzyinx，mizyauq gejsoeng gij binghyiengh boux baenz binghsimnyap hanhhaed. Boux bingh simnyap hanhhaed danghnaeuz gwn cungj yw neix gvaqliengh，gij sinzgingh sinzvanz hidungj de couh deng ywyauq laengz roengzdaeuj，ok yienh hezyaz sawqmwh doekdaemq、simdiuq mbouj cingqciengz daengj binghyiengh，gaendwk couh cauhbaenz de dai youq mwh simdaeuz saenqdoengh.

（6）Yw dingj fatnit. Cungj yw neix ndawde luzgveiz、gveizningz、cinghhauhsu daengj ndaej doenggvaq gaj dai gak gij dekfatdij ndaw nonbinghnit hoengzsibauh de，mizyauq bae yw binghnit. Hoeng，cungj yw neix gij fucozyung gig daih，bouxbingh

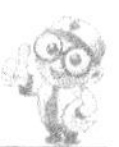

danghnaeuz sawjyungh gvaqliengh couh yaek miz gij binghyiengh simdoengh daiq menh、simdiuq mbouj cingqciengz、hezyaz doekdaemq，caiqlij yaek yaeuhfat gij gizsing sinhyenzsing uk noix lwed cunghhozcwng cix deng dai bae.

抗过敏药是否应经常变换着吃?

Gij yw dingj gominj dwg mbouj dwg hab ciengzseiz doxlwnz gwn?

常用的非处方抗过敏药有氯雷他定（开瑞坦、息斯敏）、西替利嗪（仙特明、西可韦）、赛庚啶等。它们各有特点，如寒冷性荨麻疹用赛庚啶效果较好；治疗慢性过敏性疾病，因治疗时间相对较长，应选用副作用较小的药物，如氯雷他定。

不过，任何一种抗过敏药都存在耐药性。医生建议，在连续服用同一种药 1 个月后，应适当更换其他药物。如果一开始过敏症状比较严重，则可以在医生的指导下，同时使用两种抗过敏药。这样既能增强治疗效果，也可预防耐药现象的发生。

长期联合用药者，在病情稳定、症状得到控制后，不应立即停用所有药物，而应先从一种药物撤起，逐渐停药。这样可以降低疾病的复发率。

Ciengz yungh gij yw mbouj dwg danyw dingj gominj haenx miz luzleizdahding (gaihsuidanj、sizswhminj)、sihdilicinz (senhdwzmingz、sihgojveiz)、saigwnghding daengj. Gyoengqde gak miz gak daegdiemj，lumj cimjgyoetnit yungh saigwnghding yaugoj haemq ndei；yw binghnaiq gominj，aenvih yw seizgan haemq nanz，wnggai genj yungh gij yw fucozyung haemq iq de，lumjbaenz luzleizdahding.

Mboujgvaq，mboujlwnh cungj yw dingj gominj lawz cungj miz naihsouh yw. Canghyw genyi，laebdaeb gwn doengz cungj yw ndeu ndwen ndeu le，wnggai habdangq vuenh lingh cungj yw. Danghnaeuz baez haidaeuz gij gominj haemq youqgaenj，cix ndaej youq canghyw cijdauj lajde，doengzseiz sawjyungh song cungj yw dingj gominj. Yienghneix gawq ndaej hawj ywbingh yaugoj engq ak，hix ndaej yawhfuengz deng naihsouh yw.

Boux seiqseiz lienzhab yungh yw，youq mwh binghcingz onjdingh、binghyiengh ndaej gamhanh le，mbouj wnggai doq dingz yungh sojmiz yw，cix wnggai sien dingz yungh cungj yw ndeu，baezdi baezdi dingz yw. Yienghneix ndaej gyangqdaemq gij bingh dauqfat lwd.

服消心痛应记住哪两组数字?

Gwn siuhsinhdung hab geiq ndaej song C soq cih lawz?

硝酸甘油片有耐受性，而且效果来得快，也去得快。专家提醒，心绞痛患者最好在医生的指导下选用药效较持久的消心痛。但是，消心痛容易产生耐药性，药物的耐受期一般在 10～12 小时。为了避免耐药事件发生，服用消心痛需有一定的技巧。

一般来说，消心痛的服用方法是每日 3 次，每次 1 片。需要注意的是，心绞痛发生的时间不同，吃法也不一样，患者可记住“7125”和“9393”两组数字。

如果患者白天发病多，晚上发病少，应按照“7125”时间点服用，即早上 7 点、中午 12 点、下午 5 点各服用 1 次；如果患者白天和晚上都容易发病，应按照“9393”时间点服用，即上午 9 点、下午 3 点、晚上 9 点、凌晨 3 点各服用 1 次。

Siusonh ganhyouz maenh naihsouh，caemhcaiq yaugoj daeuj ndaej vaiq，hix bae ndaej vaiq. Conhgyah daezsingj naeuz，boux simgeujin ceiq ndei youq canghyw cijdauj baihlaj genj yungh ywsiusim'in cungj yaugoj haemq naihnanz haenx. Hoeng，ywsiusim'in yungzheih miz gij naihyw，gij seizgan naihsouhyw itbuen youq 10 daengz 12 siujseiz. Vihliux baexmienx cungj saehgienh naihsouhyw fatseng，gwn ywsiusimin aeu miz itdingh bonjsaeh.

Itbuen daeuj gangj，gij gwnfap ywsiusim'in dwg moix ngoenz 3 baez，moix baez 1 benq. Yaek aeu louzsim de dwg，gij seizgan simgeujin fatseng mbouj doengz，gwnfap hix mbouj ityiengh，bouxbingh aeu geiq“7125”caeuq“9393”song cuj soq cih.

Danghnaeuz bouxbingh doengxngoenz fat bingh lai，banhaemh fat bingh noix，wngdang ciuq“7125”seizgan diemj gwn yw，couh dwg banhaet 7 diemj、banngaiz 12 diemj、banringz gvaq 5 diemj gak gwn baez ndeu；danghnaeuz bouxbingh banngoenz caeuq banhaemh cungj yungzheih fat bingh，wnggai ciuq“9393”seizgan diemj gwn，couh dwg banhaet 9 diemj、banringz 3 diemj、gyanghaemh 9 diemj、gyanghwnz 3 diemj gak gwn baez ndeu.

冠心病患者须携带哪两种药？
Boux gvanhsinhbing hab raek song cungj yw lawz？

目前，在各种急症中，冠心病是严重危害人们健康的常见病、多发病之一。冠心病患者容易发生心绞痛、心律失常等病症，平时可携带一个急救药盒以便随时救急。通常，急救药盒里应有硝酸甘油、心痛定及亚硝酸异戊酯等药物。

硝酸甘油是治疗心绞痛的首选药物，能够直接松弛血管平滑肌，减少心肌耗氧量，迅速缓解症状。发病时应立即取剂量为 0.5 毫克的硝酸甘油放在舌下含化，2～5 分钟即可见效。

此外，还必须携带的药是亚硝酸异戊酯（又称亚硝戊酯）。它具有扩张冠状动脉及周围血管的作用，起效最快，但维持时间较短。当心绞痛急性发作而用硝酸甘油无效时，可将该药注射液（每支 0.2 毫升）裹在手帕内拍破，置于鼻孔处吸入。

一般情况下，急救药物应放在上衣或裤子口袋里。如果没有口袋，也可放在随身携带的包里。最好固定放在包的最外层的位置，便于寻找。患者家中也应在固定、显眼的地方摆放一些急救药，但不要放在浴室和厨房里，因为这些地方潮湿、闷热，容易使药物受损。

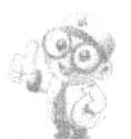

还需要注意的是，急救药要注意正确保存。有的患者习惯把硝酸甘油放在纸袋内或透明玻璃瓶内，这种做法是错误的。硝酸甘油挥发性强，见光后极易分解失效，应放在棕色等颜色较深的药盒内，旋紧盒盖，密闭保存。而且它具有怕热的特性，随身携带时不能将其放在贴身的衣兜里，以免受体温、汗水的影响，降低药效。

Seizneix, youq gak cungj binghgip ndawde, gvanhsinhbing dwg cungj bingh ciengzraen、fatbingh lai youh sienghaih daengz gij gengangh gyoengqvunz youqgaenj ndeu. Boux baenz gvanhsinhbing yungzheih fatseng simgeujin、sim diuq mbouj cingqciengz daengj bingh, baeznaengz ndaej raek aen habyw gouqgip ndeu yawhbienh seizseiz gouqgip. Bingzciengz, ndaw habgouqgip yaek miz siuhsonh ganhyouz、sinhdungding caeuq yasiuhsonh yivucij daengj yw.

Siuhsonh ganhyouz dwg yw simniujin gij yw senj gaxgonq, ndaej doq soengrwnh sailwed bingzvazgih, gemjnoix nohsimdaeuz hauqsied yangjlieng, riengjret hoizsoeng binghyiengh. Mwh fatbingh wnggai doq aeu yw yunghliengh dwg 0.5 hauzgwz siuhsonh ganhyouz cuengq youq laj linx hamz yungz, 2～5 faen cung couh ndaej mizyauq.

Linghvaih, gij yw lij baenzbaenz aeu raek haenx dwg yasiuhsonh yivucij (youh heuhguh yasiuhvucij). De miz gij cozyung gyahung gvanhcang dungmwz caeuq lwedguenj seiqhenz, miz yaugoj ceiq vaiq, hoeng veizciz seizgan haemq dinj. Mwh deng simgeujin doq gaenjgip yungh siuhsonh ganhyouz mbouj miz yungh seiz, ndaej dawz gij ywraemx dajcim neix (moix ci 0.2 hauzswngh) duk haeuj ndaw soujgaen bae bek vaih, cuengq youq conghndaeng sup haeuj.

Itbuen cingzgvang, gij yw gouqgip wnggai cuengq youq ndaw daehbuh roxnaeuz ndaw daehvaq. Danghnaeuz mbouj miz daeh, hix ndaej cuengq youq ndaw daehbeq youq gwnz ndang. Ceiq ndei dwg dingh cuengq youq aendaeh giz ceiq baihrog haenx, fuengbienh bae ra. Ndaw ranz bouxbingh hix wngdang youq gizdieg dingh、yienhda de baij di ywgouqgip, hoeng gaej cuengq youq ranzswiqndang caeuq ranzdajcawj, aenvih doengh giz deihfueng neix cumxmbaeq、oem, yungzheih sawj yw deng sonjhaih.

Gij lij aeu haeujsim de dwg, gij yw gouqgip aeu louzsim cuengq ndei. Mizmbangj bouxbingh haengj dawz siuhsonh ganhyouz cuengq youq ndaw daehceij roxnaeuz ndaw bingzbohliz ronghcingx, cungj guhfap neix loek lo. Siuhsonhganhyouz hauqsied gig heih, raen rongh le gig yungzheih cekhai saetyauq, wngdang cuengq youq ndaw habyw saekdaep daengj saek haemq laep haenx, fa hab goeb ndaet niuj gaenj, yo ndei. Caemhcaiq de miz gij daegsingq lau ndat, mwh riengz ndang daiq mbouj ndaej dawz de cuengq youq ndaw daehbuh nem ndang, mienxndaej souh ndangraeuj、raemxhanh yingjyangj, gyangqdaemq yaugoj gij yw.

维生素 C 能随意补充摄入吗？
Veizswnghsu C ndaej seizbienh gwn lwi？

维生素 C 是人体必需营养素之一，对维持和促进人体健康有着重要作用。由于维生素 C 有众多保护功能，所以有一些人经常服用，认为补充摄入越多越好。但这绝对是个误区。

维生素 C 代谢终产物之一为草酸，如每日服用 4 克维生素 C，在 24 小时内，尿道中的草酸盐含量会从 58 毫克激增到 620 毫克。若长期超量服用，草酸盐增加，极易形成泌尿结石。

有报告指出，成人维生素 C 的摄入量每天超过 2 克，会使小肠蠕动加速，出现腹痛、腹泻等症状，可引起渗透性腹泻。育龄妇女长期过量服用维生素 C（每日剂量大于 2 克），会使生育能力和免疫力降低。

普通人群长期过量使用维生素 C，可导致机体维生素 C 含量“超负荷”。若骤然停止，3 天后就可能出现维生素 C 缺乏而引发的症状，轻者晨起有牙龈出血症状，重者可出现皮下出血甚至瘀斑。

孕妇补充过量的维生素 C，可能会导致流产。新生儿出生后对维生素 C 会产生依赖作用，若不继续使用维生素 C，可能出现坏血病。小儿长期过量服用维生素 C，容易患骨骼疾病。

因此，维生素 C 也应对症服用，不可过量长期滥用。

Veizswnghsuj C dwg cungj yingzyangjsu ndang vunz baenzbaenz yaek aeu ndawde cungj ndeu，doiq veizciz caeuq coicaenh ndang vunz ndangdaej ndei miz gij cozyung youqgaenj. Aenvih veizswnghsu C miz haujlai baujhoh goengnaengz，ndigah mizmbangj vunz ciengzseiz gwn，nyinhnaeuz gwn yied lai yied ndei. Hoeng neix baenzbaenz dwg giz loeklak.

Veizswnghsu C bang ndangdaej moq gaeuq doxvuenh gaiq huq doeklaeng ndeu dwg caujsonh，lumjbaenz moix ngoenz gwn 4 gwz veizswnghsu C，youq 24 siujseiz ndawde，ndaw sainyouh hamz miz gij caujsonhyenz 58 hauzgwz vaiq dem daengz 620 hauzgwz. Danghnaeuz ciengzgeiz gwn daiq lai，caujsonhyenz demgya，yungzheih baenz sainyouh gietrin.

Miz baugau ceijok，vunzhung gwn veizswnghsu C moix ngoenz mauhgvaq 2 gwz，rox hawj dungxsaej noddoengh vaiq lai，couh miz gij binghyiengh dungx in、oksiq，ndaej deng binghiemqhaexsiq. Mehmbwk mwh nienzgeij hab senglwg de gwn veizswnghsu C daiq lai daiq nanz（moix ngoenz gwn yw lai gvaq 2 gwz），yaek sawj senglwg naengzlig caeuq menjyizliz gyangqdaemq.

Gyoengqvunz bujdungh sawjyungh veizswnghsu C daiq nanz daiq lai，ndaej cauhbaenz ndangdaej veizswnghsu C hamzliengh lai gvaqbouh. Danghnaeuz sawqmwh

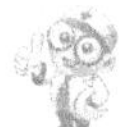

dingz roengzdaeuj, gvaq 3 ngoenz le couh aiq raen veizswnghsu C noix le cix yinxfat gak cungj bingh, bouxmbaeu banhaet ninz hwnq couh raen miz nohheuj oklwed, bouxnaek de ndaej raen miz lajnaeng oklwed roxnaeuz raizgux.

Mehdaiqndang bouj veizswnghsu C daiq lai, aiq cauhbaenz lonlwg. Lwgnding doekseng le doiq veizswnghsu C miz gij baenghlaih cozyung, danghnaeuz mbouj laebdaeb sawjyungh veizswnghsu C, aiq baenz binghlwedvaih. Lwgnyez gwn veizswnghsu C daiq nanz daiq lai, yungzheih baenz bingh goet ndok.

Ndigah, veizswnghsu C hix wngdang yawj bingh bae gwn, mbouj ndaej luenh yungh nanz lai.

栓剂有哪些正确使用方法?

Ywcaet baenzlawz yungh cij deng?

与口服药相比，栓剂不仅起效快，而且还减少了对胃肠道的刺激，避免药物伤肝。栓剂使用时，应当注意以下事项：

(1) 睡前使用，效果最佳。如果白天使用栓剂，因活动量较大，栓剂可能滑落出来，不能发挥应有的疗效。因此，建议晚上睡前将栓剂放入后，保持平卧或稍抬高臀部的姿势，以利于栓剂更好地发挥作用。

(2) 使用前，注意清洁。使用前应当洗净双手。肛门栓使用前还要注意排净大便，没有便意后用清水洗净肛周。阴道栓使用前应清洁阴部，塞入栓剂时最好戴上手套（在药店购买医用薄膜手套即可）。

(3) 放入时，栓剂位置不能太浅。直肠栓需用冷水润湿，侧躺并使双膝屈起时塞入。阴道栓剂、片剂要浸入温水使之润湿，然后仰卧，双膝向上曲起并分开再塞入。直肠栓最好塞入至7～8厘米位置，这样可以使栓剂达到直肠的壶腹部，也可以防止栓剂脱出，还能够减少引起的便意和不适感。阴道栓应塞入阴道深处，至子宫颈处或稍深，利于药物的吸收。直肠栓塞入后，可能会有些不适，但应在2小时内忍住大便，否则不能发挥药效。使用阴道栓剂期间，不能进行性生活。月经期间，应停止使用阴道栓剂治疗。

Caeuq ywbakgwn doxbeij, ywcaet mboujdan miz yaugoj vaiq, caiqlix gemjnoix le gik dungxsaej, baexmienx yw sieng daep. Mwh yungh ywcaet, wngdang louzsim gij saehhangh lajneix:

(1) Yaek ninz gaxgonq yungh, yaugoj ceiq ndei. Danghnaeuz doengxngoenz sawjyungh ywcaet, aenvih hozdungliengh haemq daih, ywcaet aiq lon doek okdaeuj, mbouj ndaej fazveih gij ywyauq wnggai miz haenx. Ndigah, wnggai doengxhaemh yaek ninz gaxgonq oet ywcaet haeujbae le, baujciz ninzbingz roxnaeuz loq demh sang caekhaex, cij ndaej hawj gij ywcaet engq ndei bae fazveih cozyung.

(2) Sawjyungh gaxgonq, louzsim cenghseuq. Sawjyungh gaxgonq wngdang swiq

seuq song fwngz. Ywoetconghhaex caengz yungh gaxgonq lij aeu haeujsim baiz seuq haex, mbouj miz haexconh le aeu raemxsaw swiq seuq seiqhenz conghhaex. Yaek yungh ywoetconghcued gaxgonq wnggai swiq seuq giz yaxyaem, mwh oet ywcaet ceiq ndei daiq madfwngz (youq diemqyw cawx madfwngz bozmoz yihyung couh ndaej).

(3) Mwh cuengqhaeuj, giz cuengq yw mbouj ndaej daiq feuz. Ywoetcaetconq aeu yungh raemxgyoet nyinhdumz、ninzngeng caemhcaiq hawj song gyaeujhoq gutgungq faenhai cij oet yw. Ywoetconghcued、ywnaed aeu cimq roengz raemxraeuj bae sawj de nyinhdumz, yienzhaeuh ninzdingjai、song gyaeujhoq gutgungq daengj hwnjdaeuj caemhcaiq faenhai caiq oet haeujbae. Ywoetcaetconq ceiq ndei oet haeujbae daengz giz 7～8 lizmij, yienghneix ndaej sawj ywoet dabdaengz giz huzdungx、hix ndaej fuengzre ywoet conh okdaeuj, lij ndaej gemjnoix haexconh caeuq roxnyinh hojsouh. Ywoetconghcued wngdang oet daengz giz laeglaeg bae、daengz giz bakrongzva roxnaeuz giz loqlaeg, doiq supsou yw miz leih. Ywoetcaetconq oet haeujbae le, aiq miz di mbouj cwxcaih, hoeng wnggai youq 2 siujseiz ndawde nyaenx haex, mboujnex couh mbouj ndaej fazveih gij yauliz yw. Mboengq sawjyungh ywoetconghcued de, mbouj ndaej doxej. Mboengq dawzsaeg de, wnggai dingz yungh ywoetconghcued daeuj yw.

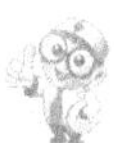

三、用药指南
Sam、Baenzlawz Yunghyw

（一）中成药
（It）Cunghcwngzyoz

如何对症选用中成药止泻？
Baenzlawz yawj bingh roengz cunghcwngzyoz yw siq?

（1）伤食泻：多因饮食不节、贪吃不易消化的食物所致。症见腹部胀满，食欲不振，恶心呕吐，腹痛腹泻，泻后痛减，伴有泛酸水、嗳气等。可服加味保和丸与和中理脾丸。

（2）脾虚泻：常因脾胃虚弱、消化功能减弱所致。症见面色萎黄，身倦无力，食欲差，食后腹胀，伴有肠鸣、腹部隐痛等。可服参苓白术丸、人参健脾丸、开胃健脾丸等。

（3）寒泻：多因过食生冷食品所致。症见腹痛、肠鸣、大便清稀，热敷腹部则痛减。可服附子理中丸、参桂理中丸等。

（4）热泻：多见于夏季，因贪食辛辣食物使大肠功能失调所致。症见腹痛肠鸣，痛一阵泻一阵，肛门灼热，伴有发烧口渴、小便短赤等。可服双黄消炎片、加味香连丸。

（5）五更泻：又称鸡鸣泻。每天清晨起床前，于肚脐周围作痛，腹胀肠鸣，泻后痛减，腹部及四肢畏冷。可服四神丸等治疗。

（6）久泻：腹泻日久不愈，致脾胃功能更加衰弱。症见面黄肌瘦，疲倦无力，消化不良，大便溏泻等。可服泻痢固肠丸、参苓白术丸。若有脱肛，则选用补中益气丸。

（7）痢疾：表现为腹痛腹泻，里急后重，大便中有黏液或脓血。主要由饮食不洁所致。急性痢疾可服用香连丸、加味香连丸与双黄消炎片；慢性痢疾可将加味香连丸与参苓白术丸合用。至于中毒性痢疾，其发病急、病情重，可出现高热、烦躁，甚至昏迷等危险症状，应立即送医院抢救。慢性腹泻若为肠结核、溃疡性结肠炎、内分泌疾病、恶性肿瘤等，应及时到医院对症治疗。

（1）Siq gwn doxgaiq sieng：Lai aenvih dajgwn mbouj ciet、damgwn gijgwn mbouj yungzheih siuvaq cauhbaenz. Bingh raen dungxraeng rim，nwngq，rubmyaiz rueg，dungxin dungxsiq，siq le in gemj，buenx miz fanj raemxsoemj、heiq saek daengj. Gojyij gwn gyahvei baujhozvanz caeuq cunghlijbizvanz.

（2）Siq mamx haw：Ciengz aenvih dungx mamx hawnyieg、siuvaq goengnaengz gemjnyieg cauhbaenz. Bingh raen saek naj reuq henj，ndang naiq mbouj miz rengz，gwn muengh ca，gwn le dungxraeng，buenx miz saej maenj、dungx inyebyeb daengj. Ndaej gwn sinhlingz bwzsuzvanz、yinzsinh genbizvanz、gaihvei genbizvanz daengj.

(3) Siq hanz：Lai aenvih gwn gijgwn ndip caep cauhbaenz. Bingh raen dungxin、saej maenj、haex saw，ndat oep dungxin couh gemj. Ndaej gwn fuswj lijcunghvanz、sinhgvei lijcunghvanz daengj.

(4) Siq ndat：Lai raen youq seizhah，aenvih damgwn gijgwn manh sawj gij goengnaengz saejgeq saetdiuz cauhbaenz. Bingh raen dungxin saej maenj，in yaep ndeu siq yaep ndeu，conghhaex ndat lumj feiz，buenx miz fatndat hozhawq、nyouh dinj nding daengj. Ndaej gwn canghvangz siuhyenzben、gyahvei yanghlenzvanz.

(5) Siq haj geng：Youh heuh siq gaeqhaen. Moix ngoenz haetromh hwnqmbonq gaxgonq，youq seiqhenz saejndw fat in，dungxraeng saej maenj，siq le in gemj，aendungx caeuq seiq guengq lau nit. Ndaej gwn swsinzvanz daengj yw.

(6) Siq nanz：Dungxsiq haujlai nanz mbouj ndei，hawj gij goengnaengz mamx dungx engqgya nyieg. Bingh raen naj henj ndang byom，naetnaiq mbouj miz rengz，dungxraeng，siq haexdangz daengj. Ndaej gwn seli gucangzvanz、sinhlingz bwzsuzvanz. Danghnaeuz miz damhangx conh，couh yungh bujcungh yizgivanz.

(7) Okleih：Biujyienh baenz dungxin dungxsiq，ndaw gip laeng caem，ndaw haex miz haux roxnaeuz lwednong. Cujyau youz dajgwn mbouj seuq cauhbaenz. Okleih singqgaenj ndaej gwn yanghlenzvanz、gyahvei yanghlenzvanz caeuq canghvangz siuyenzben；okleih binghnaiq ndaej dawz gyahvei yanghlenzvanz caeuq sinhlingz bwzsuzvanz hab yungh. Gangj daengz cungdoegsingq okleih，de fat bingh gip、binghcingz naek，okyienh ndat sang、nyapnyuk，engqlij ngunhmaez daengj binghyiengh yungyiemj，wng sikhaek soengq bae yihyen ciengjgouq. Dungxsiq binghnaiq danghnaeuz dwg cangzgezhwz、gveiyangzsingq gezcangzyenz、bingh neifwnhmi、foeg singqrwix daengj，wng gibseiz bae yihyen yw.

感冒为什么不能服用妇科千金片？
Dwgliengz vihmaz mbouj ndaej gwn fugoh cenhginhben？

妇科千金片作为一种传统方剂，是治疗妇科炎症的常用药，功效是清热除湿、益气化淤。主要用于治疗慢性盆腔炎、宫颈炎、子宫内膜炎等妇科慢性炎症。不过，并不是所有的女性患者都适合使用此药，在有些情况下就不宜使用。如肾虚血淤，其症状包括小便多、大便稀、腰骶酸痛（劳累后加重）并伴有腹疼；或者寒湿凝滞，症状包括小腹凉疼、畏寒怕冷。另外，感冒时也不宜服用，患有其他疾病者应在医师指导下服用，孕妇忌用。服药期间忌食辛辣、生冷、油腻食物。

需注意的是，目前市场上还有许多冠以“千金”字样的“消”字号、“食”字号产品，它们大多是冲洗、清洁类产品，患者不要将其功效等同于妇科千金片。

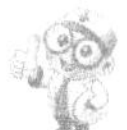

Fugoh cenhginhben dangguh cungj ywdan conzdungj ndeu, dwg gij yw ciengzyungh binghyenz mehmbwk, goeng'yauq dwg cing ndat cawz cumx、ik heiq vaq cwk. Cujyau yungh daeuj yw bwnzgyanghyenz binghnaiq、gunghgingjyenz、rongzva neimozyenz daengj binghyenz binghnaiq mehmbwk. Mboujgvaq, mboujdwg sojmiz bouxbingh mehmbwk cungj hab yungh gij yw neix, miz di couh mbouj hab yungh. Lumj mak haw lwed mbouj doeng, binghyiengh miz oknyouh lai、haex siq、hwet innaet (baeg le gya'naek) caemhcaiq buenx miz dungxin; roxnaeuz goet cumx gietdingz, binghyiengh miz dungx iq liengz in、lau gyoet lau caep. Linghvaih, seiz dwgliengz hix mbouj hab gwn, boux miz gij bingh wnq wng youq canghyw cijdauj baihlaj gwn, mehmizndang geih yungh. Seiz gwn yw geih gwn gijgwn manh、ndip caep、youzywdywd.

Gij aeu haeujsim de dwg, seizneix gwnz hawciengz lij miz haujlai doxgaiq "siu" cihhauh、"gwn" cihhauh yungh cihsaw "ciengim", gyoengqde dingzlai dwg loih canjbinj swiq、seuq, bouxbingh gaej aeu gij goeng'yauq de daengjdoengz fugoh cenhginhben.

久服板蓝根为何易伤及脾胃?
Gwn banjlanzgwnh nanz le vihmaz dungx mamx heih deng sieng?

不少人为了预防感冒，或在感冒初期服用板蓝根。其实板蓝根并不是适用于每个人。因为人在健康状态下过多服用板蓝根，会伤及脾胃，导致头晕、胸闷，或是导致腹泻不止。专家提醒，服用板蓝根防病一定要适量，不要多服久服，服用时间最好不超过3天。另外，体质偏虚寒以及脾胃不和、容易腹泻、身体怕冷的人，更不宜多服用板蓝根。尤其是儿童，由于脾胃功能尚未发育完全，多服板蓝根更易引起消化不良等症状。如长时间大剂量使用板蓝根，在肝脏解毒能力下降时还会引起蓄积中毒，导致消化系统和造血系统损害，如上消化道出血、白细胞减少等。

此外，糖尿病患者也不宜擅自服用含糖的板蓝根颗粒剂。板蓝根颗粒剂虽毒副作用较小，但如果不对症地长期服用或过量滥用，也会产生不良反应。

Mbouj noix vunz vihliux yawhfuengz dwgliengz, roxnaeuz youq seiz ngamq dwgliengz gwn banjlanzgwnh. Gizsaed banjlanzgwnh bingq mboujdwg hab moix boux vunz. Aenvih vunz youq mwh ndangcangq gwn banjlanzgwnh daiq lai, couh mamx dungx deng sieng, yinxhwnj gyaeujngunh、aek oem, roxnaeuz yinxhwnj dungxsiq mboujdingz. Conhgyah daezsingj, gwn banjlanzgwnh yawhfuengz bingh itdingh aeu habliengh, gaej gwn lai gwn nanz, seizgan gwn ceiqndei gaej mauhgvaq 3 ngoenz. Linghvaih, boux ndangdaej bien hawcaep caeuq mamx dungx mbouj huz、yungzheih dungxsiq、ndang lau nit, engq mbouj hab gwn banjlanzgwnh lai. Daegbied dwg lwgnyez, aenvih goengnaengz mamx dungx mboujcaengz fatmaj caez, gwn banjlanzgwnh lai engq yungzheih yinxhwnj dungxraeng daengj binghyiengh. Danghnaeuz gwn banjlanzgwnh daiq nanz daiq lai, youq seiz daep gej doeg naengzlig gyangqdaemq lij yaek yinxhwnj rom cungdoeg, yinxhwnj siuvaq hidungj caeuq cauh lwed hidungj sonjhaih, lumj gwnz roen siuvaq ok lwed、bwzsibauh gemjnoix daengj.

Linghvaih, boux bingh binghnyouhdiemz hix mbouj hab gag gwn ywnaed banjlanzgwnh hamz dangz. Ywnaed banjlanzgwnh yienznaeuz fucozyung doeg haemq iq, hoeng danghnaeuz mbouj doiq bingh ciengzgeiz gwn roxnaeuz luenhyungh gvaqbouh, hix miz fanjwngq mbouj ndei.

六味地黄丸为何要饭前服用?
Luz vei divangzvanz vihmaz yaek youq gwnhaeux gaxgonq gwn?

素有“直补肾阴之圣药”之称的六味地黄丸，由熟地黄、山茱萸、山药、茯苓、泽泻、牡丹皮等6味中药组成，除滋阴、健脾、补肝肾外，还有调节免疫功能、延缓衰老、治疗老年性痴呆以及轻中度高血压等功效。

经常出现腰膝酸软、五心烦热、盗汗遗精、眩晕耳鸣、头痛面赤、咽干口渴、小便多、疲倦乏力、浮肿、虚火牙痛、牙龈充血等症状的患者，服用六味地黄丸一般都会有效，而那些肾阳虚者则不适用，否则会适得其反，致使病情加重。体型偏胖者也不应随意服用。

此外，六味地黄丸最好在饭前30～60分钟服用，以便药物成分能直接与胃黏膜接触，避免受胃内食物稀释而影响药效。而且，由于六味地黄丸属于滋阴补肾的药物，服药期间最好忌食辣椒、花椒等燥热辛辣的食物。

值得注意的是，由于六味地黄丸是滋补药物，长期服用会影响脾胃消化吸收功能。若出现舌苔浊腻、口涎多痰、食欲不振、大便稀溏等症状时，应暂时停药。

Luz vei divangzvanz soqlaiz miz gij cwnghauh “ywndei cig bouj mak yaem”, youz caemcij cug、sanhcuhyiz、sanhyoz、fuzlingz、gocwzse、naeng mauxdan daengj 6 feih Ywdoj gyoebbaenz, cawz nyinh yaem、cangq mamx、bouj daep mak vaih, lij miz gij goengnaengz diuzcez menjyiz、yienzmenh geqgoem、yw bouxlaux vangh caeuq hezyaz mbaeucunghdu sang daengj goeng'yauq.

Bouxbingh ciengzseiz okyienh hwet gyaeujhoq soemj unq、haj sim nyap ndat、hanhheu laeuh mok、daraiz rwzokrumz、gyaeuj dot naj hoengz、hoz sauj bak hawq、oknyouh lai、naetnaiq mbouj miz rengz、foegfouz、haw huj heuj in、nohheuj cung lwed daengj binghyiengh, gwn luz vei divangzvanz itbuen cungj mizyauq, hoeng doenghboux mak yiengz haw cix mbouj hab yungh, mboujnex couh ngamj doxfanj, yinxhwnj binghcingz gyan'aek. Boux ndang bien biz hix mbouj wnggai seizbienh gwn.

Linghvaih, luz vei divangzvanz ceiqndei youq gwnhaeux gaxgonq 30～60 faencung gwn, yawhbienh yw cwngzfwn ndaej cigciep caeuq nembiux aendungx ciepcuk, mienx souh gij gwn ndaw dungx heuzsaw yingjyangj ywyauq. Caemhcaiq, aenvih dwg gij yw nyinh yaem bouj mak, seiz gwn yw ceiqndei geih gwn gijgwn lwgmanh、vaceu daengj

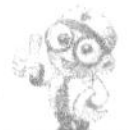

sauj ndat manhget haenx.

Gij cigndaej haeujsim de dwg, aenvih luz vei divangzvanz dwg yw nyinh bouj, ciengzgeiz gwn yaek yingjyangj gij goengnaengz mamx dungx siuvaq supsou. Danghnaeuz okyienh ngawhlinx noengz lawh、bak rih lai myaiz、nwngq、haexhawdangz daengj binghyiengh seiz, wng camhseiz dingz yw.

脾虚腹泻可服参苓白术散吗?
Mamx haw dungx siq ndaej gwn sinhlingz bwzsuzsan lwi?

参苓白术散益气健脾、渗湿止泻，可以用来治疗脾虚湿盛导致的消化不良、胃部胀满、肠鸣腹泻等症状。现在除用于治疗慢性结肠炎、过敏性结肠炎、肠道易激综合征等胃肠道疾病外，其他慢性病临床表现属中医脾虚挟湿证者，也可用参苓白术散加减治疗。

服用参苓白术散时，阴虚火旺者（表现为舌红、少苔）慎用，感冒时忌用，高血压患者慎用，忌食生冷、油腻食物。

Sinhlingz bwzsuzsan ik heiq cangq mamx、mieg cumx dingz siq, gojyij yungh daeuj yw gij dungxraeng、dungx bongq rim、saej maenj dungx siq daengj binghyiengh mamx haw cumx hoengh yinxhwnj haenx. Seizneix cawz yungh daeuj yw gezcangzyenz binghnaiq、gominjsing gezcangzyenz、roensaej yungzheih gik cunghabcwng daengj bingh roen dungxsaej vaih, gizyawz bingh binghnaiq linzcangz biujyienh sug boux Ywdoj mamx haw gab cumx cingq, hix ndaej yungh sinhlingz bwzsuzsan gya gemj yw.

Seiz gwn sinhlingz bwzsuzsan, boux yaem haw huj vuengh (biujyienh baenz linx hoengz、ngawh noix) siujsim yungh, seiz dwgliengz geih yungh, bouxbingh hezyaz sang siujsim yungh, geih gwn gijgwn ndip caep、youzywdywd.

天王补心丸能治老人健忘吗?
Denhvangz bujsinhvanz ndaej yw bouxlaux lumzlangh lwi?

老年人健忘，且伴有心慌、手足心热、大便干燥等症状，很可能是阴虚血少、虚火扰心所致。治疗这种病症的经典药物当属天王补心丸。天王补心丸由丹参、当归、党参、茯苓、五味子、麦门冬等中药组成，具有滋阴补血、养心安神的功效。另外，还要注意该药药性偏寒凉，脾胃虚寒、消化不良者不宜服用，痰多湿重者不可久服。

Bouxlaux lumzlangh, caiqlix buenx miz simvueng、angjfwngz angjdin ndat、haex hawqsauj daengj binghyiengh, gig hojnaengz dwg yaem haw lwed noix、haw huj nyaux sim cauhbaenz. Gij yw ginghdenj yw cungj binghyiengh neix dang sug denhvangz bujsinhvanz. Denhvangz bujsinhvanz youz danhsinh、danghgveih、dangjsinh、fuzlingz、 gaeucuenqiq、megdoeng daengj Ywdoj cujbaenz, miz gij goeng'yauq bouj yaem bouj lwed、ciengx sim an saenz. Linghvaih, lij aeu haeujsim gij yw neix yw singq bien caep liengz, boux mamx dungx haw caep、dungxraeng mbouj hab gwn, boux myaiz lai cumx naek mbouj ndaej gwn nanz.

服止咳剂是否含后再咽?
Gwn ywdingzae dwg mbouj dwg hamz le cij ndwnj?

有些人觉得止咳剂太浓稠，就把止咳剂兑上开水服用，其实这是一种错误的服用方法。因为止咳剂一般制作为糖浆类复方制剂，若用热水冲服，会稀释糖浆，降低黏稠度，导致血液里的药物浓度没有达到应有的浓度，不能在呼吸道形成保护性“薄膜”，影响疗效。

服用时最好能让止咳剂在咽喉部停留 1～2 分钟，然后吞咽。止咳剂在服用半小时内，最好不要饮用水和其他饮料，因为这样也会影响药物的吸收。如果觉得止咳剂温度过低，需要加热服用的话，可将糖浆瓶放在热水中，用余温加热。

Mizmbangj vunz roxnyinh ywdingzae daiq gud, couh dawz ywdingzae caeuq raemxgoenj doxcung gwn, gizsaed neix dwg cungj gwn fap loek ndeu. Aenvih ywdingzae itbuen cauhguh baenz cungj dangzciengh loih ywfuzfangh, danghnaeuz yungh raemx ndat cung gwn, couh heuzsaw dangzciengh, gyangqdaemq niugud doh, yinxhwnj gij yw noengzdoh ndaw lwed caengz dabdaengz gij noengzdoh wnggai miz, mbouj ndaej youq sai diemheiq cauxbaenz baujhusing “bozmoz”, yingjyangj ywyauq.

Gwn seiz ceiqndei ndaej hawj ywdingzae youq conghhoz dingz youq 1～2 faencung, yienzhaeuh gyanndwnj. Ywdingzae youq ndaw gwn buenq diemj cung, ceiqndei gaej gwn raemx caeuq gijwnq yaemjliuh, aenvih yienghneix hix yaek yingjyangj supsou yw. Danghnaeuz roxnyinh ywdingzae vwnhdu daiq daemq, aeu gya'ndat gwn, gojyij dawz bingz dangzciengh cuengq youq ndaw raemxndat, yungh raeujlw gya'ndat.

胃寒受凉为何要服用养胃丸?
Dungxgyoet deng liengz vihmaz aeu gwn yangjveivanz?

很多胃寒的人稍一劳累就可能导致胃胀胃痛、吐酸水。这类患者可选择具有温中和胃作用的中成药，典型代表就是香砂养胃丸。

香砂养胃丸除含有补气健脾的白术、茯苓外，还有温中化湿的陈皮、砂仁、豆蔻等，同时用枳实、厚朴、香附等加强行气化湿的作用，适用于治疗脾胃虚寒引起的消化不良、胃部不适或隐痛、吐酸水等症状。这类患者还有个特点就是容易感到手脚冰凉。服用香砂养胃丸可用姜汤送服，能加强降逆止呕的功效。

此外，有胃部灼热、口干舌燥症状的人不宜服用香砂养胃丸。

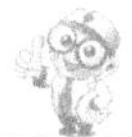

Haujlai vunz dungxgyoet loq miz di baeg couh aiq yinxhwnj dungxraeng dungxin、rueg raemxsoemj. Cungj bouxbingh neix ndaej senj gij cunghcwngz you miz vwnh cungh huz dungx cozyung，dienjhingz daibyauj couhdwg yanghsahyangjveivanz daeuj gwn.

Yanghsah yangjveivanz cawz hamz miz bwzsuz、fuzlingz bouj heiq cangq mamx vaih，lij miz naeng makgam、sahyinz、dougou daengj raeuj ndaw vaq cumx，doengzseiz yungh gij cozyung makdoengj oiq sauj、gohoubuz、cidmou daengj gyagiengz hengz heiq vaq cumx，hab yungh youq yw dungxraeng、dungx mbouj cwxcaih roxnaeuz inyebyeb、rueg raemxsoemj daengj binghyiengh dungx mamx haw cumx yinxhwnj. Cungj bouxbingh neix lij miz aen daegdiemj couh dwg yungzheih roxnyinh fwngz din caepcatcat. Gwn yanghsah yangjveivanz ndaej yungh danghing soengq gwn，ndaej gyagiengz gij goeng'yauq gyangq dauqnyangz dingz rueg.

Cawz gijneix vaih，boux miz dungx ndat lumj feiz、hozhawq linx sauj mbouj hab gwn yanghsah yangjveivanz.

“火气旺”为何要慎服杜仲茶？
“hujheiq vuengh” vihmaz yaek siujsim gwn cazducung?

病案举例：前不久，杨女士听说喝杜仲茶可减肥瘦身，于是购买了两大盒，每天泡水喝。可是，两周过去了，杨女士减肥瘦身的效果不明显，反倒觉得自己脾气越来越大，胸口时时像窝着“火”，在单位总是因为一点小事就和同事吵架。杨女士觉得奇怪，去咨询了一名中医师，医生告诉她，她属于阴虚体质，不能服用杜仲茶。

专家点评：杜仲味甘、微辛，性温，有补肝肾、强筋骨、健腰膝、安胎气、降血压等功效，适用于治疗肝肾虚弱引起的腰脊酸痛、腰膝酸软、便频、阳痿、男性遗精、女性宫寒、头昏、眼花、小儿胎动不安及高血压等症。而杨女士的“坏脾气”“急性子”“火气旺”等都是阴虚症状，这种体质的患者常伴有五心烦热或午后潮热、盗汗、颧红、消瘦、心慌、胸闷、便秘、失眠、舌红少苔等症状。由于杜仲性温，像杨女士阴虚火旺之人长期饮用犹如“火上浇油”，平时应以养阴清热为主，可多食一些既能滋阴又能调理脾胃的生地黄粥、天门冬粥、百合粥等。

Bingh'anq gawjlaeh：Mbouj nanz gaxgonq，Yangz nijsw dingq gangj gwn cazducung ndaej gemj biz byom ndang，yienghneix cawx le song hab hung，moixngoenz cimq raemx gwn. Hoeng，song singhgiz gvaqbae lo，gij yaugoj Yangz nijsw gemj biz byom ndang mbouj mingzyienj，dauqfanj roxnyinh beizheiq cihgeij yied daeuj yied hung，sim aek seizseiz lumj cangz “huj” dwk，youq danvih cungj dwg aenvih di siujsaeh ndeu couh caeuq doengzsaeh doxceng. Yangz nijsw roxnyinh geizgvaiq，bae cam le boux Ywdojswh ndeu，canghyw naeuz de nyi，de sug ndang yaemhaw，mbouj ndaej gwn cazducung.

Conhgyah diemjbingz：Ducung feih gam、loq manh、singvwnh，miz bouj daep mak、giengz nyinzndok、cangq hwet gyaeujhoq、an heiqdai、gyangq hezyaz daengj goeng'yauq, hab yungh youq yw gij bingh ndokhwet soemjin、hwet gyaeujhok soemjunq、nyouh lai、yangzveij、vunzsai laeuh mok、mehmbwk rongzva hanz、gyaeujngunh、dava、lwglwg dai doengh mbouj onj caeuq hezyaz sang daengj daep mak haw yinxhwnj haenx. Gij “beizheiq yaez” “singq gip” “maenh huj” daengj Yangz nijsw cungj dwg yaem haw binghyiengh, bouxbingh cungj dijciz neix ciengzseiz buenx miz haj sim fanz ndat roxnaeuz banringz gvaq le cumx ndat、hanhheu、gemj hoengz、loq byom、simvueng、aek oem、haexgyaeng、ninz mbouj ndaek、linx hoengz ngawh noix daengj binghyiengh. Aenvih ducung singq vwnh, doengh boux lumj Yangz nijsw yaem haw huj vuengh gwn nanz lumjbaenz “foengxfeiz”, bingzseiz wng cujyau ciengx yaem cing ndat, ndaej lai gwn di cuk goragndipvangz、cuk denh mwnz dungh、cuk beghab daengj gawq ndaej bouj yaem youh ndaej diuzleix dungx mamx haenx.

治疗“空调病”如何避免用错药?
Yw “bingh gunghdiuz” baenzlawz cijndaej mbouj yungh loek yw?

盛夏时节，很多人都喜欢长时间泡在空调房里。时间一长，有些人就会出现咳嗽、头痛、鼻塞等症状，甚至服用了一些感冒药也不见症状减轻。这其实是“空调综合征”，俗称“空调病”。

“空调病”的症状与感冒的症状相似，但两者却属于不同的病症。一些人往往会将“空调病”误以为是感冒，盲目地服用不对症的感冒药。有时人们治病心切，随意加大用药的剂量，甚至同时混服多种感冒药或抗生素。其实这些做法都是十分错误的。

对付“空调病”，应以预防为主。建议房间要经常通风换气。长期在空调环境下生活，要多喝开水，大量流汗时不要直接吹冷风。空调机最好每两周清理一次。

症状较重者，应该在医生的指导下合理选择药物。常见的中成药有藿香正气滴丸、祛暑丸、暑湿感冒冲剂、金衣祛暑丸、清暑益气丸等。

Seiz haeujfug, haujlai vunz cungj haengj ciengz seizgan bauq youq ndaw fuengz gunghdiuz. Seizgan baez nanz, mizmbangj vunz couh okyienh ae、gyaeujin、ndaengsaek daengj binghyiengh, couh lienz gwn le yw dwgliengz hix mbouj raen binghyiengh gemjmbaeu. Neix gizsaed dwg “gunghdiuz cunghhozcwng”, sug heuh “bingh gunghdiuz”.

Gij binghyiengh “bingh gunghdiuz” caeuq binghyiengh dwgliengz doxlumj, hoeng song yiengh cix sug bingh mbouj doxdoengz. Mizmbangj vunz ciengzseiz dawz “bingh gunghdiuz” loek nyinhnaeuz dwg dwgliengz, laepda dwk gwn gij yw dwgliengz mbouj doiq bingh. Mizseiz gyoengqvunz yw bingh sim gaenj, seizbienh gya hung gij lienghyw yungh yw, vanzlij doengzseiz gyaux gwn haujlai cungj yw dwgliengz roxnaeuz gangswnghsu. Gizsaed doenghgij guhfap neix cungj loek laixcaix.

Doiqfouq “bingh gunghdiuz”, wng cujyau youq laeng yawhfuengz. Genyi ndaw rug

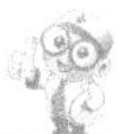

aeu ciengzseiz doeng rumz vuenh heiq. Ciengzgeiz youq laj vanzging gunghdiuz swnghhoz, aeu lai gwn raemxgoenj, seiz hanh lae lai gaej cigciep ci rumznit. Gunghdiuzgih ceiq ndei moix song cou cingleix baez ndeu.

Boux binghyiengh haemq naek, wng youq canghyw cijdauj laj de hableix senj yw. Gij cunghcwngzyoz ciengz raen miz hozyangh cwnggi dizvanz、gihsujvanz、sujsiz ganjmau cunghci、ginhyih gihsujvanz、cinghsuj yizgivanz daengj.

中药降血压真的无副作用吗?
Ywdoj gyangq hezyaz caen mbouj miz saek gaiq fucozyung?

病案举例：李先生服用了3年的降血压西药，血压控制得还不错，但李先生担心长期服用会有副作用。最近，他听朋友说有种“山楂降压胶囊”，号称降压效果好，百分之百无副作用，是国药准字号药……李先生心动但又困惑，他不知道中药降血压效果到底如何，是不是真的没有副作用。

药师释疑：目前临床常用来降血压的中成药主要有安宫降压丸、复方羚角降压片、降压丸、菊明降压片、牛黄降压丸等，常用的中草药主要有钩藤、罗布麻、葛根、黄芪等，降压效果都较明显。

以山楂降压胶囊为例，其主要成分为山楂、夏枯草、菊花、小蓟、决明子等。其中山楂能增加冠脉流量，提高心肌对强心苷作用的敏感性，并可改善心律失常和心肌缺血；夏枯草有降压、抗菌、利尿等作用，且对血压有双重调节作用；决明子也有利尿作用，可降低收缩压及舒张压；而菊花的降压作用缓慢、持久；小蓟凉血止血。所以山楂降压胶囊是较理想的降血压药物。

不过，尽管中药有一定的降压功效，但并不是所有的患者都适用。如山楂降压胶囊只适用于高血压病合并高脂血症之肝火亢盛证，症见头痛眩晕、耳鸣目胀、面赤、脉弦等，而对于其他证型的高血压患者就不适用了。

中药并不是完全没有副作用。如山楂含有大量的有机酸、果酸、山楂酸、枸橼酸等，长期服用会增加胃酸的分泌，加重对胃黏膜的刺激，加重胃病患者的症状。因此，使用中药降压时，应当因人而异，最好在专业医生的指导下服用，不要轻信某些广告的宣传，擅自购买。

Bingh'anq gawjlaeh：Lij sienseng gwn le 3 bi gyangq hezyaz Sihyoz，hezyaz gamhanh ndaej lij mbouj loek，hoeng Lij sienseng lau ciengzgeiz gwn miz fuzozyung. Ceiqgaenh，de dingq baengzyoux naeuz miz cungj “sanhcah gyangq yaz gyauhnangz”，hauhcwng gyangq yaz yaugoj ndei，bak faenh cih bak mbouj miz saek gaiq fucozyung，dwg yw gozyoz cinjcihhauh……Lij sienseng sim doengh hoeng youh ngeiz，de mbouj rox Ywdoj gyangq hezyaz yaugoj dauqdaej baenzlawz yiengh，dwg mbouj dwg caen mbouj miz saek gaiq fucozyung.

Canghyw gaij ngeiz：Seizneix gij cunghcwngzyoz linzcangz ciengz yungh daeuj gyangq hezyaz cujyau miz anhgungh gyangyazvanz、fuzfangh lingzgoz gyangyazben、gyangyazvanz、gizmingz gyangyazben、niuzvangz gyangyazvanz daengj，cunghcaujyoz ciengzseiz yungh cujyau miz gaeugvaqngaeu、lozbumaz、gozgwnh、vangzgiz daengj，gyangq yaz yaugoj cungj haemq mingzyienj.

Aeu sanhcah gyangq yaz gyauhnangz guh laeh，gij cingzfaenh de cujyau dwg sanhcah、nyayazgyae、vagut、siujgi、ceh gaeuyiengz daengj. Sanhcah ndaej demgya guenqmeg liuzliengh，daezsang gij singj sing sinhgih doiq giengzsinhganh cozyung，lij ndaej gaijndei sinhliz saetciengz caeuq sinhgih noix lwed；nyayazgyae miz gij cozyung gyangq yaz、dingj sigin、leih nyouh daengj，caemhcaiq doiq hezyaz miz suengcungz diuzcez cozyung；cehgaeuyiengz caemh miz gij cozyung leih nyouh，ndaej gyangqdaemq sousuk yaz caeuq mbehai yaz；vagut gyangq yaz cozyung numq、dingjnanz；siujgi liengz lwed dingz lwed. Sojyij sanhcah gyangq yaz gyauhnangz dwg gij yw gyangq hezyaz haemq lijsiengj.

Mboujgvaq，caenhguenj Ywdoj miz itdingh gyangq yaz goeng'yauq，hoeng bingq mbouj dwg sojmiz bouxbingh cungj hab yungh. Lumj sanhcah gyangq yaz gyauhnangz cij habyungh youq gij daep huj ganghoengh cingq bingh hezyaz sang habbingq bingh cihhez sang，bingh raen gyaeujngunh、daraiz、rwzokrumz daciengq、naj nding、megsienq daengj，hoeng doiq bouxbingh hezyaz sang hingz cingq wnq couh mbouj habyungh lo.

Ywdoj bingq mbouj dwg vanzcienz mbouj miz fucozyung. Lumj sanhcah hamz miz daihliengh youjgihsonh、gojsonh、sanhcahsonh、goujyenzsonh daengj，ciengzgeiz gwn yaek demgya gij fwnhmi soemj dungx，gya'naek gij cihgik doiq nembiux aendungx，gya'naek gij binghyiengh bouxbingh dungxbingh. Ndigah，seiz sawjyungh ywdoj gyangq yaz，wngdang aen vunz mbouj doengz，ceiq ndei youq conhyez canghyw cijdauj baihlaj gwn，gaej seizbienh saenq moux di gvangjgau senhconz，gag cawx.

血虚便秘能服逍遥丸治疗吗？
Lwedhaw haexgyaeng ndaej gwn siuhyauzvanz daeuj yw lwi?

血虚便秘症状为大便干结、排出困难，多伴有心悸健忘、头晕目眩、面色无华、口唇色淡等症状。此类患者可在医生指导下，试服用逍遥丸。此药具有疏肝理气、健脾养血的功效，治血虚便秘，可使脾胃复运、水谷消化，每获良效。

用法：口服，每次1袋（6克），每日2次，温开水送服。

Binghyiengh lwedhaw haexgyaeng baenz haex hawqgiet、baiz ok gunnanz，lai buenx miz sim linj lumzlangh、gyaeujngunh daraiz、saek naj mbouj rongh、naengbak saekdamh daengj binghyiengh. Cungj vunzbingh neix ndaej youq canghyw cijdauj baihlaj，sawq gwn siuhyauzvanz. Gij yw neix miz gij goeng'yauq soeng daep leix heiq、cangq mamx ciengx lwed，yw lwedhaw haexgyaeng，ndaej hawj mamx dungx fuk yinh、raemx

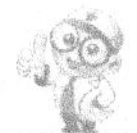

haeux siuvaq，moix ndaej yauq ndei.

Yunghfap：Bak gwn，moix baez 1 daeh (6 gwz)，moix ngoenz 2 baez，raemxgoenj raeuj soengq gwn.

服用甘草片要远离哪两类药？
Gwn gamcaujbenq le cix mbouj ndaej gwn song cungj yw lawz?

(1) 阿司匹林。它是传统的解热、镇痛、抗风湿药，属于水杨酸类药，服小剂量可预防冠心病、脑血栓等病的急性发作。如同时服用甘草片，会加重胃肠道的不良反应，产生恶心、呕吐等症状或诱发消化道溃疡和胃溃疡。

(2) 倍他乐克与卡托普利。甘草片服后引起的假性醛固酮增多症会导致血压升高，容易与倍他乐克和卡托普利两种降压药物发生拮抗作用，使其降低或失去降压功效。

(1) Ahswhbizlinz. De dwg gij yw gaijndat、cindot、dingj fungcaep conzdungj，gvihaeuj suijyangzsonh loih yw，gwn di yw ndaej yawhfuengz gvanhsinhbing、naujhezsonh daengj binghgipsing fatcak. Danghnaeuz doengzseiz gwn gamcaujbenq，yaek gya'naek gij fanjying mbouj ndei roen dungx saej，miz rubmyaiz、rueg daengj binghyiengh roxnaeuz yaeuhfat siuhvadau in mieg caeuq dungxin dungxmieg.

(2) Beizdahlozgwz caeuq gajdozbujli. Gamcaujbenq gwn le yinxhwnj gij bingh gyajsing cenzgudungz demlai yaek yinxhwnj hezyaz swng sang，yungzheih caeuq beizdahlozgwz caeuq gajdozbujli song cungj yw gyangq yaz fatseng doiqdingj cozyung，hawj de gyangqdaemq roxnaeuz saetbae gyangq yaz gunghyau.

冬季易“上火”应如何辨证选药？
Seizdoeng haengj “hwnjhuj” hab baenzlawz yawj bingh roengz yw?

中医把“上火”分为几种类型，因此治疗“上火”要分型选药。

(1) 实火上蒸。此类人群多表现为口干舌燥、嗓子冒火，患者感到非常口渴，喝水后，症状仍然不能缓解。这类患者应选用一些清热泻火、生津止渴的药物，比较常见的有黄连上清片、牛黄解毒片、牛黄上清片等。

(2) 阴虚火旺。此类人群的口干症状多不太严重，渴的感觉相对较弱，喝水量也不多，喝水仅仅是为了润润嗓子。此类患者可选用金果饮、麦味地黄口服液、知柏地黄丸等进行滋阴降火、养阴生津治疗。

(3) 湿热口黏。此类患者除嗓子干疼外，还伴有口中黏腻不爽的感觉。对于此类湿热口黏的“上火”病人，应当选用龙胆泻肝丸、甘露消毒丹等药物。

Ywdoj dawz “hwnjhuj” faen baenz geij cungj loihhingz，ndigah yw “hwnjhuj” aeu faenhingz senj yw.

(1) Saedhuj hwnj cwng. Loih vunz neix lai biujyienh baenz bak hawq linx sauj、conghhoz mauh huj, bouxbingh roxnyinh gig hozhawq, gwn raemx le, binghyiengh ciuqyiengh mbouj ndaej hoizsoeng. Loih vunzbingh neix wnggai genj aeu di yw cing ndat siq huj、seng raemx dingz hawq, gij yw haemq ciengz raen miz vangzlenz sangcinghben、niuzvangz gaijduzben、niuzvangz sangcinghben daengj.

(2) Yaem haw huj vuengh. Gij binghyiengh bak hawq loih vunz neix lai mbouj daiq yiemzcung, gij roxnyinh hozhawq loq nyieg, gwn raemx liengh hix mbouj lai, gwn raemx dandan dwg vihliux nyinhnyinh conghhoz. Loih vunzbingh neix ndaej genj ginhgojyinj、mwz vei divangz goujfuzyiz、cihbwz divangzvanz daengj guh nyinh yaem gyangq huj、ciengx yaem seng raemx yw.

(3) Cumx ndat bak niu. Bouxbingh loih neix cawz hoz hawq in le, lij buenx miz gij ganjgyoz ndaw bak niunwk mbouj sangj. Doiq doengh cungj vunzbingh “hwnjhuj” cumx ndat bak niu neix, wngdang genj aeu gij yw lungzdanj seganhvanz、ganhlu siuduzdanh daengj.

冬季咳嗽应如何选用止咳药?
Seizdoeng ae hab baenzlawz genjyungh ywdingzae?

冬季咳嗽选择止咳中成药，要根据咳嗽病因及症状而定。不同类型的咳嗽需选择不同的中成药，才能达到最佳的治疗效果。

(1) 风燥咳嗽。症状为干咳无痰，或痰少而黏不易咳出，或痰中带有血丝，咽干，鼻唇干燥等。应用羚羊清肺丸、杏苏二陈丸等药物止咳。

(2) 风寒咳嗽。症状是咳嗽声重，咳痰稀薄色白，常伴有鼻塞、流清涕，头痛，恶寒怕冷，无汗，肢体酸楚等。应用杏仁止咳糖浆、通宣理肺丸等药物止咳。

(3) 痰湿咳嗽。症状是咳声重浊，痰多，痰黏腻或稠厚成块，色白或带灰色，吃甘甜油腻食物可加重，有胸闷、食少、体倦、便溏等症状。应用半夏露、二陈丸等药物止咳。

(4) 久咳阴伤。症状是久咳干咳，咳声短促，或痰中夹有血丝，常伴有午后颧红潮热、盗汗、神疲等。久咳阴伤应用滋肺阴、除顽痰、生津液、降逆气的药物。应用蜜炼川贝枇杷膏、秋梨膏等药物止咳。

(5) 风热咳嗽。症状是频咳，气粗，咽痛，咳痰稠黄或黏稠不爽，常伴有畏风，身热，鼻流黄浊涕，口渴，头痛等。应用急支糖浆、川贝枇杷露等药物止咳。

Seizdoeng ae genj ywdingzae cunghcwngzyoz, aeu gaengawq binghaen caeuq binghyiengh ae daeuj dingh. Gij ae mbouj doengz loihhingz aeu genj gij cunghcwngzyoz mbouj doengz, cij ndaej dabdaengz yaugoj yw ceiq ndei.

(1) Fungsauj ae. Binghyiengh baenz ae hawq mbouj miz myaiz, roxnaeuz myaiz noix youh niu mbouj yungzheih ae ok, roxnaeuz ndaw myaiz daiq miz sei lwed, hoz

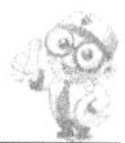

sauj, ndaeng bak hawqsauj daengj. Wng yungh lingzyangz cinghfeivanz、gingsuhwcinzvanz daengj yw dingz ae.

(2) Funghhanz ae. Binghyiengh dwg sing ae naek, myaiz ae saw saekhau, ciengz buenx miz ndaeng saek、lae mugsaw, gyaeuj dot, lau nit lau gyoet, fouz hanh, din fwngz soemj cuj daengj. Wng yungh ceh makgingq dingz ae dangzciengh、dunghsenh lijfeivanz daengj yw dingz ae.

(3) Myaiz cumx ae. Binghyiengh dwg sing ae naek noengz, myaiz lai, myaiz niunwk roxnaeuz gwd na baenz gaiq, saekhau roxnaeuz daiq saekmong, gwn gijgwn diemz lauz nywnx engqgya gya'naek, miz aek oem、gwn noix、ndang naet、haex dangz daengj binghyiengh. Wng yungh banyalu、wcinzvanz daengj yw dingz ae.

(4) Ae nanz yaem sieng. Binghyiengh dwg ae nanz ae hawq, sing ae dinj, roxnaeuz ndaw myaiz gap miz sei lwed, ciengz buenx miz banringz le gemj hoengz cumx ndat、hanhheu、ndang naet daengj. Ae nanz yaem sieng wng aeu gij yw nyinh bwt yaem、cawz myaiz nyangq、seng raemx、gyangq heiq nyig. Wng yungh mizlen conhbei bizbazgauh、couhlizgauh daengj yw dingz ae.

(5) Funghyez ae. Binghyiengh dwg deih ae, heiq co, conghhoz in, myaiz ae gwd henj roxnaeuz niugwd mbouj sangj, ciengz buenx miz lau rumz, ndang ndat, ndaeng lae mug henjnoengz, hozhawq, gyaeujdot daengj. Wng yungh gizcih dangzciengh、conhbei bizbazlu daengj yw dingz ae.

使用痔疮膏为何要洗后再抹?
Yungh ciqcanghgauh vihmaz yaek swiq le cij led?

痔疮膏是治疗痔疮的有效药物，许多患者会自行购买使用。可是，在使用时要注意以下两点：

（1）抹于患处。痔疮有内痔、外痔、混合痔之别，在使用时一定要注意区分，把药膏抹于患处。如果是外痔，直接抹于患处即可；如果是内痔和混合痔，要用注入器将药膏注入肛门内，并尽量往里注入，必要时求助家人帮忙。

（2）洗后再抹。为了避免药膏受到大便污染，要在便后抹药。抹药前要将患处清洗干净，最好用高锰酸钾溶液清洗并坐浴后再抹药，这样疗效会更好。

Ciqcanghgauh dwg gij yw miz yau yw baezhangx, haujlai vunzbingh cungj gag cawx sawjyungh. Hoeng, youq mwh sawjyungh aeu haeujsim song diemj lajneix:

(1) Led youq gizbingh. Baezhangx miz baezndaw、baezrog、baezdoxgyaux, youq sawjyungh seiz itdingh aeu haeujsim faenbied, dawz ywgau led youq gizbingh. Danghnaeuz dwg baezrog, cigciep led youq gizbingh couh ndaej lo; danghnaeuz dwg baezndaw caeuq baezdoxgyaux, aeu yungh doxgaiq guenq dawz ywgau guenq haeuj ndaw conghhaex, caemhcaiq caenhliengh guenq haeuj ndaw bae, bizyau seiz gouz vunz

ndawranz bangcoengh.

(2) Swiq le caiq led. Vihliux mienx ywgau deng haex uq, aeu okhaex le caiq led yw. Led yw gaxgonq aeu dawz gizbingh swiq seuq, ceiq ndei yungh raemx gauhmungjsonhgyaz swiq seuq caiqlix naengh caemx le caiq led yw, yienghneix yauyw engq ndei.

冬天贴膏药是否应先热敷？
Seizdoeng diep ywgau dwg mbouj dwg wng sien ndatoep?

冬天天气寒冷，气温较低，橡皮膏药的基质会变硬，不容易在皮肤上贴牢。冬天在贴膏药前，最好先用热毛巾或生姜片将准备贴膏药的部位擦净、拭干，将膏药用热水袋敷一下再贴，而且贴之前应剃尽汗毛或避开汗毛较多的部位。这样有利于患处的毛细血管开放，以便药物更好地透过皮肤和皮下脂肪进入血液。

Seizdoeng dienheiq nityauyau, heiqvwnh haemq daemq, gij gihciz gau ywgau rox bienq geng, mbouj yungzheih youq gwnz naengnoh diep maenh. Seizdoeng youq diep ywgau gaxgonq, ceiq ndei sien aeu sujbaq ndat roxnaeuz hingndipben dawz giz yawhbwh diep ywgau cat seuq、mad hawq, dawz ywgau aeu daehraemxndat oep yaep ndeu caiq diep, caemhcaiq diep gaxgonq wngdang daeq caenh bwn hanh roxnaeuz biet giz bwn hanh haemq lai. Yienghneix mizleih mauzsi hezgvanj gizbingh hailangh, yawhbienh gij yw engq ndei daeuq gvaq naengnoh caeuq lauz laj naengnoh haeuj lwed.

（二）西药
(Ngeih) Ywhak

不同浓度的医用酒精各有何用途？
Gij ciujcingh ywyungh dohsoq mbouj doengz de gak miz maz yunghcawq?

医用酒精是家庭常用药品，把它调成不同浓度，主要有三种用途。

（1）浓度为70％～75％的酒精溶液：适用于灭菌消毒。由于浓度为95％的酒精溶液能将细菌表面包膜的蛋白质迅速凝固，然而蛋白质变性太快会形成一层保护膜，阻止酒精进入细菌体内，无法将其彻底杀死。浓度为70％～75％的酒精溶液，既可使酒精进入细菌体内，又能避免蛋白质变性，因而杀菌力最强。

（2）浓度为40％～50％的酒精溶液：适用于预防褥疮。长期卧床的患者，背、腰、臀部容易长褥疮，勤按摩即能预防。按摩时，将少量此浓度的酒精溶液倒入手心，均匀地按摩患者受压部位，可促进局部血液循环，杀死部分细菌，预防皮肤感染。

（3）浓度为25％～30％的酒精溶液：适用于物理降温。发高烧时，用此浓渡的酒精

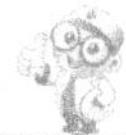

溶液蘸湿纱布或柔软的小毛巾，拧至半干，轻轻擦拭前额、颈部两侧、胸部、腋窝、四肢和手脚心等部位。此方法常用于辅助治疗婴幼儿高烧。

Ciujcingh ywyungh dwg gij yw gyadingz ciengz yungh, dawz de heuz baenz noengzdoh mbouj doengz, cujyau miz sam cungj yunghcawq.

(1) Gij ywraemx ciujcingh noengzdoh dwg 70%～75%: Habyungh youq mied nengz siudoeg. Aenvih gij ywraemx ciujcingh noengzdoh dwg 95% ndaej dawz gij danbwzciz sigin biujmienh baumoz gig vaiq gietndangj, hoeng danbwzciz bienqsingq daiq vaiq rox cauhbaenz caengz baujhumoz ndeu, laengz ciujcingh haeuj ndaw ndang nengz bae, fouzfap dawz de gaj dai daengzdaej. Gij ywraemx ciujcingh noengzdoh dwg 70%～75%, gawq ndaej hawj ciujcingh haeuj ndaw ndang nengz bae, youh ndaej mienx danbwzciz bienqsingq, vihneix gij rengz gaj nengz ceiq ak.

(2) Gij ywraemx ciujcingh noengzdoh dwg 40%～50%: Hab yungh youq yawhfuengz baenz baezmbinj. Bouxbingh ciengzgeiz ninz mbonq, laeng、hwet、caekhaex yungzheih baenz baezmbinj, gaenx anqmoz couh ndaej yawhfuengz. Mwh naenx, dawz di ywraemx ciujcingh gij noengzdoh neix dauj haeuj ndaw fwngz, anqmoz yinz bouxbingh giz deng nyaenx. ndaej coicaenh lengqgiz lwed lae baedauq, gaj dai mbangj nengz, yawhfuengz naengnoh deng lah.

(3) Gij ywraemx ciujcingh noengzdoh dwg 25%～30%: Habyungh youq vuzlij gyangqvwnh. Seiz fat fatndat, aeu gij ywraemx ciujcingh noengzdoh neix caemj dumz baengzsa roxnaeuz sujbaq iq unq, niuj daengz buenq hawq, yaengyaeng uet najbyak、song mbiengj hoz、fajaek、lajeiq、seiq guengq caeuq angjfwngz angjdin daengj. Gij fuengfap neix ciengzseiz yungh daeuj bangbouj yw lwgnyez fatndat.

服用阿司匹林是否应少吃水果？
Gwn ahswhbizlinz dwg mbouj dwg hab noix gwn lwgmak?

阿司匹林是一种常见的解热镇痛药，呈酸性，在碱性环境下易被吸收。水果中含大量葡萄糖、果糖、有机酸、无机酸等营养成分。大量糖分能刺激胃酸的分泌，影响对阿司匹林的吸收效果。另外，阿司匹林本身就对胃黏膜有刺激作用，果酸则加重对胃壁的刺激，严重时可造成胃黏膜出血。

因此，服用阿司匹林期间，桃、椰子、葡萄、香蕉等含糖多的水果应尽量少吃。吃水果的时间最好和服药的时间相隔 2～3 小时，以避免对药效的发挥产生不利影响。

Ahswhbizlinz dwg cungj yw cinq in gaijndat ciengz raen ndeu, cingz singsoemj, youq aen vanzging gimzsing lajde yungzheih deng supsou. Ndaw mak hamz miz daihliengh dangzmakit、dangzmak、youjgihsonh、vuzgihsonh daengj yingzyangj cwngzfwn. Daihliengh dangzfwen ndaej cihgik gij fwnhmiz soemj ndaw dungx, yingjyangj gij supsou yaugoj doiq ahswhbizlinz yaugoj. Linghvaih, ahswhbizlinz bonjfaenh couh doiq nenzmoz aendungx miz cihgik cozyung, gojsonh cix gya'naek gij cihgik doiq bangxdungx, mwh youqgaenj ndaej cauhbaenz nemmoz aendungx ok lwed.

Ndigah, youq mwh gwn ahswhbizlinz, makdauz、makyehswj、makit、gyoijhom daengj doengh cungj mak hamz dangz lai neix, wnggai caenhliengh noix gwn. Gwn mak seizgan ceiq ndei caeuq gwn yw seizgan doxgek 2～3 siujseiz, mienx doiq yauyw fazveih miz yingjyangj mbouj ndei.

注射胰岛素后能马上洗澡吗?

Dajcim yizdaujsu le ndaej doq swiqndang lwi?

注射胰岛素时选择在皮下注射就是为了机体能缓慢地吸收，如果糖尿病患者刚注射胰岛素就泡热水澡，会使血液循环加快，胰岛素吸收也就会加快，再加上洗澡消耗大量热量，糖尿病患者很容易出现低血糖症状。

因此建议糖尿病患者最好在注射胰岛素半小时后才去洗澡，而且水温不宜超过40 ℃，持续时间不宜超过 20 分钟。

Mwh dajcim yizdaujsu genj youq laj naeng dajcim, couh dwg vihliux ndang vunz ndaej menhmenh supsou, danghnaeuz boux baenz binghnyouhdangz ngamq dajcim yizdaujsu, couh cimq raemxndat swiqndang, rox hawj lwed lae baedauq gyavaiq, yizdaujsu supsou hix couh gyavaiq, caiq gyahwnj swiqndang siuhauq daihliengh yezlieng, boux baenz binghnyouhdangz gig yungzheih okyienh binghyiengh hezdangz daemq.

Ndigah genyi boux baenz binghnyouhdangz ceiq ndei youq dajcim yizdaujsu buenq siujseiz le cij bae swiqndang, caemhcaiq raemxraeuj mbouj hab mauhgvaq 40 ℃, lienzdaemh seizgan mbouj hab mauhgvaq 20 faencung.

硝酸甘油片为何应遮光存放?

Siuhsonh ganhyouzben vihmaz yaek baex rongh yocuengq?

硝酸甘油是冠心病患者的救命药，疾病突然发作时及时含一片于舌下，可迅速缓解心肌缺血症状，为进一步治疗赢得宝贵的时间。但有的患者因为药物存放不当，使药物失效，导致含后无效，延误了病症的治疗。

硝酸甘油的物理、化学性质不稳定，在与空气接触、温度升高或光照后，易分解成二硝酸甘油，使药物中的有效成分减少，药效下降。硝酸甘油的存放条件应为遮光、密封、阴凉，温度不超过20 ℃。存放时还要注意不要随便放在塑料袋内或透明玻璃瓶内，要放在棕色玻璃瓶内；取用时快开、快盖，用后一定要盖紧药盒；不要贴身存放，因为人体体温超过存放温度，易使药物失效。虽然硝酸甘油的有效期通常是一年，但是如果经常开取药物，实际有效期只有 3～6 个月，如果舌下含服硝酸甘油，无麻刺烧灼感或

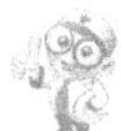

头胀感，说明药物已经失效。

Siuhsonh ganhyouz dwg gij yw gouqmingh bouxbingh gvanhsinhbing, mwh sawqmwh fatbingh gibseiz hamz naed ndeu youq laj linx, ndaej gig vaiq hoizsoeng binghyiengh sinhgih lwed noix, vih caenh'itbouh ywbingh aeundaej seizgan dijbauj. Hoeng mizmbangj bouxbingh aenvih yw cuengq mbouj ngamj, sawj yw saetyauq, yinxhwnj hamz le fouzyauq, yienznguh le yw bingh.

Siuhsonh ganhyouz vuzlij、vayoz singciz mbouj onjdingh, youq caeuq hoengheiq ciepcuk、vwnhdu swng sang roxnaeuz ndit ciuq le, yungzheih faen baenz wsiuhsonh ganhyouz, sawj gij cwngzfwn mizyau ndaw yw gemjnoix, gij yauyw gyangqdaemq. Gij diuzgienh cuengq yo siuhsonh ganhyouz wngdang dwg cw rongh、fungred、yaem liengz, vwnhdu mbouj mauhgvaq 20 ℃. Cuengq yo seiz lij aeu haeujsim gaej seizbienh cuengq youq ndaw daehsuliu roxnaeuz ndaw bingzbohliz ronghcingx, aeu cuengq youq ndaw bingzbohliz saekdaep; yungh seiz vaiq hai、vaiq goemq, yungh le itdingh aeu goemq gaenj hab yw; gaej diep ndang cuengq, aenvih ndang vunz dijvwnh mauhgvaq cuengq vwnhdu, yungzheih sawj yw saetyauq. Yienznaeuz siuhsonh ganhyouz mizyauqgeiz doengciengz dwg bi ndeu, hoeng danghnaeuz ciengzseiz hai aeu yw, sizci mizyauqseiz cij miz 3～6 ndwen, danghnaeuz ndaw linx hamz gwn siuhsonh ganhyouz, mbouj miz gij roxnyinh maz camz siundat roxnaeuz gij roxnyinh gyaeuj ciengq, gangjmingz yw gaenq saetyauq.

长期服用核苷（酸）类药须注意什么？
Hwzganh（sonh）doenghgij yw neix gwn nanz le yaek haeujsim gijmaz?

治疗乙肝的核苷（酸）类药，可以用“强”“快”“高”“小”“便”这五个字来概括其优点，即抑制病毒复制作用“强”，缓解症状“快”，有效率“高”，不良反应“小”，用药方“便”。但其需要长期维持服用，随意停药会有肝炎复发甚至病情恶化的风险，长期用药还有可能发生病毒耐药变异。所以，长期用药的安全性问题也是患者非常关心的问题。

一般而言，核苷（酸）类药长期服用是安全的，但在很少数的情况下也有不良反应。目前预防长期用药的不良反应，主要依靠医患双方的共同关注和定期检查，例如使用阿德福韦酯的患者要定期检查血肌酐和血磷，使用替比夫定的患者应定期检查肌酸激酶。

另外，也可尝试通过轮换用药的方法来降低核苷（酸）类药长期用药不良反应的发生率。但在目前还没有循证医学确凿证据的情况下，要在专科医生指导下，并在征得患者同意后谨慎进行。

Gij ywloih hwzganh（sonh）yw yizganh, ndaej yungh “ak” “vaiq” “sang” “iq” "bienh" haj cih saw neix daeuj gaigoz gij youhdenj de, couh dwg naenxhaed binghdoeg guhmoq cozyung "ak", hoizsoeng binghyiengh "vaiq", miz yauliz "sang", mbouj ndei fanjying "iq", yungh yw fueng "bienh". Hoeng aeu ciengzgeiz veizciz gwn, seizbienh dingz yw ndaej miz gij fungyiemj ganhyenz fukfat vanzlij baenz bingh bienq rwix, ciengzgeiz yungh yw lij aiq fatseng binghdoeg naihyw bienq rwix dem. Ndigah, gij vwndiz ancienzsing ciengzgeiz yungh yw hix dwg gij vwndiz vunzbingh gig gvansim.

Itbuen daeuj gangj, hwzganh (sonh) loih yw ciengzgeiz gwn dwg ancienz, hoeng youq gig siujsoq cingzgvang baihlaj caemh miz fanjwngq mbouj ndei. Seizneix yawhfuengz gij fanjwngq mbouj ndei ciengzgeiz yungh yw, cujyau baengh canghyw bouxbingh song fueng doengzcaez gvansim caeuq dinghgeiz genjcaz, lumjbaenz boux vunzbingh sawjyungh ahdwzfuzveizcij haenx, aeu dinghgeiz genjcaz hezgihganh caeuq hezlinz, gij vunzbingh sawjyungh dibijfuhding wngdang dinghgeiz genjcaz gihsonhgizmeiz.

Linghvaih, caemh ndaej sawq doenggvaq gij fuengfap doxlwnz yungh yw daeuj gyangqdaemq gij fatsenglwd hwzganh (sonh) loih yw ciengzgeiz yungh yw fanjwngq mbouj ndei. Hoeng youq seizneix lij mboujcaengz ciuqcwngq yihyoz caensaed baengzgawq cingzgvangq baihlaj, aeu youq conhgoh canghyw cijdauj baihlaj, caemhcaiq youq cam ndaej boux vunzbingh doengzeiq le siujsim bae guh.

长期使用激素会导致白内障吗?
Sawjyungh gizsu nanz le ndaej deng damueg ha?

有两名特殊的白内障患者，他们由于长期使用激素，出现了视物模糊，到医院检查才发现患上了激素性白内障。

患者中有一位是 23 岁的吴小姐。她在看病时对医生说，自己最近视力明显下降，尤其在暗处看东西更加模糊不清。医生给患者查体时发现她是典型的满月脸，手上的皮肤也很粗糙。医生追问她的病史，原来吴小姐半年前发现患有肾病，开始口服糖皮质激素。吴小姐的眼睛问题就是由糖皮质激素所致的白内障。这类白内障多是由于长期口服或者局部点用糖皮质激素所致，白内障发生的时间与糖皮质激素的使用时间及使用剂量有很大关系，使用时间越长、使用剂量越大，发生白内障的概率就越大。这位患者用药半年左右即发生白内障，可能与患者自身对激素比较敏感有关。

出现激素性白内障，在停用激素后有部分人的白内障是可逆的，但是很多患者由于自身疾病的原因很难停用激素，所以白内障会持续加重。如果视力下降明显，影响生活与学习，同时白内障形成明显，可以考虑手术治疗。另外，长期使用激素不仅可能出现白内障，还有发生青光眼的可能。

激素具有强大的抗炎、抗过敏、免疫抑制等作用，是哮喘、系统性红斑狼疮、风湿性关节炎、肾病综合征以及过敏性结膜炎、眼部手术后炎症等多种眼部炎症的首选基础治疗药物。而激素的副作用常在使用激素后数月到一年左右发生，由于常常被患者和医

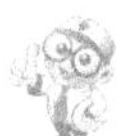

生忽视而造成一些原本可以避免的严重功能损害。长期使用糖皮质激素的患者应定期到眼科检查，防止并发症的出现，还要对相应的并发症做恰当的处理。

Miz song boux vunzbingh damueg daegbied，gyoengqde aenvih ciengzgeiz sawjyungh gizsu，okyienh le yawj doxgaiq mu mjgyumq，bae yihyen genjcaz cij fatyienh deng baenz gizsusing damueg.

Bouxbingh ndawde miz boux ndeu dwg Vuz siujcej，23 bi. De youq mwh yawj bingh seiz doiq canghyw naeuz，cihgeij ceiqgaenh siliz mingzyienj doekdaemq，daegbied dwg youq gizlaep yawj doxgaiq engqgya mumjgyumq mbouj cingcuj. Canghyw hawj vunzbingh caz ndang seiz fatyienh de dwg aen naj rim ndwen denjhingz ndeu，gij naengnoh gwnz fwngz hix gig cocat. Canghyw gyaepcam gij bingsij de，yienzlaiz Vuz siujcej buenq bi gonq fatyienh baenz mak bingh，hainduj gwn dangzbizciz gizsu. Gij vwndiz lwgda Vuz siujcej couh dwg gij damueg youz dangzbizciz gizsu cauhbaenz. Cungj damueg neix lai dwg aenvih ciengzgeiz gwn roxnaeuz mbangjgiz diemj yungh dangzbizciz gizsu cauhbaenz，gij seizgan damueg fatseng caeuq gij seizgan sawjyungh dangzbizciz gizsu caiqlij gij ywliengh sawjyungh miz gvanhaeh gig daih，sawjyungh seizgan yied raez、sawjyungh ywliengh yied daih，gij gailwd fatseng damueg couh yied daih. Boux vunzbingh neix yungh yw buenq bi baedauq couh fatseng damueg，aiq caeuq bonjndang vunzbingh doiq gizsu haemq minjganj mizgven.

Okyienh gizsusing damueg，youq dingz yungh gizsu le，miz bouhfaenh vunz damueg dwn ndaej nyig，hoeng haujlai vunzbingh aenvih bingh bonjndang yienzaen gig nanz dingz yungh gizsu. ndigah damueg yaek lienzdaemh gya'naek. Danghnaeuz siliz doekdaemq mingzyienj，yingjyangj swnghhoz caeuq hagsib，doengzseiz damueg cauxbaenz mingzyienj，gojyij ngeixnaemj soujsuz bae yw. Linghvaih，ciengzgeiz sawjyungh gizsu mboujdan aiq okyienh damueg，lijmiz aiq fatseng dalah dem.

Gizsu miz gij cozyung ak dingj ndaej yiemz、dingj gominj、mienx baenz bingh haednaenx daengj，dwg gij yw daih'it genj gihcuj yw ae'ngab、hidungjsing hungzbanh-langzcangh、funghsiz baenz gvanhcezyenz、bingh mak cunghhozcwng caeuq gominjsing gezmozyenz、lwgda guh soujsuz le yenzcwng daengj lai cungj lwgda yenzcwng. Hoeng gij fucozyung gizsu ciengzseiz youq sawjyungh gizsu le geij ndwen daengz bi ndeu baedauq fatseng，aenvih ciengzseiz deng vunzbingh caeuq canghyw yawjsiuj cix cauhbaenz mbangj di goengnaengz yenzcung sonjhaih bonjlaiz ndaej baexmienx haenx. Bouxbingh ciengzgeiz sawjyungh dangzbizciz gizsu wnggai dinghgeiz daengz yenjgoh genjcaz，fuengzre binghgyoebfat okyienh，lij aeu doiq gij binghgyoebfat sieng'wng guh habdangq cawqleix.

激素类药为何要在早晨服用?
Doenghgij yw gizsu vihmaz yaek youq daihcaeux gwn?

口服激素具有抗炎及免疫抑制作用，在一些疾病治疗中应用广泛。当每日 1 次服用激素时，最好在早上8时以前服用。

由于人体内激素的分泌有一定规律，早上血液中的激素水平最高，而晚上血液中的激素水平最低，如果在早上服用激素类药物，将与人体的生理状态同步，一方面可以增强治疗作用，另一方面可以减少服药后造成的身体不适。

Bak gwn gizsu miz gij cozyung haednaenx dingj yenz caeuq mienx baenz bingh，youq ndaw mbangj yw bingh wngqyungh gvangqlangh. Dang moix ngoenz 1 baez gwn gizsu seiz，ceiq ndei youq gyanghaet 8 diemj cung gaxgonq gwn.

Aenvih gij fwnhmi ndaw ndang bouxvunz gizsu miz itdingh gvilwd，gyanghaet gij gizsu suijbingz ndaw lwed ceiq sang，gyanghaemh gij gizsu ndaw lwed ceiq daemq，danghnaeuz youq gyanghaet gwn yw gizsu，yaek caeuq gij cangdai sengleix ndangdaej bouxvunz doengzbouh，it fuengmienh ndaej gyagiengz gij cozyung ywbingh，lingh fuengmienh ndaej gemjnoix mbouj hab gwn yw le ndangdaej cauhbaenz mbouj cwxcaih.

多用滴鼻剂会导致嗅觉受损吗?

Ywndikndaeng yungh lai le rox hawj aenndaeng mup heiq mbouj lingz ha?

长时间大量使用滴鼻剂很可能造成药物不“灵”和嗅觉迟钝。滴鼻剂通常含有麻黄素、羟甲唑啉等成分，主要通过收缩鼻腔黏膜的血管，改善通气来缓解鼻塞。但如果用药过度，血管自我收缩的能力变差，不但会使鼻塞反复发作，而且会造成嗅觉减退，闻不到气味，甚至出现药物性鼻炎。

鼻塞症状较轻者最好先用热毛巾盖住整个鼻部，使鼻孔吸入热蒸汽，缓解鼻塞。每次5分钟，连续热敷4～5次就会见效。鼻塞症状较严重的，在医生指导下使用滴鼻剂的同时，也可以采用这种方法，以减少用药次数。

Daihliengh sawjyungh ywndikndaeng nanz lai，couh aiq cauhbaenz yw mbouj “lingz” caeuq aenndaeng mup heiq ngwnh. Ywndikndaeng bingzciengz hamz miz mazvangzsu、ciengjgyazcolinz daengj cwngzfwn，cujyau doenggvaq sousuk gij lwedguenj nenzmoz conghndaeng，gaijndei doeng heiq daeuj hoizsoeng ndaengsaek. Hoeng danghnaeuz yungh yw gvaqbouh，lwedguenj gij naengzlig gag sousuk bienq ca，mboujdanh ndaej hawj ndaengsaek fanfoek fatseng，caemhcaiq ndaej cauhbaenz aenndaeng mup heiq gemjdoiq，nyouq mbouj daengz heiq，vanzlij okyienh yozvuzsing bizyenz dem.

Boux binghyiengh ndaengsaek haemq mbaeu ceiq ndei sien yungh gaen ndat goemq daengx aen ndaeng，sawj conghndaeng sup haeuj heiqfwi ndat，hoizsoeng ndaengsaek. Moix baez 5 faen cung，lienzdaemh ndat oep 4～5 baez couh raen yaugoj. Binghyiengh ndaengsaek haemq yiemzcung，youq canghyw cijdauj laj sawjyungh ywndikndaeng，doengzseiz caemh ndaej yungh cungj fuengfap neix，gemjnoix yungh yw baezsoq.

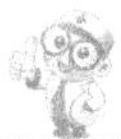

高血压患者为何要慎用滴鼻净?
Boux hezyaz sang vihmaz yaek haeujsim noix yungh ndikndaengseuq?

病案举例：张某患有高血压，不久前因感冒出现鼻塞，在2小时之内滴完了一支滴鼻净（萘甲唑啉）后，出现剧烈头痛、呕吐、肢体麻木等症状，测血压为200/100毫米汞柱（26.66/13.33千帕），急送往医院确诊为“高血压危象”。

专家点评：滴鼻净适用于治疗各种疾病导致鼻腔黏膜充血引起的鼻塞。其主要成分为麻黄素，一支滴鼻净含麻黄素高达80毫克，而麻黄素有致高血压的作用。因此，高血压病人不可滥用滴鼻净。

滴鼻净的正确使用方法是以每日不超过20毫克（约1/4支）为原则，每次每鼻孔以2～3滴为宜，再次使用须间隔2～3小时。

Anq bingh gawjlaeh：Cangh × baenz hezyaz sang，mbouj nanz gaxgonq aenvih dwgliengz okyienh ndaengsaek，youq 2 siujseiz ndawde ndik sat ci ndikndaengseuq ndeu le，okyienh gyaeuj in、rueg、seiq guengq mazmwnh daengj binghyiengh，caek hezyaz dwg 200/100 hauzmij gungcu (26.66/13.33 cenhbwz)，vaiq soengq bae yihyen gozcinj dwg “gauhhezyaz yiemj siengq”.

Conhgyah diemjbingz：Ndikndaengseuq habyungh youq yw gij ndaengsaek gak cungj bingh cauhbaenz nenzmoz conghndaeng cung lwed yinxhwnj. Cujyau cwngzfwn dwg mazvangzsu，ci ndikndaengseuq ndeu hamz mazvangzsu sang daengz 80 hauzgwz，mazvangzsu miz gij cozyung baenz hezyaz sang. Ndigah，boux vunzbingh hezyaz sang mbouj ndaej luenh yungh ndikndaengseuq.

Gij fuengfap sawjyungh deng ndikndaengseuq dwg aeu moix ngoenz mbouj mauhgvaq 20 hauzgwz (daihgaiq 1/4 ci) guh yenzcwz，moix baez moix congh ndaeng 2～3 ndik couh ngamj，caiq baez yungh aeu gek 2～3 siujseiz.

服用降压药应注意哪些事项?
Gwn yw gyangq hezyaz le yaek haeujsim gij saeh lawz?

与现代人健康密切相关的“三高”，指的是高血压、高血脂和高血糖。很多患者都知道控制好“三高”的重要性。因为如果控制好“三高”，就能明显减少并延缓心血管疾病的发生。其中，以高血压的控制，对心血管疾病的影响最为显著。

许多临床研究已经显示，控制好血压能够使患脑卒中（中风）的概率降低40%，心肌梗死的概率降低25%，心脏衰竭的概率降低50%。服用降压药则是控制好血压的途径之一。

服用降血压药应注意以下事项：

(1) 按照医嘱服药，不可因血压高低而随意增减药量或停药。

（2）忘记吃药怎么办？当然是赶快补吃，不过若距下次服药时间在 2 小时内，则不可再吃；不可以 1 次吃 2 倍的药量。

（3）即使自己用后药效良好的降血压药品，也不要推荐给他人。因为既有疾病不同，适用的药物也不同。

（4）服用感冒药时，不可任意停药，但应告知医师目前正在服用的慢性病药物。

（5）刚开始服用降血压药物，药品的最大疗效一般在开始使用的 10～14 天出现。常见的副作用有小便次数增加、干咳、四肢无力、姿态突然改变造成的头昏眼花。服药后若怀疑系药品引起的副作用，应主动询问医师或药师。

（6）吃药以白开水送服最好，不要与葡萄柚汁、咖啡、可乐、果汁一起服用。

（7）高血压的控制是一辈子的事，需长期服药控制，但可在医师指导下调整剂量。

高血压最有效的治疗方法是多管齐下。一方面，按医嘱定时定量长期服药，最好是天天量血压并记录，并且要定期回诊检查。血压计也要经常校正。另一方面，要配合维持理想体重，戒烟酒，持之以恒的运动，均衡饮食，少吃高胆固醇、高脂肪和高盐的食物。再则，要减少精神压力、睡眠要充足、作息要正常。

Gij “sam sang” caeuq vunz ciuhneix gengangh maedsaed doxgven，dwg vix hezyaz sang、hezcih sang caeuq hezdangz sang. Haujlai vunzbingh cungj rox gij cungyausing gamhanh ndei “sam sang”. Aenvih danghnaeuz gamhanh ndei “sam sang”，couh ndaej mingzyienj gemjnoix caemhcaiq yienzmenh gij bingh simlwedguenj fatseng. Ndawde，gamhanh hezyaz sang，doiq bingh simlwedguenj yingjyangj ceiq yienhda.

Haujlai linzcangz yenzgiu gaenq yienh'ok，gamhanh ndei hezyaz ndaej sawj gij gailiz baenz naujcuzcungh（cungfungh）gyangqdaemq 40%，gij gailiz sinhgih gaz dai gyangqdaemq 25%，gij gailiz sim doekbaih gyangqdaemq 50%. Gwn yw gyangq hezyaz cix dwg diuz roen gamhanh ndei hezyaz ndeu.

Gwn gij yw gyangq hezyaz wngdang haeujsim doenghgij saehhangh lajneix：

（1）Ciuq canghyw daengq gwn yw，mbouj ndaej aenvih hezyaz sang daemq cix seizbienh gyagemj ywliengh roxnaeuz dingz yw.

（2）Lumz gwn yw baenzlawz guh? Dangyienz dwg vaiqdi bouj gwn，mboujgvaq danghnaeuz liz baezlaeng gwn yw seizgan youq 2 siujseiz ndawde，couh mbouj ndaej caiq gwn；mbouj ndaej baez ndeu gwn 2 boix ywliengh.

（3）Gij yw gyangq hezyaz couhcinj swhgeij yungh le ywyauq ndei，hix gaej doigawj hawj bouxwnq. Aenvih gawq miz bingh mbouj doengz，gij yw habyungh hix mbouj doengz.

（4）Mwh gwn ywdwgliengz，mbouj ndaej seizbienh dingz yw，hoeng wnggai naeuz hawj canghyw rox gij yw menhsingq seizneix cingq gwn haenx.

（5）Ngamq hainduj gwn yw gyangq hezyaz，yw ceiq daih ywyau itbuen dwg youq hainduj sawjyungh 10～14 ngoenz okyienh. Gij fucozyung ciengz raen miz nyouh baezsoq demgya、ae hawq、seiq guengq mbouj miz rengz、yienghceij sawqmwh gaijbienq

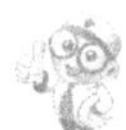

cauhbaenz gyaeujngunh daraiz. Gwn yw le danghnaeuz ngeiz dwg yw yinxhwnj gij fucozyung, wngdang cujdung bae cam canghyw roxnaeuz yozswh.

(6) Gwn yw aeu raemxgoenj soengq gwn ceiq ndei, gaej caeuq raemx makit makbug、gahfeih、gojloz、raemxmak itheij gwn.

(7) Gamhanh hezyaz sang dwg gienh saeh baenzciuh, aeu ciengzgeiz gwn yw gamhanh, hoeng ndaej youq canghyw cijdauj baihlaj diuzcingj ywliengh.

Gij fuengfap yw hezyaz sang ceiq mizyauq dwg lai fuengmienh caez guh. It fuengmienh, ciuq canghyw daengq dinghseiz dinghliengh ciengzgeiz gwn yw, ceiq ndei dwg ngoenzngoenz dag hezyaz caemhcaiq geiqloeg, caemhcaiq aeu dinghgeiz dauqyawj genjcaz. Hezyazgi hix aeu ciengzseiz doiqcinj. Lingh fuengmienh, aeu boiqhab veizciz lijsiengj ndangnaek, gaiq ien laeuj, genhciz yindung, bingzyaenx gwnndoet, noix gwn gij doxgaiq danjgucunz sang、youzlauz lai caeuq gyu lai haenx. Caiq miz, aeu gemjnoix cingsaenz atlig、ninz aeu gaeuq、guh sik aeu cingqciengz.

服用络活喜降血压为什么不能急于求成？
Gwn lozhozhij gyangq hezyaz vihmaz mbouj ndaej sim gaenj lai?

氨氯地平（络活喜）是常用的长效降压药物，药效能维持 24 小时以上，一般每天只需服用 1 次，即可达到稳定降压的效果。络活喜达到稳定降压的时间较长，一般需要 4～7 天的时间。有些患者急于求成，期望立竿见影，在服用两三天后，发现降压效果不理想，便认为此药效果不佳，而弃之不用，这是不可取的。

专家建议患者持续应用此药一周，大多能达到稳定降压的效果。一周后如果降压效果还不理想，可在医生的指导下调整剂量或改用其他药物。

Anhluzdibingz (lozhozhij) dwg gij yw ciengzyau gyangq hezyaz ciengz yungh, ywyauq ndaej veizciz 24 siujseiz doxhwnj, itbuen ngoenznaengz cij aeu gwn baez ndeu, couh ndaej dabdaengz gij yaugoj onjdingh gyangq hezyaz. Gij seizgan lozhozhij dabdaengz onjdingh gyangq hezyaz haemq raez, itbuen aeu 4 ～ 7 ngoenz seizgan. Mizmbangj bouxbingh sim gaenj lai, muengh souyau vaiq, gwn song sam ngoenz le, raen gyangq hezyaz yaugoj mbouj lijsiengj, couh nyinhnaeuz cungj yw neix yaugoj mbouj ndei, cix vut mbouj yungh, baenzneix guh couh mbouj baenz lo.

Conhgyah genyi bouxbingh lienzdaemh yungh gij yw neix aen singhgiz ndeu, dingzlai ndaej dabdaengz gij yaugoj onjdingh gyangq yaz. Gvaq aen singhgiz ndeu le danghnaeuz gyangq yaz yaugoj lij mbouj gaeuq lijsiengj, ndaej youq canghyw cijdauj baihlaj diuzcingj ywliengh roxnaeuz gaij yungh gij yw wnq.

糖尿病患者为何要慎用创可贴？
Boux binghnyouhdiemz vihmaz yaek haeujsim noix yungh canggojdez?

创可贴虽使用方便，但并不是均用于所有外伤，尤其是对于糖尿病患者而言。专家提醒，糖尿病患者不能轻视小伤口，遇到磕碰伤不能简单用创可贴一贴了事。

由于糖尿病患者常有下肢中小动脉的血管壁增厚、血管腔狭窄引起的缺血，血循环不畅，不利于新鲜的肉芽生长。再加上糖尿病患者富于糖分的伤口，也更容易滋生细菌，这样伤口就会越来越大，感染越来越严重，最后可能发生坏疽（即发黑）而导致截肢。

专家表示，创可贴敷在伤口上，会造成局部温度增高，患处由于温度升高不透气，很容易出现细菌繁殖现象，伤口更不易愈合。所以，糖尿病患者一定不要乱用创可贴，还要避免在创口处使用紫药水等颜色较深的药液，以免药液的颜色遮盖伤口可能出现的感染、伤口不愈合等异状，而耽误了治疗。

Canggojdez yienznaeuz yungh fuengbienh, hoeng bingq mbouj dwg cungj yungh youq sojmiz siengrog, daegbied dwg doiq boux binghnyouhdiemz daeuj gangj. Conhgyah daezsingj, boux binghnyouhdiemz mbouj ndaej yawjsiuj baksieng iq, baez bungq sieng mbouj ndaej genjdanh yungh canggojdez baez diep liux saeh.

Aenvih boux binghnyouhdiemz ciengzseiz miz ndaw ga gij bangxlwedguenj doenghmeg iq demna、lwedguenjhang gaebged yinxhwnj noix lwed, lwed sinzvanz mbouj swnh, doiq gij nohngaz singjsien sengmaj mbouj leih. Caiq gya gij baksieng dangzfaen gig lai boux binghnyouhdiemz, hix engq yungzheih didmaj sigin, yienghneix baksieng couh yied daeuj yied hung, deng lah yied daeuj yied youqgaenj, doeklaeng aiq fatseng baezhaem vaih (couh dwg fatndaem) cix cauhbaenz cezcih.

Conhgyah byaujsi, canggojdez oep youq gwnz baksieng, ndaej cauhbaenz mbangjgiz vwnhdu demsang, gizbingh aenvih vwnhdu swng sang mbouj daeuq heiq, gig yungzheih okyienh gij yienhsiengq nengz beh, baksieng engq mbouj yungzheih hob ndei. Ndigah, boux binghnyouhdiemz itdingh gaej luenh yungh canggojdez, lij aeu baexmienx youq giz cauhbak yungh ywraemxswj daengj ywraemx saek haemq laeg, mienxndaej saek ywraemx cwgoemq baksieng aiq okyienh ganjyenj、baksieng mbouj doxhab daengj doengh cungj mbouj doengz neix, cix nguh le yw.

常吃止痛药为何要每月测量血压？
Ciengzseiz gwn ywdingzin vihmaz yaek ndwenndwen dag hezyaz?

头痛、发烧时，布洛芬、对乙酰氨基酚等非甾体抗炎药是人们的好帮手。然而，最新研究发现，长期服用上述非甾体抗炎药可能引起高血压。

很多非甾体抗炎药属于非处方药，人们在使用时往往忽视了它们可能引起高血压的

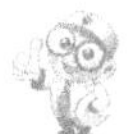

这一风险。

专家提醒，患者在用药前应仔细阅读说明书，需要长期服药的患者最好定期检测血压，最少每月 1 次。连续服用 3～5 日，如果疼痛缓解不明显，一定要及时就诊；患有胃肠道疾病、哮喘、高血压等慢性病的人，用药前最好先向医生或药师咨询，选择最合适的非处方止痛药。

Seiz gyaeujin、fatndat，bulozfwnh、duiyizsenh anhgihfwnh daengj feihcaihdij gangyenzyoz dwg bangfwngz ndei gyoengqvunz. Hoeng，ceiq moq yenzgiu fatyienh，ciengzgeiz gwn feihcaihdij gangyenzyoz gwnzneix gangj haenx，aiq yinxhwnj hezyaz sang.

Haujlai feihcaihdij gangyenzyoz sug yw feihcufangh，gyoengqvunz youq sawjyungh seiz ciengzseiz yawjlawq gyoengqde aiq yinxhwnj hezyaz sang aen fungyiemj neix.

Conhgyah daezsingj，bouxbingh youq yungh yw gaxgonq wng sijsaeq doeg sawgangjmingz，bouxbingh aeu ciengzgeiz gwn yw ceiq ndei dinghgeiz genjcwz hezyaz，moix ndwen ceiq noix baez ndeu. Lienzdaemh gwn 3～5 ngoenz，danghnaeuz in'dot hoizsoeng mbouj mingzyienj，itdingh aeu gibseiz yawjbingh；boux baenz bingh roen dungxsaej、ae'ngab、hezyaz sang daengj binghnaiq，yungh yw gaxgonq ceiq ndei sien cam canghyw roxnaeuz yozswh，senj gij ywdingzin feihcufangh ceiq habngamj.

消化性溃疡患者为何要慎用感冒药？

Boux siuhvasing gveiyangz vihmaz yaek haeujsim gwn ywdwgliengz？

由于维 C 银翘片、扑热息痛、安乃近、布洛芬、泰诺等退烧镇痛的感冒药主要成分为非甾体抗炎药，对胃黏膜有损害，常常使慢性胃疾病复发或急性发作，诱发消化性溃疡或急性胃黏膜病变，甚至出现合并出血的可能。

专家提醒，消化性溃疡患者最好慎用或不用感冒药。如果一定要使用，尽量服用那些对胃刺激小的药物，而且一定不要空腹服用。另外，已服用感冒药的溃疡患者，可同时配合服用抗溃疡的药物，以减少感冒药对胃的刺激。

Aenvih veiz C yinzgyauben、buzyezsizdung、anhnaijgin、bulozfwnh、dainoz daengj ywdwgliengz doiq siu cinq in cujyau cwngzfwn dwg feihcaihdij gangyenzyoz，doiq dungx nenzmoz miz haih，ciengzseiz hawj bingh dungx binghnaiq fukfat roxnaeuz singqgaenj fat，yaeuhfat siuhvasing gveiyangz roxnaeuz singqgaenj dungx nenzmoz binghbienq，couhlienz okyienh gij aiq gyonjgyoeb ok lwed.

Conhgyah daezsingj，bouxbingh siuhvasing gveiyangz ceiq ndei siujsim yungh roxnaeuz mbouj yungh ywdwgliengz. Danghnaeuz itdingh aeu sawjyungh，caenhliengh gwn gij yw doiq dungx cihgik iq haenx，caemhcaiq itdingh gaej dungx byouq gwn. Linghvaih，bouxbingh gveiyangz gaenq gwn ywdwgliengz，ndaej doengzseiz boiqhab gwn gij yw dingj gveiyangz，gemjnoix ywdwgliengz cihgik aendungx.

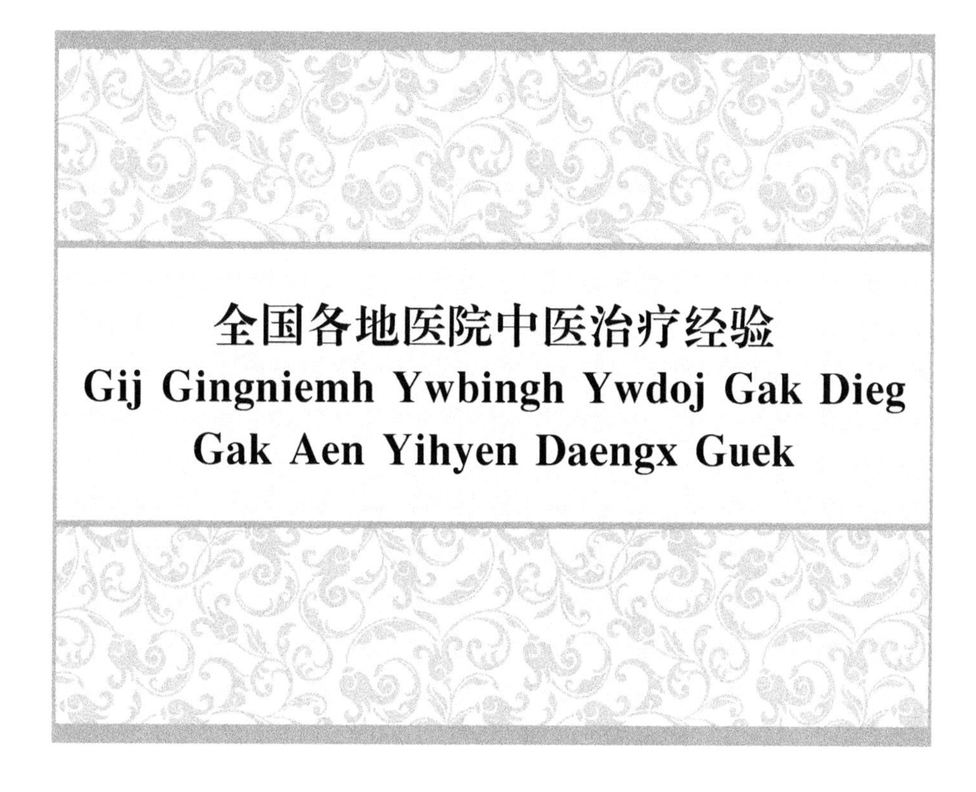

全国各地医院中医治疗经验
Gij Gingniemh Ywbingh Ywdoj Gak Dieg Gak Aen Yihyen Daengx Guek

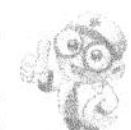

一、心血管科
It、Gohsinhhezgvanj

医院治高脂血症有哪些好经验？
Yihyen yw bingh cihhez sang miz maz gingniemh ndei?

经验方：党参 25 克，半夏 12 克，怀山药 20 克，茯苓、何首乌各 15 克，白术、陈皮、泽泻、丹参、山楂、蒲黄、鸡内金（研粉）各 10 克。

用法：水煎，分 3 次服用，每日 1 剂。

疗效：用本方治高脂血症患者 77 例，显效（总胆固醇、甘油三酯、低密度脂蛋白胆固醇均下降多于或等于80 毫克/分升）或降至正常 32 例，有效 37 例，无效 8 例。

Fueng gingniemh：Dangjsinh 25 gwz，gobuenqhah 12 gwz，vaizsanhyoz 20 gwz，fuzlingz、maenzgya gak 15 gwz，bwzsuz、naeng makgam、gocwzse、danhsinh、sanhcah、buzvangz、dawgaeq（ngenz fwnj）gak 10 gwz.

Yunghfap：Cienq raemx，faen 3 baez gwn，moix ngoenz 1 fuk.

Ywyauq：Aeu bonj fueng yw bouxbingh binghcihhez sang 77 laeh，yienjyauq（cungjdanjgucunz、ganhyouzsanhcij、dihmizdu cihdanbwz danjgucunz cungj gyangqdaemq lai gvaq roxnaeuz daengjndaej 80 hauzgwz/faen swng）roxnaeuz gyangq daengz cingqciengz 32 laeh，mizyauq 37 laeh，fouzyauq 8 laeh.

医院治高血压病有哪些好经验？
Yihyen yw bingh hezyazsang miz maz gingniemh ndei?

经验方：远志、天麻、菊花各 28 克，川芎、天竺黄各 25 克，柴胡、石菖蒲、僵蚕各 22 克。

用法：上药混匀，研成粉，每次取 2 克，餐前半小时服用，每日 3 次。

疗效：用本方治高血压病患者 293 例，每例病人总用药量 126～546 克，结果显效 192 例，有效 80 例，无效 21 例，一年后随访显效 101 例。

Fueng gingniemh：Golaeng'aeuj、denhmaz、vagut gak 28 gwz，conhyungh、denhcuzvangz gak 25 gwz，caizhuz、gosipraemx、gyanghcanz gak 22 gwz.

Yunghfap：Aeu yw baihgwnz gyaux yinz，ngenz baenz mba，moix baez aeu 2 gwz，donq gonq buenq diemj cung gwn，moix ngoenz gwn 3 baez.

Ywyauq：Aeu aen danyw neix yw bouxbingh hezyazsang 293 laeh，moix laeh bouxbingh cungj yungh ywliengh 126～546 gwz，gezgoj yienjyauq 192 laeh，mizyauq 80 laeh，fouzyauq 21 laeh，gvaq bi ndeu le riengz cunzcam yienjyauq 101 laeh.

医院治低血压病有哪些好经验？
Yihyen yw bingh hezyazdaemq miz maz gingniemh ndei?

经验方：党参、黄芪各15克，生地、麦门冬、枳壳、炙甘草各12克，陈皮10克，肉桂6克。

加减：食少便溏、畏寒肢冷者，加鸡内金15克、干姜10克、附子6克；脾不统血而失血者，加阿胶（烊化）、三七粉（冲服）各10克；心悸失眠者，加夜交藤、酸枣仁各15克；头痛者，加川芎10克。

用法：水煎，分3次服用，每日1剂。

疗效：用本方治低血压病患者50例，治愈22例，好转20例，无效8例。

Fueng gingniemh：Dangjsinh、vangzgiz gak 15 gwz，goragndip、megdoeng、makdoengj oiq sauj、ciganhcauj gak 12 gwz，naeng makgam 10 gwz，go'gviq 6 gwz.

Gyagemj：Boux gwn noix haexdangz、lau nit dinfwngz caep，gya dawgaeq 15 gwz、hing sauj 10 gwz、fuswj 6 gwz；boux mamx mbouj doengj lwed cix saet lwed haenx，gya ohgyauh（yangzva）、mba godienzcaet（cung gwn）gak 10 gwz；boux sim linj ninz mbouj ndaek，gya gaeumaenzbya、ngveih caujcwx gak 15 gwz；boux gyaeuj in，gya conhyungh 10 gwz.

Yunghfap：Cienq raemx，faen 3 baez gwn，moix ngoenz 1 fuk.

Ywyauq：Aeu aen danyw neix yw bouxbingh bingh hezyazdaemq 50 laeh，yw ndei 22 laeh，bienq ndei 20 laeh，fouzyauq 8 laeh.

医院降血液高黏度有哪些好经验？
Yihyen gyangq raemxlwed niudoh sang miz maz gingniemh ndei?

经验方：黄芪30克，当归尾、赤芍、川芎、地龙各10克，桃仁、红花各8克。

加减：肢体麻木不仁、舌紫黯甚者，加益母草30克；失语者，加九节菖蒲、郁金各9克；面瘫重者，加全蝎3克、蜈蚣1条（去头足），研粉冲服；便秘者，加番泻叶3克（后下）；头痛者，加菊花15克、钩藤10克。

用法：水煎，分3次温服，每日1剂。

疗效：用本方治中医辨证为气虚血瘀型的血液高黏度患者64例，服药1个疗程（60剂）后，血液复查均有显著好转或恢复正常。

Fueng gingniemh：Vangzgiz 30 gwz，ragsei danghgveih、cizsoz、conhyungh、duzndwen gak 10 gwz，ceh makdauz、vahoengz gak 8 gwz.

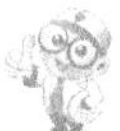

Gya gemj：Boux seiq guengq mwnhdwddwd、linx aeuj amq saemh，gya ngaihmwnj 30 gwz；bouxsaetvah，gya giujcez canghbuz、yiginh gak 9 gwz；boux najgyad naek，gya baenzduz sipgimz 3 gwz、sipndangj 1 duz（cawz gyaeuj din），ngenz mba cung gwn；boux haexgaz，gya mbawmakyungz 3 gwz（laeng roengz）；boux gyaeujdot，gya vagut 15 gwz、gaeugvaqngaeu 10 gwz.

Yunghfap：Raemx cienq，faen 3 baez raeuj gwn，moix ngoenz gwn 1 fuk.

Ywyauq：Aeu bonj fueng yw Ywdoj duenq yw dwg bouxbingh baenz gij raemxlwed niudoh sang heiq haw lwed cwk hingz 64 laeh，gwn yw 1 aen liuzcwngz（60 fuk）le，lwed fukcaz cungj miz bienq ndei yienhda roxnaeuz hoizfuk cingqciengz.

医院治顽固性心房颤动有哪些好经验？
Yihyen yw sinhfangz saenqdoengh hojyw miz maz gingniemh ndei？

经验方：丹参 20 克，黄芪 15 克，党参 12 克，川芎、当归、赤芍、桃仁、红花各 10 克。

用法：水煎，分 3 次服用，每日 1 剂。

疗效：用本方治顽固性心房颤动中医辨证属气虚血瘀型患者 7 例，治愈 5 例，无效 2 例。

Fueng gingniemh：Danhsinh 20 gwz，vangzgiz 15 gwz，dangjsinh 12 gwz，conhyungh、danghgveih、cizsoz、ceh makdauz、vahoengz gak 10 gwz.

Yunghfap：Cienq raemx，faen 3 baez gwn，moix ngoenz 1 fuk.

Ywyauq：Yungh bonj fueng yw sinhfangz saenqdoengh hojyw Ywdoj duenq yw sug bouxbingh heiq haw lwed cwk hingz 7 laeh，yw ndei 5 laeh，fouzyauq 2 laeh.

医院治冠心病有哪些好经验？
Yihyen yw gvanhsinhbing miz maz gingniemh ndei？

经验方：黄芪 30 克，丹参 20 克，党参、黄精各 15 克，川芎 12 克，麦门冬 10 克，五味子 6 克，三七粉 5 克（冲服）。

用法：水煎，分 3 次服用，每日 1 剂。

疗效：用本方治冠心病气阴两虚挟瘀型患者 50 例，显效（症状好转，心功能提高Ⅱ级）18 例，有效 25 例，无效 7 例。

Fueng gingniemh：Vangzgiz 30 gwz，danhsinh 20 gwz，dangjsinh、ginghsw gak 15 gwz，conhyungh 12 gwz，megdoeng 10 gwz，gaeucuenqiq 6 gwz，mba godienzcaet 5 gwz（cung gwn）.

Yunghfap：Cienq raemx，faen 3 baez gwn，moix ngoenz 1 fuk.

Ywyauq：Aeu bonj fueng yw bouxbingh gvanhsinhbing heiq yaem song haw nap cwk hingz 50 laeh，yienjyauq（binghyiengh bienq ndei，sinhgunghnwngz daezsang 2 gaep）18 laeh，mizyauq 25 laeh，fouzyauq 7 laeh.

医院治肺心病心衰有哪些好经验？
Yihyen yw feisinhbing sim nyieg miz maz gingniemh ndei？

经验方：黄芪 60 克，赤芍、当归尾各 15 克，川芎、红花、桃仁、地龙各 10 克。

加减：咳喘者，加川贝母 10 克（研粉冲服），桑白皮 12 克；下肢水肿者，加益母草 12 克，葶苈子 10 克。

用法：水煎，分 3 次服用，每日 1 剂。

疗效：用本方治肺心病心衰患者 52 例，显效（症状与体征消除或减轻，心功能提高≥Ⅰ级）30 例，有效 8 例，无效 14 例。

Fueng gingniemh：Vangzgiz 60 gwz，cizsoz、ragsei danghgveih gak 15 gwz，conhyungh、vahoengz、ceh makdauz、duzndwen gak 10 gwz.

Gya gemj：Boux ae'ngab，gya conhbeimuj 10 gwz（loih faenj cung gwn），sanghbwzbiz 12 gwz；boux ga din foegfouz，gya ngaihmwnj 12 gwz，dingzliswj 10 gwz.

Yunghfap：Cienq raemx，faen 3 baez gwn，moix ngoenz gwn 1 fuk.

Ywyauq：Aeu aen danyw neix yw feisinhbing sim nyieg vunzbingh 52 laeh，yienjyauq（binghyiengh caeuq ndangcwng siucawz roxnaeuz gemjmbaeu，sim goengnaengz daezsang ≥Ⅰ gaep）30 laeh，mizyauq 8 laeh，fouzyauq 14 laeh.

医院治心律慢—快综合征有哪些好经验？
Yihyen yw simdiuq menh－vaiq cunghhozcwng miz maz gingniemh ndei？

经验方：党参、沙参、丹参各 30 克，苦参、元参各 20 克，麦门冬 12 克，桂枝、当归各 10 克，补骨脂、青皮各 15 克。

用法：水煎，分 3 次服用，每日 1 剂。

疗效：用本方治心律慢—快综合征患者 10 例，治愈 3 例，心电图基本正常、偶有心前区不适 1 例，发作次数减少 3 例，无效 3 例。

Fueng gingniemh：Dangjsinh、sahsinh、danhsinh gak 30 gwz，gujsinh、yenzsinh gak 20 gwz，megdoeng 12 gwz，nge go'gviq、danghgveih gak 10 gwz，faenzcepraemx、naeng makdoengj oiq sauj gak 15 gwz.

Yunghfap：Cienq raemx，faen 3 baez gwn，moix ngoenz 1 fuk.

Ywyauq：Aeu aen danyw neix yw simdiuq menh — vaiq cunghhozcwng vunzbingh 10 laeh，yw ndei 3 laeh，sinhdenduz gihbwnj cingqciengz、mizseiz miz sinhcenzgih

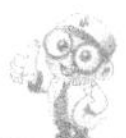

mbouj cwxcaih 1 laeh，fatcak baezsoq gemjnoix 3 laeh，fouzyauq 3 laeh.

医院治室性期前收缩有哪些好经验？
Yihyen yw sizsing caujboz miz maz gingniemh ndei?

经验方：生地 30 克，苦参 12 克，党参、丹参、炙甘草各 15 克，麦门冬、阿胶（烊化）、大枣、生姜各 10 克，桂枝 6 克。

加减：阳虚者，重用桂枝至 12 克；失眠多梦者，加生龙骨、生牡蛎各 15 克；肝郁者，加炒川楝子 10 克。

用法：水煎，分 3 次服用，每日 1 剂。

疗效：用本方治室性早搏中医辨证属心气虚、气阴两虚和气血两虚型患者 80 例，显效（期前收缩完全消失或减少 75%）45 例，有效 28 例，无效 7 例。

Fueng gingniemh：goragndip 30 gwz，caemgumh 12 gwz，dangjsinh、danhsinh、ciganhcauj gak 15 gwz，megdoeng、ohgyauh（yangzva）、makcauj、hing ndip gak 10 gwz，nge go'gviq 6 gwz.

Gya gemj：Boux yiengz haw，naek yungh nge go'gviq daengz 12 gwz；boux ninz mbouj ndaek lai loq，gya ndoklungz ndip、gyapsae ndip gak 15 gwz；boux daepromgiet，gya cauj conhlenswj 10 gwz.

Yunghfap：Cienq raemx，faen 3 baez gwn，moix ngoenz 1 fuk.

Ywyauq：Aeu aen danyw neix yw sizsing caujboz Ywdoj duenq yw sug sim heiq haw、heiq yaem song haw caeuq heiq lwed song haw hingz bouxbingh 80 laeh，yienjyauq（caujboz cienzbouh siusaet roxnaeuz gemjnoix 75%）45 laeh，mizyauq 28 laeh，fouzyauq 7 laeh.

二、神经内科
Ngeih、Sinzgingh Neigoh

医院治脑血栓形成有哪些好经验？
Yihyen yw uk lwed saek miz maz gingniemh ndei？

经验方：黄芪 45 克，丹参 15 克，赤芍、地龙各 10 克，水蛭（研粉吞服）、三七（研粉吞服）各 3 克。

加减：喉间痰多者，加制南星、川贝母（研粉冲服）各 10 克；便秘者，加大黄 6 克。

用法：水煎，分 3 次服用，每日 1 剂。

疗效：用本方治脑血栓形成患者 62 例，治愈 16 例，显效 30 例，有效 9 例，无效 7 例。

Fueng gingniemh：Vangzgiz 45 gwz，danhsinh 15 gwz，cizsoz、duzndwen gak 10 gwz，duzbing（loiz faenj gyan gwn）、godienzcaet（loiz faenj gyan gwn）gak 3 gwz.

Gya gemj：Boux ndaw hoz myaiz lai，gya cinanzsingh、conhbeimuj（loiz faenj cung gwn）gak 10 gwz；boux haexgaz，gya davangz 6 gwz.

Yunghfap：Cienq raemx，faen 3 baez gwn，moix ngoenz 1 fuk.

Ywyauq：Aeu aen danyw neix yw uk lwed saek bouxbingh 62 laeh，yw ndei 16 laeh，yienjyauq 30 laeh，mizyauq 9 laeh，fouzyauq 7 laeh.

医院治缺血性中风有哪些好经验？
Yihyen yw lwed noix baenz mauhfung miz maz gingniemh ndei？

经验方：黄芪 60 克，葛根、丹参各 15 克，当归、川芎各 12 克，桃仁、红花、地龙、蒲黄各 10 克，全蝎 6 克。

加减：血脂高者，加何首乌、山楂各 10 克；血压高者，加钩藤 12 克；语言不利者，加石菖蒲 12 克、胆南星 6 克。

用法：水煎，分 3 次服用，每日 1 剂。

疗效：用本方治缺血性中风气虚血瘀型患者 36 例，基本治愈 12 例，显效 10 例，好转 9 例，无效 5 例。

Fueng gingniemh：Vangzgiz 60 gwz，gozgwnh、danhsinh gak 15 gwz，danghgveih、conhyungh gak 12 gwz，ceh makdauz、vahoengz、duzndwen、buzvangz gak 10 gwz，

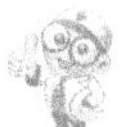

baenzduz sipgimz 6 gwz.

Gya gemj：Boux hezcih sang，gya maenzgya、sanhcah gak 10 gwz；boux hezyaz sang，gya gaeugvaqngaeu 12 gwz；boux gangj vah mbouj leih，gya gosipraemx 12 gwz、danjnanzsingh 6 gwz.

Yunghfap：Cienq raemx，faen 3 baez gwn，moix ngoenz 1 fuk.

Ywyauq：Aeu aen danyw neix yw bouxbingh lwed noix baenz mauhfung heiq haw lwed cwk hingz 36 laeh，gihbwnj yw ndei 12 laeh，yienjyauq 10 laeh，cienj ndei 9 laeh，fouzyauq 5 laeh.

医院治脑供血不足有哪些好经验？
Yihyen yw uk soengq lwed mbouj gaeuq miz maz gingniemh ndei？

经验方：天麻、茯神、白术、白芍各 8 克，生地、当归各 10 克，生黄芪、炙黄芪各 12 克，川芎、陈皮各 5 克。

用法：水煎，分 3 次服用，每日 1 剂。

疗效：用本方治脑供血不足患者 80 例，显效 20 例（服药 1～3 剂后症状消失），有效 31 例，好转 10 例，无效 19 例。

Fueng gingniemh：Denhmaz、fuzsinz、bwzsuz、bwzsoz gak 8 gwz，goragndip、danghgveih gak 10 gwz，vangzgiz ndip、vangzgiz gangq gak 12 gwz，conhyungh、naeng makgam gak 5 gwz.

Yunghfap：Cienq raemx，faen 3 baez gwn，moix ngoenz 1 fuk.

Ywyauq：Aeu aen danyw neix yw bouxbingh uk soengq lwed mbouj gaeuq 80 laeh，yienjyauq 20 laeh（gwn yw 1～3 fuk le binghyiengh siusaet），mizyauq 31 laeh，cienj ndei 10 laeh，fouzyauq 19 laeh.

医院治老年脑动脉硬化有哪些好经验？
Yihyen yw megdoengh uk bouxlaux bienq ndangj miz maz gingniemh ndei？

经验方：黄芪、太子参、葛根各 10 克，蔓荆子、赤芍、白芍各 8 克，黄柏、升麻、炙甘草各 3 克。

用法：水煎，分 3 次服用，每日 1 剂。

疗效：用本方治老年脑动脉硬化轻型患者 15 例，用药后进行记忆等有关检测显示，对老年轻度脑动脉硬化症有一定的改善作用。

Fueng gingniemh：Vangzgiz、daiswjsinh、gozgwnh gak 10 gwz，manginghswj、cizsoz、bwzsoz gak 8 gwz，vangzbwz、swngmaz、gamcauj gangq gak 3 gwz.

Yunghfap：Cienq raemx，faen 3 baez gwn，moix ngoenz 1 fuk.

Ywyauq：Aeu aen danyw neix yw bouxbingh megdoengh uk bouxlaux bienq ndangj hingz mbaeu 15 laeh，yungh yw gvaq le guh geiq daengj mizgven genjcwz yienh'ok，doiq megdoengh uk bouxlaux bienq ndangj mbaeu miz itdingh gaijndei cozyung.

医院治顽固性头痛有哪些好经验？
Yihyen yw gyaeujinhojyw miz maz gingniemh ndei？

经验方：钩藤、白芍各 20 克，当归、川芎、天麻、延胡索各 12 克，全蝎 5 克，蜈蚣 1 条。

加减：情志不畅者，加柴胡 8 克、郁金 12 克；高血压者，加石决明 20 克、夏枯草 12 克；瘀血甚者，加益母草 12 克、三七粉 5 克（冲服）；伴寒象者，加羌活、桂枝各 6 克，细辛 3 克；痰浊阻络者，加法半夏 12 克、胆南星 5 克；前额痛甚者，加白芷 10 克；偏头痛者，加柴胡 5 克、藁本 10 克。

用法：水煎，分 3 次或 4 次服用，每日 1 剂。

疗效：用本方治顽固性血管神经性头痛患者 52 例，治愈 21 例，有效 25 例，无效 6 例。

Fueng gingniemh：Gaeugvaqngaeu、bwzsoz gak 20 gwz，danghgveih、conhyungh、denhmaz、yenzhuzsoz gak 12 gwz，baenzduz sipgimz 5 gwz，sipndangj 1 duz.

Gya gemj：Boux cingzci mbouj doeng，gya caizhuz 8 gwz、yiginh 12 gwz；boux hezyaz sang，gya sizgezmingz 20 gwz、nyayazgyae 12 gwz；boux lwed cwk saemh，gya ngaihmwnj 12 gwz、mba dienzcaet 5 gwz（cung gwn）；boux buenx hanzsieng，gya gyanghhoz、nge go'gviq gak 6 gwz，sisinh 3 gwz；boux myaiz noengz laengz loz，gya fazbanya 12 gwz、danjnanzsingh 5 gwz；boux najbyak in youqgaenj，gya gobwzcij 10 gwz；boux mbiengj gyaeuj in，gya caizhuz 5 gwz、gaujbwnj 10 gwz.

Yunghfap：Cienq raemx，faen 3 baez roxnaeuz 4 baez gwn，moix ngoenz 1 fuk.

Ywyauq：Aeu aen danyw neix yw bouxbingh lwedguenj saenzgingsingq gyaeujin hojyw 52 laeh，yw ndei 21 laeh，mizyauq 25 laeh，fouzyauq 6 laeh.

医院治偏头痛有哪些好经验？
Yihyen yw mbiengj gyaeuj in miz maz gingniemh ndei？

经验方：川芎 20 克，白芷、香附各 10 克，白芍 15 克，柴胡 5 克，甘草 4 克。

用法：水煎，分 3 次服用，每日 1 剂。

疗效：用本方治偏头痛患者 32 例，近期治愈 18 例，显效 4 例，有效 3 例，无效 7 例。

Fueng gingniemh：Conhyungh 20 gwz，gobwzcij、cidmou gak 10 gwz，bwzsoz 15

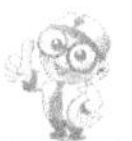

gwz，caizhuz 5 gwz，gamcauj 4 gwz.

Yunghfap：Cienq raemx，faen 3 baez gwn，moix ngoenz 1 fuk.

Ywyauq：Aeu aen danyw neix yw bouxbingh mbiengj gyaeuj in 32 laeh，mboengqneix yw ndei 18 laeh，yienjyauq 4 laeh，mizyauq 3 laeh，fouzyauq 7 laeh.

医院治血管性头痛有哪些好经验？
Yihyen yw hezgvanjsing gyaeujin miz maz gingniemh ndei？

经验方：桃仁 12 克，红花、当归、生地、牛膝各 9 克，川芎 15 克，赤芍、枳壳各 6 克，桔梗 5 克，柴胡、甘草各 3 克。

加减：前额头痛者，加白芷、天麻各 6 克；后头痛者，加羌活 6 克；两侧偏头痛者，加蔓荆子、菊花各 8 克；头顶痛者，加藁本 6 克。

用法：水煎，分 3 次服用，每日 1 剂。

疗效：用本方治血管性头痛患者 50 例，治愈 31 例，显效 10 例，无效 9 例。

Fueng gingniemh：Ceh makdauz 12 gwz，vahoengz、danghgveih、goragndip、baihdoh gak 9 gwz，conhyungh 15 gwz，cizsoz、makdoengj iq sauj gak 6 gwz，gizgwnj 5 gwz，caizhuz、gamcauj gak 3 gwz.

Gya gemj：Boux najbyak gyaeuj in，gya gobwzcij、denhmaz gak 6 gwz；boux laeng gyaeuj in，gya gyanghhoz 6 gwz；boux song mbiengj bien gaeujin，gya manginghswj、vagut gak 8 gwz；boux dingj gyaeuj in，gya gaujbwnj 6 gwz.

Yunghfap：Cienq raemx，faen 3 baez gwn，moix ngoenz 1 fuk.

Ywyauq：Aeu aen danyw neix yw bouxbingh hezgvanjsing gyaeujin 50 laeh，yw ndei 31 laeh，yienjyauq 10 laeh，fouzyauq 9 laeh.

医院治精神分裂症有哪些好经验？
Yihyen yw gij binghfatbag miz maz gingniemh ndei？

经验方：百合 60 克，酸枣仁、丹参、夜交藤、合欢皮各 30 克，当归、炙甘草各 10 克。

用法：水煎，分 3 次服用，每日 1 剂。

疗效：用本方治精神分裂症患者 30 例，用药 1～2 个月，显效 12 例，好转 10 例，无效 8 例。

Fueng gingniemh：Beghab 60 gwz，ngveih caujcwx、danhsinh、gaeumaenzbya、naeng gogangz gak 30 gwz，danghgveih、ganhcauj gangq gak 10 gwz.

Yunghfap：Cienq raemx，faen 3 baez gwn，moix ngoenz 1 fuk.

Ywyauq：Aeu aen danyw neix yw bouxbingh fatbag 30 laeh，yungh yw 1～2 ndwen, yienjyauq 12 laeh, bienq ndei 10 laeh, fouzyauq 8 laeh.

医院治精神病有哪些好经验？
Yihyen yw fatvangh miz maz gingniemh ndei?

经验方：酸枣仁 60 克，知母 15 克，茯苓 12 克，川芎 9 克，甘草 10 克。

用法：先煎酸枣仁 30 分钟，再加其他药煎 30 分钟，分 2 次服用，每日 1 剂。

疗效：用本方治忧郁症、精神分裂症妄想型、焦虑性神经症、肝豆状核变性精神障碍等精神神经性疾病各 1 例，均取得良好疗效。

Fueng gingniemh: Ngveih caujcwx 60 gwz, cihmuj 15 gwz, fuzlingz 12 gwz, conhyungh 9 gwz, gamcauj 10 gwz.

Yunghfap: Sien cienq ngveih caujcwx 30 faen cung, caiq gya gizyawz yw cienq 30 faen cung, faen 2 baez gwn, moix ngoenz gwn 1 fuk.

Ywyauq: Aeu aen danyw neix yw cungj bingh simnyap、fatbag luenh siengj haenx、cungj bingh youheiq fatmoengx、cungj bingh yienghdaepduh ngveih bienq cingsaenz gazgiengh daengj cingsaenz fatmoengx gak 1 laeh, cungj ndaej yw yauq ndei.

医院治癔症有哪些好经验？
Yihyen yw fatbag miz maz gingniemh ndei?

经验方：法半夏 18 克，厚朴、茯苓各 15 克，生姜 12 克，紫苏叶 9 克（后下）。

加减：初病气郁偏甚者，加香附、甘松各 15 克；病久痰浊胶结甚者，加川贝母、郁金、枳实各 15 克；病久挟瘀者，加桃仁 12 克、红花 10 克、水蛭 8 克；病久气虚者，加党参 15 克、白术 12 克；痰郁化热者，加天竺黄 20 克、海浮石 30 克、黄芩 10 克；郁痰扰心、神志迷乱者，加石菖蒲、远志各 12 克，琥珀 6 克（研粉冲服）。

用法：水煎，早、午、晚分 3 次服用，每日 1 剂，症状缓解后改服六君子汤善后。

疗效：用本方治癔症痰郁型患者 45 例，近期治愈 26 例，有效 12 例，无效 7 例。

Fueng gingniemh: Fazban'ya 18 gwz, gohoubuz、fuzlingz gak 15 gwz, hing ndip 12 gwz, mbaw sijsu 9 gwz (laeng roengz).

Gya gemj: Doengh boux ngamq baenz bingh hozgaek bien saemh, gya cidmou、gamsoeng gak 15 gwz; boux bingh nanz myaiz noengz gaugiet saemh, gya conhbeimuj、yiginh、makdoengj oiq sauj 15 gwz; boux bingh nanz gap cwk, gya ceh makdauz 12 gwz、vahoengz 10 gwz、duzbing 8 gwz; boux bingh nanz heiq haw, gya dangjsinh 15 gwz、bwzsuz 12 gwz; boux myaiz vaet vaq ndat, gya denhcuzvangz 20 gwz、haijfuzsiz 30 gwz、vangzginz 10 gwz; boux vaet myaiz nyaux sim、saenzci maezluenh, gya gosipraemx、golaeng'aeuj gak 12 gwz, hujboz 6 gwz (loiz faenj cung gwn).

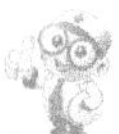

Yunghfap：Cienq raemx，caeux、banringz、banhaemh faen 3 baez gwn，moix ngoenz 1 fuk，binghyiengh hoizsoeng le gaij gwn dang luzginhswj gaijgez ndei vwndiz.

Ywyauq：Aeu aen danyw neix yw bouxbingh fatbag myaiz vaet hingz 45 laeh，mboengqneix yw ndei 26 laeh，mizyauq 12 laeh，fouzyauq 7 laeh.

医院治梅尼埃病有哪些好经验？
Yihyen yw binghmeiznizaih miz maz gingniemh ndei？

经验方：珍珠母、代赭石各 30 克（先煎），党参 20 克，白术、钩藤、茯苓、白芍、菊花各 10 克，附子、炮姜各 3 克，远志 6 克。

加减：舌苔厚腻、脉弦滑者，去党参，加姜半夏、陈皮各 10 克；呕吐较剧者，加姜竹茹 6 克。

用法：水煎，分 3 次服用，每日 1 剂。

疗效：用本方治梅尼埃病患者 30 例，治愈 10 例，好转 14 例，无效 6 例。

Fueng gingniemh：Gyapbangx、daicejsiz gak 30 gwz（sien cienq），dangjsinh 20 gwz，bwzsuz、gaeugvaqngaeu、fuzlingz、bwzsoz、vagut gak 10 gwz，fuswj、bauqhing gak 3 gwz，golaeng'aeuj 6 gwz.

Gya gemj：Boux ngawhlinx na nywnx、meg yienz vad，cawz dangjsinh，gya gyanghban'ya、naeng makgam gak 10 gwz；boux rueg haemq haenq，gya gyanghcuzyuz 6 gwz.

Yunghfap：Cienq raemx，faen 3 baez gwn，moix ngoenz 1 fuk.

Ywyauq：Aeu aen danyw neix yw boux baenz binghmeiznizaih 30 laeh，yw ndei 10 laeh，bienq ndei 14 laeh，fouzyauq 6 laeh.

医院治眩晕有哪些好经验？
Yihyen yw daraiz miz maz gingniemh ndei？

经验方：泽泻 20 克，白术 15 克，天麻 10 克。

加减：肝阳上亢者，加菊花、丹皮各 10 克，白芍 12 克，珍珠母 20 克；痰湿中阻者，加陈皮、法半夏各 10 克；气血两虚者，加党参 15 克，茯苓、酸枣仁各 12 克；肝肾阴虚者，加女贞子、枸杞子、菊花、牛膝各 10 克；虚寒者，去泽泻，加附子 6 克（先煎），炙甘草 10 克；高血压者，加石决明 20 克，钩藤、杜仲各 10 克。

用法：水煎，分 3 次服用，每日 1 剂。予低盐饮食，禁食油腻、辛辣刺激性食物。

疗效：用本方治眩晕患者 30 例，治愈 14 例，显效 4 例，有效 7 例，无效 5 例。

Fueng gingniemh：Gocwzse 20 gwz，bwzsuz 15 gwz，denhmaz 10 gwz.

Gya gemj：Boux daep yiengz hwnj sang，gya vagut、danhbiz gak 10 gwz，bwzsoz

12 gwz，gyapbangx 20 gwz；boux myaiz dumz saek，gya naeng makgam、fazban'ya gak 10 gwz；boux heiq lwed song haw，gya dangjsinh 15 gwz，fuzlingz、ngveih caujcwx gak 12 gwz；boux daep mak yaem haw，gya nijcinhswj、ceh gaeujgij、vagut、baihdoh gak 10 gwz；boux hawhanz，cawz gocwzse，gya fuswj 6 gwz（sien cienq），ganhcauj gangq 10 gwz；boux gauhhezyaz，gya sizgezmingz 20 gwz，gaeugvaqngaeu、ducung gak 10 gwz.

Yunghfap：Cienq raemx，faen 3 baez gwn，moix ngoenz 1 fuk. Dwk gyu noix gwn，gimq gwn gijgwn cihgiksingq youz nywnx、manh.

Ywyauq：Aeu aen danyw neix yw bouxbingh daraiz 30 laeh，yw ndei 14 laeh，yienjyauq 4 laeh，mizyauq 7 laeh，fouzyauq 5 laeh.

医院治癫痫有哪些好经验？
Yihyen yw fatbagmou miz maz gingniemh ndei？

经验方：煅礞石 20 克，当归、川芎、天麻、钩藤、陈胆星、炙全蝎、炙蜈蚣、水蛭、僵蚕各 10 克。

用法：水煎，分 3 次服用，每日 1 剂。

疗效：用本方治癫痫患者 30 例，显效（发作完全控制或停止发作半年以上）11 例，有效 13 例，无效 6 例。

Fueng gingniemh：Donmungzsiz 20 gwz，danghgveih、conhyungh、denhmaz、gaeugvaqngaeu、cinzdanjsingh、sipgimz gangq、sipndangj gangq、duzbing、gyanghcanz gak 10 gwz.

Yunghfap：Cienq raemx，faen 3 baez gwn，moix ngoenz 1 fuk.

Ywyauq：Aeu aen danyw neix yw bouxbingh fatbagmou 30 laeh，yienjyauq（fatcak cienzbouh gamhanh roxnaeuz dingz fatcak buenq bi doxhwnj）11 laeh，mizyauq 13 laeh，fouzyauq 6 laeh.

医院治脑萎缩有哪些好经验？
Yihyen yw ukreuq miz maz gingniemh ndei？

经验方：党参、丹参、黄芪各 20 克，女贞子、熟地黄各 15 克，赤芍、地龙各 12 克，僵蚕 10 克，川芎 8 克，三七、全蝎各 7 克，蜈蚣 1 条。

加减：头晕头痛者，加天麻、钩藤、刺蒺藜各 12 克；肢体瘫痪者，加怀牛膝、鸡血藤各 15 克，威灵仙 12 克；言语不清或失语者，加菖蒲、郁金各 12 克，胆南星 6 克；失眠烦躁者，去黄芪、蜈蚣，加黄芩 10 克、酸枣仁 15 克、生龙骨 20 克（先煎）；小便失禁者，加益智仁、桑螵蛸各 10 克。

用法：水煎，分 3 次服用，每日 1 剂。

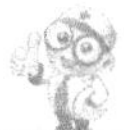

疗效：用本方治脑萎缩患者20例，基本治愈2例，显效8例，有效5例，无效5例。

Fueng gingniemh：Dangjsinh、danhsinh、vangzgiz gak 20 gwz，nijcinhswj、caemcij cug gak 15 gwz，cizsoz、duzndwen gak 12 gwz，gyanghcanz 10 gwz，conhyungh 8 gwz，godienzcaet、baenzduz sipgimz gak 7 gwz，sipndangj 1 duz.

Gya gemj：Boux gyaeujngunh gyaeujdot，gya denhmaz、gaeugvaqngaeu、swcizliz gak 12 gwz；boux seiq guengq gyad，gya vaizniuzsiz、gihhezdwngz gak 15 gwz，raglingzsien 12 gwz；boux gangj vah mbouj cingcuj roxnaeuz saet vah，gya cingjfouxnaemq、yiginh gak 12 gwz，danjnanzsingh 6 gwz；boux ninz mbouj ndaek simfanz，cawz vangzgiz、sipndangj，gya vangzginz 10 gwz、ngveih caujcwx 15 gwz、lungzgoet ndip 20 gwz（sien cienq）；boux nyouh saetgimq，gya yizciyinz、sanghbyaujsiuh 10 gwz.

Yunghfap：Cienq raemx，faen 3 baez gwn，moix ngoenz 1 fuk.

Ywyauq：Aeu aen danyw neix yw bouxbingh ukreuq 20 laeh，gihbwnj yw ndei 2 laeh，yienjyauq 8 laeh，mizyauq 5 laeh，fouzyauq 5 laeh.

三、内分泌科
Sam、Gohneifwnhmi

医院治糖尿病并发周围神经病变有哪些好经验？
Yihyen yw binghnyouhdiemz baenz seiqhenz sinzgingh binghbienq miz maz gingniemh ndei?

经验方：生地、黄芪、丹参各30克，当归、川芎、赤芍、玄参各15克，地龙、牛膝、桑寄生各12克。

用法：水煎，分3次服用，每日1剂。患者须严格控制饮食。

疗效：用本方治糖尿病并发周围神经病变患者25例，显效（症状消失，深浅感觉及腱反射基本恢复正常）12例，有效7例，无效6例。

Fueng gingniemh：Goragndip、vangzgiz、danhsinh gak 30 gwz，danghgveih、conhyungh、cizsoz、caemmbaemx gak 15 gwz，duzndwen、baihdoh、gosiengz gak 12 gwz.

Yunghfap：Cienq raemx，faen 3 baez gwn，moix ngoenz 1 fuk. Bouxbingh aeu yiemzgek gamhanh gwnndoet.

Ywyauq：Aeu aen danyw neix yw binghnyouhdiemz baenz seiqhenz sinzgingh binghbienq bouxbingh 25 laeh，yienjyauq (binghyiengh siusaet，roxnyinh laegfeuh caeuq gienq fanjse gihbwnj hoizfuk cingqciengz) 12 laeh，mizyauq 7 laeh，fouzyauq 6 laeh.

医院治糖尿病视网膜病变有哪些好经验？
Yihyen yw binghnyouhdiemz baenz sivangjmoz binghbienq miz maz gingniemh ndei?

经验方：白茅根25克，生地、黄芪、山药各20克，黄精、牛膝、丹皮各15克，石斛10克，三七粉2克（冲服）。

加减：眼底出血者，加仙鹤草、槐花各10克；增殖病变者，加桃仁、赤芍各10克；机化者，加地龙10克；口渴、大便干燥者，加玄参12克。

用法：水煎，分3次服用，每日1剂。

疗效：用本方治糖尿病视网膜病变患者26例，显效14例，好转7例，无效5例。

Fueng gingniemh：Raghaz 25 gwz，goragndip、vangzgiz、sanhyoz gak miz 20 gwz，ginghsw、baihdoh、danhbiz gak 15 gwz，davangzcauj 10 gwz，mba dienzcaet 2 gwz

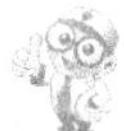

(cung gwn).

Gya gemj：Boux daej da ok lwed，gya senhhwzcauj、vavaiz gak 10 gwz；boux sawj bingh bienq lai，gya ceh makdauz、cizsoz gak 10 gwz；boux gihvaq，gya duzndwen 10 gwz；boux hozhawq、haex hawqsauj，gya caemmbaemx 12 gwz.

Yunghfap：Cienq raemx，faen 3 baez gwn，moix ngoenz 1 fuk.

Ywyauq：Aeu aen danyw neix yw binghnyouhdiemz baenz sivangjmoz binghbienq bouxbingh 26 laeh，yienjyauq 14 laeh，bienq ndei 7 laeh，fouzyauq 5 laeh.

医院治糖尿病有哪些好经验？
Yihyen yw binghnyouhdiemz miz maz gingniemh ndei?

经验方：生晒参、黄芪、山药各 3 克，白术、柴胡、生地、丹皮、赤芍、知母、女贞子、五味子各 2 克，肉桂 1 克。

用法：上药加水煎沸 40 分钟，取药液 600 毫升，加入 10 千克荞麦面，拌匀制成面条。每次食用面条 80 克，每天 2 次或 3 次，15 日为 1 个疗程。

疗效：用本方治糖尿病患者 120 例，显效（症状消失，空腹血糖正常，餐后 2 小时尿糖阴性）28 例，好转 80 例，无效 12 例。

Fueng gingniemh：Swnghsaisinh、vangzgiz、sanhyoz gak 3 gwz，bwzsuz、caizhuz、swnghdi、danhbiz、cizsoz、cihmuj、nijcinhswj、gaeucuenqiq gak 2 gwz，go'gviq 1 gwz.

Yunghfap：Yw baihgwnz gya raemx cienq goenj 40 faen cung，aeu raemxyw 600 hauzswngh，gyahaeuj 10 ciengwz mienhmeggak，gyaux yinz guh baenz mienhdiuz. Moix baez gwn mienh 80 gwz，moix ngoenz 2 baez roxnaeuz 3 baez，15 ngoenz dwg aen liuzcwngz ndeu.

Ywyauq：Aeu aen danyw neix yw bouxbingh binghnyouhdiemz 120 laeh，yienjyauq (binghyiengh siusaet，dungx byouq hezdangz cingqciengz，gwnhaeux gvaqlaeng 2 diemjcung nyouhdiemz yaemsing) 28 laeh，bienq ndei 80 laeh，fouzyauq 12 laeh.

医院治甲状腺功能亢进症有哪些好经验？
Yihyen yw hozai miz maz gingniemh ndei?

经验方：生龙骨、生牡蛎各 20 克（先煎），桂枝、甘草各 10 克。

加减：肝郁痰结者，加柴胡、浙贝母各 10 克；阴虚阳亢者，加元参、麦门冬各 12 克，珍珠母 20 克（先煎）；气阴两虚者，加党参 20 克、黄精 12 克；颈肿者，加夏枯草 12 克、山慈姑 6 克；眼突者，加菖蒲、白芥子各 10 克；心悸者，加茯神 12 克；多汗者，加浮小麦 20 克。

用法：水煎，分 3 次服用，每日 1 剂。30 日为 1 个疗程。

疗效：用本方治甲状腺功能亢进症患者 26 例，治愈 10 例，好转 9 例，无效 7 例。

Fueng gingniemh：Ndoklungz ndip、gyapsae ndip 20 gwz（sien cienq），nge go'gviq、gamcauj gak 10 gwz.

Gya gemj：Boux daep romgiet myaiz giet，gya caizhuz、cezbeimuj gak 10 gwz；boux yaem haw yiengz hoengh，gya yenzsinh、megdoeng gak 12 gwz，gyapbangx 20 gwz (sien cienq)；boux heiq yaem song haw，gya dangjsinh 20 gwz、ginghsw 12 gwz；boux hoz foeg，gya nyayazgyae 12 gwz、sanhswzguh 6 gwz；boux da doed，gya cingjfouxnaemq、bwzgaiswj gak 10 gwz；boux sim linj，gya fuzsinz 12 gwz；boux hanh lai，gya fouzsiujmwz 20 gwz.

Yunghfap：Cienq raemx，faen 3 baez gwn，moix ngoenz 1 fuk. 30 ngoenz dwg aen liuzcwngz ndeu.

Ywyauq：Aeu aen danyw neix yw bouxbingh hozai 26 laeh，yw ndei 10 laeh，bienq ndei 9 aen，fouzyauq 7 aen.

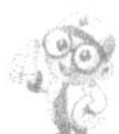

四、消化内科
Seiq、Siudungx Neigoh

医院治胃病有哪些好经验？
Yihyen yw dungxin miz maz gingniemh ndei?

经验方：砂仁、沉香各等份。

用法：上药混匀，研成粉，每次服药粉 1.2 克，饭前温开水送服，每日服 2 次或 3 次。

疗效：本方治急性胃炎、慢性浅表性胃炎、慢性萎缩性胃炎、胃溃疡和十二指肠溃疡患者共 105 例，治愈 51 例，好转 35 例，无效 19 例。

Fueng gingniemh: Sahyinz、cinzyangh gak daengjfaenh.

Yunghfap: Yw baihgwnz gyaux yinz, loiz baenz mba, moix baez gwn ywmba 1.2 gwz, gwnhaeux gaxgonq raemxgoenj raeuj soengq gwn, moix ngoenz gwn 2 baez roxnaeuz 3 baez.

Ywyauq: Aeu aen danyw neix yw bouxbingh gipsingq dungxin、cenjbiujsingq dungxin binghnaiq、sukreuqsingq dungxin binghnaiq、dungx gveiyangz caeuq cibngeihcijcangz gveiyangz gungh 105 laeh, yw ndei 51 laeh, bienq ndei 35 laeh, fouzyauq 19 laeh.

医院治萎缩性胃炎有哪些好经验？
Yihyen yw dungxreuq baenz dungxin miz maz gingniemh ndei?

经验方：山药、茯苓各 30 克，党参、山楂各 15 克，丹参 20 克，黄芩 12 克，白术、陈皮、延胡索、赤芍、香附、炙甘草各 10 克，砂仁 6 克，三七粉 5 克（冲服）。

加减：阳虚者，加干姜 8 克；阴虚者，加玉竹、石斛各 10 克；呕吐者，加法半夏 12 克、竹茹 6 克；湿热者，加黄连 6 克、蒲公英 10 克；气滞者，加柴胡 8 克、青皮 10 克。

用法：水煎，分 3 次饭前服用，每日 1 剂。

疗效：用本方治萎缩性胃炎患者 30 例，显效（症状基本缓解，胃镜检查有改善）17 例，有效 8 例，无效 5 例。

Fueng gingniemh: Sanhyoz、fuzlingz gak 30 gwz, dangjsinh、sanhcah gak 15 gwz, danhsinh 20 gwz, vangzginz 12 gwz, bwzsuz、naeng makgam、yenzhuzsoz、cizsoz、 cidmou、gamyauj gangq gak 10 gwz，sahyinz 6 gwz，mba dienzcaet 5 gwz（cung gwn）.

Gya gemj：Boux yiengz haw，gya hing sauj 8 gwz；boux yaem haw，gya yicuz、davangzcauj gak 10 gwz；boux rueg，gya fazban'ya 12 gwz、cuzyuz 6 gwz；boux cumxndat，gya vuengzlienz 6 gwz、golinzgaeq 10 gwz；boux heiq saek youq，gya caizhuz 8 gwz、naeng makdoengj oiq sauj 10 gwz.

Yunghfap：Cienq raemx，faen 3 baez gwn haeux gaxgonq gwn，moix ngoenz 1 fuk.

Ywyauq：Aeu aen danyw neix yw bouxbingh sukreuqsingq dungxin 30 laeh，yienjyauq（binghyiengh gihbwnj hoizsoeng，veiging genjcaz miz gaijndei）17 laeh，mizyauq 8 laeh，fouzyauq 5 laeh.

医院治慢性胃脘痛有哪些好经验？

Yihyen yw dungxin binghnaiq miz maz gingniemh ndei?

经验方：党参20克，白术、苍术、白芍、炒谷芽、炒麦芽、蒲公英各10克，茯苓、法半夏、木香、砂仁、柴胡、香附、高良姜、延胡索各8克，甘草5克。

加减：气虚乏力者，加黄芪15克；疼痛喜温者，加桂枝、干姜各10克；气滞不欲食者，加白蔻仁、鸡内金各10克；反酸者，加吴茱萸4克，煅瓦楞子、乌贼骨各12克；肝胃热盛者，加川楝子10克、黄芩6克；便秘者，去木香、高良姜，加瓜蒌仁、桃仁各10克。

用法：水煎，分3次服用，每日1剂。忌食酸辣、油腻食品及酒等。

疗效：用本方治慢性胃脘痛脾虚气滞型患者76例，治愈51例，好转14例，无效11例。

Fueng gingniemh：Dangjsinh 20 gwz，bwzsuz、canghsuz、bwzsoz、cauj guzyaz、cauj mwzyaz、golinzgaeq gak 10 gwz，fuzlingz、fazban'ya、muzyangh、sahyinz、caizhuz、cidmou、ginghndoengz、yenzhuzsoz gak 8 gwz，gamcauj 5 gwz.

Gya gemj：Boux heiq haw mbouj miz rengz，gya vangzgiz 15 gwz；boux in haengj raeuj，gya nge go'gviq、hing sauj gak 10 gwz；boux heiq dingz mbouj ngah gwn doxgaiq，gya bwzgouyinz、dawgaeq gak 10 gwz；boux fanjsoemj，gya cazlad 4 gwz，donvajlwngswj、vuhcwzguz gak 12 gwz；boux daep dungx ndathoengh，gya conhlenswj 10 gwz、vangzginz 6 gwz；boux haexgaz，cawz muzyangh、ginghndoengz，gya ceh gvahlouz、ceh makdauz gak 10 gwz.

Yunghfap：Cienq raemx，faen 3 baez gwn，moix ngoenz 1 fuk. Geih gwn gijgwn soemj manh、youznywnx caeuq laeuj daengj.

Ywyauq：Aeu aen danyw neix yw bouxbingh dungxin binghnaiq mamx haw heiq dingz 76 laeh，yw ndei 51 laeh，bienq ndei 14 laeh，fouzyauq 11 laeh.

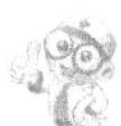

医院治上消化道出血有哪些好经验？
Yihyen yw roenhaeux oklwed miz maz gingniemh ndei?

经验方：红参10克，白及45克，三七15克。

用法：将白及与三七混匀，研成粉；红参加水煎成汁。每次取白及三七粉10克，用红参汁分次冲服，每日4～6次，每日1剂。

疗效：用本方治上消化道出血中医辨证属虚寒型患者（症见腹冷痛，出血色淡，肢冷，舌质淡苔白，脉细迟）68例，治愈30例，有效26例，无效12例。

Fueng gingniemh: Hungzsinh 10 gwz, gobwzgiz 45 gwz, dienzcaet 15 gwz.

Yunghfap: Dawz gobwzgiz caeuq dienzcaet gyaux yinz, loiz baenz mba; hungzsinh gya raemx cienq baenz raemxyw. Moix baez aeu mba gobwzgiz dienzcaet 10 gwz, yungh gij raemx hungzsinh faen baez cung gwn, moix ngoenz 4～6 baez, moix ngoenz 1 fuk.

Ywyauq: Aeu aen danyw neix yw roenhaeux oklwed Ywdoj nyink cingq yw sug bouxbingh hawhanz hingz (bingh raen dungx gyoet in, ok lwed saek damh, din fwngz caep, linx ciz damh ngawh hau, meg saeq ciz) 68 laeh, yw ndei 30 laeh, mizyauq 26 laeh, fouzyauq 12 laeh.

医院治消化性溃疡复发有哪些好经验？
Yihyen yw siuhvasing gveiyangz fukfat miz maz gingniemh ndei?

经验方：三七、生晒参、五倍子、海螵蛸、枯矾、儿茶各等份。

用法：上药混匀研成粉。每次3克，每日3次，在饭前半小时口服，30日为1个疗程。1个疗程后改为每次5克，睡前口服，每日1次。服用3个疗程。

疗效：用本方治消化性溃疡复发患者42例，治愈35例，无效7例。

Fueng gingniemh: Dienzcaet、swnghsaisinh、lwgnoenh、haijbyaujsiuh、guhfanz、wzcaz gak daengjfaenh.

Yunghfap: Yw baihgwnz gyaux yinz loiz baenz mba. Moix baez 3 gwz, moix ngoenz 3 baez, gwn haeux gonq buenq diemj cung gwn, 30 ngoenz dwg aen liuzcwngz ndeu. 1 aen liuzcwngz le gaij baenz moix baez 5 gwz, ninz gonq gwn, moix ngoenz 1 baez. Gwn 3 aen liuzcwngz.

Ywyauq: Aeu aen danyw neix yw bouxbingh siuhvasing gveiyangz fukfat 42 laeh, yw ndei 35 laeh, fouzyauq 7 laeh.

医院治胃下垂有哪些好经验?
Yihyen yw dungxdoekduiq miz maz gingniemh ndei?

经验方：樟树叶（鲜品）50 克，枳实、黄芪各 20 克，炒蒲黄、桂枝、沉香各 6 克。

加减：虚寒者，加荜茇 8 克；血虚者，加当归 8 克；阴虚者，加生地、麦门冬、玉竹各 10 克；气虚甚者，加党参、白术各 10 克；阳虚者，加升麻、柴胡各 5 克；血瘀者，加桃仁、红花各 8 克。

用法：水煎，分 3 次服用，每日 1 剂。

疗效：用本方治胃下垂患者 30 例，治愈 16 例，好转 6 例，无效 8 例。

Fueng gingniemh：Mbaw faexcueng（heu）50 gwz，makdoengj oiq sauj、vangzgiz gak 20 gwz，cauj buzvangz、nge go'gviq、cinzyangh gak 6 gwz.

Gya gemj：Boux hawhanz，gya bizbaz 8 gwz；boux lwed haw，gya danghgveih 8 gwz；boux yaem haw，gya goragndip、megdoeng、yicuz gak 10 gwz；boux heiq haw saemh，gya dangjsinh、bwzsuz gak 10 gwz；boux yiengz haw，gya swnghmaz、caizhuz gak 5 gwz；boux lwed cwk，gya ceh makdauz、vahoengz gak 8 gwz.

Yunghfap：Cienq raemx，faen 3 baez gwn，moix ngoenz 1 fuk.

Ywyauq：Aeu aen danyw neix yw bouxbingh dungxdoekduiq 30 laeh，yw ndei 16 laeh，bienq ndei 6 laeh，fouzyauq 8 laeh.

医院治习惯性便秘有哪些好经验?
Yihyen yw ciengzseiz haexgyaeng miz maz gingniemh ndei?

经验方：生地 40 克，元参、麦门冬各 30 克。

用法：水煎 40 分钟，分 2 次服用，每日 1 剂。

疗效：用本方治阴虚肠燥型习惯性便秘患者 50 例，显效（3 日内恢复排便）39 例，有效（6 日内恢复排便）9 例，无效 2 例。

Fueng gingniemh：Goragndip 40 gwz，yenzsinh、megdoeng gak 30 gwz.

Yunghfap：Cienq raemx 40 faen cung，faen 2 baez gwn，moix ngoenz 1 fuk.

Ywyauq：Aeu aen danyw neix yw bouxbingh ciengzseiz haexgyaeng yaemhaw saej sauj hingz 50 laeh，yienjyauq（ndaw 3 ngoenz hoizfuk ok haexnyouh）39 laeh，mizyauq（ndaw 6 ngoenz hoizfuk ok haexnyouh）9 laeh，fouzyauq 2 laeh.

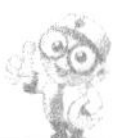

五、血液科
Haj、Gohlwed

医院治血小板减少性紫癜有哪些好经验?
Yihyen yw hezsiujbanj gemjnoix le naengnoh banqaeuj miz maz gingniemh ndei?

经验方：党参、熟地黄、龙眼肉、旱莲草各30克，鹿角胶（烊化）20克，肉桂、姜炭各3克，龟板胶（烊化）、阿胶（烊化）、白术各15克，炙甘草6克。

用法：水煎，分3次服用，每日1剂。

疗效：用本方治慢性血小板减少性紫癜患者56例，治愈12例，显效（皮肤紫斑消失，血小板计数较治前上升）20例，好转（皮肤紫斑较治前明显改善）16例，无效8例。

Fueng gingniemh：Dangjsinh、caemcij cug、noh maknganx、hanlenzcauj gak 30 gwz，luzgozgyauh (yangzva) 20 gwz，go'gviq、gyanghdan gak 3 gwz，gveihbanjgyauh (yangzva)、ohgyauh (yangzva)、bwzsuz gak 15 gwz，ganhcaujgangq 6 gwz.

Yunghfap：Cienq raemx，faen 3 baez gwn，moix ngoenz 1 fuk.

Ywyauq：Aeu aen danyw neix yw bouxbingh binghnaiq hezsiujbanj gemjnoix le naengnoh banqaeuj 56 laeh，yw ndei 12 laeh，yienjyauq (naengnoh raizaeuj mbouj siusaet，hezsiujbanj soqmoeg beij yw gaxgonq swng sang) 20 laeh，cienj ndei (naengnoh raizaeuj beij yw gaxgonq mingzyienj gaijndei) 16 laeh，fouzyauq 8 laeh.

医院治股骨头缺血性坏死有哪些好经验?
Yihyen yw ndokhangx lwed noix le naeuh dai miz maz gingniemh ndei?

经验方：熟地黄20克，鹿角胶（烊化）、黄芪、牛膝、地龙各10克，续断、骨碎补各15克，蜈蚣1条。

加减：阳虚者，加巴戟天、桂枝各8克；阴虚者，加龟板、鳖甲各10克；气滞血瘀者，加赤芍10克、鸡血藤15克；湿阻经络者，加薏苡仁、宣木瓜各12克。

用法：水煎，分3次服用，每日1剂。

疗效：用本方治股骨头缺血性坏死患者60例，治愈18例，显效16例，有效15例，无效11例。

Fueng gingniemh：Caemcij cug 20 gwz，luzgozgyauh (yangzva)、vangzgiz、baihdoh、duzndwen gak 10 gwz，suzdon、gofwngzmaxlauz gak 15 gwz，sipndangj 1 duz.

Gya gemj：Boux yiengz haw，gya gaeusaejgaeq、nge go'gviq gak 8 gwz；boux yaem haw，gya gveihbanj、gyapfw gak 10 gwz；boux heiq dingz lwed cwk，gya cizsoz 10 gwz、gihhezdwngz 15 gwz；boux cumx lanz gingloz，gya ceh haeuxroeg、senhmuzgvah gak 12 gwz.

Yunghfap：Cienq raemx，faen 3 baez gwn，moix ngoenz 1 fuk.

Ywyauq：Aeu aen danyw neix yw bouxbingh ndokhangx lwed noix le naeuh dai 60 laeh，yw ndei 18 laeh，yienjyauq 16 laeh，mizyauq 15 laeh，fouzyauq 11 laeh.

医院治白细胞减少症有哪些好经验？
Yihyen yw binghbwzsibauh gemjnoix miz maz gingniemh ndei？

经验方：黄精、绞股蓝各 30 克，炒白芍、虎杖各 20 克，桂枝、生姜各 10 克，大枣 10 枚，炙甘草 6 克。

用法：水煎，分 3 次服用，每日 1 剂。

疗效：用本方治白细胞减少症患者 32 例，治愈 20 例，好转 5 例，无效 7 例。

Fueng gingniemh：Ginghsw、gocaetmbaw gak 30 gwz，cauj bwzsoz、godiengangh gak 20 gwz，nge go'gviq、hing ndip gak 10 gwz，makcauj 10 aen，ganhcaujgangq 6 gwz.

Yunghfap：Cienq raemx，faen 3 baez gwn，moix ngoenz 1 fuk.

Ywyauq：Aeu aen danyw neix yw bouxbingh binghbwzsibauh gemjnoix 32 laeh，yw ndei 20 laeh，cienj ndei 5 laeh，fouzyauq 7 laeh.

医院治过敏性紫癜有哪些好经验？
Yihyen yw gominj sing naengnoh banqaeuj miz maz gingniemh ndei？

经验方：黄芪、丹参各 15 克，赤芍 12 克，丹皮、紫草、蝉蜕各 10 克，防风 9 克，白术 8 克，大枣 6 克，甘草 4 克。

用法：水煎，分 3 次服用，每日 1 剂。

疗效：用本方治过敏性紫癜患者 25 例，治愈 18 例，好转 3 例，无效 4 例。

Fueng gingniemh：Vangzgiz、danhsinh gak 15 gwz，cisauz 12 gwz，danhbiz、swjcauj、naengbok duzbid gak 10 gwz，fangzfungh 9 gwz，bwzsuz 8 gwz，makcauj 6 gwz，gamcauj 4 gwz.

Yunghfap：Cienq raemx，faen 3 baez gwn，moix ngoenz 1 fuk.

Yw yauq：Aeu aen danyw neix yw bouxbingh gominj le naengnoh banqaeuj 25 laeh，yw ndei 18 laeh，cienj ndei 3 laeh，fouzyauq 4 laeh.

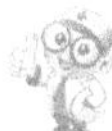

六、肝脏科
Roek、Gohaen'daep

医院治乙型肝炎有哪些好经验？
Yihyen yw yizhingzganhyenz miz maz gingniemh ndei?

经验方：黄芪、白花蛇舌草、板蓝根、鱼腥草、冬瓜子各500克，党参、白术、黄精、虎杖、何首乌、半枝莲、大枣各300克，灵芝、青黛、白芍、酸枣仁、枸杞子、山楂、谷芽、菟丝子各150克，丹参、黄芩、柴胡、大黄、三七、甘草各100克。

用法：上药混匀，共研成粉。每次取5克，温开水送服，每日3次。6个月为1个疗程。忌食油腻及辛辣食物。治疗1～2个疗程。

疗效：用本方治乙型肝炎患者102例，治愈49例，好转33例，有效12例，无效8例。

Fueng gingniemh：Vangzgiz、golinxngwz viet、banjlanzgwnh、gobyaekvaeh、ceh lwgfaeg gak 500 gwz，dangjsinh、bwzsuz、ginghsw、godiengangh、maenzgya、nomjsoemz-saeh、makcauj gak 300 gwz，lingzcih、romj、bwzsoz、ngveih caujcwx、ceh gaeujgij、sanhcah、haeuxngaz、gohauxgyaeq gak 150 gwz，danhsinh、vangzginz、caizhuz、davangz、dienzcaet、gamcauj gak 100 gwz.

Yunghfap：Yw baihgwnz gyauxyinz，gungh loiz baenz faenj. Moix baez aeu 5 gwz，raemxgoenj raeuj soengq gwn，moix ngoenz 3 baez. 6 ndwen dwg 1 aen liuzcwngz. Geih gwn gijgwn youzywdywd caeuq gijgwn manhget. Yw 1～2 aen liuzcwngz.

Ywyauq：Aeu aen danyw neix yw bouxbingh yizhingz ganhyenz 102 laeh，yw ndei 49 laeh，cienj ndei 33 laeh，mizyauq 12 laeh，fouzyauq 8 laeh.

医院治慢性乙型肝炎有哪些好经验？
Yihyen yw yizhingz ganhyenz binghnaiq miz maz gingniemh ndei?

经验方：半枝莲15克，黄芪、紫金牛各12克，石见穿、白花蛇舌草、白术、枳壳各10克，柴胡6克，藿香、鸡内金各8克，郁金、赤芍各7克。

用法：水煎，分3次服用（饭前），每日1剂。

疗效：用本方治慢性乙型肝炎患者32例，治愈15例，好转10例，无效7例。

Fueng gingniemh：Nomjsoemzsaeh 15 gwz，vangzgiz、cazdeih gak 12 gwz，sizgenconh、golinxngwz viet、bwzsuz、makdoengj oiq sauj gak 10 gwz，caizhuz 6 gwz， hozyangh、dawgaeq gak 8 gwz，yiginh、cizsoz gak 7 gwz.

Yunghfap：Cienq raemx，faen 3 baez gwn（gwn haeux gonq），moix ngoenz 1 fuk.

Ywyauq：Aeu aen danyw neix yw bouxbingh yizhingz ganhyenz binghnaiq 32 laeh，yw ndei 15 laeh，cienj ndei 10 laeh，fouzyauq 7 laeh.

医院治急性黄疸型肝炎有哪些好经验？
Yihyen yw vangzdanj hingz ganhyenz binghgaenj miz maz gingniemh ndei？

经验方：茵陈、虎杖各30克，滑石25克，甘草4克。

用法：水煎，分3次服用，每日1剂。

疗效：用本方治急性黄疸型肝炎患者30例，基本治愈18例，好转7例，无效5例。

Fueng gingniemh：Yinhcinz、godiengangh gak 30 gwz，linlouz 25 gwz，gamcauj 4 gwz.

Yunghfap：Cienq raemx，faen 3 baez gwn，moix ngoenz 1 fuk.

Ywyauq：Aeu aen danyw neix yw vangzdanjganhyenz binghgaenj 30 laeh，gihbwnj yw ndei 18 laeh，cienj ndei 7 laeh，fouzyauq 5 laeh.

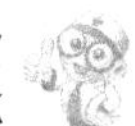

七、肿瘤科
Caet、Gohbaezfoeg

医院治晚期胃癌有哪些好经验？
Yihyen yw dungx baenzaiz geizlaeng miz maz gingniemh ndei？

经验方：半夏、白术、瓦楞子各30克，木香、血竭各9克，雄黄6克。

用法：上药混匀，共研成粉，分为30份。每次取1份，温开水送服，每日服3次。

疗效：用本方治晚期胃癌患者30例，显效（腹痛等症状明显改善）5例，有效18例，无效7例。

Fueng gingniemh：Gobuenqhah、bwzsuz、vajlwngzswj gak 30 gwz，muzyangh、hezgez gak 9 gwz，yungzvuengz 6 gwz.

Yunghfap：Yw baihgwnz gyaux yinz，caez loiz baenz mba，faen baenz 30 faenh. Moix baez aeu faenh ndeu，raemxgoenj raeuj soengq gwn，moix ngoenz gwn 3 baez.

Ywyauq：Aeu aen danyw neix yw bouxbingh dungxbaenzaiz geizlaeng 30 laeh，yienjyauq（dungxin daengj binghyiengh gaijndei mingzyienj）5 laeh，mizyauq 18 laeh，fouzyauq 7 laeh.

医院治晚期肺癌有哪些好经验？
Yihyen yw bwt baenzaiz geizlaeng miz maz gingniemh ndei？

经验方：南沙参、北沙参、天门冬、麦门冬、生地、丹皮、玉竹、天花粉、山海螺、无花果各15克。

加减：咯血者，加白茅根、旱莲草、仙鹤草各15克，藕节炭12克；胸闷痛者，加瓜蒌壳、枳壳、郁金、徐长卿各10克；胸水者，加葶苈子、莱菔子各10克，薏苡仁20克，猪苓、茯苓各12克；潮热盗汗者，加地骨皮、知母、白薇各12克。

用法：水煎，分3次服用，每日1剂。

疗效：用本方治晚期肺癌患者60例，症状改善、病情稳定35例；1年生存率为56.67%（34/60），3年生存率为20%（12/60），平均生存期为14.2个月。

Fueng gingniemh：Nanzsahsinh、bwzsahsinh、denhdungh、megdoeng、goragndip、danhbiz、yicuz、denhvahfwnj、sanhhaijloz、maknguh gak 15 gwz.

Gya gemj：Boux rueglwed，gya ragranz、hanlenzcauj、senhhwzcauj gak 15 gwz，oujcezdan 12 gwz；boux aek oem in，gya byak gvahlouz、makdoengj oiq sauj、yiginh、 baklaghomj gak 10 gwz; boux aekraemx, gya dingzliswj、ceh lauxbaeg gak 10 gwz, haeuxroeg 20 gwz, cuhlingz、fuzlingz gak 12 gwz; boux cumx ndat hanhheu, gya diguzbiz、cihmuj、gaeucijmoz gak 12 gwz.

Yunghfap: Cienq raemx, faen 3 baez gwn, moix ngoenz 1 fuk.

Ywhyauq: Aeu aen danyw neix yw bouxbingh bwt baenzaiz geizlaeng 60 laeh, binghyiengh gaijndei、binghcingz onjdingh 35 laeh; 1 bi swnghcunzliz dwg 56.67% (34/60), 3 bi swnghcunzliz dwg 20% (12/60), bingzyaenz swnghcunzgeiz dwg 14.2 ndwen.

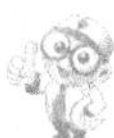

八、骨科
Bet、Gohndokndang

医院治跌打损伤有哪些好经验?
Yihyen yw laemx sieng miz maz gingniemh ndei?

经验方：茜草根 200 克，大黄 100 克。

用法：上药研为粗末，用布包后水煎 20 分钟，先用此药水洗患处，温后用药包敷局部，冷后可再次加热使用。用药 3～8 日。

疗效：用本方治跌打软组织损伤患者 300 例，痊愈 260 例，好转 16 例，无效 24 例。

Fueng gingniemh：Sihcaujgwnh 200 gwz，davangz 100 gwz.

Yunghfap：Yw baihgwnz loiz baenz mba co，yungh baengz duk le cienq raemx 20 faen cung，sien aeu cungj raemxyw neix swiq gizin，raeuj le yungh yw bau'oep mbangj giz，caep le caiq gya'ndat sawjyungh. Yungh yw 3～8 ngoenz.

Ywyauq：Aeu aen danyw neix yw bouxbingh deng laemx cujciz unq sieng 300 laeh，yw ndei 260 laeh，cienj ndei 16 laeh，fouzyauq 24 laeh.

医院治坐骨神经痛有哪些好经验?
Yihyen yw sinzgingh ndokbuenz in miz maz gingniemh ndei?

经验方：千年健、川牛膝、钻地风、海风藤、红藤、鸡血藤、络石藤、忍冬藤各 15 克，赤芍、丹皮、地龙各 10 克，透骨草 12 克，细辛 3 克。

加减：腰痛者，去赤芍、丹皮、地龙，加狗脊、续断各 15 克，䗪虫（土鳖虫）8 克。

用法：水煎，分 3 次服用，每日 1 剂。忌饮酒与重体力劳动。

疗效：用本方治坐骨神经痛患者 52 例，治愈 20 例，显效 11 例，好转 13 例，无效 8 例。

Fueng gingniemh：Go'ngaeucah、conhniuzsiz、conhdifungh、haijfunghdwngz、hungzdwngz、gihhezdwngz、gogaeurenz、yinjdunghdwngz gak 15 gwz，cizsoz、danhbiz、duzndwen gak 10 gwz，douguzcauj 12 gwz，sisinh 3 gwz.

Gya gemj：Boux hwet in，cawz cizsoz、danhbiz、duzndwen，gya goujciz、suzdon gak 15 gwz，cecungz dujbezcungz 8 gwz.

Yunghfap：Cienq raemx，faen 3 baez gwn，moix ngoenz 1 fuk. Geih gwn laeuj caeuq guh hongnaek.

Ywyauq：Aeu aen danyw neix yw bouxbingh sinzgingh ndokbuenz in 52 laeh，yw ndei 20 laeh，yienjyauq 11 laeh，cienj ndei 13 laeh，fouzyauq 8 laeh.

医院治胸部迸伤、挫伤有哪些好经验？
Yihyen yw najaek deksieng、ndawsieng miz maz gingniemh ndei？

经验方：制川乌、柴胡、乳香、没药各 1 份，制草乌、白芷各 1.5 份，山柰（又名沙姜）2 份。

用法：上药混匀研成粉，轻症患者每次服药粉 3 克，每日 1 次；重症患者每次服 3 克，每日 2 次。均用温开水送服。同时贴用止痛药膏。

疗效：用本方治胸部迸伤、挫伤轻症患者 100 例，显效 90 例，好转 4 例，无效 6 例；重症患者 41 例，显效 25 例，好转 8 例，无效 8 例。

Fueng gingniemh：Ciconhvuh、caizhuz、yujyangh、mozyoz gak 1 faenh，cicaujvuh、gobwzcij gak 1.5 faenh，hinggaeq（youh heuhguh sahgyangh）2 faenh.

Yunghfap：Yw baihgwnz gyaux yinz loiz baenz mba，bouxbingh binghmbaeu moix baez gwn ywfaenj 3 gwz，moix ngoenz 1 baez；bouxbingh binghnaek moix baez gwn 3 gwz，moix ngoenz 2 baez. Cungj yungh raemxgoenj raeuj soengq gwn. Doengzseiz diep yungh ywgau dingzin dem.

Ywyauq：Aeu aen danyw neix yw bouxbingh najaek deksieng、ndawsieng binghmbaeu 100 laeh，yienjyauq 90 laeh，cienj ndei 4 laeh，fouzyauq 6 laeh；bouxbingh binghnaek 41 laeh，yienjyauq 25 laeh，cienj ndei 8 laeh，fouzyauq 8 laeh.

医院治骨质疏松症有哪些好经验？
Yihyen yw ndok soengbyot miz maz gingniemh ndei？

经验方：龟板 30 克，鳖甲 24 克，生牡蛎、麦门冬、生地、白芍各 15 克，炙甘草、阿胶、火麻仁各 10 克。

用法：水煎，分 3 次服用，每日 1 剂。

疗效：用本方治骨质疏松症患者 50 例，显效（X 线检查椎体致密度降低未进展）32 例，好转 7 例，无效11 例。

Fueng gingniemh：Gveihbanj 30 gwz，gyapfw 24 gwz，gyapbangx ndip、megdoeng、goragndip、bwzsoz gak 15 gwz，ganhcauj gangq、whgyauh、ceh lwgrazbag gak 10 gwz.

Yunghfap：Cienq raemx，faen 3 baez gwn，moix ngoenz 1 fuk.

Ywyauq：Aeu aen danyw neix yw bouxbingh ndok soengbyot 50 laeh，yienjyauq（X sen genjcaz cuihdij maeddoh gyangqdaemq mbouj cincanj）32 laeh，cienj ndei 7 laeh，fouzyauq 11 laeh.

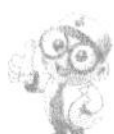

九、肛肠科
Gouj、Gohcaetconq

医院治脱肛有哪些好经验?
Yihyen yw damhangx conh miz maz gingniemh ndei?

经验方：生晒参、升麻各 12 克，炙黄芪 50 克，乌梅 3 枚。

用法：诸药加水 600 毫升，煎至 250 毫升，取汁；再加水 300 毫升，煎至 100 毫升，2 次药汁混合后分早、晚 2 次温服。每日 1 剂。另取五倍子、乌梅各 20 克，黄柏、金银花各 30 克，加水 3000 毫升，煎至 2500 毫升，待温坐浴洗肛部，早、晚各 1 次。

疗效：用本方治气虚脱肛患者 15 例，治愈 10 例，有效 2 例，无效 3 例。

Fueng gingniemh：Swnghsaisinh、swnghmaz gak 12 gwz，vangzgizgangq 50 gwz，makmoiz ndaem 3 aen.

Yunghfap：Gak cungj yw gya raemx 600 hauzswngh，cienq daengz 250 hauzswngh aeu raemx；caiq gya raemx 300 hauzswngh，cienq daengz 100 hauzswngh，2 baez ywraemx heuz le faen caeux、haemh song baez raeuj gwn. Moix ngoenz 1 fuk. Lingh aeu lwgnoenh、gak 20 gwz，vangzbwz、vagimngaenz gak 30 gwz，gya raemx 3000 hauzswngh，cienq daengz 2500 hauzswngh，caj raeuj naengh caemx swiq damhangx，caeux、haemh gak 1 baez.

Ywyauq：Aeu aen danyw neix yw bouxbingh heiq haw damhangx conh 15 laeh，yw ndei 10 laeh，mizyauq 2 laeh，fouzyauq 3 laeh.

医院治痔疮有哪些好经验?
Yihyen yw baezhangx miz maz gingniemh ndei?

经验方：黄柏 50 克，花椒、大蓟各 40 克，连翘 35 克。

用法：上药共置搪瓷盆内，加水，先用旺火煎沸 15 分钟，改以小火煎 30 分钟。取药水趁热熏洗患处，待药温降至皮肤可耐受时改为坐浴 15～30 分钟，每日治疗 2 次。1 剂药可用 3 日，一般用药 2 剂见效。

疗效：用本方治痔疮患者 53 例，治愈 41 例，好转 8 例，无效 4 例。

Fueng gingniemh：Vangzbwz 50 gwz，vaceu、nyalinzswj gak 40 gwz，lenzgyau 35 gwz.

Yunghfap：Yw baihgwnz caez cuengq ndaw batmeng，gya raemx，sien yungh feizhoengh cienq goenj 15 faen cung，gaij yungh feiziq cienq 30 faen cung. Aeu ywraemx swnh ndat swiq gizbingh，caj yw raeuj gyangq daengz naengnoh hsouh ndaej seiz gaij baenz naengh caemx 15～30 faen cung，moix ngoenz yw 2 baez. 1 fuk yw ndaej yungh 3 ngoenz，itbuen yungh yw 2 fuk raenyauq.

Yw yauq：Aeu aen danyw neix yw bouxbingh baezhangx 53 laeh，yw ndei 41 laeh，cienj ndei 8 laeh，fouzyauq 4 laeh.

医院治痔疮便血有哪些好经验？
Yihyen yw baezhangx ok haexlwed miz maz gingniemh ndei？

经验方：沙参、何首乌、旱莲草、地榆、珍珠母、黄芪、枳壳各 10 克，红藤、虎杖各 12 克。

用法：上药混匀，共研为粉，每次服 5 克，温开水冲服，每日服 3 次。7 日为 1 个疗程。

疗效：用本方治痔疮便血患者 56 例，治愈 17 例，显效 19 例，有效 13 例，无效 7 例。

Fueng gingniemh：Sahsinh、maenzgya、hanlenzcauj、maxlienzan、gyapbangx、vangzgiz、makdoengj oiq sauj gak 10 gwz，hungzdwngz、godiengangh gak 12 gwz.

Yunghfap：Yw baihgwnz gyaux yinz，caez loiz baenz mba，moix baez gwn 5 gwz，raemxgoenj raeuj cung gwn，moix ngoenz gwn 3 baez. 7 ngoenz dwg aen liuzcwngz ndeu.

Ywyauq：Aeu aen danyw neix yw bouxbingh baezhangx ok haexlwed 56 laeh，yw ndei 17 laeh，yienjyauq 19 laeh，mizyauq 13 laeh，fouzyauq 7 laeh.

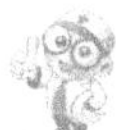

十、妇科
Cib、Gohmehmbwk

医院治慢性盆腔炎有哪些好经验？
Yihyen yw bwnzgyanghyenz binghnaiq miz maz gingniemh ndei?

经验方：茯苓、白芍、山药各 15 克，丹皮、丹参、赤芍各 12 克，柴胡、郁金、川楝子、白术、香附、路路通各 10 克。

用法：水煎，分 3 次服用，每日 1 剂。

疗效：用本方治妇女慢性盆腔炎患者 66 例，治愈 32 例，显效 10 例，好转 10 例，无效 14 例。

Fueng gingniemh：Fuzlingz、bwzsoz、sanhyoz gak 15 gwz，danhbiz、danhsinh、cizsoz gak 12 gwz，caizhuz、yiginh、conhlenswj、bwzsuz、cidmou、luludungh gak 10 gwz.

Yunghfap：Cienq raemx，faen 3 baez gwn，moix ngoenz 1 fuk.

Ywyauq：Aeu aen danyw neix yw bouxbingh bwnzgyanghyenz binghnaiq 66 laeh，yw ndei 32 laeh，yienjyauq 10 laeh，cienj ndei 10 laeh，fouzyauq 14 laeh.

医院治外阴白色病变有哪些好经验？
Yihyen yw yaxyaem baihrog saekhau binghbienq miz maz gingniemh ndei?

经验方：生地、赤芍、当归、何首乌、苦参、百部、蛇床子各 30 克，雄黄、冰片各 6 克。

用法：将前 7 味药用纱布包好，放入盆内加水煎煮 20 分钟，加入雄黄、冰片，再煮 5 分钟后捞出纱布包，熏洗患处 15～20 分钟。每日 2 次，每剂药可用 2 日，用药 4～10 剂。

疗效：用本方治外阴白色病变患者 28 例，痊愈 15 例，显效 7 例，有效 6 例。

Fueng gingniemh：Goragndip、cizsoz、danghgveih、maenzgya、caemgumh、bwzbu、sezcangzswj gak 30 gwz，yungzvuengz、binghben gak 6 gwz.

Yunghfap：Dawz 7 feih yw gaxgonq yungh baengzsa bau ndei，dwk haeuj ndaw batcuz gya raemx cienq 20 faen cung，gya yungzvuengz、binghben，caiq cawj 5 faen cung le lauz bau baengzsa ok，swiq gizin 15～20 faen cung. Moix ngoenz 2 baez，moix fuk yw ndaej yungh 2 ngoenz，yungh yw 4～10 fuk.

Ywyauq：Aeu aen danyw neix yw bouxbingh yaxyaem baihrog saekhau binghbienq 28 laeh，ndei 15 laeh，yienjyauq 7 laeh，mizyauq 6 laeh.

医院治乳头皲裂有哪些好经验？
Yihyen yw gyaeujcij dekleg miz maz gingniemh ndei？

经验方：白矾、白及各 30 克，金银花 20 克。

用法：上药水煎 3 次，浓缩至 100 毫升，用棉球蘸药液涂患处，每日约 10 次。尽量减少哺乳次数，必要时用吸乳器吸乳。用药 10 日为 1 个疗程，治疗 2 个疗程。

疗效：用本方治乳头皲裂患者 34 例，治愈 27 例，有效 3 例，无效 4 例。

Fueng gingniemh：Begfanz、gobwzgiz gak 30 gwz，vagimngaenz 20 gwz.

Yunghfap：Gij yw baihgwnz cienq raemx 3 baez，noengzsuk daengz 100 hauzswngh，aeu menzgiuz caemj ywraemx daeuj led gizin，moix ngoenz daihgaiq 10 baez. Caenhliengh gemjnoix gij baezsoq gueng cij，bizyau seiz yungh gij doengh aensupcij daeuj sup cij. Yungh yw 10 ngoenz dwg aen liuzcwngz ndeu，yw 2 aen liuzcwngz.

Ywyauq：Aeu aen danyw neix yw bouxbingh gyaeujcij dekleg 34 laeh，yw ndei 27 laeh，mizyauq 3 laeh，fouzyauq 4 laeh.

医院治中老年妇女尿失禁有哪些好经验？
Yihyen yw mehmbwk cunglauxnienz nyouhraix dangzvaq miz maz gingniemh ndei？

经验方：桑螵蛸 30 克，黄芪 20 克，山药、熟地黄各 15 克，茯苓、益智仁、山萸肉各 12 克，丹皮、肉桂、五味子各 9 克，制附子 6 克（先煎），甘草 3 克。

加减：尿失禁症状较重者，加生龙骨、生牡蛎各 25 克；腰酸痛者，加菟丝子、杜仲各 12 克。

用法：水煎，分 3 次服用，每日 1 剂。

疗效：用本方治中老年妇女尿失禁患者 30 例，治愈 21 例，好转 5 例，无效 4 例。

Fueng gingniemh：Gyaeq daekmax 30 gwz，vangzgiz 20 gwz，sanhyoz、caemcij cug gak 15 gwz，fuzlingz、yizciyinz、cazlad gak 12 gwz，danhbiz、nge go'gviq、gaeucuenqiq gak 9 gwz，cifuswj 6 gwz（sien cienq），gamcauj 3 gwz.

Gya gemj：Boux binghyiengh nyouh raix dangzvaq haemq naek，gya ndoklungz ndip、gyapbangx ndip gak 25 gwz；boux hwet soemj in，gya gohauxgyaeq、ducung gak 12 gwz.

Yunghfap：Cienq raemx，faen 3 baez gwn，moix ngoenz 1 fuk.

Ywyauq：Aeu aen danyw neix yw bouxbingh mehmbwk cunglauxnienz nyouhraix

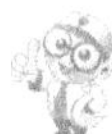

dangzvaq 30 laeh，yw ndei 21 laeh，cienj ndei 5 laeh，fouzyauq 4 laeh.

医院治闭经有哪些好经验？
Yihyen yw dawzsaeg saek miz maz gingniemh ndei?

经验方：丹参 15 克，当归、川芎、赤芍、枸杞子、金樱子、菟丝子、仙茅、淫羊藿、茺蔚子各 12 克，香附 10 克。

用法：水煎，分 3 次服用，每日 1 剂，至月经来潮。

疗效：用本方治闭经患者 30 例，治愈 15 例，好转 10 例，无效 5 例。

Fueng gingniemh：Danhsinh 15 gwz，danghgveih、conhyungh、cizsoz、ceh gaeujgij、makvengj、gohauxgyaeq、senhmauz、yinzyangzhoz、cunghveiswj gak 12 gwz，cidmou 10 gwz.

Yunghfap：Cienq raemx，faen 3 baez gwn，moix ngoenz 1 fuk，daengz dawzsaeg daeuj.

Ywyauq：Aeu aen danyw neix yw bouxbingh dawzsaeg saek 30 laeh，yw ndei 15 laeh，cienj ndei 10 laeh，fouzyauq 5 laeh.

医院治习惯性流产有哪些好经验？
Yihyen yw ciengzseiz lonlwg miz maz gingniemh ndei?

（1）经验方：菟丝子 20 克，桑寄生、续断、白芍、生地、白术、黄芩各 15 克，甘草 10 克。

用法：水煎，分 3 次服用，每日 1 剂。

疗效：用本方治习惯性流产患者 14 例，治愈 9 例，无效 5 例。

（2）经验方：老母鸡 1 只，糯米 1 碗，当归、酒白芍、阿胶、肉桂、熟地黄、黄芪、党参、白术各 15 克，巴戟天 10 克，川芎、黄芩、木香各 6 克。

用法：老母鸡去毛及内脏，洗净，肚内装入糯米，用线缝合，将中药与老母鸡加水同煮至肉熟，食肉喝汤，分 2 日食完，每月服 3 剂，从怀孕之月服至超过既往流产月份 1 个月即可。忌房事，避免重体力劳动，防止外伤，勿食生冷及刺激性食物。

疗效：用本方治习惯性流产患者 12 例，足月分娩 11 例，妊娠 4 月自然流产 1 例。

（1）Fueng gingniemh：Gohauxgyaeq 20 gwz，gosiengz、suzdon、bwzsoz、goragndip、bwzsuz、vangzginz gak 15 gwz，gamcauj 10 gwz.

Yunghfap：Cienq raemx，faen 3 baez gwn，moix ngoenz 1 fuk.

Ywyauq：Aeu aen danyw neix yw bouxbingh ciengzseiz lonlwg 14 laeh，yw ndei 9 laeh，fouzyauq 5 laeh.

（2）Fueng gingniemh：Gaeqmeh geq 1 duz，haeuxcid 1 vanj，danghgveih、 ciujbwzsoz、ohgyauh、go'gviq、caemcij cug、vangzgiz、dangjsinh、bwzsuz gak 15 gwz，gaeusaejgaeq 10 gwz，conhyungh、vangzginz、muzyangh gak 6 gwz.

Yunghfap：Gaeqmeh geq cawz bwn caeuq dungxsaej，swiq seuq，ndaw dungx cang roengz haeuxcid，aeu mae nyib hab，dawz Ywdoj caeuq gaeqmeh geq dwk raemx cawj daengz noh cug，gwn noh gwn dang，faen 2 ngoenz gwn sat，moix ndwen gwn 3 fuk，daj ndwen daiqndang gwn daengz mauhgvaq doenghbaez lonlwg ndwen ndeu couh ndaej. Geih doxej，mienx guh hongnaek，fuengz sieng rog，gaej gwn gij doxgaiq ndip caep caeuq gijgwn cihgik.

Ywyauq：Aeu aen danyw neix yw bouxbingh ciengzseiz lonlwg 12 laeh，ndwen gaeuq senglwg 11 laeh，daiqndang 4 ndwen swhyienz lonlwg 1 laeh.

医院治妊娠水肿有哪些好经验？
Yihyen yw daiqndang foegraemx miz maz gingniemh ndei?

经验方：红鲤鱼 1 条（约重 250 克），茯苓 60 克。

用法：红鲤鱼洗净，去鳞、鳃及内脏，加入茯苓及清水 1000 毫升，以慢火煎至 500 毫升，分 2 次温服，每日 1 剂。

疗效：用本方治妊娠水肿患者 135 例，服 1～14 剂痊愈 50 例，随访 2 月无复发；服 7 剂水肿消退 1/3 者 50 例；服 7～10 剂水肿消退 1/3 者 30 例；无效 5 例。

Fueng gingniemh：Byaleix hoengz 1 duz（daih'iek 250 gwz naek），fuzlingz 60 gwz.

Yunghfap：Byaleix hoengz swiq seuq，cawz gyaep、hwk caeuq dungxsaej，gyahaeuj fuzlingz caeuq raemxsaw 1000 hauzswngh，feiznumq cienq daengz 500 hauzswngh，faen 2 baez raemxraeuj gwn，moix ngoenz gwn 1 fuk.

Ywyauq：Aeu aen danyw neix yw bouxbingh daiqndang foegraemx 135 laeh，gwn 1～14 fuk yw ndei 50 laeh，riengz cunz 2 ndwen mbouj fukfat；gwn 7 fuk foegraemx siudoiq 1/3 boux 50 laeh；gwn 7～10 fuk foegraemx siudoiq 1/3 boux 30 laeh；fouzyauq 5 laeh.

医院治胎位不正有哪些好经验？
Yihyen yw lwgndawdungxndang mboujcingq miz maz gingniemh ndei?

经验方：党参、黄芪、川续断、桑寄生各 15 克，升麻、炙甘草、柴胡各 3 克，当归身 9 克，炒白术、枳壳、大腹皮各 10 克，陈皮 6 克。

用法：水煎，分 3 次服用，隔日 1 剂。同时用艾条灸双侧至阴穴，每次 15 分钟，每日 1 次。7 日为 1 个疗程。

疗效：用本方治胎位不正者 70 例，治愈 66 例，无效 4 例。

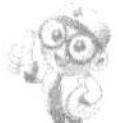

Fueng gingniemh: Dangjsinh、vangzgiz、conhsuzdon、gosiengz gak 15 gwz, swnghmaz、ganhcauj gangq、caizhuz gak 3 gwz, donhcungqgyang danghgveih 9 gwz, cauj bwzsuz、makdoengj oiq sauj、dafuzbiz gak 10 gwz, naeng makgam 6 gwz.

Yunghfap: Cienq raemx, faen 3 baez gwn, gek ngoenz 1 fuk. Doengzseiz yungh ngaihdiuz cit song mbiengj daengz conghyaem, moix baez 15 faen cung, moix ngoenz 1 baez. 7 ngoenz dwg aen liuzcwngz ndeu.

Ywyauq: Aeu aen danyw neix yw boux lwg ndawdungx ndang mbouj cingq 70 laeh, yw ndei 66 laeh, fouzyauq 4 laeh.

十一、儿科
Cib'it、Gohlwgnyez

医院治小儿疱疹性口炎有哪些好经验？
Yihyen yw lwgnyez baknengz nengzbop miz maz gingniemh ndei?

经验方：生石膏10克，芦根12克，牛蒡子9克，防风、荆芥、竹叶、桔梗、连翘、知母各6克，薄荷（后下）、木通、甘草各3克。

加减：口臭、舌苔黄、大便干者，加生地、金银花各8克。量视年龄高低而增减。

用法：水煎，分3次服用，每日1剂。

疗效：用本方治小儿疱疹性口炎患者102例，用药3～5日，痊愈25例，显效61例，有效8例，无效8例。

Fueng gingniemh：Siggaundip 10 gwz，rag go'ngox 12 gwz，ceh nywjbed 9 gwz，fangzfungh、ginghgai、mbaw cuk、gizgwnj、lenzgyau、cihmuj gak 6 gwz，byaekhomnyaeuq (laeng roengz)、muzdungh、gamcauj gak 3 gwz.

Gya gemj：Boux bak haeu、ngawhlinx henj、haex ndangj，gya goragndip、vagimngaenz gak 8 gwz. Liengh yawj nienzgeij sang daemq cix gya gemj.

Yunghfap：Cienq raemx，faen 3 baez gwn，moix ngoenz 1 fuk.

Yw yauq：Aeu aen danyw neix yw bouxbingh lwgnyez baknengz nengzbop 102 laeh，yungh yw 3～5 ngoenz，bingh ndei 25 laeh，yienjyauq 61 laeh，mizyauq 8 laeh，fouzyauq 8 laeh.

医院治百日咳有哪些好经验？
Yihyen yw lwgnyez ae nanz mbouj ndei miz maz gingniemh ndei?

经验方：黄荆子、车前子各10克，白苏子、天竹子各6克，六轴子1克。

加减：呕吐者，加竹茹4克、生姜4片；痰中带血者，加仙鹤草10克；鼻出血者，加茅根10克、荆芥3克。

用法：每日1剂，水煎至100毫升，分3次服用。

疗效：用本方治百日咳患儿37例，治愈17例，好转13例，无效7例。

Fueng gingniemh：Vangzginghswj、cehcenzswj gak 10 gwz，bwzsuhswj、faexvenyi gak 6 gwz，luzcuzswj 1 gwz.

Gya gemj：Boux rueg，gya cuzyuz 4 gwz、hing ndip 4 benq；boux ndaw myaiz daiq

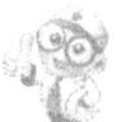

lwed，gya senhhwzcauj 10 gwz；boux ndaeng ok lwed，gya raghaz 10 gwz、ginghgai 3 gwz.

Yunghfap：Moix ngoenz 1 fuk，cienq raemx daengz 100 hauzswngh，faen 3 baez gwn.

Ywyauq：Aeu aen danyw neix yw lwgnyez ae nanz mbouj ndei 37 laeh，yw ndei 17 laeh，cienj ndei 13 laeh，fouzyauq 7 laeh.

医院治小儿头皮感染有哪些好经验？
Yihyen yw lwgnyez naenggyaeuj ganjyenj miz maz gingniemh ndei？

经验方：活蟾蜍 1 只（重 100～150 克）。

用法：用小棒适度敲蟾蜍全身，待其皮肤腺体（尤其是耳后腺）分泌出乳白色蟾酥时，取蟾酥紧贴患处反复涂抹至均匀。如感染部位形成明显脓肿，先切开排脓，再施本法。不用其他药剂。

疗效：用本方治小儿头皮感染患者 40 例，治愈 32 例，有效 7 例，无效 1 例。

Fueng gingniemh：Gungqsou lix 1 duz（naek 100～150 gwz）.

Yungh fap：Aeu faex iq habdoh roq gungqsou daengx ndang，caj gij naengnoh sendij de（daegbied dwg housen aen rwz）iemqok saekhaucij canzsuh seiz，aeu canzsuh nemgaenj gizbingh fanfoek cat daengz yinz. Danghnaeuz giz ganjyenj baenz foeg nong mingzyienj，sien gvejhai baiz nong，caiq guh aen fap neix. Mbouj yungh gij yw wnq.

Ywyauq：Aeu aen danyw neix yw bouxbingh lwgnyez naenggyaeuj ganjyenj 40 laeh，yw ndei 32 laeh，mizyauq 7 laeh，fouzyauq 1 laeh.

医院治小儿营养性贫血有哪些好经验？
Yihyen yw lwgnyez yingzyangj mbouj gaeuq lwednoix miz maz gingniemh ndei？

经验方：炒党参、炙黄芪、茯苓各 30 克，当归、白芍各 20 克，炒山楂、大枣各 18 克，陈皮 15 克。

用法：上药混匀，共研成粉。每次取药粉 10 克，温开水冲服，每日 2 次。

疗效：用本方治小儿营养性贫血患者 32 例，显效 13 例，有效 16 例，无效 3 例。

Fueng gingniemh：Cauj dangjsinh、vangzgiz cik、fuzlingz gak 30 gwz，danghgveih、bwzsoz gak 20 gwz，sanhcahcauj、makcauj gak 18 gwz，naeng makgam 15 gwz.

Yunghfap：Yw baihgwnz gyaux yinz，caez loiz baenz mba. Moix baez aeu mbayw 10 gwz，raemxgoenj raeuj cung gwn，moix ngoenz 2 baez.

Ywyauq：Aeu aen danyw neix yw lwgnyez yingzyangj mbouj gaeuq lwednoix 32 laeh，yienjyauq 13 laeh，mizyauq 16 laeh，fouzyauq 3 laeh.

医院治小儿支气管哮喘有哪些好经验？
Yihyen yw lwgnyez cihgi'gvanj ae'ngab miz maz gingniemh ndei?

经验方：炙麻黄（发热者用生麻黄）、杏仁、白果、半夏、地龙、甘草各 3 克，射干、五味子各 2 克，茶叶 1 克，生姜 1 片，葱白 1 段。

用法：水煎代茶频频饮服，每日 1 剂。本方为 3～5 岁小儿用量。

疗效：用本方治小儿支气管哮喘患者 50 例，临床治愈（哮喘完全控制，肺部体征消失）36 例，显效（哮喘基本控制，两肺哮鸣音未完全消失）11 例，无效 3 例。

Fueng gingniemh：mazvangz cik（boux fatndat yungh mazvangz ndip）、ceh makgingq、bwzgoj、gobuenqhah、duzndwen、gamcauj gak 3 gwz，goseganh、gaeu-cuenqiq gak 2 gwz，mbawcaz 1 gwz，hing ndip 1 benq，coenghau 1 donh.

Yunghfap：Cienq raemx dang caz deihdeih gwn，moix ngoenz 1 fuk. Fueng neix dwg 3～5 bi lwgnyez yunghliengh.

Ywyauq：Aeu aen danyw neix yw bouxbingh lwgnyez cihgi'gvanj ae'ngab 50 laeh，linzcangz yw ndei（ae'ngab cungj gamhanh，aenbwt dijcwngh siusaet）36 laeh，yienjyauq（ae'ngab gihbwnj gamhanh，song bwt sing ae'ngab caengz siusaet caez）11 laeh，fouzyauq 3 laeh.

医院治小儿慢性喉炎有哪些好经验？
Yihyen yw lwgnyez conghhoz in binghnaiq miz maz gingniemh ndei?

经验方：紫苏叶、荆芥、防风、杏仁、法半夏、桔梗、茯苓、蝉蜕各 6 克，干姜、细辛、炙甘草各 3 克，陈皮 4 克。

加减：喉痒有异物感者，加麻黄 3 克；声带充血水肿者，去干姜，加胖大海 6 克。

用法：水煎，分 3 次服用，每日 1 剂。

疗效：用本方治小儿慢性喉炎患者 30 例，治愈 20 例，有效 4 例，无效 6 例。

Fueng gingniemh：Mbaw sijsu、ginghgai、fangzfungh、ceh makgingq、fazban'ya、gizgwngj、fuzlingz、byuk duzbid gak 6 gwz，hing sauj、sisinh、ganhcauj cik gak 3 gwz，naeng makgam 4 gwz.

Gya gemj：Boux hoz humz gyanjgoz miz doxgaiq wnq，gya mazvangz 3 gwz；boux singhdai cung lwed foegraemx，cawz hing sauj，gya bangdahaij 6 gwz.

Yunghfap：Cienq raemx，faen 3 baez gwn，moix ngoenz 1 fuk.

Ywyauq：Aeu aen danyw neix yw bouxbingh lwgnyez conghhoz in binghnaiq 30 laeh，yw ndei 20 laeh，mizyauq 4 laeh，fouzyauq 6 laeh.

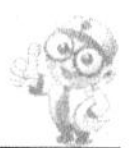

十二、皮肤科
Cihngeih、Gohnaengnoh

医院治血疹性荨麻疹有哪些好经验?
Yihyen yw hezcinjsing cimjrumz baenzbenq miz maz gingniemh ndei?

经验方：生地10克，太子参8克，荆芥、防风、蝉蜕、白芍、丹皮、甘草各5克，当归、川芎各3克。

用法：水煎，分2次服用，每日1剂。

疗效：用本方治血疹性荨麻疹患者51例，治愈24例，显效12例，有效9例，无效6例。

Fueng gingniemh：Goragndip 10 gwz，daiswjsinh 8 gwz，ginghgai、fangzfungh、byuk duzbid、bwzsoz、danhbiz、gamcauj gak 5 gwz，danghgveih、conhyungh gak 3 gwz.

Yunghfap：Cienq raemx，faen 2 baez gwn，moix ngoenz 1 fuk.

Ywyauq：Aeu aen danyw neix yw bouxbingh hezcinjsing cimjrumz baenzbenq 51 laeh，yw ndei 24 laeh，yienjyauq 12 laeh，mizyauq 9 laeh，fouzyauq 6 laeh.

医院治尖锐湿疣有哪些好经验?
Yihyen yw cenhyuiqsizyouz miz maz gingniemh ndei?

经验方：土茯苓50克，板蓝根、鱼腥草、野菊花各30克，鸦胆子10克（捣碎），川黄连、透骨草、荔枝草各15克。

用法：上药加水2.5升，旺火煎30分钟，取药液2升，趁热熏洗后坐浴30分钟，每日3次。疣体较大者，用鸦胆子捣烂外涂患处，疣体脱落后再用本方。

疗效：用本方治尖锐湿疣患者158例，治疗8～12日，均痊愈。

Fueng gingniemh：Gaeulanghauh 50 gwz，banjlanzgwnh、byaekvaeh、vagut doengh gak 30 gwz，godungxmou 10 gwz (dub soiq)，conhvangzlenz、douguzcauj、haz-nganxlaeh gak 15 gwz.

Yungh fap：Yw baihgwnz gya raemx 2.5 swng，feizhoengh cienq 30 faen cung，aeu ywraemx 2 swng，swnh ndat oenqswiq le naengh dajcaemx 30 faen cung，moix ngoenz 3 baez. Boux rengq haemq hung，aeu godungxmou daem yungz baihrog cat gizde，rengq gyaeuh le caiq yungh aen danyw neix.

Ywyauq：Aeu aen danyw neix yw bouxbingh cenhyuiqsizyouz 158 laeh，yw 8～12 ngoenz，cungj bingh ndei.

医院治急性淋病有哪些好经验？
Yihyen yw gizsing linzbingh miz maz gingniemh ndei？

经验方：土茯苓、蒲公英、马齿苋、败酱草各 30 克，天花粉、车前子、连翘各 15 克，露蜂房、牛膝、甘草各 10 克。

用法：水煎，分 3 次服用，每日 1 剂。禁房事，忌食辛辣食物。

疗效：用本方治急性淋病患者 38 例，治愈 21 例，好转 10 例，无效 7 例。

Fueng gingniemh：Gaeulanghauh、golinzgaeq、byaekiemjsae、baiciengcauj gak 30 gwz，denhvahfwnj、cehcenzswj、lenzgyau gak 15 gwz，lufunghfangz、baihdoh、gamcauj gak 10 gwz.

Yunghfap：Cienq raemx，faen 3 baez gwn，moix ngoenz 1 fuk. Gimq doxej，geih gwn gijgwn manh.

Ywyauq：Aeu aen danyw neix yw bouxbingh gizsing linzbingh 38 laeh，yw ndei 21 laeh，cienj ndei 10 laeh，fouzyauq 7 laeh.

医院治化脓性皮肤病有哪些好经验？
Yihyen yw bingh naengnoh oknong miz maz gingniemh ndei？

经验方：鲜番薯（又名红薯、地瓜）藤、鲜南瓜藤各等量。

用法：上药洗净，捣烂外敷患处。

疗效：用本方治疗疔、痈、附骨疽等化脓性皮肤病患者 8 例，治愈 4 例，好转 2 例，无效 2 例。

Fueng gingniemh：Gaeumaenz ndip（youh heuhguh gaeu sawz、gaeu digvah）、gaeu namzgva ndip gak daengjliengh.

Yunghfap：Yw baihgwnz swiq seuq，daem yungz baihrog oep gizde.

Ywyauq：Aeu aen danyw neix yw bouxbingh ding、oeng、fuguzcih daengj bingh naengnoh oknong 8 laeh，yw ndei 4 laeh，cienj ndei 2 laeh，fouzyauq 2 laeh.

医院治头癣有哪些好经验？
Yihyen yw gyak gwnzgyaeuj miz maz gingniemh ndei？

经验方：苦参 100 克，茵陈 60 克，百部、明矾、硫黄粉、甘草各 30 克，黄连 15 克。

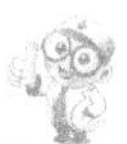

用法：上药加水 2 升，煎 30 分钟，取药液趁热洗头，至药液不热时用塑料帽罩头。每晚 1 次，次日用清水洗去药垢。每剂药用 2 日，连治 8 日。

疗效：用本方治头癣患者 44 例，显效（症状消失，镜检无真菌丝及黑点状断发）26 例，有效 14 例，无效 4 例。

Fueng gingniemh：Caemgumh 100 gwz，yinhcinz 60 gwz，bwzbu、mingzfanz、liuzvangzfwnj、gamcauj gak 30 gwz，vuengzlienz 15 gwz.

Yunghfap：Yw baihgwnz gya raemx 2 swng，cienq 30 faen cung，yungh ywraemx swnh ndat swiq gyaeuj，daengz raemxyw mbouj ndat seiz yungh mauh suliu goeb gyaeuj. Moix haemh baez ndeu，ngoenz daihngeih yungh raemxsaw swiq bae ngaehyw. Moix fuk yw yungh 2 ngoenz，lienz yw 8 ngoenz.

Ywyauq：Aeu aen danyw neix yw bouxbingh gwnzgyaeuj hwnjgyak 44 laeh，yienjyauq（binghyiengh siusaet，ginggenj fouz caenginsei caeuq hwzdenj cang duenh fat）26 laeh，mizyauq 14 laeh，fouzyauq 4 laeh.

医院治皮肤疣有哪些好经验？
Yihyen yw naengnoh dawzrengq miz maz gingniemh ndei？

经验方：黄芪 30 克，党参、白术、茯苓各 9 克，炙甘草 6 克。

用法：水煎，分 3 次服用，每日 1 剂。

疗效：用本方治皮肤疣患者 20 例，治愈 6 例，有效 8 例，无效 6 例。

Fueng gingniemh：Vangzgiz 30 gwz，dangjsinh、bwzsuz、fuzlingz gak 9 gwz，ganhcauj cik 6 gwz.

Yunghfap：Cienq raemx，faen 3 baez gwn，moix ngoenz 1 fuk.

Ywyauq：Aeu aen danyw neix yw bouxbingh naengnoh dawzrengq 20 laeh，yw ndei 6 laeh，mizyauq 8 laeh，fouzyauq 6 laeh.

医院治青霉素过敏性重症皮疹有哪些好经验？
Yihyen yw cinghmeizsu gominj le deng bizcinj naek miz maz gingniemh ndei？

经验方：生石膏（先煎）、金银花各 30 克，生地 20 克，栀子、黄芩、知母、赤芍、丹皮、连翘、蝉蜕、白鲜皮、竹叶、甘草各 10 克，黄连 6 克。

用法：水煎，分 3 次服用，每日 1 剂。

疗效：用本方治因使用氨苄青霉素（氨苄西林）引起的过敏性重症皮疹患者 18 例，治愈 15 例，好转 1 例，无效 2 例。

Fueng gingniemh：Siggau ndip（sien cienq）、vagimngaenz gak 30 gwz，goragndip 20 gwz，vuengzgae、vangzginz、cihmuj、cizsoz、danhbiz、lenzgyau、byuk duzbid、bwzsenhbiz、mbaw cuk、gamcauj gak 10 gwz，vuengzlienz 6 gwz.

Yunghfap：Cienq raemx，faen 3 baez gwn，moix ngoenz 1 fuk.

Ywyauq：Aeu aen danyw neix yw bouxbingh aenvih yungh anhbenj cinghmeizsu yinxhwnj gij gominjsing bizcinj naek 18 laeh，yw ndei 15 laeh，cienj ndei 1 laeh，fouzyauq 2 laeh.

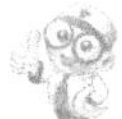

十三、五官科
Cibsam、Gohvujgvanh

医院治慢性口腔溃疡有哪些好经验?
Yihyen yw baknengz binghnaiq miz maz gingniemh ndei?

经验方：生地 20 克，熟地 15 克，当归、黄芪、黄芩各 12 克，黄连、黄柏各 7 克，元参、天花粉各 10 克。

加减：便秘者，加大黄 4 克；口干甚者，加知母 10 克；气虚者，黄芪加至 20 克。

用法：水煎，分 3 次服用，每日 1 剂。

疗效：用本方治慢性口腔溃疡患者 52 例，治愈 31 例，有效 16 例，无效 5 例。

Fueng gingniemh: Goragndip 20 gwz, sugdeih 15 gwz, danghgveih、vangzgiz、vangzginz gak 12 gwz, vuengzlienz、vangzbwz gak 7 gwz, yenzsinh、denhvahfwnj gak 10 gwz.

Gya gemj: Boux baenz haexgaz, gya davangz 4 gwz; boux bak hawq saemh, gya cihmuj 10 gwz; boux heiq haw, vangzgiz gya daengz 20 gwz.

Yunghfap: Cienq raemx, faen 3 baez gwn, moix ngoenz 1 fuk.

Ywyauq: Aeu aen danyw neix yw bouxbingh baknengz binghnaiq 52 laeh, yw ndei 31 laeh, mizyauq 16 laeh, fouzyauq 5 laeh.

医院治中耳炎有哪些好经验?
Yihyen yw rwzveiq miz maz gingniemh ndei?

经验方：黄连 40 克，硼酸 4 克，冰片 0.5 克。

用法：黄连捣碎，加蒸馏水 100 毫升浸泡 24 小时，以小火煎沸 5～10 分钟，过滤。将硼酸研细放入滤液中，再过滤；将冰片研细放入滤液中，加水至 100 毫升。治疗时用 3%双氧水（过氧化氢）或生理盐水擦净患耳，然后滴入药液 3～5 滴，每日 1～2 次。10 岁以下儿童减量。

疗效：用本方治中耳炎患者 12 例，治愈 11 例，无效 1 例。

Fueng gingniemh: Vuengzlienz 40 gwz, bungzsonh 4 gwz, binghben 0.5 gwz.

Yunghfap: Vuengzlienz dub soiq, gya cwnghliuzsuij 100 hauzswngh cimq 24 siujseiz, hai feiziq cienq goenj 5～10 faen cung, daih gvaq. Dawz bungzsonh loiz saeq dwk haeuj ndaw raemxdaih bae, caiq daih; dawz binghben loiz saeq cuengq haeuj ndaw raemxdaih bae，gya raemx daengz 100 hauzswngh. Mwh yw yungh 3% sanghyangjsuij (goyangjvagingh) roxnaeuz swnghlijyenzsuij cat seuq rwzin，yienzhaeuh ndik ywraemx 3～5 ndik，moix ngoenz 1～2 baez. Gij lwgnyez 10 bi doxroengz gemjliengh.

Ywyauq：Aeu aen danyw neix yw bouxbingh rwzveiq 12 laeh，yw ndei 11 laeh，fouzyauq 1 laeh.

医院治急性咽喉炎有哪些好经验？
Yihyen yw gipsingq conghhoz in miz maz gingniemh ndei？

经验方：生石膏 25 克，黄芩、玄参、土牛膝、浙贝母、瓜蒌各 10 克，射干、赤芍、青果各 9 克，薄荷 8 克（后下），甘草 5 克。

加减：咽痛剧烈者，加丹皮、板蓝根各 10 克，山豆根 6 克；声音嘶哑者，加蝉蜕 5 克；便秘者，加生大黄 4 克；发热恶寒者，加荆芥 10 克。

用法：水煎，分 3 次服用，每日 1 剂。

疗效：用本方治急性咽喉炎患者 40 例，治愈 21 例，显效 9 例，好转 4 例，无效 6 例。

Fueng gingniemh：Siggau ndip 25 gwz，vangzginz、caemmbaemx、godauqrod、cezbeimuj、gvahlouz gak 10 gwz，gosegan、cizsoz、cinghgoj gak 9 gwz，bozhoz 8 gwz (laeng roengz)，gamcauj 5 gwz.

Gya gemj：Boux conghhoz in haenq，gya danhbiz、banjlanzgwnh gak 10 gwz，sanhdougwnh 6 gwz；boux sing hep，gya byuk duzbid 5 gwz；boux haexgaz，gya davangz 4 gwz；boux fatndat lau nit，gya ginghgai 10 gwz.

Yunghfap：Cienq raemx，faen 3 baez gwn，moix ngoenz 1 fuk.

Ywyauq：Aeu aen danyw neix yw bouxbingh gipsingq conghhoz in 40 laeh，yw ndei 21 laeh，yienjyauq 9 laeh，cienj ndei 4 laeh，fouzyauq 6 laeh.

医院治眼睛中心性视网膜炎有哪些好经验？
Yihyen yw damueg miz maz gingniemh ndei？

经验方：枸杞子、熟地黄、山药、生地、白芍、泽泻各 12 克，丹皮、木通、车前子、谷精草各 10 克。

加减：肝气郁结者，加柴胡 8 克，当归、郁金各 10 克；肝肾阴虚者，加桑椹、女贞子各 12 克；脾气虚者，加党参、白术、茯苓各 12 克。

用法：水煎，分 3 次服用，每日 1 剂。

疗效：用本方治眼睛中心性视网膜炎患者 45 例，治愈 31 例，有效 5 例，无效 9 例。

Fuengh gingniemh：Ceh gaeujgij、caemcij cug、sanhyoz、goragndip、bwzsoz、

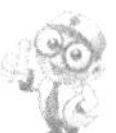

gocwzse gak 12 gwz，danhbiz、muzdungh、cehcenzswj、gohaeuxaw gak 10 gwz.

Gya gemj：Boux daep heiq romgiet，gya caizhuz 8 gwz，danghgveih、yiginh gak 10 gwz；boux daep mak yaem haw，gya sanghsin、nijcinhswj gak 12 gwz；boux heiqmamx haw，gya dangjsinh、bwzsuz、fuzlingz gak 12 gwz.

Yunghfap：Cienq raemx，faen 3 baez gwn，moix ngoenz 1 fuk.

Ywyauq：Aeu aen danyw neix yw bouxbingh damueg 45 laeh，yw ndei 31 laeh，mizyauq 5 laeh，fouzyauq 9 laeh.

医院治过敏性鼻炎有哪些好经验?
Yihyen yw gominjsing bizyenz miz maz gingniemh ndei?

经验方：黄芪、乌梅各15克，防风、白术、五味子、柴胡、丹皮、辛夷花各12克，炙甘草6克。

加减：脾虚者，加山药、茯苓、大枣各10克；肾虚者，加淫羊藿8克，补骨脂、菟丝子各10克。

用法：水煎，分3次服用，每日1剂。

疗效：用本方治过敏性鼻炎患者26例，显效（症状消失，鼻黏膜水肿消退，未复发）17例，有效4例，无效5例。

Fueng gingniemh：Vangzgiz、makmoiz ndaem gak 15 gwz，fangzfungh、bwzsuz、gaeucuenqiq、caizhuz、danhbiz、sinhyizvah gak 12 gwz，ganhcauj cik 6 gwz.

Gya gemj：Boux mamx haw，gya sanhyoz、fuzlingz、makcauj gak 10 gwz；boux mak haw，gya yinzyangzhoz 8 gwz，faenzcepraemx、gohauxgyaeq gak 10 gwz.

Yunghfap：Cienq raemx，faen 3 baez gwn，moix ngoenz 1 fuk.

Ywyauq：Aeu aen danyw neix yw bouxbingh gominjsing bizyenz 26 laeh，yienjyauq（binghyiengh siusaet，nenzmoz ndaeng foeg siudoiq，caengz fukfat）17 laeh，mizyauq 4 laeh，fouzyauq 5 laeh.

十四、男性科
Cibseiq、Gohbouxsai

医院治男性不育症有哪些好经验?
Yihyen yw bouxsai maen miz maz gingniemh ndei?

经验方：黄芪 30 克，肉苁蓉、淫羊藿、菟丝子、巴戟天、锁阳、紫河车各 20 克，当归、熟地黄、怀山药、何首乌、枸杞子各 15 克。

用法：水煎，分 3 次服用，每日 1 剂。

疗效：用本方治男性不育症中医辨证属肾气虚型患者 45 例，治愈 23 例，好转 19 例，无效 3 例。

Fueng gingniemh：Vangzgiz 30 gwz，yuzcungzyungz、yinzyangzhoz、gohauxgyaeq、gaeusaejgaeq、sojyangz、aenbix gak 20 gwz，danghgveih、caemcij cug、vaizsanhyoz、maenzgya、ceh gaeujgij gak 15 gwz.

Yunghfap：Cienq raemx，faen 3 baez gwn，moix ngoenz 1 fuk.

Ywyauq：Aeu aen danyw neix yw bouxsai maen Ywdoj nyinh cingq sug bouxbingh heiq mak haw hingz 45 laeh，yw ndei 23 laeh，cienj ndei 19 laeh，fouzyauq 3 laeh.

医院治精液异常不育症有哪些好经验?
Yihyen yw mokrae mbouj ndei maen miz maz gingniemh ndei?

经验方：炙黄芪、党参、黄精、山药、川断各 20 克，枸杞子、五味子、菟丝子、覆盆子、车前子（包）、当归、茯苓各 10 克。

用法：水煎，分 3 次服用，每日 1 剂。

疗效：用本方治精液异常不育症患者 70 例，治愈 21 例，显效 29 例，有效 4 例，无效 16 例。

Fueng gingniemh：Vangzgiz cik、dangjsinh、ginghsw、sanhyoz、conhdon gak 20 gwz，ceh gaeujgij、gaeucuenqiq、gohauxgyaeq、fuzbwnzswj、cehcenzswj （bau）、danghgveih、fuzlingz gak 10 gwz.

Yunghfap：Cienq raemx，faen 3 baez gwn，moix ngoenz 1 fuk.

Ywyauq：Aeu aen danyw neix yw bouxbingh mokrae mbouj ndei maen 70 laeh，yw ndei 21 laeh，yienjyauq 29 laeh，mizyauq 4 laeh，fouzyauq 16 laeh.

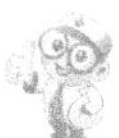

医院治慢性前列腺炎有哪些好经验？
Yihyen yw cenzlezsenyenz binghnaiq miz maz gingniemh ndei?

经验方：败酱草、丹参、山楂、车前子各30克，黄芪、王不留行、萆薢各20克，炒赤芍、熟地黄、柴胡各10克，牛膝15克，穿山甲12克，甘草6克。

用法：水煎，分3次服用，每日1剂。

疗效：用本方治慢性前列腺炎患者25例，治愈10例，显效5例，好转1例，无效9例。

Fueng gingniemh: Baiciengcauj、danhsinh、sanhcah、cehcenzswj gak 30 gwz，vangzgiz、vangzbuliuzhingz、bizse gak 20 gwz，cauj cizsoz、caemcij cug、caizhuz gak 10 gwz，baihdoh 15 gwz，duzlinh 12 gwz，gamcauj 6 gwz.

Yunghfap: Cienq raemx，faen 3 baez gwn，moix ngoenz 1 fuk.

Ywyauq: Aeu aen danyw neix yw bouxbingh cenzlezsenyenz binghnaiq 25 laeh，yw ndei 10 laeh，yienjyauq 5 laeh，cienj ndei 1 laeh，fouzyauq 9 laeh.

医院治精液不液化症有哪些好经验？
Yihyen yw mokrae mbouj fatraemx miz maz gingniemh ndei?

经验方：熟地黄、枸杞子、菟丝子、何首乌各12克，当归、川牛膝各9克，补骨脂、茯苓各6克，肉桂3克。

加减：腰膝酸软者，加杜仲、桑寄生各10克；心烦口干者，去肉桂，加知母、黄柏各10克。

用法：水煎，分3次服用，每日1剂。禁房事。

疗效：用本方治精液不液化症患者36例，治愈22例，好转6例，无效8例。

Fueng gingniemh: Caemcij cug、ceh gaeujgij、gohauxgyaeq、maenzgya gak miz 12 gwz，danghgveih、conhniuzsiz gak 9 gwz，faenzcepraemx、fuzlingz gak 6 gwz，go'gviq 3 gwz.

Gya gemj: Boux hwet gyaeujhoq soemj unq，gya ducung、gosiengz gak 10 gwz；boux simfanz bak sauj，cawz go'gviq，gya cihmuj、vangzbwz gak 10 gwz.

Yunghfap: Cienq raemx，faen 3 baez gwn，moix ngoenz 1 fuk. Gimq doxej.

Ywyauq: Aeu aen danyw neix yw bouxbingh mokrae mbouj fatraemx 36 laeh，yw ndei 22 laeh，cienj ndei 6 laeh，fouzyauq 8 laeh.

医院治遗精有哪些好经验?

Yihyen yw laeuhmok miz maz gingniemh ndei?

经验方：金樱子、芡实、炒酸枣仁、茯苓、党参各 30 克，炒山药、五倍子各 15 克，远志、五味子各 10 克。

用法：水煎，分 3 次服用，每日 1 剂。

疗效：用本方治遗精患者 35 例，治愈 21 例，好转 5 例，无效 9 例。

Fueng gingniemh：Makvengj、gensiz、cauj ngveih caujcwx、fuzlingz、dangjsinh gak 30 gwz，cauj sanhyoz、lwgnoenh gak 15 gwz，golaeng'aeuj、gaeucuenqiq gak 10 gwz.

Yunghfap：Cienq raemx，faen 3 baez gwn，moix ngoenz 1 fuk.

Ywyauq：Aeu aen danyw neix daeuj yw bouxbingh laeuhmok 35 laeh，yw ndei 21 laeh，cienj ndei 5 laeh，fouzyauq 9 laeh.

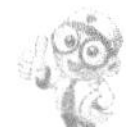

十五、其他
Cibhaj、Wnq

医院治支原体肺炎有哪些好经验？
Yihyen yw cihyenzdij feiyenz miz maz gingniemh ndei?

经验方：百部30克，地龙20克，车前子15克，紫苏子、葶苈子（包）、黄芩、枳实、甘草各10克，桔梗3克。

用法：水煎，分3次服用，每日1剂。

疗效：用本方治支原体肺炎患者30例，治愈26例，无效4例。

Fueng gingniemh：Bwzbu 30 gwz，duzndwen 20 gwz，cehcenzswj 15 gwz，ceh sijsu、dingzlizswj（bau）、vangzginz、makdoengj oiq sauj、gamcauj gak 10 gwz，gizgwngj 3 gwz.

Yunghfap：Cienq raemx，faen 3 baez gwn，moix ngoenz 1 fuk.

Ywyauq：Aeu aen danyw neix yw bouxbingh cihyenzdij feiyenz 30 laeh，yw ndei 26 laeh，fouzyauq 4 laeh.

医院治膝关节炎有哪些好经验？
Yihyen yw gyaeujhoq hoh in miz maz gingniemh ndei?

经验方：陈艾叶100克，野菊花50克，乳香、没药各20克，牛膝15克。

加减：风寒胜者，加藁本、紫苏叶各15克；跌跤扭伤者，加䗪虫（土鳖虫）、苏木各10克。

用法：将上药研成粉，用麝香风湿油10毫升搅拌压成饼状，盛入20厘米×13厘米的布袋内，摊平封口，缠扎在患侧膝关节处。连用7日为1个疗程，每个疗程间隔3日。

疗效：用本方治膝关节炎患者42例，平均治疗1～5个疗程，治愈39例，好转3例。

Fueng gingniemh：Cinzaiyez 100 gwz，vagut doengh 50 gwz，yujyangh、mozyoz gak 20 gwz，baihdoh 15 gwz.

Gya gemj：Boux funghhanz ak，gya gaujbwnj、mbaw sijsu gak 15 gwz；boux deng laemx niujsieng，cecungz dujbezcungz、gosoqmoeg gak 10 gwz.

Yunghfap：Dawz yw baihgwnz loiz baenz mba，aeu seyangh funghsizyouz 10 hauzswngh gyaux baenz yiengh bingj，cuengq haeuj ndaw daehbaengz 20 lizmij × 13 lizmij bae，dan bingz fung bak，heux cug youq giz vuenh caek hoh in gyaeujhoq. Lienz yungh 7 ngoenz dwg aen liuzcwngz ndeu，moix aen liuzcwngz gek 3 ngoenz.

Ywyauq：Aeu aen danyw neix yw bouxbingh gyaeujhoq hoh in 42 laeh，bingzyaenz yw 1～5 aen liuzcwngz，yw ndei 39 laeh，cienj ndei 3 laeh.

医院治尿毒症有哪些好经验？
Yihyen yw binghnyouhdoeg miz maz gingniemh ndei？

经验方：丹参、川芎、红花、益母草、白芷、透骨草各 30 克。

用法：将上药混匀，研成粗末，装入布袋，浸湿后蒸 20～30 分钟，然后将药袋直接热敷双侧肾区，并用热水袋保温。每日 1 次或 2 次，3 个月为 1 个疗程。

疗效：用本方治尿毒症患者 90 例，显效（症状减轻或消失）9 例，有效 33 例，稳定 28 例，无效 20 例。

Fueng gingniemh：Danhsinh、conhyungh、vahoengz、ngaihmwnj、gobwzcij、douguzcauj gak 30 gwz.

Yunghfap：Dawz yw baihgwnz gyaux yinz，loiz baenz mba co，cang haeuj daehbaengz，cimq dumz le naengj 20～30 faen cung，yienzhaeuh dawz daehyw cigciep ndat oep giz song baih mak，caemhcaiq yungh daehraemxndat baujraeuj. Moix ngoenz 1 baez roxnaeuz 2 baez，3 ndwen dwg aen liuzcwngz ndeu.

Ywyauq：Aeu aen danyw neix yw bouxbingh binghnyouhdoeg 90 laeh，yienjyauq（binghyiengh gemjmbaeu roxnaeuz siusaet）9 laeh，mizyauq 33 laeh，onjdingh 28 aen laeh，fouzyauq 20 laeh.

医院治泌尿系结石有哪些好经验？
Yihyen yw sainyouh gietrin miz maz gingniemh ndei？

经验方：凤尾草、车前草、三白草、金钱草、海金沙、连钱草各 20 克，鸡内金、桃仁、三棱、莪术、桂枝、枳壳各 10 克，威灵仙、土牛膝、猪苓各 12 克，乌药 8 克。

加减：气虚者，加服补中益气丸；阳虚者，加服金匮肾气丸；阴虚者，加服六味地黄丸。

用法：水煎，分 3 次服用，每日 1 剂。

疗效：用本方治泌尿系结石患者 50 例，治愈 21 例，好转 14 例，无效 15 例。

Fueng gingniemh：Fungveijcauj、maxbiencauj、nyasam'bak、ginhcenzcauj、rumseidiet、lenzcenzcauj gak 20 gwz，dawgaeq、ceh makdauz、sanhlwngz、ginghgvun naengjgvei、makdoengj oiq sauj gak 10 gwz，raglingzsien、godauqrod、cuhlingz gak 12 gwz，fwnzcenzdungz 8 gwz.

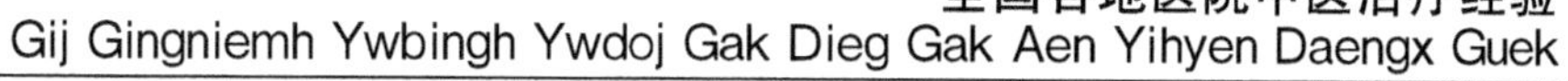
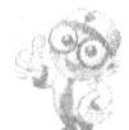

Gya gemj：Boux heiq haw，gya gwn bujcungh yizgivanz；boux yiengz haw，gya gwn ginhgvei singivanz；boux yaem haw，gya gwn luz vei divangzvanz.

Yunghfap：Cienq raemx，faen 3 baez gwn，moix ngoenz 1 fuk.

Ywyauq：Aeu aen danyw neix yw bouxbingh sainyouh gietrin 50 laeh，yw ndei 21 laeh，cienj ndei 14 laeh，fouzyauq 15 laeh.

常见疾病饮食疗法
Gij Dajgwn Yw Bingh Ciengz Raen

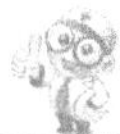

一、心血管科
It、Gohsinhhezgvanj

怎样用食疗辨证调治低血压？
Baenzlawz aeu sizliuz nyinh cingq diuzyw hezyaz daemq?

低血压，是指一般成年人收缩压低于 90 毫米汞柱（12 千帕）、舒张压低于 60 毫米汞柱（8 千帕）。慢性低血压一般可分为三类，即体质性低血压（亦称原发性低血压）、继发性低血压及直立性低血压。中医通常将低血压患者分为脾胃虚弱型、脾肾两虚型、心阳不足型及气阴两虚型进行辨证饮食疗法。

【脾胃虚弱型】

症见头晕乏力，气短懒言，精神不振，面色萎黄，不思饮食，不爱活动，或伴有内脏下垂，甚则不能站立或昏厥。多见于体质性低血压患者。

用料：党参 30 克，升麻 10 克，粟米 50 克。

用法：将党参、升麻水煎取汁，加粟米煮为稀粥。每日分 2 次空腹服食。

【脾肾两虚型】

症见头晕目眩，耳鸣耳聋，健忘失眠，气短，心悸，手足发凉，脉沉弱。多见于继发性、直立性低血压患者。

用料：龙眼肉 15 克，山药 30 克，粳米 100 克。

用法：将粳米淘洗干净与龙眼肉、山药同入锅中，加适量冷水文火煮至烂熟，调味后食用。每日服食 1 次。

【心阳不足型】

症见头晕头昏，精神困乏，手足发凉，舌质淡，舌体胖嫩，脉缓无力或沉细等。多见于女性及老人。

用料：鸡肝 1 具，肉桂 2 克，生姜、食盐各适量。

用法：将鸡肝、肉桂洗净，一同放入瓷碗内，加入生姜及清水适量，加盖，放入锅内隔水蒸至鸡肝熟，弃去药渣，加食盐调味即可。吃鸡肝、喝汤。此为 1 日剂量，分早、晚 2 次服食。

【气阴两虚型】

症见头晕目眩，倦怠乏力，心悸心烦，气短，口干咽燥，舌质红，脉细数。

用料：党参 10 克，麦门冬 9 克，五味子 6 克，粳米 60 克。

用法：将党参、麦门冬、五味子加适量水煎熬，滤汁去渣，加入粳米和适量清水，用小火慢熬成粥。每日 1 剂，分早、晚 2 次服食。

Hezyaz daemq，dwg ceij itbuen vunzhung sousukyaz daemq gvaq 90 hauzmij gungjcu

(12 cenhbaq)、suhcanghyaz daemq gvaq 60 hauzmij gungjcu (8 cenhbaq). Hezyaz daemq binghnaiq itbuen ndaej faen guh sam loih, hix couh dwg dijcizsing hezyaz daemq (hix heuhguh yenzfazsing hezyaz daemq)、gifazsing hezyaz daemq caeuq dijveising hezyaz daemq. Ywdoj baeznaengz dawz bouxbingh hezyaz daemq faen baenz mamx dungx hawnyieg hingz、mamx mak song haw hingz、sim yiengz mbouj gaeuq hingz caeuq heiq yaem song haw hingz guh nyinh cingq gij fapyw dajgwn.

【Mamx dungx hawnyieg hingz】

Bingh raen gyaeujngunh mboujmiz rengz, heiq dinj gik gangj, ndangnaiq, saek naj reuqhenj, mbouj naemj gwnndoet, mbouj gyaez hozdung, roxnaeuz buenx miz dungxsaej duiq, caiqlij ndwn mbouj ndaej roxnaeuz muenh bae. Lai raen youq bouxbingh dijcizsing hezyaz daemq.

Yungh liuh: Dangjsinh 30 gwz, swnghmaz 10 gwz, haeuxfiengj 50 gwz.

Yunghfap: Aeu dangjsinh、swnghmaz raemx cienq aeu raemx, gya haeuxfiengj cawj baenz cuk. Moix ngoenz faen 2 baez dungx byouq gwn.

【Mamx mak song haw hingz】

Bingh raen gyaeujngunh daraiz, rwzokrumz rwznuk, lumzlangh ninz mbouj ndaek, heiq dinj, sim linj, fwngz din fat liengz, meg caem nyieg. Lai raen youq bouxbingh gifazsing、cizlizsing hezyaz daemq.

Yungh liuh: Noh maknganx 15 gwz, sanhyoz 30 gwz, haeuxsuen 100 gwz.

Yunghfap: Aeu haeuxsuen swiq seuq caeuq noh maknganx、sanhyoz caez dwk roengz rek, gya habliengh raemxcaep feiznumq cawj daengz cug naemz, diuzfeih le gwn. Moix ngoenz gwn baez ndeu.

【Sim yiengz mbouj gaeuq hingz】

Bingh raen gyaeujngunh gyaeujdot, cingsaenz naetnaiq, fwngz din fatliengz, linx cit, goeklinx biz oiq, meg menh mbouj miz rengz roxnaeuz caemsaeq daengj. Lai raen youq mehmbwk caeuq bouxlaux.

Yungh liuh: Aen daepgaeq ndeu, go'gviq 2 gwz, hing ndip、gyu gak habliengh.

Yunghfap: Dawz daepgaeq、go'gviq swiq seuq, caez dwk roengz ndaw vanjmeng, dwk hingndip caeuq raemxsaw habliengh, goeb fa, dwk roengz ndaw gu gek raemx naengj daengz daepgaeq cug, vut nyaqyw bae, dwk gyu diuzfeih couh baenz. Gwn daepgaeq、gwn dang. Neix dwg 1 ngoenz ywliengh, faen caeux、haemh 2 baez gwn.

【Heiq yaem song haw hingz】

Bingh raen gyaeujngunh daraiz, naetnaiq mbouj miz rengz, sim linj sim fanz, heiq dinj, bak hawq hoz sauj, linx hoengz, meg saeq soq.

Yunghliuh: Dangjsinh 10 gwz, megdoeng 9 gwz, gaeucuenqiq 6 gwz, haeuxsuen 60 gwz.

Yunghfap: Dawz dangjsinh、megdoeng、gaeucuenqiq gya raemx habliengh cienq, daih raemx cawz nyaq, dwk haeuxsuen caeuq raemxsaw habliengh, yungh feiziq

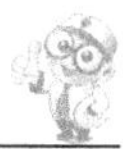

menhmenh cienq baenz cuk. Moix ngoenz 1 fuk，faen caeux、haemh 2 baez gwn.

高血压患者夏令食疗方有哪些？
Bouxbingh hezyazsang seizhah fueng dajgwn miz gijlawz？

夏日，人的血管扩张，脉压减弱，原来血压较高的人，此时血压一般趋向平稳。但是，也有暑天阴虚阳亢、肝阳偏亢的人，常见面红耳赤，眩晕头胀，心烦易怒，口干舌红，血压反见上升。这些患者除药物治疗外，还宜常服下列养阴清热、平肝潜阳的食物，以有利于消暑除烦，使血压下降。

【菊花决明子茶】

取决明子 15 克，加水煎沸 15 分钟，滤汁泡入白菊花 6 克，当茶饮用。药理研究证实，菊花与决明子有减少血中胆固醇、降低血压的作用。暑天泡此茶饮用，对于肝火较旺、头痛目赤、心烦易怒、口渴汗出较多的高血压患者，大有裨益。

【海蜇丝瓜汤】

海蜇皮 30 克，鲜嫩丝瓜 500 克，虾米 10 克，煮汤饮用。海蜇皮有软坚化痰、滋阴平肝、消积润肠的功效；丝瓜能清热凉血、平肝祛风；少量虾米既能调味，又能补肾。夏季用此汤佐餐，对血压高的老人颇为适宜。

【玉莲饮】

玉米须 60 克，莲子心 5 克，煎水代茶饮，有清热、安神、除烦的功效，高血压、神经衰弱患者常饮此品，疗效甚好。

【冰糖陈醋饮】

陈醋 100 毫升，冰糖 500 克，拌匀使冰糖溶化，贮瓶备用。每次饮用 2 汤匙。冰糖陈醋饮甘酸化阴，既能养阴平肝，又能祛瘀通脉，用于伏暑清凉降压，较为适宜。

【山楂荷叶茶】

山楂 15 克，荷叶 12 克，水煎代茶饮。山楂有扩张冠状动脉、舒张血管、降脂、降压等多方面的作用；荷叶能清热解暑、健脾开胃。此茶适宜于高血压兼高脂血症患者暑天常饮。

【凉拌菠菜】

新鲜菠菜 250 克，洗净，置于加少许食盐的沸水中烫 2 分钟取出，加适量芝麻油拌匀即可食用。此菜具有疏通血脉、下气调中、益气润肠的功效。常用以调治高血压所致便秘、头痛、面红、目眩等症。

Seizhah，sailwed bouxvunz gyagvangq，meg'at gemjnyieg，gij vunz yienzlaiz hezyaz haemq sang haenx，seizneix hezyaz itbuen byaij yiengq bingzonj. Hoeng，hix miz gij vunz seizndat yaem haw yiengz vuengh、ganhyangz bien sang，ciengzseiz raen naj hoengz rwz cik，daraiz gyaeuj ciengq，sim fanz heih huj. bak hawq linx hoengz，hezyaz dauqfanj raen swnghwnj. Gij bouxbingh neix cawz yw yw vaih，lij hab ciengz gwn gij doxgaiq ciengx yaem cing ndat、bingz daep caem yiengz lajneix，yienghneix mizleih siu hwngq cawz fanz, sawj hezyaz gyangqdaemq.

【Caz vagut ceh mbejyiengz】

Aeu ceh mbejyiengz 15 gwz, gya raemx cienq goenj 15 faen cung, daih raemx vagut hau 6 gwz roengz cimq, dang caz gwn. Ywleix yenzgiu cingqsaed, vagut caeuq cehmbejyiengz miz gij cozyung gemjnoix ndaw lwed danjgucunz、gyangqdaemq hezyaz. Seizndat cimq gij caz neix gwn, doiq bouxbingh hezyaz sang daep huj haemq hoengh、gyaeuj in da nding、sim fanz heih huj、hozhawq hanh haemq lai, ndeicawq gig lai.

【Dang haijcez gvesei】

Naeng haijcez 30 gwz, gvesei oiq sien 500 gwz, nyauh 10 gwz, cawj dang gwn. Naeng haijcez miz gij goeng'yauq unq geng vaq myaiz、nyinh yaem bingz daep、siu cwk nyinh saej; gvesei ndaej siu ndat liengz lwed、bingz daep cawz fung; siujliengh nyauh gawq ndaej diuzfeih, youh ndaej bouj mak. Seizhah aeu gij dang neix bang donq, doiq bouxlaux hezyaz sang maqhuz habngamj.

【Raemx yilenz】

Mumh haeuxyangz 60 gwz, simcehmbu 5 gwz, cienq raemx dang caz gwn, miz gij goeng'yauq cing ndat、an saenz、cawz fanz, bouxbingh hezyaz sang、uk haw ciengz gwn gij yw neix, ywyauq gig ndei.

【Raemx dangzrin meiqgeq】

Meiqgeq 100 hauzswngh, dangzrin 500 gwz, gyaux yinz sawj dangzrin yungzvaq, cang bingz bwh yungh. Moix baez gwn 2 beuzgeng. Gwn dangzrin meiqgeq diemz soemj vaq yaem, gawq ndaej ciengx yaem bingz daep, youh ndaej cawz cwk doeng meg, yungh youq seizhah hwngq cing liengz gyangq at, haemq habngamj.

【Caz sanhcah mbawngaeux】

Sanhcah 15 gwz, mbawngaeux 12 gwz, cienq raemx dang caz gwn. Sanhcah miz gij cozyung mbegvangq gvanhcang doenghmeg、cengjhai sailwed、gyangq lauz、gyangq yaz daengj lai fuengmienh; mbawngaeux ndaej cing ndat gej hwngq、cangq mamx sek dungx. Gij caz neix hab youq bouxbingh hezyaz sang giem hezcij sang ngoenz seizhwngq ciengzseiz gwn.

【Liengz gyaux byaekbohcaiq】

Byaekbohcaiq singjsien 250 gwz, swiq seuq, cuengq youq ndaw raemxgoenj noix gyu log 2 faen cung vez okdaeuj, gya habliengh youzlwgraz gyaux yinz couh ndaej gwn. Gij byaek neix miz gij goeng'yauq sodoeng meglwed、roengz heiq diuz cung、ik heiq nyinh saej. Ciengz yungh daeuj diuzyw gij bingh hezyaz sang yinxhwnj haexgaz、gyaeujdot、naj nding、daraiz daengj.

怎样用中医食疗调治心律失常?
Baenzlawz aeu Ywdoj sizliuz diuzyw simdiuq mbouj yinz?

心律失常是指心脏活动的起源、心搏频率与节律以及冲动传导异常的病理现象，其

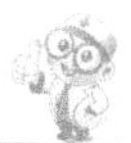

临床表现有头晕、心悸、胸闷、呼吸困难、虚弱、疲劳等。可选用下列药膳调养。

【五仁养心粥】

材料：柏子仁、酸枣仁、五味子各10克，薏苡仁15克，莲子20克，粳米100克，猪筒骨（带肉少许）500克，食盐少许。

做法：柏子仁、酸枣仁、五味子装入双层纱布袋中，用清水洗去尘埃，扎紧袋口；薏苡仁、莲子、粳米淘洗干净；猪筒骨洗净，入沸水中汆去血水，捞出剁成4厘米长小段。全部材料共入砂锅中，加水约1500毫升，熬成稠粥时，弃纱布袋中药渣，加食盐调味后即可食猪筒骨，喝粥。每日1剂，直至心律失常恢复或接近正常。10日为1个疗程。

功效：调理气血，滋养五脏，可用于辅助治疗心脏病、心律失常。

适用人群：心脏病、心律失常伴有肾病的患者。

【五仁乌鸡汤】

材料：胡桃仁1枚，五味子8克，酸枣仁5克，莲子、芡实各20克，乌鸡肉100克，猪脊椎骨（龙骨，带肉）250克，食盐少许。

做法：乌鸡肉洗净，猪脊椎骨洗净，共入开水锅中汆去血水，捞出分别剁成小块；五味主料洗去浮尘。全部材料共入砂锅中，加水1500毫升，煮沸时滗去浮沫，改为小火熬至骨酥肉烂，加食盐调味。空腹热食主料，饮汤。10日为1个疗程。

功效：补虚益肾，养心安神。

适用人群：心脏病伴神经衰弱、心律失常者。

【参麦莲子粥】

材料：党参、莲子各15克，麦门冬10克，蜂蜜10毫升。

做法：将主料洗去浮尘，加水800毫升，小火熬沸1小时，蜂蜜调味后空腹热服。

功效：益气固脱，养阴生津，安神养心。

适用人群：心气亏耗、心阴受损所致心悸失眠、心律失常、舌红苔薄黄、脉细数者。

【木耳枣仁骨汤】

材料：黑木耳20克，酸枣仁6克，川芎、当归各5克，猪筒骨1根，食盐少许。

做法：黑木耳去蒂洗净以水漂发后撕成小朵；酸枣仁、川芎、当归洗去浮尘；猪筒骨洗净，入水中汆去血水，捞出剁成4厘米长小段。全部材料共入锅内，加清水约1000毫升，小火熬至骨酥肉烂时，用食盐调味。空腹热食黑木耳、酸枣仁、猪肉骨和骨髓，饮汤。

功效：养心益胃，和血安神。

适用人群：高血压者、动脉粥样硬化者、心律失常伴失眠者、神经衰弱者。

【参附乌鸡汤】

主料：生晒人参5克，制附片10克，带骨乌鸡肉200克，食盐少许。

做法：将生晒人参、制附片、带骨乌鸡肉分别洗净，加水约1500毫升，小火熬炖至骨酥肉烂时，用食盐调味。空腹食肉，饮汤。

功效：回阳救逆，益气固脱，调养五脏。

适用人群：心阳气虚所致心脏病伴心律失常、畏寒肢冷、动则喘促、心慌不安、不能自主者，风湿性心脏病伴心律失常者。

【三七葛丹骨头汤】

材料：三七 5 克，葛根、木香各 8 克，丹参 10 克，山楂 15 克，猪脊椎骨（龙骨）500 克，食盐 2 克。

做法：将猪脊椎骨洗净，入沸水中氽去血水，捞出剁成小块；三七、丹参洗去浮尘；葛根、木香、山楂装入纱布袋中，扎紧袋口。全部材料共入锅中，加水 1000 毫升，煮开时滗出浮沫，改为文火熬 1 小时，弃纱布袋中药渣，加食盐调味。空腹热食猪肉、猪脊髓及三七，细嚼慢咽，饮汤。每日 1 剂，7 日为 1 个疗程。

功效：活血化瘀，行气止痛，复脉定悸。

适用人群：由气滞血瘀、瘀阻心脉、心失所养所致的心脏病、心律失常者，症见心悸不宁，胸口刺痛或闷痛，舌暗有瘀斑。

【十味地黄乌鸡汤】

主料：乌鸡肉（带骨）200 克，熟地黄、党参、白术、山药、墨旱莲、香附各 10 克，女贞子、当归各 7 克，三七 5 克，食盐少许。

做法：将白术、女贞子、墨旱莲、香附洗去浮尘后装入纱布袋中，扎紧袋口，与洗净的乌鸡肉和其余 5 味主药共入锅内，加水 1500 毫升，煮沸时滗去浮沫，改为小火熬 1 小时，去纱布袋中药渣，加食盐调味。空腹热食乌鸡肉、熟地黄、三七、党参、山药，细嚼慢咽，饮汤。每 2 日 1 剂，10 日为 1 个疗程。主药剂量可酌情加减。

功效：补肝益肾，理气养血，生津定悸。

适用人群：肝肾不足、气血亏虚所致心脏病伴心律失常患者。

【生脉益肺稳心汤】

主料：党参、麦门冬各 10 克，五味子 7 克，白果仁 5 枚，百合、百部各 5 克，雄鸡心、肺各 1 具，芝麻油 2 克，食盐 1 克，姜末、蒜泥各 2 克，葱白末 1 克。

做法：将 6 味主药洗去浮尘，雄鸡心、肺洗净，共入锅中，加水 1000 毫升，烧开后滗去浮沫，改用小火煎沸 1 小时，取出鸡心切片，与芝麻油、食盐、姜末、蒜泥、葱白末拌匀。空腹热食主药和雄鸡心、肺，细嚼慢咽，饮汤。每日 1 剂，10 日为 1 个疗程。

功效：益气养阴、生津润肺、定悸保心。

适用人群：肺心病伴心律不齐、喘息、咳嗽患者。

Simdiuq mbouj yinz dwg ceij gij yienhsiengq binghleix goekgaen simdaeuz hozdung、sinhboz binzliz caeuq cezliz caiqlij cungdoengh cienzdauj mbouj cingqciengz，de linzcangz biujyienh miz gyaeujngunh、simlinj、aek oem、diemheiq gunnanz、hawnyieg、naetnaiq daengj. Ndaej senj yungh gijgwn guh yw lajneix daeuj diuzciengx.

【Cuk haj ngveih ciengx sim】

Caizliuh：Ceh begbenj、ngveih caujcwx、gaeucuenqiq gak 10 gwz，ceh haeuxroeg 15 gwz，cehmbu 20 gwz，haeuxsuen 100 gwz，ndokdoengz mou 500 gwz（daiq noh di ndeu），gyu di ndeu.

Guhfap：Ceh begbenj、ngveih makcaujsoemj、gaeucuenqiq cang haeuj ndaw daeh baengzsa song caengz, yungh raemxsaw swiq bae foenx, cug ndaet bakdaeh; ceh haeuxroeg、cehmbu、haeuxsuen swiq seuq; ndokdoengz mou swiq seuq, dwk roengz ndaw raemxgoenj log bae raemxlwed, lauz ok mbak baenz donh iq 4 lizmij. Cienzbouh caizliuh gungh dwk haeuj ndaw guvax, dwk raemx daihgaiq 1500 hauzswngh, ngauzcawj baenz cuk gud, vut nyaqyw ndaw daeh baengzsa, dwk gyu diuzfeih le couh ndaej gwn ndokdoengz mou, gwn cuk. Moix ngoenz 1 fuk, cigdaengz simdiuq mbouj yinz hoizfuk roxnaeuz ciepgaenh cingqciengz. 10 ngoenz dwg aen liuzcwngz ndeu.

Goeng'yauq: Diuzleix heiq lwed, nyinh ciengx dungxsaej, ndaej yungh youq bangbouj yw binghsimdaeuz、simdiuq mbouj yinz.

Hab yungh vunzlai: Bouxbingh binghsimdaeuz、simdiuq mbouj yinz buenx miz mak bingh.

【Dang haj ngveih】

Caizliuh: Ceh hwzdauz 1 aen, gaeucuenqiq 8 gwz, ngveih caujcwx 5 gwz, cehmbu、gensiz gak 20 gwz, nohgaeqndaem 100 gwz, ndoksaen mou (ndoklungz, daiq noh) 250 gwz, gyu di ndeu.

Guhfap: Nohgaeqndaem swiq seuq, ndoksaen mou swiq seuq, gungh haeuj ndaw gu raemxgoenj log bae raemxlwed, lauz ok faenbied mbak baenz gaiq iq; haj feih cawjliuh swiq faenx fouz bae. Cienzbouh caizliuh gungh haeuj ndaw guvax, gya raemx 1500 hauzswngh, mwh cawj goenj raenz bae fugfauz, gaij baenz feiziq ngauz daengz ndok byot noh yungz, dwk gyu diuzfeih. Dungxbyouq swnh ndat gwn cawjliuh, gwn dang. 10 ngoenz dwg aen liuzcwngz ndeu.

Goeng'yauq: Bouj haw ik mak, ciengx sim an saenz.

Hab yungh vunzlai: Boux binghsimdaeuz buenx ukhaw、simdiuq mbouj yinz.

【Cuk sinhmwz cehmbu】

Caizliuh: Dangjsinh、cehmbu gak 15 gwz, megdoeng 10 gwz, dangzrwi 10 gwz.

Guhfap: Dawz cawjliuh swiq faenx fouz bae, gya raemx 800 hauzswngh, feiziq ngauz goenj diemj cung ndeu, dangzrwi diuzfeih le dungx byouq swnh ndat gwn.

Goeng'yauq: Ik heiq maenh duet, ciengx yaem seng raemx, an saenz ciengx sim.

Hab yungh vunzlai: Boux simheiq vei sied、sim yaem deng vaih yinxhwnj simlinj ninz mbouj ndaek、simdiuq mbouj yinz、linx hoengz ngawh mbang henj、meg saeq soq.

【Dang raetmoegngaex ceh makcauj ndok】

Caizliuh: Raetmoegngaex ndaem 20 gwz, sonhcaujyinz 6 gwz, conhyungh、danghgveih gak 5 gwz, ndokdoengz mou 1 diuz, gyu di ndeu.

Guhfap: Raetmoegngaex cawz gaenq swiq seuq aeu raemx cimq fat le sik baenz duj iq; sonhcaujyinz、conhyungh、danghgveih swiq bae foenx fouz; ndokdoengz mou swiq seuq, dwk ndaw raemx log bae raemxlwed, lauz ok mbak baenz donh iq 4 lizmij raez. Cienzbouh caizliuh gungh roengz gu, gya raemxsaw daihgaiq 1000 hauzswngh, feiziq ngauz daengz ndok byot noh yungz, dwk gyu diuzfeih. Dungx byouq gwn raetmoegngaex ndaem、ngveih caujcwx、ndokdoengz mou caeuq ndokngviz，gwn dang.

Goeng'yauq：Ciengx sim ik dungx，huz lwed an saenz.

Hab yungh vunzlai：Boux hezyaz sang、boux doenghmeg souh yiengh giet ndongj、boux simdiuq mbouj yinz buenx ninz mbouj ndaek、boux uk haw.

【Dang canhfu nohgaeqndaem】

Cawjliuh：Swnghsaiyinzsinh 5 gwz，cifubenq 10 gwz，noh gaeqndaem daiq ndok 200 gwz，gyu di ndeu.

Guhfap：Dawz swnghsaiyinzsinh、cifubenq、noh gaeqndaem daiq ndok faenbied swiq seuq，gya raemx 1500 hauzswngh，feiziq ngauzaeuq daengz ndok byot noh yungz，dwk diuzfeih. Dungx byouq gwn noh，gwn dang.

Goeng'yauq：Hoiz yiengz gouq nyig，ik heiq maenh duet，diuzciengx dungxsaej.

Hab yungh vunzlai：Boux sim yiengz heiq haw yinxhwnj binghsimdaeuz buenx simdiuq mbouj yinz、lau nit song dinfwngz caep、doengh cix baeg、simdiuq mbouj onj、mbouj ndaej gag guhcawj，boux binghsimdaeuz fungcaepsingq buenx simdiuq mbouj yinz.

【Dang dienzcaet gozdanh】

Caizliuh：Dienzcaet 5 gwz，gozgwnh、muzyangh gak 8 gwz，danhsinh 10 gwz，sanhcah 15 gwz，ndoksaen mou（ndoklungz）500 gwz，gyu 2 gwz.

Guhfap：Dawz ndoksaen mou swiq seuq，dwk roengz ndaw raemxgoenj bae log raemxlwed，lauz ok mbak baenz gaiq iq；dienzcaet、danhsinh swiq faenx fouz bae；gozgwnh、muzyangh、sanhcah cang haeuj ndaw daeh baengzsa，cug ndaet bakdaeh. Cienzbouh caizliuh gungh roengz gu，gya raemx 1000 hauzswngh，cawj hai seiz raenz ok fugfauz，gaij baenz feiznumq ngauz diemj cung ndeu，vut nyaqyw ndaw daeh baengzsa，dwk gyu diuzfeih. Dungxbyouq gwn nohmou、ndoksaen ngviz mou caeuq dienzcaet，saeq nyaij menh ndwnj，gwn dang. Moix ngoenz 1 fuk，7 ngoenz dwg aen liuzcwngz ndeu.

Goeng'yauq：Doeng lwed vaq cwk，hengz heiq dingz in，fuk meg dingh linj.

Hab yungh vunzlai：Boux youz heiq dingz lwed cwk、cwk lanz simmeg、sim saet sojciengx yinxhwnj gij bingh simdaeuz、simdiuq mbouj yinz，bingh raen sim linj mbouj onj，bakaek camz in roxnaeuz nyap in，linx amq miz cwk raiz.

【Dang sizvei divangz nohgaeqndaem】

Cawjliuh：Nohgaeqndaem（daiq ndok）200 gwz，caemcij cug、dangjsinh、bwzsuz、sanhyoz、mwzhanlenz、cidmou gak 10 gwz，nijcinhswj、danghgveih gak 7 gwz，dienzcaet 5 gwz，gyu di ndeu.

Guhfap：Dawz bwzsuz、nijcinhswj、mwzhanlenz、cidmou swiq faenx fouz bae le cang haeuj ndaw daeh baengzsa，cug ndaet bakdaeh，aeuq gij nohgaeqndaem swiq seuq caeuq gizyawz haj feih cawjyw gungh dwk roengzgu，gya raemx 1500 hauzswngh，cawj goenj seiz raenz bae fugfauz，gaij baenz feiziq ngauz diemj cung ndeu，cawz nyaqyw

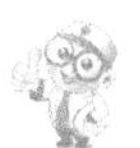

ndaw daeh baengzsa，dwk gyu diuzfeih. Dungxbyouq gwn nohgaeqndaem、caemcij cug、dienzcaet、dangjsinh、sanhyoz，saeq nyaij menh ndwnj，gwn dang. Moix 2 ngoenz 1 fuk，10 ngoenz dwg aen liuzcwngz ndeu. Lienghyw cawjyw ndaej yawj cingzgvang gya gemj.

Goeng'yauq：Bouj daep ik mak，leix heiq ciengx lwed，seng raemx dingh linj.

Hab yungh vunzlai：Bouxbingh daep mak mbouj gaeuq、heiq lwed veihaw cauhbaenz binghsimdaeuz buenx simdiuq mbouj yinz.

【Dang seng meg ik bwt onj sim】

Cujliu：Dangjsinh、megdoeng gak 10 gwz，gaeucuenqiq 7 gwz，bwzgojyinz 5 aen，beghab、bwzbu gak 5 gwz，sim gaeqboux、bwt gak 1 aen，youzlwgraz 2 gwz，gyu 1 gwz，mba hing、suenqnaez gak 2 gwz，coenghau soiq 1 gwz.

Guhfap：Dawz 6 feih cawjyw swiq bae foenx fouz，sim gaeqboux、bwt swiq seuq，caez haeuj gu，gya raemx 1000 hauzswngh，coemh goenj le raenz bae fugfauz，gaij yungh feiziq cienq goenj diemj cung ndeu，dawz simgaeq hwnj ronq baenz benq，caeuq youzlwgraz、gyu、mba hing、suenqnaez、coenghau soiq gyaux yinz. Iekdungx ndat gwn cawjyw caeuq sim gaeqboux、bwt，saeq nyaij menh ndwnj，gwn dang. Moix ngoenz 1 fuk，10 ngoenz dwg aen liuzcwngz ndeu.

Goeng'yauq：Ik heiq ciengx yaem、seng raemx nyinh bwt、dingh linj bauj sim.

Hab yungh vunzlai：Bouxbingh bingh simbwt buenx sinhliz mbouj caez、ae'ngab、ae.

中医怎样辨证食疗调治心悸？
Ywdoj baenzlawz nyinh cingq sizliuz diuzyw sim linj？

心悸是指病人自觉心中悸动，惊惕不安，甚则不能自主的一种病症，属中医惊悸、怔忡范畴。在辨证施治及护理基础上，根据心悸的下列中医辨证分型，进行食疗有很好的疗效。

【心虚胆怯】

症见心悸，善惊，坐卧不安，少寐多梦，舌苔薄白。饮食要清淡和避免刺激，需戒烟酒、浓茶，家属应体贴安慰病人，多做思想疏导工作。

食疗方：酸枣仁 15 克，红糖 30 克，煎水代茶频饮。有养血安神的作用。

【心血不足】

症见心悸头晕，面色不华，失眠健忘，倦怠乏力，舌质淡红，脉细数。宜食山药、莲子、禽类、蛋类、鱼类、赤豆、大枣、动物心脏、枸杞子粥、黄芪粥等养血补益心脾类食物。

食疗方：党参、琥珀粉各 5 克，猪心 1 具（约 250 克），加水炖熟调味后食用，隔日 1 次。

【阴虚火旺】

症见心悸不宁，心烦少寐，头晕目眩，口干咽燥，手足心热，或有潮热盗汗，腰酸耳鸣，舌质红，脉细数。饮食以清淡养阴、富有营养为原则。可饮用清凉饮料如乌梅汁、绿豆汤等，龟、鳖清炖食用有滋阴潜阳功效。可服食西红柿、白菜、冬瓜。

食疗方：百合 15 克，水煎加冰糖适量服用，每日 1 次。

【心阳不振】

症见心悸不安，胸闷气短，神疲乏力，面色苍白，形寒肢凉，舌质淡，脉细弱或沉细。平时根据个人口味可服用海参、羊肉、胡桃仁、八宝莲子粥、干姜粥，或用生姜、葱白煎水热饮。

食疗方：桂枝 6 克，龙眼肉 15 克，水煎服用，每日 1 次。

【水饮凌心】

症见心悸气短，胸脘痞满，形寒肢冷，小便短少，或下肢水肿，渴不欲饮，恶心吐涎，舌苔白滑，脉弦滑。浮肿严重者给予低盐饮食，控制饮水量，以防伤肾阳，加重病情。宜食淡水鱼、生姜粥、茯苓粉，适当进食大蒜、生姜。

食疗方：鲤鱼 1 条（约 500 克），去腮、鳞、内脏后与赤小豆 250 克同煮，饮汤食鱼肉及豆，1 日分 2 次服，连服 5～7 日。

【心血瘀阻】

症见心悸，胸闷，心痛，甚则唇甲青紫，舌质黯或有瘀斑，脉涩或结代，心悸胸痛发作时用三七粉、琥珀粉各 1.5 克，温水冲服。饮食宜清淡，少量多餐，不宜过饱，忌食动物脂肪及内脏、蟹黄、蛋黄，康复后每日可饮红花酒 15 毫升，可食瘦肉、鱼类、淡菜。

食疗方：丹参 20 克，大枣 10 枚，水煎代茶饮，每日 1 次。

Sim linj dwg ceij vunzbingh gag roxnyinh ndaw sim linjdoengh, doeksaet singj mbouj onj, cungj binghyiengh saemh cix mbouj ndaej gag guhcawj ndeu, dwg Ywdoj leklau、cwngcung fancouz. Youq gwnz giekdaej nyinh cingq guh yw caeuq hohleix, gaengawq sim linj doenghgij Ywdoj duenqyw faenhingz baihlaj neix, guh sizliuz ywyauq gig ndei.

【Simhaw mbeilek】

Bingh raen sim linj, maenh doeksaet, naengh ninz mbouj onj, noix ninz lai loq, ngawhlinx hau mbang. Gwnndoet aeu cingdamh caeuq mienx gik, aeu gaiq ien laeuj、caz noengz, vunz ndaw ranz wngdang gvansim ciuqgoq caeuq nai bouxbingh, lai guh gij hong sodoeng swhsiengj.

Fueng sizliuz: Ngveih caujcwx 15 gwz, dangznding 30 gwz, cienq raemx dang caz deih gwn. Miz gij cozyung ciengx lwed an saenz.

【Simlwed mbouj gaeuq】

Bingh raen sim linj gyaeujngunh, saek naj mbouj rongh, ninz mbouj ndaek lumzlangh, naetnaiq mbouj miz rengz, linx hoengz damh, meg saeq soq. Hab gwn sanhyoz、cehmbu、gimz loih、gyaeq loih、bya loih、cizdou、makcauj nding、simbwt doenghduz、cuk ceh gaeujgij、cuk vangzgiz daengj gijgwn ciengx lwed bouj ik sim mamx

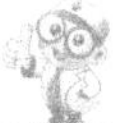

loih.

Fueng sizliuz: Dangjsinh、mba hujboz gak 5 gwz, simmou 1 aen (daihgaiq 250 gwz), gya raemx aeuq cug diuzfeih le gwn, gek ngoenz 1 baez.

【Yaem haw huj vuengh】

Bingh raen sim linj mbouj onj, simnyap noix ninz, gyaeujngunh daraiz, bak hawq hoz sauj, angjfwngz angjdin ndat, roxnaeuz miz cumx ndat hanhheu, hwet soemj rwzokrumz, linxciz hoengz, meg saeq soq. Gwnndoet aeu cingdamh ciengx yaem、yingzyangj fouqmiz guh yenzcwz. Ndaej gwn yinjliu cingliengz lumj raemx makmoiz ndaem、dang duhheu daengj, duzgvi、duzfw cing aeuq gwn miz gij goeng'yauq nyinh yaem ndaem yiengz. Ndaej gwn makyungz、byaekhau、lwgfaeg.

Fueng sizliuz: Beghab 15 gwz, cienq raemx gya dangzrin habliengh gwn, moix ngoenz 1 baez.

【Sim yiengz mbouj saenq】

Bingh raen sim linj mbouj onj, aek oem heiq dinj, ndang naet mbouj miz rengz, saeknaj haunyo, ndang gyoet dinfwngz liengz, linxciz cit, meg saeq nyieg roxnaeuz caem saeq. Bingzseiz gaengawq goyinz feihdauh, ndaej gwn haijsinh、nohyiengz、ceh makdauz、souh betbauj cehmbu、souh hing sauj, roxnaeuz aeu hingndip、coenghau cienq raemx ndat gwn.

Fueng sizliuz: Nge go'gviq 6 gwz, nohmaknganx 15 gwz, cienq raemx gwn, moix ngoenz 1 baez.

【Suijyinjlingzsinh】

Bingh raen sim linj heiq dinj, aekdungx nyapmbwq, ndang gyoet dinfwngz caep, nyouh dinj noix, roxnaeuz din foegfouz, hozhawq mbouj siengj gwn, rubmyaiz rueg myaiz, ngawhlinx vadhau, meg yienz vad. Boux foegfouz yenzcung hawj gyu noix gwn, gamhanh liengh gwn raemx, yawhbienh fuengz sieng mak yiengz, gya'naek binghcingz. Hab gwn bya raemx damh、cuk hing ndip、mba fuzlingz, habdangq gwn ho、hing ndip.

Fueng sizliuz: Byaleix 1 duz (daihgaiq 500 gwz), cawz hwk、gyaep、dungxsaej le caeuq cizsiujdou 250 gwz caemh cawj, gwn dang gwn nohbya caeuq duh, 1 ngoenz faen 2 baez gwn, lienz gwn 5～7 ngoenz.

【Simlwed cwk lanz】

Bingh raen sim linj, aek oem, sim in, saemh cix naengbak gyap heu aeuj, linxciz amq roxnaeuz miz cwk raiz, meg swz roxnaeu gezdai, sim linj aek in fatcak seiz yungh mba dienzcaet、mba hujboz gak 1.5 gwz, raemxraeuj cung gwn. Gwnndoet hab cingdamh, noix liengh lai donq, mbouj hab daiq imq, geih gwn lauz doenghduz caeuq dungxsaej、baeuhenj、gyaeqhenj, fukcangq le moix ngoenz ndaej gwn laeujvahoengz 15 hauzswngh, ndaej gwn nohcing、bya loih、byaek cit.

Fueng sizliuz: Danhsinh 20 gwz, makcauj nding 10 aen, cienq raemx dang caz gwn, moix ngoenz 1 baez.

二、神经内科
Ngeih、Sinzgingh Neigoh

怎样用中医食疗辨证调治神经衰弱？
Baenzlawz aeu Ywdoj sizliuz nyinh cingq diuzyw sinzgingh nyieg?

神经衰弱的表现主要有精神疲劳，神经过敏，头痛，失眠，多梦，焦虑等。有的还伴有自主神经功能障碍，表现为食欲不振，消化不良，心慌多汗，体乏无力等。采用中医食疗调法，无痛苦，无毒副作用，易被患者接受，且疗效甚佳。

【肝气郁结型】

患者表现为精神抑郁，善疑多虑，胸闷胁痛，脘腹胀闷，嗳气频频，神疲食少，苔白，脉弦细。治宜疏肝理气解郁为主。

方一：胡桃仁 5 枚，佛手片 6 克，白砂糖 50 克，丹参 15 克。将丹参、佛手片煎汤，胡桃仁、白砂糖捣烂成泥，加入丹参佛手汤中，用小火煎煮 10 分钟待温食用。每日 2 次，连服数日。

方二：金针菜、酸枣仁各 20 克，远志 10 克。炒至半熟，捣碎研成细粉，睡前 1 次服完。连服 10～15 日为 1 个疗程。

【肝肾阴虚型】

患者表现为头晕耳鸣，腰膝酸软，虚烦不寐，手足心烦热，健忘多梦，盗汗遗精，舌红，苔少，脉细数。治宜滋补肝肾，养心安神为主。

方一：枸杞子 25 克，莲子 300 克，白砂糖适量。莲子用开水浸泡后剥去外皮，取出莲子心。铝锅加清水，放莲子煮透后，加入白砂糖溶化，放入枸杞子稍煮，即可食用。

方二：枸杞子 15 克，大枣 8 枚，鸡蛋 2 个。鸡蛋洗净，与枸杞子、大枣一起放砂锅内加适量水同煮，蛋熟后去壳再共煮片刻，吃蛋喝汤，每日 1 次，连服数日。

方三：小母鸡 1 只，枸杞子 15 克，黄酒、芝麻油、葱、姜、盐各适量。将宰好的母鸡放入沸水锅内氽透，捞出放入凉水内冲洗干净，把枸杞子装入鸡腹内，加入调料，放入笼内，旺火蒸约 2 小时取出，服食。

【心血虚型】

患者表现为心悸气短，头晕耳鸣，惊悸失眠，胆怯不安，多梦易醒，舌质淡，苔少，脉细数。治宜养血安神为主。

方一：党参 50 克，当归 10 克，猪心 1 具，食盐适量。将猪心去油脂洗净，与党参、当归同入砂锅内，加水适量，用小火炖至猪心熟烂即可服食。

方二：瘦猪肉 50 克，山药、枸杞子各 10 克。将瘦猪肉洗净，与山药、枸杞子加入调料入锅同煮，熟后服食。

【心脾两虚型】

患者表现为面色无华，睡眠不深，倦怠乏力，食少，苔白，脉细。治宜补益心脾为主。

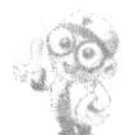

方一：酸枣仁60克，粳米400克。将酸枣仁炒熟，放入锅内，加清水适量，煎煮15～20分钟，取出酸枣仁，留药液备用，将粳米淘洗干净，与药液一同放入锅内，用旺火煮20分钟后，转用小火炖至米熟烂成粥即可服食。

方二：小麦（去壳）100克，甘草12克，大枣15枚。水煎服，每日早、晚分服，连服数日。

方三：龙眼肉、莲子各15克，大枣5克，糯米50克，白砂糖少许。莲子去心，加清水适量煮粥食用。

【心肾不交型】

患者表现为健忘，失眠心烦，心悸，头晕目眩，耳鸣如蝉，腰膝酸软，遗精，舌红苔少，脉细数。治宜养心益肾。

方一：莲子、芡实各50克，瘦猪肉250克，料酒、盐、葱、油各适量。瘦猪肉洗净，沸水焯后切丝，用油煸炒葱末，加入肉丝、料酒、莲子、芡实、食盐，共煎至肉熟烂即可服食。

方二：黄连3克，白芍10克，阿胶15克，鸡蛋2个。将黄连、白芍煎水100毫升，去渣，烊化阿胶掺入，鸡蛋去蛋清取蛋黄，入药液搅匀后即可服食。

Gij biujyienh sinzgingh nyieg cujyau miz cingsaenz naetnaiq, sinzgingh gominj, gyaeujdot, ninz mbouj naek, loq lai, youheiq daengj. Mizmbangj lij buenx miz doenghgo sinzgingh goengnaengz gazngaih, biujyienh baenz nwngq, dungxraeng, simvueng hanh lai, ndang naet mbouj miz rengz daengj. Yungh Ywdoj sizliuz diuzfap, mbouj inhoj, mbouj miz doeg fucozyung, bouxbingh heih ciepsouh, caiqlix liuzyau gig ndei.

【Daep heiq romgiet hingz】

Bouxbingh biujyienh baenz cingsaenz hanhhaed, ngeizvaeg daiq lai, aek oem henz aek in, dungxraeng oem, heiq saek deihdeih, ndang naet gwn noix, ngawhhau, meg yienz saeq. Yw hab soeng daep leix heiq gej nyap guhcawj.

Fueng it: Ceh makdauz 5 aen, fuzsoujben 6 gwz, begdangz 50 gwz, danhsinh 15 gwz. Dawz danhsinh、fuzsoujben cienq dang, ceh makdauz、begdangz daem yungz baenz naez, gyahaeuj ndaw dang danhsinh fuzsouj, yungh feiziq cienq cawj 10 faen cung caj raeuj gwn. Moix ngoenz 2 baez, lienz gwn geij ngoenz.

Fueng ngeih: Byaekginhcinh、ngveih caujcwx gak 20 gwz, golaeng'aeuj 10 gwz. Cauj daengz buenq cug, daem soiq loiz baenz mba saeq, ninz gonq 1 baez gwn liux. Lienz gwn 10～15 ngoenz dwg aen liuzcwngz ndeu.

【Daep mak yaem haw hingz】

Bouxbingh biujyienh baenz gyaeujngunh rwzokrumz, hwet gyaeujhoq soemj unq, haw fanz mbouj ninz, angjdin angjfwngz fanz ndat, lumzlangh lai loq, hanhheu laeuh mok, linx hoengz, ngawh noix, meg saeq soq. Yw hab nyinh bouj daep mak, ciengx sim an saenz guhcawj.

Fueng it：Ceh gaeujgij 25 gwz，cehmbu 300 gwz，begdangz habliengh. Cehmbu aeu raemxgoenj cimq le bok naengrog bae，dawz aensim cehmbu okdaeuj. Gulij gya raemxsaw，cuengq cehmbu cawj daeuq le，gya begdangz haeujbae cih，dwk cehgaeujgij roengz loq cawj，couh ndaej gwn.

Fueng ngeih：Ceh gaeujgij 15 gwz，makcauj 8 aen，gyaeqgaeq 2 aen. Gyaeqgaeq swiq seuq，caeuq ceh gaeujgij、makcauj itheij dwk ndaw guvax gya raemx habliengh doengz cawj，gyaeq cug le cawz byuk caiq gungh cawj yaep ndeu，gwn gyaeq gwn dang，moix ngoenz 1 baez，lienz gwn geij ngoenz.

Fueng sam：Gaeqhangh iq 1 duz，ceh gaeujgij 15 gwz，laeujhenj、youzlwgraz、coeng、hing、gyu gak habliengh. Dawz gij gaeqhangh gaj ndei dwk roengz ndaw gu raemxgoenj log daeuq，lauz ok cuengq roengz ndaw raemxliengz bae swiq seuq，dawz ceh gaeujgij cang haeuj ndaw dungxgaeq bae，gyahaeuj diuzliuh，cuengq roengz ndaw loengz bae，feizhoengh naengj daihgaiq 2 siujseiz dawz okdaeuj，gwn.

【Simlwed haw hingz】

Bouxbingh biujyienh baenz sim linj heiq dinj，gyaeujngunh rwzokrumz，leklau ninz mbouj ndaek，mbeilek mbouj onj，lai loq heih singj，linx ciz cit，ngawh noix，meg saeq soq. Yw hab ciengx lwed an saenz guhcawj.

Fueng it：Dangjsinh 50 gwz，danghgveih 10 gwz，simmou it aen，gyu habliengh. Dawz simmou cawz youzlauz swiq seuq，caeuq dangjsinh、danghgveih doengz haeuj ndaw guvax，gya raemx habliengh，yungh feiziq aeuq daengz simmou cug yungz couh ndaej gwn.

Fueng ngeih：Nohmoucing 50 gwz，sanhyoz、ceh gaeujgij gak 10 gwz. Dawz nohmoucing swiq seuq，caeuq sanhyoz、ceh gaeujgij gya diuzliuh haeuj gu doengz cawj，cug le gwn.

【Sim mamx song haw hingz】

Bouxbingh biujyienh saeknaj mbouj rongh，ninz mbouj caem，naetnaiq mbouj miz rengz，gwn noix，ngawh hau，meg saeq. Yw hab bouj ik sim mamx guhcawj.

Fueng it：Ngveih caujcwx 60 gwz，haeuxsuen 400 gwz. Dawz ngveih caujcwx cauj cug，dwk roengz ndaw gu，gya raemx habliengh，cienq cawj 15～20 faen cung，dawz ngveih caujcwx ok，louz raemxyw bwh yungh，dawz haeuxsuen swiq seuq，caeuq raemxyw itheij dwk roengz ndaw gu，yungh feizhaenq cawj 20 faen cung le，cienj yungh feiziq aeuq daengz haeux cug yungz baenz souh couh ndaej gwn.

Fueng ngeih：Haeuxmienh（cawz byuk）100 gwz，gamcauj 12 gwz，makcauj 15 aen. Raemx cienq gwn，moix ngoenz caeux、haemh faen gwn，lienz gwn geij ngoenz.

Fueng sam：Nohmakngganx、cehmbu gak 15 gwz，makcauj nding 5 gwz，haeuxcid 50 gwz，begdangz di ndeu. Cehmbu cawz sim，gya raemx habliengh cawj cuk gwn.

【Sim mak mbouj gyau hingz】

Bouxbingh biujyienh baenz lumzlangh，ninz mbouj naek simnyap，sim linj，

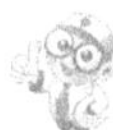

gyaeujngunh daraiz, rwzmaenj lumj duzbid, hwet gyaeujhoq soemj unq, laeuh mok, linx hoengz ngawh noix, meg saeq soq. Yw hab ciengx sim ik mak.

Fueng it: Cehmbu、gensiz gak 50 gwz, nohmoucing 250 gwz, liuhlaeuj、gyu、coeng、youz gak habliengh. Nohmoucing swiq seuq, raemxgoenj coz le ronq sei, dwk youz cauj coengsoiq, gya haeuj nohsei、liuhlaeuj、cehmbu、gensiz、gyu, caez cienq daengz noh cug yungz couh ndaej gwn.

Fueng ngeih: Vuengzlienz 3 gwz, bwzsoz 10 gwz, ohgyauh 15 gwz, gyaeqgaeq 2 aen. Dawz vuengzlienz、bwzsoz cienq raemx 100 hauzswngh, cawz nyaq, yangzva ohgyauh gyaux haeuj, gyaeqgaeq cawz hauxgyaeq aeu gyaeqhenj, haeuj raemxyw gyaux yinz le couh ndaej gwn.

怎样用中医食疗调治面瘫?
Baenzlawz aeu Ywdoj sizliuz diuzyw najgyad?

面瘫是常见的周围神经疾病。麻痹症状，常只发生于面部一侧，表情动作消失，前额无皱纹，眼裂扩大，鼻唇沟变浅，口角下垂，笑时更为明显。中医认为，本病由于气血不足，面部遭受风寒热邪侵袭，使气血凝滞、筋脉失养所致，分为风热、风寒两型。用祛风通络的药膳调养，风热型者加辛凉药物，风寒型者加辛温药物。患者可选用下列各方，配合治疗。

【二芍全蝎炖龟】

材料：赤芍、白芍各 10 克，全蝎 6 克，龟 1 只（约 300 克），料酒 20 毫升，姜、葱、盐各适量。

制作：赤芍、白芍用水泡润透，全蝎烘干研成细粉。龟宰杀后去头尾、内脏及爪，放入炖锅内，抹上盐、料酒，加入姜、葱、赤芍、白芍，把全蝎粉抹在龟肉上，加水 600 毫升。将盛有龟的炖锅置于武火上烧沸，再用文火炖煮 45 分钟即成。每日 1 次，每次吃龟肉 50 克，喝汤。

功效：滋阴补血，祛风通络。适宜面神经炎患者食用。

【防风炖墨鱼】

材料：防风、钩藤各 10 克，僵蚕、夏枯草各 15 克，全蝎 6 克，鲜墨鱼 300 克，姜、葱、盐各适量。

制作：防风浸透切片；钩藤及夏枯草洗净；全蝎、僵蚕烘干分别研成细粉，用纱布包装好；姜切片，葱切段。墨鱼、僵蚕、防风、钩藤、夏枯草，同放炖锅内，加入姜、葱、盐，注入水 600 毫升。炖锅置于武火上烧沸，再用文火炖煮 30 分钟即成。每日 1 次，每次吃墨鱼 50 克，全蝎粉分 2 次冲汤吞服。

功效：祛风通络，滋阴补血。适于面神经炎风热型患者食用。

【当归桃仁炖鹧鸪】

材料：当归 10 克，桃仁 6 克，鹧鸪 2 只，姜、葱、盐各适量。

制作：当归洗净切成 5 厘米长小段；桃仁去杂质洗净；鹧鸪宰杀后去毛、内脏及爪；姜切片，葱切段。鹧鸪放入炖锅内抹上盐，加入姜、葱、桃仁、当归，加入水300毫升。炖锅置于武火上烧沸，再用文火炖煮45分钟即成。每日1次，每次吃鹧鸪1只，喝汤。

功效：祛风活血。适宜面神经炎患者食用。

【全蝎鳝鱼汤】

材料：当归10克，红花、全蝎各6克，鳝鱼300克，姜、葱、盐各适量。

制作：全蝎烘干研成细粉；鳝鱼去骨及头尾，切成5厘米长小段；当归洗净，切片；红花洗净。鳝鱼段放入炖锅内，加入当归、红花、姜、葱、盐，注入水600毫升。炖锅置于武火上烧沸，再用文火炖煮40分钟即成。每日1次，每次吃鳝鱼50克，用汤吞服全蝎粉的一半。

功效：祛风补血。适宜面神经炎患者食用。

【芎菊粥】

材料：川芎10克，菊花6克，粳米250克。

制作：川芎洗净切片；菊花洗净，去杂质；粳米淘洗干净，放入炖锅内，加入川芎、菊花以及水800毫升。炖锅置于武火上烧沸，再用文火炖煮40分钟即成。每日1次，每次吃粥80克。

功效：疏风清热，活血行气。适宜面神经炎患者食用。

【牛奶生地牡蛎饮】

材料：生地15克，牡蛎肉100克，牛奶250克，白砂糖20克。

制作：生地切片，牡蛎肉洗净切片。生地、牡蛎肉同放入炖锅内，加入白砂糖，注入水200毫升。炖锅置于武火上烧沸，改用文火炖煮25分钟，再加入牛奶即成。每日1杯，喝牛奶吃牡蛎肉。

功效：平肝潜阳，软坚散结。适宜面神经炎患者食用。

【天麻蒸乳鸽】

材料：天麻10克，红花、桃仁各6克，乳鸽2只，姜、葱、盐各适量。

制作：天麻润透切片，红花、桃仁洗净，乳鸽宰杀后去毛、内脏及爪，姜切片，葱切段。乳鸽装入蒸杯内，放入天麻、红花、桃仁、姜、葱、盐，注入水200毫升。蒸杯置于武火上，用大气蒸笼蒸40分钟即成。每日1次，每次吃乳鸽半只。

功效：平肝息风，祛风定惊。对调治面神经炎有良效。

【干姜羊肉粥】

材料：干姜10克，羊肉50克，粳米250克，食盐3克。

制作：干姜切细丝，羊肉洗净切丝，粳米淘洗干净。干姜、羊肉、粳米、食盐同放炖锅内，加适量水，置于武火上烧沸，再用文火炖煮45分钟即成。每日1次，早餐时食用。

功效：温中散寒，回阳通脉。适宜面神经炎风寒型患者食用。

Najgyad dwg gij bingh seiqhenz sinzgingh ciengzseiz raen. Binghyiengh mazmwnh, ciengzseiz dan fatseng youq aennaj mbiengj ndeu, biujcingz dungcoz siusaet, najbyak

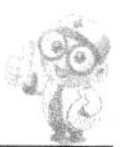

mbouj nyaeuq, da legek gyahung, lajndaeng naengbak bienq feuz, gokbak duiq, riu seiz engq mingzyienj. Ywdoj nyinhnaeuz, cungj bingh neix aenvih heiq lwed mbouj gaeuq, aennaj deng funghhanz yezsez famh dawz, hawj heiq lwed gietsaek、nyinzmeg saet ciengx cauhbaenz, faen guh funghyez、funghhanz song hingz. Yungh gij doxgaiqgwn guhyw cawz fungh doeng loz diuzciengx, boux funghyezhingz gya yw sinhliengz, boux funghhanzhingz gya yw sinhvwnh. Bouxbingh ndaej senj yungh gak fueng lajneix, boiqhab yw.

【Ngeih soz sipgimz aeuq duzgvi】

Caizliu: Cizsoz、bwzsoz gak 10 gwz, sipgimz 6 gwz, duzgvi 1 duz (daihgaiq 300 gwz), liuhlaeuj 20 hauzswngh, hing、coeng、gyu gak habliengh.

Cauhguh: Cizsoz、bwzsoz yungh raemx cimq nyinh daeuq, sipgimz ring sauj loiz baenz mba. Duzgvi gaj le cawz gyaeujrieng、dungxsaej caeuq nyauj, cuengq roengz ndaw gu aeuq, mad gyu、liuhlaeuj, gya haeuj hing、coeng、cizsoz、bwzsoz, dawz mba baenzduz sipgimz mad youq gwnz noh gvi, gya raemx 600 hauzswngh. Dawz aen gu coux miz duzgvi cuengq youq gwnz feizhaenq cawj goenj, caiq yungh feiznumq aeuq 45 faen cung couh baenz. Moix ngoenz 1 baez, moix baez gwn nohgvi 50 gwz, gwn dang.

Goeng'yauq: Nyinh yaem bouj lwed, cawz fungh doeng loz. Hab bouxbingh najgyad gwn.

【Fangzfungh aeuq byamaeg】

Caizliuh: Fangzfungh, gaeugvaqngaeu gak 10 gwz, gyanghcanz、nyayazgyae gak 15 gwz, baenzduz sipgimz 6 gwz, byamaeg 300 gwz, hing、coeng、gyu gak habliengh.

Cauhguh: Fangzfungh cimq daeuq ronq benq; gaeugvaqngaeu caeuq nyayazgyae swiq seuq; baenzduz sipgimz、gyanghcanz ring sauj faenbied loiz baenz mba, yungh baengzsa baucang ndei; hing ronq baenz benq, coeng ronq baenz duenh. Byamaeg、gyanghcanz、fangzfungh、gaeugvaqngaeu、nyayazgyae, caemh dwk roengz ndaw gu aeuq, gya haeuj hing、coeng、gyu, coq raemx 600 hauzswngh. Gu aeuq cuengq youq gwnz feizhaenq cawj goenj, caiq yungh feiznumq aeuq 30 faen cung couh baenz. Moix ngoenz 1 baez, moix baez gwn mwzyiz 50 gwz, mba baenzduz sipgimz faen 2 baez cung dang gwn.

Goeng'yauq: Cawz fungh doeng loz, nyinh yaem bouj lwed. Hab youq bouxbingh najgyad funghyezhingz gwn.

【Danghgveih ceh makdauz aeuq roegfek】

Caizliuh: Danghgveih 10 gwz, ceh makdauz 6 gwz, roegfek 2 duz, hing、coeng、gyu gak habliengh.

Cauhguh: Danghgveih swiq seuq ronq baenz duenh iq 5 lizmij raez; ceh makdauz cawz cabcaet swiq seuq; roegfek gaj le cawz bwn、dungxsaej caeuq nyauj; hing ronq baenz benq, coeng ronq baenz duenh. Roegfek cuengq haeuj ndaw gu aeuq mad gyu, gya haeuj hing、coeng、ceh makdauz、danghgveih, gya haeuj raemx 300 hauzswngh. Gu aeuq cuengq youq gwnz feizhaenq cawj goenj, caiq yungh feiznumq aeuq 45 faen cung couh baenz. Moix ngoenz 1 baez, moix baez gwn roegfek 1 duz, gwn dang.

Goeng'yauq: Cawz fungh doeng lwed. Hab bouxbingh najgyad gwn.

【Dang baenzduz sipgimz byalae】

Caizliuh: Danghgveih 10 gwz, vahoengz、baenzduz sipgimz gak 6 gwz, byalae 300 gwz, hing、coeng、gyu gak habliengh.

Cauhguh: Baenzduz sipgimz ring sauj loiz baenz mba saeq; byalae cawz ndok caeuq gyaeujrieng, ronq baenz duenh iq 5 lizmij raez; danghgveih swiq seuq, ronq baenz benq; vahoengz swiq seuq. Byalae duenh cuengq roengz ndaw gu aeuq, gya haeuj danghgveih、vahoengz、hing、coeng、gyu, coq haeuj raemx 600 hauzswngh. Gu aeuq cuengq youq gwnz feizhaenq cawj goenj, caiq yungh feiznumq aeuq 40 faen cung couh baenz. Moix ngoenz 1 baez, moix baez gwn byalae 50 gwz, aeu dang gwn dingz mba baenzduz sipgimz.

Goeng'yauq: Cawz fungh bouj lwed. Hab bouxbingh najgyad gwn.

【Cuk yungh gut】

Caizliuh: Conhyungh 10 gwz, vagut 6 gwz, haeuxsuen 250 gwz.

Cauhguh: Conhyungh swiq seuq ronq benq; vagut swiq seuq, cawz cabcaet; haeuxsuen swiq seuq, dwk roengz ndaw gu aeuq bae, gyahaeuj conhyungh、vagut caeuq 800 hauzswngh raemx. Gu aeuq cuengq youq gwnz feizhaenq cawj goenj, caiq yungh feiznumq aeuq 40 faen cung couh baenz. Moix ngoenz 1 baez, moix baez gwn cuk 80 gwz.

Goeng'yauq: Deu fungh cing ndat, doeng lwed hengz heiq. Hab bouxbingh najgyad gwn.

【Gwn cijvaiz goragndip gyapbangx】

Caizliuh: Goragndip 15 gwz, noh gyapsae 100 gwz, cijvaiz 250 gwz, begdangz 20 gwz.

Cauhguh: Goragndip ronq benq, noh gyapsae swiq seuq ronq benq. Goragndip、noh gyapsae doengzcaez dwk roengz ndaw gu aeuq, gyahaeuj begdangz, coq haeuj raemx 200 hauzswngh. Gu aeuq cuengq youq gwnz feizhaenq cawj goenj, gaij yungh feiznumq aeuq 25 faen cung, caiq gyahaeuj cijvaiz couh baenz. Moix ngoenz 1 cenj, gwn cijvaiz gwn noh gyapsae.

Goeng'yauq: Bingz daep ndaem yiengz, unq geng sanq giet. Hab bouxbingh najgyad gwn.

【Denhmaz naengj roegbeggap】

Caizliuh: Denhmaz 10 gwz, vahoengz、ceh makdauz gak 6 gwz, roegbeggap 2 duz, hing、coeng、gyu gak habliengh.

Cauhguh: Denhmaz nyinh daeuq ronq benq, vahoengz、ceh makdauz swiq seuq, roegbeggap gaj le cawz bwn、dungxsaej caeuq nyauj, hing ronq baenz benq, coeng ronq

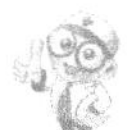

baenz duenh. Roegbeggap cang haeuj ndaw cenjnaengj bae, cuengq haeuj denhmaz、vahoengz、ceh makdauz、hing、coeng、gyu, coq haeuj raemx 200 hauzswngh. Cenjnaengj cuengq youq gwnz feizhaenq, yungh daihheiq cwngloengz naengj 40 faen cung couh baenz. Moix ngoenz 1 baez, moix baez gwn buenq duz roegbeggap.

Goeng'yauq: Bingz daep ndaep fungh, cawz fungh dingh ging. Doiq diuzyw najgyad miz yaugoj ndei.

【Cuk hingsauj nohyiengz】

Caizliuh: Hingsauj 10 gwz, nohyiengz 50 gwz, haeuxsuen 250 gwz, gyu 3 gwz.

Cauhguh: Hingsauj ronq sei saeq, nohyiengz swiq seuq ronq sei, haeuxsuen swiq seuq. Hingsauj、nohyiengz、haeuxsuen、gyu caez dwk ndaw gu aeuq, gya raemx habliengh, cuengq youq gwnz feizhaenq cawj goenj, caiq yungh feiznumq aeuq 45 faen cung couh baenz. Moix ngoenz 1 baez, seiz ngaizromh gwn.

Goeng'yauq: raeuj ndaw sanq gyoet, hoiz yiengz doeng meg. Hab bouxbingh najgyad funghhanzhingz gwn.

怎样辨证食疗调治面肌抽搐?
Baenzlawz nyinh cingq sizliuz diuzyw naengnaj hwnjgeuq?

面肌抽搐又称面肌痉挛、面肌阵挛、颜面部痉挛。本病病因尚不明确，故称原发性面肌抽搐，多为面神经通路上受到病理性刺激所产生面肌抽搐。面肌痉挛者表现为半侧面肌的不自主抽搐，多起病缓慢，常从眼轮匝肌内间歇性抽搐开始，随后波及口轮匝肌，甚至面部一侧，严重者可累及同侧的颈阔肌。可因疲劳、精神紧张、自主运动而加剧，但不能自行控制。患者在安静时症状减轻，入睡后消失。继发性面肌抽搐可由于颅内病变如肿瘤、炎症、外伤所致，个别癫痫病患者发作时也可出现面肌抽搐。临床上应注意区别，对继发性病变应注意原发病的治疗。

本病属中医学筋惕肉抽范畴。外感风寒，风阳上扰，气机阻滞，气滞血瘀，风阳挟痰上扰为本病的主要病理机制。临床辨证分型如下。

【风寒滞留型】

发于单侧面部的发作性抽搐，开始由下眼睑抽动，逐渐波及嘴角，每次发作时间1～10分钟不等，每日发作十至几十次不等，病情常因阴雨天气而加重。发作时间较久时，病侧的面部拘紧，患侧眼裂变小，面部肌肉萎缩，舌质淡红，苔薄白，脉缓或沉细。

治则：温散寒邪，舒筋解痉。

防风杞子粥：防风20克，枸杞子30克，粟米100克。防风用纱布包好，与枸杞子和粟米同煮粥，粥熟去防风，加调料调味即可食用。

【脾胃虚弱型】

发于单侧面部的发作性抽搐，面色不华，气短乏力，食少神疲。开始发病时下眼睑抽动，逐渐波及患侧面部肌肉，尤其在情绪激动或疲劳时，抽搐更甚，睡眠后停止。每次发作 1～10 分钟不等，每日发作数十次不等，情绪佳、睡眠好时可数天不发病。舌质淡，苔薄白，脉细弱。

治则：活血健脾，通调面络。

参术猪心汤：西洋参 10 克，白术 20 克，猪心 1 具。把西洋参与白术用纱布包好，猪心切块，加水同煮 20 分钟，改用慢火炖至猪心肉烂汤浓，去掉纱布包，加调料调味即可食肉饮汤。

【阴虚阳亢型】

发于单侧面部的发作性抽搐，素有头晕、失眠、多梦易醒、耳鸣、腰膝酸软、头痛、口苦、急躁易怒、耳后疼痛等症状。开始发病即出现眼角部及口角部抽搐，随即发展到患侧面部其他肌肉。开始每日发作数次或有时不发，随着病情加重发作次数逐渐增多，情绪不稳时病情加重。舌质红，苔薄黄少津，脉弦细数。

治则：平肝息风，舒筋镇痛。

地龙甲鱼汤：地龙（干品）30 克，甲鱼 1 只。地龙用纱布包好，将甲鱼宰杀去壳及内脏，洗净切块。甲鱼块用食油煸炒后加水煮沸，同时放入包药的纱布袋一块煮。改用慢火炖至甲鱼熟烂，放少许佐料，去掉纱布袋。吃甲鱼肉、喝汤。

本病最忌精神紧张，患者千万勿操心、性急，尽量减少心理压力。多休息，改变暴躁脾气。饮食以清淡且富含高维生素、高蛋白、高纤维素的食物为主，戒烟酒为宜，更应少参加聚会。

Naengnaj hwnjgeuq youh heuh mbiengjnaj fatnyinzgeuq、mbiengjnaj cougaen、fajnaj hwnjgeuq. Gij bingh'aen cungj bingh neix lij mbouj mingzbeg，ndigah heuh yienzfatsingq naengnaj hwnjgeuq，dingzlai dwg gwnz naj sinzgingh doengloh deng bingleixsingq cihgik soj canjseng naengnaj hwnjgeuq. Boux naengnaj hwnjgeuq biujyienh baenz buenqmbiengj naengnaj mbouj swcuj hwnjgeuq，lai hwnj bingh menh，ciengz daj ndaw yenjlunzcazgih genhhezsing hwnjgeuq hainduj，riengzlaeng nangqdaengz goujlunzcazgih，couhlienz mbiengj naj ndeu，bouxyiemzcung ndaej yienlienz daengz gij gingjgozgih doengz mbiengj. Ndaej aenvih naetnaiq、cingsaenz gaenjcieng、swcuj yindung cix gyahaenq，hoeng mbouj ndaej gag gaemguenj. Bouxbingh youq seiz ancingh binghyiengh gemjmbaeu，ninz ndaek le siusaet. Gifazsing naengnaj hwnjgeuq ndaej aenvih ndaw gyaeuj binghbienq lumj baenzfoeg、binghyiemz、sieng rog cauhbaenz，mbangj bouxbingh binghfatbagmou seiz fatcak caemh ndaej okyienh naengnaj hwnjgeuq. Gwnz linzcangz wngdang haeujsim faenbied，doiq gij bingh yaek fat haenx，doiq gifazsing binghbienq wng haeujsim yw bingh yenzfaz.

Cungj bingh neix sug Cunghyihyoz ginhdizyuzcouh fancouz. Rog gamj funghhanz，funghyangz hwnj nyaux，gigih lanz dingz，heiq dingz lwed cwk，funghyangz geb myaiz hwnj nyaux baenz cujyau binghleix gihci cungj bingh neix. Linzcangz nyinh cingq faen hingz lumjdangq lajneix.

【Funghhanz dingz youq hingz】

Fat youq dan mbiengj naj fatcaksing hwnjgeuq，haidaeuz youz laj binqda

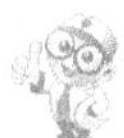

caeudoengh, cugciemh nangqdaengz gokbak, moix baez fatcak seizgan 1～10 faen cung mbouj doxdoengz, moix ngoenz fatcak cib daengz geij cib baez mbouj doxdoengz, binghcingz ciengz aenvih mbwnbumz doekfwn cix gya'naek. Fatcak seizgan haemq nanz seiz, fajnaj mbiengj bingh sukgaenj, mbiengj bingh da leg bienq iq, noh fajnaj reuqsuk, linxciz loq hoengz, ngawh mbang hau, meg menh roxnaeuz caem saeq.

Yw cwz: Vwnh sanq hanz sez, mbe nyinz gaij hwnjgeuq.

Cuk fangzfungh ceh gaeujgij: Fangzfungh 20 gwz, ceh gaeujgij 30 gwz, haeuxfiengj 100 gwz. Fangzfungh aeu baengzsa duk ndei, caeuq ceh gaeujgij、haeuxfiengj doengz cawj cuk, cuk cug cawz fangzfungh, gya diuzliuh diuzfeih couh ndaej gwn.

【Mamx dungx hawnyieg hingz】

Fat youq dan mbiengj naj fatcaksing hwnjgeuq, saeknaj mbouj rongh, heiq dinj mbouj miz rengz, gwn noix ndang naet. Haidaeuz fatbingh seiz laj binqda caeudoengh, cugciemh nangqdaengz mbiengj bingh noh fajnaj, daegbied dwg youq seiz cingzsi gikdoengh roxnaeuz naetnaiq, hwnjgeuq engq youqgaenj, ninz le cij dingz. Moix baez fatcak 1～10 mbouj doengz, moix ngoenz fatcak geij cib baez mbouj doengz, seiz cingzsi ndei、ninz ndei ndaej geij ngoenz mbouj fatbingh. Linxciz cit, ngawh mbang hau, meg saeq nyieg.

Yw cwz: Doeng lwed cangq mamx, doeng diuz mienh loz.

Dang sinhsuz simmou: Sihyangzsinh 10 gwz, bwzsuz 20 gwz, simmou 1 aen. Dawz sihyangzsinh caeuq bwzsuz yungh baengzsa duk ndei, simmou ronq gaiq, gya raemx doengz cawj 20 faen cung, gaij yungh feiznumq aeuq daengz noh simmou yungz dang noengz, cawz bae daehbaengzsa, gya diuzliuh diuzfeih couh ndaej gwn noh gwn dang.

【Yaem haw yiengz sang hingz】

Fat youq dan mbiengj naj fatcaksing hwnjgeuq, soqlaiz miz gyaeujngunh、ninz mbouj ndaek、lai loq yungzheih singj、rwzokrumz、hwet gyaeujhoq soemj unq、gyaeuj in、bak haemz、simgaenj yungzheih fatheiq、raeb rwz in daengj binghyiengh. Haidaeuz fatbingh couh okyienh gokda caeuq gokbak hwnjgeuq, gaendwk fazcanj daengz gizyawz ndangnoh mbiengj bingh fajnaj. Haidaeuz moix ngoenz fatcak geij baez roxnaeuz mizseiz mbouj fat, riengz binghcingz gya'naek fatcak baezsoq cugciemh demlai, cingzsi mbouj onj seiz binghcingz gya'naek. Linxciz hoengz, ngawh mbang henj noix raemx, megyienz saeq soq.

Yw cwz: Bingz daep ndaep fungh, mbe nyinz cinq in.

Dang duzndwen duzfw: Duzndwen (ganhbinj) 30 gwz, duzfw 1 duz. Duzndwen yungh baengzsa bau ndei, gaj fw cawz buengz caeuq dungxsaej, swiq seuq ronq baenz gaiq. Gaiq fw aeu youzgwn cauj le gya raemx cawj goenj, doengzseiz cuengq haeuj daehbaengzsa bau yw itheij cawj. Gaij yungh feiznumq aeuq daengz fw cug yungz, cuengq di boiqliuh, cawz bae daehbaengzsa. gwn nohfw、gwn dang.

Cungj bingh neix ceiq geih cingsaenz gaenjcieng, bouxbingh ciengeiz gaej causim、 simgaenj, caenhliengh gemjnoix simleix atlig. Lai yietnaiq, gaijbienq gij beizheiq heiqgaenj. Gwnndoet aeu gijgwn citdamh caemhcaiq hamz veizswnghsu lai、danbwz lai、senhveizsu lai haenx guhcawj, gaiq ien laeuj cij ngamj, engq wnggai noix camgya hoihcomz.

怎样选用药粥调治失眠?
Baenzlawz genjaeu cukyw diuzyw ninz mbouj ndaek?

失眠是以经常不能获得正常睡眠为特征的一种病症。失眠的症情不一，轻者入睡困难，或睡而不酣，时睡时醒，醒后不能再睡，严重者整夜不能入睡。失眠多见于现代医学的神经官能症、更年期综合征等。

中医常将失眠分为肝郁化火型、痰热内扰型、阴虚火旺型、心脾两虚型、心胆气虚型五种类型。根据不同类型，巧妙选用适当药粥调治，有良好效果。

【肝郁化火型】

症见失眠兼有心烦易怒，头胀痛，目赤，口苦，胁痛，小便黄，大便秘结。可用龙胆竹叶粥调治。

取龙胆草 6 克，竹叶 15 克，粳米 100 克。先水煎龙胆草、竹叶，过滤取汁，备用；粳米加水煮粥，半熟后加入药汁，煮至米烂粥稠，加冰糖适量调味，代早餐服食。

【痰热内扰型】

症见失眠兼有头重，胸闷痰多，恶食嗳气。可用竹沥粥调治。

取竹沥汁 30 克（药店有售），粟米 100 克。先煮粟米粥，临熟下竹沥汁，搅匀，代早餐服食。竹沥甘寒滑润，能清心、肺、胃三经之火而涤痰除烦、定惊安神；粟米性凉味甘，为治内热失眠的佳食。合而为粥，适用于调治痰热内扰的失眠，其效灵验。

【阴虚火旺型】

症见心烦失眠，头晕耳鸣，口干津少，腰酸梦遗，五心烦热。可用玄参百合粥调治。

取玄参、合欢皮各 15 克，百合 30 克，粳米 100 克。水煎前 3 味药，取汁，加粳米煮粥，晨起作早餐服食。玄参为滋阴降火要药，百合滋阴兼清心安神，合欢皮为治虚烦失眠之妙品。诸药合之，使阴虚除，心火降，志得宁，眠亦酣。

【心脾两虚型】

症见失眠兼有心悸，怔忡，多梦，食欲不佳，易惊醒。可用酸枣仁粥调治。

取炒酸枣仁 20 克，山药、龙眼肉各 30 克，粳米 100 克。先加水煎酸枣仁 40 分钟，取汁；粳米、山药、龙眼肉加水煮粥，待半熟时加入药汁，再煮至粥稠，代晚餐服食。

【心胆气虚型】

症见失眠兼有心悸，胆怯，易醒，梦多。可用龙骨牡蛎粥调治。

取生龙骨、生牡蛎各 20 克，酸枣仁 15 克，粳米 100 克。先加水煎酸枣仁、生龙骨、生牡蛎 1 小时，过滤取汁，再用药汁煮粳米为粥。酸枣仁补益肝胆、滋养心脾，为治疗心胆气虚、惊悸失眠之良药；生龙骨、生牡蛎用于治疗心悸不安、胆怯惊恐、烦躁失

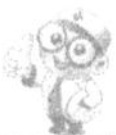

眠，功效卓著。合而为方，有镇心、定志、安魂之功，故对心胆气虚之失眠功效颇捷。

Ninz mbouj ndaek dwg cungj binghyiengh aeu ciengzseiz mbouj ndaej cingqciengz ninz ndaek guh dwzcwngh ndeu. Gij binghcingz ninz mbouj ndaek mbouj ityiengh, boux mbaeu haeuj ninz hoj, roxnaeuz ninz cix mbouj ndaek, seiz ninz seiz singj, singj le mbouj ndaej caiq ninz, boux yienzcung baenzhwnz mbouj ndaej haeuj ninz. Ninz mbouj ndaek lai raen youq doenghgij binghsinzgingh guennaengz、gwnghnenzgiz cunghhozcwng yendai yihyoz haenx.

Ywdoj ciengz dawz ninz mbouj ndaek faen baenz ganhyivahoj hingz、myaiz ndat ndaw nyaux hingz、yaem haw huj vuengh hingz、sim mamx song haw hingz、sim mbei heiq haw hingz haj cungj loihhingz. Gaengawq mbouj doengz loihhingz, giuj genj yungh gij ywcuk habdangq diuzyw, miz yaugoj ndei.

【Ganhyivahoj hingz】

Bingh raen ninz mbouj ndaek giem miz simfanz heih ndatheiq, gyaeuj ciengq in, da hoengz, bak haemz, rikdungx in, nyouh henj, haex gazgiet. Ndaej yungh cuk nyanetdeih mbawcuk diuzyw.

Aeu nyanetdeih 6 gwz, mbawcuk 15 gwz, haeuxsuen 100 gwz. Sien cienq raemx nyanetdeih、mbawcuk, daih aeu raemx, bwh yungh; haeuxsuen gya raemx cawj cuk, buenq cug le gya haeuj raemxyw, cawj daengz haeux yungz cuk gud, gya dangzrin habliengh diuzfeih, dang ngaizromh gwn.

【Myaiz ndat ndaw nyaux hingz】

Bingh raen ninz mbouj ndaek giem miz gyaeuj naek, aek oem myaiz lai, mbwq gwn heiq saek. Ndaej gwn cukcuzli diuzyw.

Aeu raemxcuzli 30 gwz (bouqyw miz gai), haeuxfiengj 100 gwz. Sien cawj cuk haeuxfiengj, yaek cug roengz raemxcuzli. gyaux yinz, dang ngaizromh gwn. Cuzli gam hanz raeuznyinh, ndaej cing gij huj sim、bwt、dungx sam ging cix swiq myaiz cawz fanz、dingh ging an saenz; haeuxfiengj singq liengz feih gam, dwg gijgwn ndei yw ndaw ndat ninz mbouj ndaek. Gap daeuj cawj cuk, hab yungh youq diuzyw gij ninz mbouj ndaek myaiz ndat ndaw nyaux, yaugoj lingzniemh.

【Yaem haw huj vuengh hingz】

Bingh raen sim fanz ninz mbouj ndaek, gyaeujngunh rwzokrumz, bak hawq myaiz noix, hwet soemj loq laeuh mok, haj sim fanz ndat. Ndaej yungh cuk caemmbaemx beghab diuzyw.

Aeu caemmbaemx、naeng gogangz gak 15 gwz, beghab 30 gwz, haeuxsuen 100 gwz. Raemx cienq gonq sam feih yw, aeu raemx, gya haeuxsuen cawj cuk, gyanghaet hwnq guh ngaizromh gwn. Caemmbaemx dwg nyinh yaem gyangq huj yw cujyau, beghab nyinh yaem giem cing sim an saenz, naeng gogangz dwg gij ywndei yw haw fanz ninz mbouj ndaek. Gak cungj yw hab yungh, sawj yaem haw cawz, sim huj gyangq, ci ndaej onj，ninz hix ndaek.

【Sim mamx song haw hingz】

Bingh raen ninz mbouj ndaek giem miz sim linj，cwngcung，lai loq，nwngq，heih doeksaet singj. Ndaej yungh cuk ngveih caujcwx diuzyw.

Aeu cauj ngveih caujcwx 20 gwz，sanhyoz、noh maknganx gak 30 gwz，haeuxsuen 100 gwz. Sien gya raemx cienq ngveih caujcwx 40 faen cung，aeu raemx；haeuxsuen、sanhyoz、nohmaknganx gya raemx cawj cuk，caj seiz buenq cug gya haeuj raemxyw，caiq cawj daengz cuk gud，dang haeuxcaeuz gwn.

【Sim mbei heiq haw hingz】

Bingh raen ninz mbouj ndaek giem miz sim linj，mbeilek，heih singj，loq lai. Ndaej yungh cuk ndoklungz gyapsae diuzyw.

Aeu ndoklungz ndip、gyapsae ndip gak 20 gwz，ngveih caujcwx 15 gwz，haeuxsuen 100 gwz. Sien gya raemx cienq ngveih caujcwx、ndoklungz ndip、gyapsae ndip 1 siujseiz，daih aeu raemx，caiq aeu raemxyw cawj haeuxsuen baenz cuk. Ngveih caujcwx bouj ik daep mbei、nyinh ciengx sim mamx，dwg gij ywndei yw sim mbei heiq haw、linjlau ninz mbouj ndaek；ndoklungz ndip、gyapsae ndip yungh youq yw simlinj mbouj onj、mbeilek lau、nyapnyuk ninz mbouj ndaek，goeng'yauq yienhda. Hab guh fueng ndeu，miz gij goeng cin sim、dingh ceiq、an hoenz，ndigah doiq sim mbei heiq haw ninz mbouj ndaek，goeng'yauq maqhuz riengj.

怎样用食疗调治癫痫病？
Baenzlawz aeu sizliuz diuzyw fatbagmou？

癫痫，俗称“羊痫风”，是一种时发时愈的神经系统疾病。癫痫治疗可采取药物控制，但临床发现仍有 20%～35%的患者频频发作。所以，调理患者的饮食，采取相应的食疗方法，往往会取得事半功倍的效果。医学专家通过研究，总结出癫痫患者理想的饮食原则是：高蛋白、富钙、多维生素 E、低盐、少水。药膳食疗调治癫痫病是中医特色，临床将此病分为风痰壅盛型和气血不足型，分别施治。

【风痰壅盛型】

患者发作前常感眩晕、头痛、胸闷、乏力、多痰涎等。发作时突然昏倒，神志不清、抽搐、口吐痰涎白沫，或吼鸣失叫，或仅见短暂昏迷，或精神恍惚而无抽搐，舌稍红，苔白腻或黄腻。可选用下列 2 则豁痰开窍、熄风定惊食疗方。

天麻陈皮粥：天麻、陈皮各 15 克，粳米 100 克，白砂糖适量。天麻（切片）、陈皮与粳米同煮成粥，加入白砂糖调匀，分 2 次，1 日服完。

谷菊麻肝汤：谷精草 6 克，白菊花、天麻各 10 克，羊肝 50 克。天麻切片，与谷精草、白菊花一起入锅加清水煎煮，20 分钟后去药渣留汤，再将羊肝切片入汤，稍煮 2 分钟起锅调味，吃肝饮汤。每日 1 次，连服 7 日为 1 个疗程。

【气血不足型】

患者反复发作、迁延日久、脾肾受损、气血不足、神疲乏力、失眠健忘、食少、腰

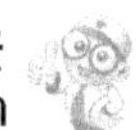

膝酸软、面色苍白、舌淡苔白。可选用下列 2 则补脾肾、益气血、祛痰定惊食疗方。

山药杞子煲瘦肉：山药 30 克，枸杞子 15 克，猪瘦肉 100 克，同放煲内，加清水适量，煲熟后加油、盐调味，分次服食。每日 2 次，早、晚服食。

青果郁金饮：鲜青果 500 克（打碎），郁金 250 克，入砂锅，加水 1000 毫升，煮 1 小时取汁；加水 500 毫升再煎，煮半小时后取汁。合并 2 次汤汁，文火浓缩至 500 毫升，加蜂蜜适量调和即成。每次服 10 毫升，每日 3 次，温开水送服。

Fatbagmou sug heuh "mbajmou", dwg cungj bingh sinzgingh hidungj seiz fat seiz ndei ndeu. Yw fatbagmou ndaej yungh yw daeuj gamhanh, hoeng linzcangz fatyienh lij miz bouxbingh 20%～35% fatcak. Sojyij, diuzleix gij gwnndoet bouxbingh, yungh gij fuengfap sizliuz doxwngq, ciengzseiz ndaej miz yaugoj guh noix ndaej lai. Yihyoz conhgyah doenggvaq yenzgiu, cungjgez ok gij yenzcwz gwnndoet lijsiengj bouxbingh fatbagmou dwg: Gauhdanbwz、fugai、dohveizswnghsu E、gyu noix、raemx noix. Doxgaiqgwn guh yw sizliuz diuzyw bingh fatbagmou dwg Ywdoj daegsaek, linzcangz dawz cungj bingh neix faen baenz fungh myaiz yoeng hoengh hingz caeuq heiqlwed mbouj gaeuq hingz, faenbied daeuj yw.

【Fungh myaiz yoeng hoengh hingz】

Bouxbingh fatcak gaxgonq ciengz roxnyinh raizngunh、gyaeuj in、aek oem、mbouj miz rengz、myaiz rih lai daengj. Seiz fatcak sawqmwh ngunhlaemx, saenzceiq mbouj cing、hwnjgeuq、bak rueg myaiz rih fugfauz hau, roxnaeuz rongx heuh saetheuh, roxnaeuz dan raen yaepyet ngunhmaez, roxnaeuz cingsaenz luqlawq cix mbouj hwnjgeuq, linx loq hoengz, ngawh haunywnx roxnaeuz henjnywnx. Ndaej senjyungh baihlaj 2 cwz fueng sizliuz cawz myaiz gaihgyau、ndaep fungh dingh ging.

Cuk denhmaz naeng makgam: Denhmaz、naeng makgam gak 15 gwz, haeuxsuen 100 gwz, begdangz habliengh. Denhmaz (ronq benq)、naeng makgam caeuq haeuxsuen doengz cawj baenz cuk, gyahaeuj begdangz diuzyinz, faen 2 baez, 1 ngoenz gwn sat.

Dang haeux gut maz daep: Gohaeuxaw 6 gwz, vagut hau、denhmaz gak 10 gwz, daepyiengz 50 gwz. Denhmaz ronq benq, caeuq gohaeuxaw、vagut hau itheij haeuj gu gya raemx cienqcawj, 20 faen cung le cawz nyaqyw louz dang, caiq dawz daepyiengz ronq benq haeuj dang, loq cawj 2 faen cung hwnj gu diuzfeih, gwn daep gwn dang. Moix ngoenz 1 baez, lienz gwn 7 ngoenz dwg aen liuzcwngz ndeu.

【Heiq lwed mbouj gaeuq hingz】

Bouxbingh fanfuk fatcak、ngaiznyed nanznanz、mamx mak deng vaih、heiq lwed mbouj gaeuq、ndang naet mbouj miz rengz、ninz mbouj naek lumzlangh、gwn noix、hwet gyaeujhoq soemj unq、saeknaj haunyo、linx cit ngawh hau. Ndaej genj yungh lajneix 2 cwz fueng sizliuz bouj mamx mak、ik heiq lwed、cawz myaiz dingh ging.

Sanhyoz ceh gaeujgij baek nohcing: Sanhyoz 30 gwz, ceh gaeujgij 15 gwz, nohmoucing 100 gwz, doengz dwk ndaw cabau, gya raemx habliengh, baek cug le gya youz、gyu diuzfeih，faen baez gwn. Moix ngoenz 2 baez，caeux、haemh gwn.

Gwn cinghgoj yiginh：Cinghgoj moq 500 gwz（dub soiq），yiginh 250 gwz，dwk haeuj guvax，gya raemx 1000 hauzswngh caiq cienq，cawj buenq diemj cung le aeu raemx. Gyonjgyoeb 2 baez raemxdang，feiznumq noengzsuk daengz 500 hauzswngh，gya dangzrwi habliengh diuzhuz couh baenz. Moix baez gwn 10 hauzswngh，moix ngoenz 3 baez，raemxgoenj raeuj soengq gwn.

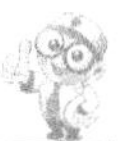

三、内分泌科
Sam、Gohneifwnhmi

如何用药蛋治疗“糖尿病足”?
Baenzlawz aeu gyaeqyw daeuj yw “din binghnyouhdiemz”?

糖尿病患者出现足部麻木，感觉迟钝，发冷，疼痛甚至溃烂，医学上称为“糖尿病足”。患者可取丹参、红花各12克，桃仁10克，茶叶5克，鸡蛋2个，先将前3味中药加水煎30分钟，离火冷却，再放入鸡蛋、茶叶同煮。蛋熟后去蛋壳，放入药液中浸泡至蛋白呈紫红色即可食蛋饮汤。每次吃1个鸡蛋，每日2次。

Boux baenz binghnyouhdangz raen miz cik din mazmwnh, roxnyinh ngwnhngoed, fat nit, indot caemhcaiq deng naeuh, gwnz yihyoz heuhguh “din binghnyouhdiemz”. Bouxbingh ndaej aeu danhsinh、vahoengz gak 12 gwz, ngveih dauz 10 gwz, mbawcaz 5 gwz, gyaeqgaeq 2 aen, sien dwk 3 cungj ywdoj gaxgonq roengz raemx cienq 30 faencung gonq, liz feiz langh caep, caiq cuengq gyaeqgaeq、mbawcaz roengzbae caez cawj. Gyaeq cug le bok byakgyaeq, dwk roengz ndaw raemxyw bae cimq daengz hauxgyaeq baenz saekhoengzaeuj couh ndaej gwn gyaeq gwn dang. Moix baez gwn aen gyaeqgaeq ndeu, moix ngoenz gwn 2 baez.

为什么说药膳调治葡萄糖耐量减低疗效好?
Vihmaz naeuz doxgaiqgwn guh yw diuzyw buzdauzdangz naihliengh gemjdaemq ywbingh ndei?

统计资料表明，葡萄糖耐量减低（IGT）的正常人有1/3日后会发展为糖尿病。因此治疗葡萄糖耐量减低使之恢复正常，降低糖尿病发病率的意义重大。目前临床上应用西药双胍类口服药物如盐酸二甲双胍，虽取得了一定效果，但不理想。应用中医药膳治疗此症患者30例，疗效满意，现介绍如下。

【临床资料】

本组患者30例，年龄38～61岁，男性17例，女性13例；其中空腹血糖为3.9～6.1毫摩尔/升的5例，空腹血糖为6.1～7.8毫摩尔/升的25例。主要症状为乏力、口渴、多饮、多尿（有些病例无此症状），体重在正常范围，无心、肝、肾疾病。

【诊断标准】

①空腹血糖为3.9～7.8毫摩尔/升。②葡萄糖耐量试验（OGTT试验）：口服75克葡萄糖粉，餐后2小时抽静脉血化验，血糖为7.8～11.1毫摩尔/升。

【治疗方法】

处方：鲜玉米须、鲜猪胰各 50 克，土茯苓、葛根各 30 克，沙参 20 克。

做法：①将鲜猪胰放入60 ℃的热水中浸泡 3 分钟，捞起，除去表面所有脂肪及筋膜，切成薄片，厚度约为 2 毫米。②用生姜汁、米酒适量腌猪胰 1 小时，取出备用。③用纱布袋装入沙参、葛根、土茯苓、鲜玉米须，扎好，和腌制好的猪胰一起放入锅内加水煮熟，浓煎汤汁为 900 毫升，取出纱布袋。每日连同猪胰一起分早、中、晚 3 次服。

治疗时间：1 个月为 1 个疗程，连服 2 个疗程。

功效：养阴润燥，清热解毒，降低血糖。

【治疗效果】

本组治疗患者 30 例，全部病例空腹血糖为 3.9～7.8 毫摩尔/升，葡萄糖耐量试验餐后 2 小时血糖为 3.9～6.1 毫摩尔/升的 20 例（占 66.7%）；餐后 2 小时血糖为 6.1～7.8 毫摩尔/升的 5 例（占 16.7%）；餐后 2 小时血糖下降，但仍大于或等于 7.8 毫摩尔/升的 3 例（占 10.0%）；餐后血糖不下降的 2 例（占 6.7%）。

【典型病例】

徐某，男，55 岁。因口渴多饮、尿多 10 天而就诊。症见口渴多饮，尿多，无易饥多食，体重正常，舌质红，苔薄，脉滑。葡萄糖耐量试验餐后 2 小时血糖为 9.9 毫摩尔/升，空腹血糖为 6.6 毫摩尔/升。中医诊断为消渴病，阴虚燥热证。治宜养阴润燥，清热祛湿，降血糖。予本方治疗 1 周后，自觉症状完全消失。1 个疗程后查空腹血糖为 5.9 毫摩尔/升，葡萄糖耐量试验餐后 2 小时血糖为 7.0 毫摩尔/升。2 个疗程后查空腹血糖为 4.3 毫摩尔/升，葡萄糖耐量试验餐后 2 小时血糖为 6.1 毫摩尔/升。

【体会】

葡萄糖耐量减低属于中医学消渴病的范畴，其基本病机是阴虚燥热。根据临床观察，长期过食肥甘、醇酒厚味，是其发生的主要原因，因此多痰多湿也应该是其病机。故治疗本病的方法是养阴清热，润燥祛湿化痰。方中沙参养阴润肺化痰；葛根养阴生津润燥；鲜玉米须清热利湿；土茯苓解毒祛湿；猪胰俗称“猪横利”，能补肺润燥，以脏补脏。现代动物学实验证明，单味玉米须、沙参、葛根均有明显降低血糖的作用，用以治疗本病，临床效果显著。

Gij swhliu gyoepsuenq biujmingz，gij vunz ndangcangq buzdauzdangz naihliengh gemjdaemq（IGT）miz 1/3 ngoenzlaeng yaek fat baenz binghnyouhdiemz. Yienghneix yw buzdauzdangz naihliengh gemjdaemq sawj de yw ndaej ndei，gyangqdaemq gij bijli binghnyouhdiemz fatbingh miz yiyi hungnaek. Seizneix gwnz linzcangz yungh sihyoz gij sanghgvahlei ywraemxgwn lumjbaenz yenzsonh w'gyaz sanghgvah，yienznaeuz aeundaej itdingh yaugoj，hoeng mbouj ngamjeiq. Yungh Ywdoj doxgaiqgwn guh yw daeuj yw bouxbingh cungj bingh neix 30 laeh，yw bingh yaugoj habhoz，seizneix gaisau youq lajneix.

【Linzcangz swhliu】

Cuj neix bouxbingh 30 laeh，nienzgeij 38～61 bi，bouxsai 17 laeh，mehmbwk 13

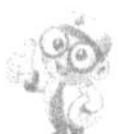

laeh; ndawde dungxbyouq hezdangz dwg 3.9～6.1 hauzmozwj/swng miz 5 laeh, dungxbyouq hezdangz dwg 6.1～7.8 hauzmozwj/swng miz 25 laeh. Binghyiengh dingzlai dwg mbouj miz rengz、hozhawq、lai ndoet、ok nyouh lai (mizmbangj binghlaeh mbouj miz gij yienghsiengq neix), ndang naek youq cingqciengz ndawde, mbouj miz gij bingh sim、daep、mak.

【Cazbingh biucinj】

①Gij hezdangz boux dungxbyouq dwg 3.9～7.8 hauzmozwj/swng. ②Buzdauzdangz naihliengh sawqniemh (OGTT sawqniemh): Gwn 75 gwz buzdauzdangz faenj, gwn haeux le 2 diemjcung caeu lwed megcingx daeuj vaqniemh, hezdangz dwg 7.8～11.1 hauzmozwj/swng.

【Ywbingh fuengfap】

Danyw: Mumh haeuxdaeq ndip、mamxmou ndip gak 50 gwz, dujfuzlingz、gaeugat gak 30 gwz, sahsinh 20 gwz.

Guhfap: ① Dwk mamxmou ndip roengz ndaw raemxndat 60 ℃ bae cimq 3 faencung, vaux hwnjdaeuj, cawz seuq lauzhaj caeuq nyinzi baihrog, ronq baenz benq mbang, na daihgaiq dwg 2 hauzmij. ② Aeu raemx hing、laeujhaeux habliengh iep mamxmou 1 siujseiz, dawz okdaeuj bwhyungh. ③ Aeu aen daehbaengzsa cang haeuj sahsinh、gaeugat、dujfuzlingz、mumh haeuxdaeq ndip, cug ndei, caeuq mamxmou iep ndei haenx itheij dwk roengz rek bae dwk raemx cawj cug, cienq raemxdang noengz 900 hauzswng, dawz daehbaengzsa okdaeuj. Moix ngoenz daiq mamxmou itheij faen haet、ngaiz、haemh sam baez gwn.

Ywbingh seizgan: Ndwen ndeu dwg aen liuzcwngz ndeu, lienzdaemh gwn 2 aen liuzcwngz.

Goeng'yauq: Ciengx yaem nyinh sauj, siu ndat gej doeg, gyangqdaemq hezdangz.

【Ywbingh yaugoj】

Cuj neix yw bouxbingh 30 laeh, binghlaeh bouxboux dungxbyouq hezdangz dwg 3.9～7.8 hauzmozwj/swng, buzdauzdangz naihliengh sawqniemh gwn haeux ndaej 2 siujseiz le hezdangz dwg 3.9～6.1 hauzmozwj/swng miz 20 laeh (ciemq 66.7%); gwn haeux ndaej 2 siujseiz le hezdangz dwg 6.1～7.8 hauzmozwj/swng miz 5 laeh (ciemq 16.7%); gwn haeux ndaej 2 diemjcung le hezdangz doekdaemq, hoeng vanzlij hung gvaq roxnaeuz daengjndaej 7.8 hauzmozwj/swng miz 3 laeh (ciemq 10.0%); gwn haeux le hezdangz mbouj doekdaemq miz 2 laeh (ciemq 6.7%).

【Dienjhingz binghlaeh】

Ciz mouj, bouxsai, 55 bi. Aenvih hozhawq lai ndoet、nyouh lai 10 ngoenz cix bae yawjbingh. Bingh raen hozhawq lai ndoet, nyouh lai, mbouj miz heih iek lai gwn, ndangnaek cingqciengz, diuzlinx hoengz, ailinx mbang, meg raeuz. Buzdauzdangz naihliengh gwn haeux 2 siujseiz le hezdangz dwg 9.9 hauzmozwj/swng, gij hezdangz dungxbyouq dwg 6.6 hauzmozwj/swng. Ywdoj duenq dwg binghsiuhat, binghyiengh yaem haw sauj ndat. Yw hab ciengx yaem nyinh sauj, siu ndat cawz daep, gyangq hezdangz. Aeu fuengyw neix yw singhgiz ndeu le, gag rox binghyiengh mbouj miz lo. Aen liuzcwngz ndeu le caz dungxbyouq hezdangz dwg 5.9 hauzmozwj/swng, buzdauzdangz naihliengh sawqniemh gwn haeux ndaej 2 siujseiz hezdangz dwg 7.0 hauzmozwj/swng. 2 aen liuzcwngz le caz dungxbyouq hezdangz dwg 4.3 hauzmozwj/swng, buzdauzdangz naihliengh sawqniemh gwn haeux ndaej 2 siujseiz hezdangz dwg 6.1 hauzmozwj/swng.

【Roxnyinh】

Buzdauzdangz naihliengh gemjdaemq dwg ndaw gvaengh Cunghyihyoz binghnyouhdangz, gij gihbwnj binggih de dwg yaem haw sauj ndat. Ciuq linzcangz cazyawj, seiqseiz gwn gij doxgaiq cix biz cix feih、ndoet laeujget feihnaek daiq lai, dwg deng bingh gij cujyau yenzyinh de, ndigah myaiz lai mbaeq lai hix wnggai dwg aen binggih de. Yienghneix gij fuengfap yw cungj bingh neix dwg ciengx yaem cing huj, nyinh sauj cawz mbaeq vaq myaiz. Ndaw fueng sahsinh ciengx yaem nyinh bwt vaq myaiz; gaeugat ciengx yaem seng raemx nyinh sauj ndat; mumh haeuxyangz ndip cing huj leih mbaeq; dujfuzlingz gej doeg cawz mbaeq; mamxmou baeznaengz heuhguh "hwngzlimou", ndaej bouj bwt nyinh sauj, gwn gaiq bouj gaiq. Seizneix dungvuzyoz saedniemh cwngmingz, caenh gwn mumh haeuxdaeq、sahsinh、gaeugat cungj raen miz gij yungh gyangqdaemq hezdangz yienhda de, yungh daeuj yw gij bingh neix, linzcangz yaugoj yienhda.

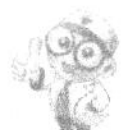

四、消化内科
Seiq、Siudungx Neigoh

如何用药膳调治肠功能紊乱？
Baenzlawz aeu doxgaiqgwn guh yw diuzyw saej goengnaengz luenh？

中医认为，肠功能紊乱的本质是脾虚湿盛，夏季多好发或加重。盛夏，暑热耗伤阴液，以致阴虚津亏，或出汗过多，阳气随汗液而泄，气津两亏，导致脏腑功能失调。冬季，人体代谢相对缓慢，紊乱的机能相对容易恢复平衡，机体虚损的状态更易在冬季调治过程中得到纠正和改善，从根本上治愈疾病，恢复机体的阴阳平衡。下列药膳可供选用。

【芡实大枣花生汤】

用料：芡实 60 克，大枣 15 克，花生仁、红糖各 30 克。

做法：芡实、大枣、落花生仁用清水浸泡 30 分钟后，连同红糖放入砂锅中，加水适量，用小火煮至烂熟即可食用。每日 1 次。

功效：芡实有健脾和胃的作用，落花生仁可补益脾胃，大枣具有补血、益气、生津的功效，三者煮汤食用，具有健脾益气的功效，适合脾气虚弱、食欲不振者食用。

【豆蔻当归炖乌鸡】

用料：白豆蔻、当归各 10 克，葱白、生姜、食盐各适量，乌骨鸡 1 只。

做法：乌骨鸡洗净，除去内脏，将白豆蔻、当归、葱白、生姜放入鸡腹内，将鸡放入砂锅，加清水适量炖至烂熟，食用时加适量食盐调味即可。

功效：具有健脾、调补气血的功效，适用于脾虚腹泻日久导致气血虚弱者食用。

Ywdoj nyinhnaeuz，goengnaengz diuzsaej luenhlablab，gij bonjcaet de dwg mamx haw cumx hoengh，seizhah haengj maenh fat roxnaeuz gya'naek. Seizhwngq，hwngqndat sied sieng raemx yaem，couh cauhbaenz yaem haw raemx hauq，roxnaeuz ok hanh daiq lai，heiqyiengz riengz raemxhanh okdaeuj，heiq raemx song sied，yinxhwnj goengnaengz bwtdaep dungxsaej mbouj doxdaengh. Seizdoeng，ndang vunz doxlawh haemq menh，gihnwngz labluenh couh haemq yungzheih hoizfuk doxdaengh，aenndang deng sonjhaih，gij yienghceij de engq yungzheih youq seizdoeng diuzyw gocwngz ndawde ndaej daengz niujcingq caeuq gaijndei，daj goekgaen bae yw ndei bingh，dauqfuk ndangdaej yaemyiengz doxdaengh. Gij yw lajneix ndaej genj yungh.

【Dang gensiz makcauj nding duhdoem】

Yungh liuh：Gensiz 60 gwz，makcauj nding 15 gwz，duhdoem、dangznding gak 30 gwz.

Guhfap：Gensiz、makcauj nding、duhdoem yungh raemxsaw cimq 30 faencung le，lienz dangznding dwk roengz guvax bae，dwk di raemx le，aeu feiziq cawj daengz naemz couh ndaej gwn lo. Ngoenz gwn baez ndeu.

Goeng'yauq：Gensiz ndaej cangq mamx huz dungx，duhdoem ndaej bouj ik mamx dungx，makcauj nding ndaej bouj lwed、ik heiq、seng raemx，sam cungj cawj dang gwn，ndaej cangq mamx ik heiq，hab boux heiq mamx hawnyieg、boux dungxraeng haenx gwn.

【Dougou hau danghgveih aeuq gaeq noh ndaem】

Yungh liuh：Dougou hau、danghgveih gak 10 gwz，coenghau、hing ndip、gyu gak habliengh，gaeqndokndaem 1 duz.

Guhfap：Swiq seuq gaeqndokndaem，cawz bae dungxsaej，dawz dougou hau、danghgveih、coenghau、hing ndip dwk roengz ndaw dungx gaeq bae，caiq dawz duzgaeq dwk roengz guvax bae，dwk raemx habliengh cawj naemz，dwk di gyu diuzdeih couh ndaej gwn lo.

Goeng'yauq：Ndaej cangq mamx、diuz bouj heiq lwed，hab boux baenz mamx haw oksiq nanz le deng heiq lwed hawnyieg gwn.

怎样用猪肚食疗调治胃冷痛？
Baenzlawz aeu dungxmou guh yw yw dungx nit in？

立春至雨水期间，正是春寒料峭、春雨潇潇时节，此时脾胃十分脆弱，食用猪肚，具有以形补形之功效。

猪肚，即猪的胃部，最常见的是与胡椒搭配，融于一煲，腥味全无，汤煲成后呈乳白色，有暖胃防寒等食疗效果，常用于小儿调治消瘦、脾胃虚泻、尿频遗尿，是乍暖还寒之际的一道家常菜。此外，猪肚还常配以其他食疗药物，如白术、薏苡仁、莲子、陈皮等，把这些中药装入猪肚扎紧后煮熟或蒸熟，是补中益气的药膳。适用于调治脾胃气虚者，症见腹部隐痛、食欲不佳或消化不良、易感疲倦、舌质淡、脉细弱。

材料：胡椒 3 克，猪肚半具，猪碎骨 150 克，生姜 3 片，腐竹 60 克，白果 12 枚。

做法：猪肚反转后彻底冲洗干净内壁滑腻污物，用淀粉或盐搓揉一遍，冲洗后与所有食材一同放入瓦煲，加入 2500 毫升水（约 10 碗），武火煮沸后改文火煲 2.5 小时，加食盐即可服食。

功效：驱寒祛湿，补气健脾，主治胃冷痛。

Laebcin daengz hawxsij geizgan，cingq dwg mwh seizcin nityauyau、fwncin dokbyoegbyoeg，seizneix mamx dungx gig nyieg，gwn dungxmou，ndaej gwn yiengh bouj yiengh.

Dungxmou，couh dwg aen dungx duzmou，gij ceiq ciengz raen de dwg caeuq hozceu dapboiq，itheij aeuq，haeusing siu seuq，baek raemx baenz saekcijhau，ndaej raeuj

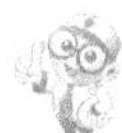

dungx fuengz nit daengj ywbingh yaugoj, ciengz yungh daeuj diuzyw lwgnyez byombyangq、mamx dungx nyieg siq、nyouh lai nyouh raix, dwg gij byaek bingzciengz mwh ngamq raeuj lij nit haenx. Linghvaih, dungxmou lij boiq miz gij ywgwn wnq, lumj bwzsuz、haeuxlidlu、cehmbu、naeng makgam daengj, dawz gij yw neix coq haeuj dungxmou bae cawj cug roxnaeuz naengj cug, dwg ywgwn bouj ndaw ik heiq. Hab yungh youq diuzyw boux mamx dungx heiq haw haenx, bingh raen aendungx inyebyeb、mbouj siengj gwn roxnaeuz dungxraeng、yungzheih naetnaiq、diuzlinx cit、meg saeq nyieg.

Caizliuh: Hozceu 3 gwz, buenq aen dungxmou, ndokmou soiq 150 gwz, hing ndip 3 gep, fucuz 60 gwz, ceh makgingq 12 aen.

Guhfap: Byonj dungxmou le swiq seuq gij hauxuq bangxndaw, aeu mba roxnaeuz gyu nu baez ndeu, dongjswiq le caeuq sojmiz huqgwn itheij dwk roengz guenqvax bae, gya 2500 hauzswngh raemx (daihgaiq 10 vanj), feiz haenq cawj goenj le gaij feiznumq baek 2. 5 diemj cung, dwk gyu couh gwn.

Goeng'yauq: Gyaep nit cawz cumx, bouj heiq cangq mamx, cawj yw dungx gyoetin.

如何用猪肚食疗调治胃下垂?

Baenzlawz aeu dungxmou guh yw daeuj yw dungx doekduengq?

中医认为，胃下垂是中气不足、气虚下陷所致，治疗以补中益气药物为主，并辨证加减用药。下面介绍两款食疗偏方，虽不如药物、手术那样直接起效，但对改善胃下垂症状十分有益。

【黄芪猪肚汤】

原料：猪肚 1 具，黄芪 200 克，陈皮 30 克。

做法：将猪肚去脂膜，洗净；黄芪、陈皮用纱布包好放入猪肚中，用线扎紧。加水文火炖至猪肚熟，加适量调味品，趁热食肚饮汤，分 4 次 2 日服完。服食 5 具猪肚为 1 个疗程。

功效：黄芪猪肚汤可补中气、健脾胃、行气滞、止疼痛，对于中气不足、脾胃虚弱所致胃下垂，颇有调治功效。

【猪肚枣米粥】

原料：猪肚半具，大枣 10 枚，粳米 100 克。

做法：将猪肚洗净切片，下锅微炒，加入大枣、粳米添水煮粥，可酌加食盐调味，空腹服食，每日服 1 次。半个月为 1 个疗程。

功效：猪肚可健脾胃，助消化；大枣和胃养脾，益气安中；粳米补胃气，充胃津。对因胃下垂、脾胃气虚引起的形体消瘦、脘腹胀满、食欲不振、倦怠乏力有促进康复保健之功。

Ywdoj nyinhnaeuz, dungx doekduengq dwg aenvih baenz heiq mbouj gaeuq、heiq haw doekloemq cauhbaenz, aeu bouj yw ik heiq guhcawj, caemhcaiq bienhcingq gya gemj yungh yw. Lajneix gaisau song gvanj sizliuz, yienznaeuz mbouj lumj yw、soujsuz yienghhaenx cigciep hwnj yaugoj, hoeng doiq gaijndei gij yienghsiengq dungx doekduengq gig miz ik.

【Dang vangzgiz dungxmou】

Yienzliuh: Aen dungxmou ndeu, 200 gwz vangzgiz, 30 gwz naeng makgam.

Guhfap: Dawz dungxmou cawz mueg, swiq seuq; vangzgiz、naeng makgam yungh baengzsa bau ndei cuengq roengz dungxmou bae, yungh mae cug gaenj. Gya raemx feiznumq baek daengz dungxmou cug, gya di liuh diuzfeih, swnh ndat gwn dang caeuq dungxmou, faen 4 baez 2 ngoenz gwn liux. Gwn haj aen dungxmou dwg aen liuzcwngz ndeu.

Goeng'yauq: Dang dungxmou vangzgiz, ndaej bouj heiqndaw、cangq mamx dungx、byaij heiq cwk、dingz indot, doiq heiqndaw mbouj cuk、mamx dungx hawnyieg cauhbaenz dungx doekduengq, ndaej diuzyw yaugoj ndei.

【Cuk dungxmou makcauj】

Yienzliuh: Aen dungxmou buenq aen, makcauj 10 aen, haeuxsuen 100 gwz.

Guhfap: Swiq dungxmou seuq ronq gaiq, roengz rek cauj yaep ndeu, gya makcauj、haeuxsuen dwk raemx cawj cuk, ndaej habdangq dwk gyu diuzfeih, dungx iek gwn, ngoenz gwn baez ndeu. Buenq ndwen dwg aen liuzcwngz he.

Goeng'yauq: Dungxmou ndaej cangq mamx dungx, bangcoh siuvaq; makcauj hung huz dungx ciengx mamx, ik heiq onj ndaw; haeuxsuen bouj heiq dungx, bouj raemx dungx. Doiq cungj aenvih dungx doekduengq、mamx dungx heiq haw yinxhwnj ndang byombyangq、dungxraeng dungxciengq、mbouj haengj gwn、naiq mbouj miz rengz ndaej coicaenh fukcangq baujgen.

怎样用藕粉加云南白药调治食管炎?
Baenzlawz aeu mba'ngaeux caeuq yinznanz bwzyoz daeuj yw sizgvanjyenz?

取纯藕粉15克,云南白药1克。将藕粉加入少许清水和匀后煮熟成糊状,调入云南白药粉,拌匀即成白药藕粉糊。患者低头含一口,仰头咽下;再含一口,头偏向左侧咽下;再含一口,头偏向右侧咽下;再含一口,低头咽下;剩余者,仰头咽毕。这样可使药物充分作用于患处。1小时内不饮水,每日2次,以午餐后和晚间睡前服食效果最佳,连用1周。本方可清热生津、和胃止痛、生肌止血,适用于调治食管炎,食管后壁灼热疼痛,进食尤甚,泛酸、口干口苦等症状。

Aeu mba'ngaeux 15 gwz, yinznanz bwzyoz 1 gwz. Aeu mba'ngaeux gyaux di raemx ndau yinz le cawj cug baenz giengh, gya di mba yinznanz bwzyoz, gyaux yinz couh baenz

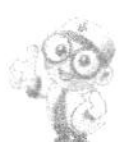

giengh mba'ngaeux bwzyoz. Bouxbingh ngaem gyaeuj hamz gaemz ndeu, ngiengx gyaeuj ndwnj roengzbae; caiq hamz gaemz ndeu, gyaeuj ngeng gvaq baihswix ndwnj roengzbae; caiq hamz gaemz ndeu, gyaeuj ngeng coh baihgvaz ndwnj roengbae; caiq hamz gaemz dem, ngaem gyaeuj ndwnj roengzbae; gij lij lw de, ngiengx gyaeuj ndwnj liux. Yienghneix ndaej hawj yw cungfaen cozyungh haeuj gizbingh. Youq diemjcung ndawde mbouj ndoet raemx, moix ngoenz 2 baez, gwn haeuxringz sat le caeuq gyanghaemh yaek ninz seiz gwn ceiq ndei, lienz yungh aen singhgiz ndeu. Aen danyw neix ndaej siu huj seng raemx、huz dungx dingz dot、maj noh dingz lwed, hab yungh youq diuzyw roenhaeux in, roen haeux bangxlaeng ndat lumj feiz insep, gwn doxgaiq engqgya youqgaenj, wij soemj、bak hawq bak haemz daengj binghyiengh.

如何用食疗分型调治慢性胆囊炎?

Baenzlawz aeu doxgaiqgwn guh yw faenhingz diuzyw danjnangzyenz binghnaiq?

慢性胆囊炎是临床上胆囊疾病中最常见的一种，临床表现多不典型，亦不明显。平时可能经常有右上腹部隐痛、腹胀、嗳气、恶心和厌食油腻食物等消化不良症状，有的病人则感右肩胛下、右腰等处隐痛。慢性胆囊炎的治疗要依据起病的因素及合并症等因人而异，针对具体病情，采取适当灵活的治疗原则。患者的膳食，应根据病情给予低脂肪、低胆固醇的半流质食物或低脂肪、低胆固醇的软食。中医将该病分为四种证型辨证论治，患者可根据症状，辨别选用以下食疗方。

【饮食停滞型】

症见胁肋疼痛，胃脘胀满，或恶心欲吐，大便不爽，苔厚腻。

胡椒砂仁肚：胡椒、砂仁各 10 克，生姜 15 克，大枣 5 枚，猪肚 1 具，食盐适量。胡椒、砂仁、猪肚洗净，大枣去核，胡椒、砂仁研粉，生姜切细。诸药纳入猪肚中，加水适量，小火炖熟服食，2 日 1 次。

【肝气犯胃型】

症见胁肋胀痛，胃脘胀满，嗳气频繁，大便不畅，每因情志因素而疼痛发作。

陈皮槟榔块：陈皮 20 克，槟榔 200 克，丁香、草豆蔻、砂仁各 10 克。将诸药洗净，放入锅中。加清水适量，大火煮沸后，转小火慢煮，煮至药液干后，停火候冷。待药物冷后，将槟榔取出，用刀切成黄豆大小的碎块备用。每次饭后含服少许槟榔碎块。

【肝胃郁热型】

症见胁肋灼痛，胃脘胀满灼痛，烦躁易怒，泛酸，口干口苦，舌质红，苔黄，脉弦或数。当以疏肝泄热、行气止痛为治。

牛蒡子炒肉丝：牛蒡子 10 克，猪瘦肉 150 克，胡萝卜丝 100 克，调味品适量。将牛蒡子水煎取汁备用。猪肉洗净切丝，用牛蒡子煎液加淀粉等调味。锅中放油烧热后，下肉丝爆炒，后下胡萝卜丝及调味品，炒熟即成，每日服食 1 次。

【瘀血停滞型】

症见胁肋刺痛，痛有定处而拒按，胃脘胀满疼痛，舌质紫暗，脉涩。

山楂三七粥：山楂 10 克，三七 3 克，粳米 50 克，蜂蜜适量。将三七研为粉末，取山楂、粳米煮粥，待沸时调入三七粉、蜂蜜，煮至粥熟，每日 1 次，早餐时服食。

Danjnangzyenz binghnaiq dwg gwnz linzcangz cungj bingh mbei ceiq ciengzraen ndeu，linzcangz biujyienh dingzlai mbouj denjhingz，hix mbouj yienhda. Bingzseiz ciengz miz donh dungx baihgwnz mbiengj baihgvaz dungx in yebyeb、dungxraeng、saekwk、rubmyaiz caeuq mbwq gwn gijgwn youznywnx daengj binghyiengh dungx mbouj siu，mizmbangj vunzbingh cix roxnyinh in youq giz laj mbaq baihgvaz、hwet baihgvaz daengj. Yw danjnangzyenz binghnaiq，aeu ciuq gij yinhsu fatbingh caeuq gij bingh gyonjgyoeb daengj yawj vunz yungh yw，yawj gidij binghcingz，aeu habdangq lingzvued bae genj gij ywbingh yenzcwz. Gijgwn byaek haeux bouxbingh，wnggai gaengawq binghcingz hawj gijgwn youzlauz noix、danjgucunz noix roxnaeuz gijgwn unq saw youzlauz noix、danjgucunz noix. Ywdoj dawz cungj bingh neix faen guh seiq cungj cwnghingz nyinh cingq lwnh yw，bouxbingh ndaej gaengawq binghyiengh，nyinhsenj yungh doengh fueng doxgaiqgwn guh yw lajneix.

【Dajgwn dingz hingz】

Bingh raen ndoksej indoet，dungxraeng dungxciengq，roxnaeuz rubmyaiz，okhaex mbouj sangj，ngawhlinx na nywngh.

Hozceu sahyinz dungxmou：Hozceu、sahyinz gak 10 gwz，hing ndip 15 gwz，makcauj 5 aen，aen dungx mou ndeu，gyu habliengh. Hozceu、sahyinz、dungxmou swiq seuq，makcauj cawz ngveih，hozceu、sahyinz nienj mba，hing ndip ronq mienz. Gak cungj yw cuengq haeuj ndaw dungxmou，gya raemx hababliengh，feiznumq aeuq cug gwn，2 ngoenz guh baez ndeu.

【Heiq daep famh dungx hingz】

Bingh raen hez bangxaek in，dungxraeng rim dungx，saekwk lai，okhaex mbouj swnh，moix aenvih cingzeiq yinhsu cix in fatbingh.

Naeng makgam maklangz：Naeng makgam 20 gwz，maklangz 200 gwz，dinghyangh、caujduh、sahyinz gak 10 gwz. Swiq gak cungj yw seuq，dwk roengz ndaw rek bae. Gya raemx hababliengh，feizhaenq cawj goenj le，cienj feiznumq menh cawj，cawj daengz raemxyw hawq le，dingz feiz caj caep. Caj yw caep le，dawz maklangz okdaeuj，yungh cax ronq baenz gaiq soiq lumj naed duhhenj hung iq bwhyungh. Moix baez gwn haeux sat le hamz gwn di maklangz soiq.

【Daep dungx aeng hingz】

Bingh raen rikdungx inmanh，dungx bongq rim inmanh，sim fanz heih hozgaek，wij soemj，bak hawq bak haemz，linx hoengz，ngawhlinx henj，meg gaenj roxnaeuz soq. Wngdang aeu soeng daep siu ndat、hengz heiq dingz dot daeuj yw.

Ceh nywjbed cauj nohsei：Ceh nywjbed 10 gwz，nohmou cing 150 gwz，sei lauxbaeghoengz 100 gwz，boiqliuh hababliengh. Aeu raemx niuzbangswj cienq aeu

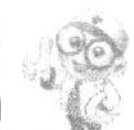

raemxyw bwhyungh. Nohmou swiq seuq ronq sei, aeu niuzbangswj cienq raemx gya denfwnj daengj diuzfeih. Ndaw rek dwk youz coemh ndat le, dwk nohsei bauqcauj, doeklaeng dwk sei lauxbaeghoengz caeuq boiqliuh, cauj cug couh baenz, moix ngoenz gwn baez ndeu.

【Lwed saek dingz hingz】

Bingh raen rikdungx in, gizin dingh youq giz ndeu cix naenx mbouj ndaej, dungxraeng ciengq rim indot, diuzlinx loq amq, meg saep.

Souh sanhcah samcaet: Sanhcah 10 gwz, dienzcaet 3 gwz, haeuxsuen 50 gwz, dangzrwi habliengh. Dawz dienzcaet nienj mba, aeu sanhcah、haeuxsuen cawj cuk, caj goenj dwk mba dienzcaet、dangzrwi, cawj daengz cuk cug, ngoenz gwn baez ndeu, mwh ngaizromh gwn.

怎样通过辨证分型食疗调治胃溃疡?

Baenzlawz daj nyinh cingq faenhingz doxgaiqgwn guh yw daeuj diuzyw dungx mieg?

胃溃疡和十二指肠溃疡都是临床上的常见病、多发病之一，且复发率很高。中医辨证分型食疗对调治胃溃疡、十二指肠溃疡有较好的疗效。

【寒邪犯胃型】

患者常表现为胃脘疼痛并突然发作，受寒加剧，得温痛减，畏寒喜暖，口不渴，喜热饮热食，小便清长等。治疗宜散寒止痛。

处方：高良姜、干姜各 10 克，粳米 100 克。粳米先熬粥，快熟时加入高良姜和干姜，再煮 15 分钟即可，去药渣温热服食。

【食滞胃脘型】

常表现为胃脘胀痛，嗳腐吞酸，恶心，吐宿食，吐后胀痛缓解，厌食。治疗宜消食导滞，理气止痛。

方一：槟榔 12 克（打碎），炒莱菔子 10 克，陈皮、绿茶各 5 克，水煎代茶饮服。

方二：山楂（干品）8 枚，加水 500 毫升煎煮 15 分钟，每日饭后饮用，连续 3 日。

【胃热炽盛型】

常表现为胃脘灼热疼痛，喜冷饮冷食，口臭，牙龈出血，小便色黄而短少。治疗宜泻胃火。

处方：莲藕 100 克，大鸭梨 1 个，分别切成小块榨汁，然后混匀两种汁饮用。每日 1 次，空腹服用，连服 3 日。

【脾胃虚寒型】

常表现为胃脘隐痛，喜暖喜按，遇寒痛甚，受凉、劳累易发病。常伴有面色萎黄，纳食减少，神疲乏力，或手足不温，大便稀薄等。治疗宜温中散寒，健脾暖胃。

方一：草果 1 枚（打碎），黑胡椒粉 5 克，猪肚 1 具。草果和黑胡椒粉放入洗干净的猪肚中，用文火煲汤，食猪肚饮汤，隔日 1 次。连用 5 日为 1 个疗程。

方二：莲子 15 克，干姜 8 克，莲藕、粳米各 50 克。莲子去心，莲藕削皮切薄片，干姜洗净，与粳米同入锅熬粥食用，每日 1 次，连续食用 2 周。

【胃阴亏虚型】

常表现为胃脘隐痛或灼痛，口干咽燥，或饥不欲食，大便干结，舌红少苔。治疗宜养阴益胃。

方一：麦门冬 15 克，银耳 20 克（提前泡发），熬成汤食用。每日 1 次，7 日为 1 个疗程。

方二：麦门冬、天门冬各 10 克，与粳米 50 克熬粥服食。每日 1 次，连续服食 2 周。

Dungxin dungxmieg caeuq cibngeihcijcangz in mieg cungj dwg gwnz linzcangz cungj bingh ciengz raen、baenzbingh lai ndeu，caemhcaiq fukfat gig sang. Ywdoj nyinh cingq faenhingz doxgaiqgwn guh yw doiq diuzyw dungxin dungxmieg、cibngeihcijcangz in mieg miz ywyauq haemq ndei.

【Nit sez famh dungx hingz】

Bouxbingh ciengz biujyienh baenz dungxin caemhcaiq sawqmwh fatbingh，deng nit gya haenq，ndaej raeuj in gemj，lau nit haengj raeuj，bak mbouj hozhawq，haengj ndoet ndat gwn ndat，nyouh saw raez daengj. Yw de wng sanq nit dingz in.

Danyw：Ginghndoengz、hing sauj gak 10 gwz，haeuxsuen 100 gwz. Haeuxsuen cawj cuk，mwh yaek cug gya ginghndoengz caeuq hing sauq，caiq cawj 15 faencung couh ndaej，cawz nyaqyw raeujrubrub gwn.

【Gwn dingz cwk dungxraeng hingz】

Ciengzseiz biujyienh baenz dungxraeng ciengq in，wij gyaeqhonz ndwnj soemj，rubmyaiz，rueg gijgwn gvaqhwnz，rueg le ciengq dot hoizsoeng，mbwq gwn. Yw wnggai siu gwn yinx nywngh，leix heiq dingz in.

Dan it：Maklangz 12 gwz（dub soiq），ceh lauxbaeg ceuj 10 gwz，naengmakgam、cazloeg gak 5 gwz，raemx cienq dang caz gwn.

Dan ngeih：Sanhcah（sauj）8 aen，aeu 500 hauzswngh raemx cienq 15 faencung，ngoenznaengz gwn haeux le ndoetgwn，lienzdaemh 3 ngoenz.

【Dungx hujhwngq hoengh hingz】

Ciengzseiz biujyienh baenz dungxraeng ndat in，haengj ndoet gyoet gwn gyoet，bak haeu，nohheuj ok lwed，saek nyouh henj dinj. Yw hab siu dungx ndat.

Danyw：Ngaeux 100 gwz，makleiz bit hung aen ndeu，gak cungj gak ronq baenz gaiq iq caq raemx，doeklaeng gyaux yinz song cungj raemx gwn. Moix ngoenz baez ndeu，mwh dungxbyouq gwn，lienz gwn 3 ngoenz.

【Mamx dungx haw nit hingz】

Ciengz biujyienh baenz dungxraeng inyebyeb，haengj raeuj haengj naenx，nyangz nit in youqgaenj，dwgliengz、dwgrengz baeg heih fatbingh. Ciengz buenx miz naj reuq henj，gwn haeux gemjnoix，saenz baeg naetnaiq，roxnaeuz fwngz din mbouj raeuj，

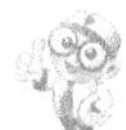

haexsiq noix daengj. Ywbingh wnggai raeuj ndaw sanq nit，cangq mamx raeuj dungx.

Danyw it：Caujgoj aen ndeu (dub soiq)，mba hozceu ndaem 5 gwz，dungxmou aen ndeu. Caujgoj caeuq mba hozceu ndaem cuengq haeuj ndaw dungxmou swiq seuq，hai feiznumq aeuq dang，gwn dungxmou gwn dang，gek ngoenz baez ndeu. Lienz yungh 5 ngoenz guh aen liuzcwngz ndeu.

Danyw ngeih：Cehmbu 15 gwz，hing sauj 8 gwz，ngaeux、haeuxsuen gak 50 gwz. Cehmbu cawz sim，ngaeux dat naeng ronq baenz vengq，hing sauj swiq seuq，caeuq haeuxsuen doengz roengz gu cawj cuk gwn，moix ngoenz baez ndeu，lienzdaemh gwn 2 aen singhgiz.

【Dungx yaem veihaw hingz】

Ciengzseiz biujyienh baenz dungxraeng inyebyeb roxnaeuz inbyangj，bak sauj hozhawq，roxnaeuz dungx iek mbouj ngah gwn，okhaex gengndongj，diuzlinx hoengz ngawh noix. Yw hab ciengx yaem ik dungx.

Danyw it：Megdoeng 15 gwz，raetngaenz 20 gwz (sien cimq fat gonq)，cienq baenz dang gwn. Moix ngoenz baez ndeu，7 ngoenz guh aen liuzcwngz ndeu.

Danyw ngeih：denhungh、denhungh gak 10 gwz，caeuq haeuxsuen 50 gwz ngauz cuk gwn. Ngoenz gwn baez ndeu，lienzdaemh gwn 2 aen singhgiz.

五、风湿科
Haj、Gohfungcaep

名老中医怎样用药酒方治风湿痹痛?

Canghywgeq Ywdoj mizmingz baenzlawz aeu fueng laeujyw daeuj yw fungcaep inmaz?

中药的用法分内服和外用两法，内服法的剂型又分为汤、丸、散、膏、露、酒等，适用范围较广。“酒”即指药物泡酒使用。根据临床经验，湖北省鄂州市名老中医许德甫主任医师自拟的杞仲方泡酒治风湿痹痛，疗效显著，现介绍如下。

药物组成：枸杞子、鸡血藤、桑寄生各100克，川杜仲、宣木瓜、五加皮各80克。

制法：将上药放入干净器皿中，用5000毫升白酒浸泡，封口。半个月后加入冰糖100克，再浸泡半个月即可饮用。浸泡时间在一年以上效果更好。

用法：每次饮服15～30毫升，每日1次，饭前将药酒温热服用。

功效：补肝肾，强筋骨，除风湿，通经络。

主治：风湿痹痛，筋脉挛急，腰膝酸软，也可用于养生保健。

方中枸杞子滋肾益精、补肝明目，鸡血藤活血舒筋，杜仲、桑寄生补肝肾、强筋骨，五加皮、宣木瓜祛风湿、舒筋骨。此药酒口味醇正，既可治病，也可养生保健。但有胃肠病、肝病、糖尿病、高血压病、肿瘤等应禁酒的患者，以及内热炽盛、阴虚火旺者禁用。

Yunghfap Ywdoj faen gwn ndaw caeuq yungh rog song fap，gij hingz yw gwn ndaw youh faen baenz dang、yienz、mba、gau、raemx、laeuj daengj，habyungh fanveiz haemq gvangq. “Laeuj” couh dwg aeu yw cimq laeuj daeuj yungh. Ciuq gij gingniemh linzcangz，Huzbwz Swngj Ngozcouh Si lauj Ywdoj Hij Dwzfuj cujyin yihswh mizmingz gag guh danyw gijcung cimq laeuj yw fungcaep inmaz，yw yaugoj gig ndei，seizneix gaisau youq lajneix.

Yw gyoebbaenz：Ceh gaeujgij、gaeulwedgaeq、gosiengz gak 100 gwz，conhducung，senhmuzgvah、go'nguxcauj（gocijcwz）gak 80 gwz.

Guhfap：Dwk gij yw gwnzneix roengz ndaw omqmeng bae，aeu 5000 hauzswngh laeujhau cimq，fung bak. Gvaq buenq ndwen le gya 100 gwz dangzrin，caiq cimq buenq ndwen couh ndaej gwn. Gij seizgan cimq bi ndeu doxhwnj yaugoj engq ndei.

Yunghfap：Moix baez gwn 15～30 hauzswngh，ngoenz baez ndeu，gwn haeux gaxgonq raeuj laeujyw gwn.

Goeng'yauq：Bouj daep mak，cangq ndokndang，cawz fungcaep，doeng meg.

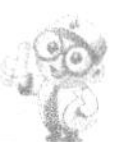

Cawj yw: Fungcaep inmaz, nyinzmeg geuj gip, hwet gyaeujhoq unq, hix ndaej aeu daeuj ciengx ndang baujgen.

Ndaw dan ceh gaeujgij nyinh mak ik cing、bouj daep singj da, gaeulwedgaeq doeng lwed soeng nyinz, ducung、gosiengz bouj daep mak、cangq nyinzndok, go'nguxcauj、senhmuzgvah cawz fungcaep、soeng nyinzndok. Gij laeujyw neix feih swnhcingq, gawq ndaej ywbingh, hix ndaej ciengx ndang baujgen. Hoeng boux miz binghdungxsaej、binghdaep、bingh nyouh dangz、binghhezyaz sang、baenzfoeg daengj doengh cungj vunzbingh wnggai gimq laeuj neix, caeuq boux ndaw ndat oemq hoengh、yaem haw huj hoengh gimq yungh.

怎样用药膳防治痛风?

Baenzlawz aeu doxgaiqgwn guh yw fuengzyw dungfungh?

合理的饮食治疗在一定程度上可对痛风起到缓解病情、延长发作间期、降低并发症等作用。下列药膳可供选用。

【灵仙木瓜饮】

威灵仙 15 克，宣木瓜 12 克，白砂糖适量。将威灵仙、宣木瓜放入砂锅加水煎汤约 300 毫升，加白砂糖适量。每日分 2 次服用。适用于调治四肢多关节肿胀疼痛、屈伸不利的痛风患者。

【马齿苋薏仁粥】

马齿苋、生薏苡仁各 30 克，粳米 100 克，白砂糖适量。马齿苋、生薏苡仁与粳米同煮粥，熟后加入适量白砂糖调匀，即可食用。分 2 次服，1 日服完。经常服用。可用于关节红肿热痛明显的急性期痛风辅助治疗。

【寄生桑枝茶】

桑寄生 5 克，桑枝 3 克。将桑寄生、桑枝洗净后切成碎片。加沸水冲泡后加盖闷 10 分钟即成。代茶频饮。一般可连续冲泡多次。每日 1 剂，可用于调治年老体虚、正气不足而见病痛迁延的痛风患者。

Hableix dajgwn ywbingh, youq itdingh cingzdoh gwnzde ndaej doiq dungfungh miz hoizsoeng binghcingz、ragraez geiz fatseng、gyangqdaemq bingh bingfat daengj cozyung. Gij yw lajneix ndaej genj yungh.

【Dang lingzsenh muzgvah】

Veihlingzsenh 15 gwz, senhmuzgvah 12 gwz, begdangz habliengh. Dawz veihlingzsenh、senhmuzgvah dwk roengz guvax bae gya 300 hauzswngh raemx cienq dang, gya begdangz habliengh. Moix ngoenz faen 2 baez gwn. Hab yungh youq boux binghdungfungh diuzyw seiq guengq lai hoh foeg in、hoet iet mbouj leih.

【Cuk byaekiemjsae haeuxlidlu】

Byaekiemjsae、haeuxlidlu ndip gak 30 gwz, haeuxsuen 100 gwz, begdangz habliengh. Byaekiemjsae、haeuxlidlu ndip caeuq haeuxsuen doengz cawj cuk，cug le dwk begdangz habliengh heuz yinz，couh ndaej gwn lo. Faen 2 baez gwn，ngoenz ndeu gwn sat. Ciengzseiz gwn. Ndaej yungh daeuj bangbouj yw gij dungfungh geiz gipsingq hohndok hoengzfoeg in ndat mingzyienj haenx.

【Caz gosieng nye sangh】

Gosiengz 5 gwz，nye sangh 3 gwz. Dawz gosiengz、nye sangh swiq seuq cab baenz benq soiq. Gya raemxgoenj cung cimq le goeb fa oemq 10 faencung couh baenz. Dang caz deih gwn. Itbuen ndaej lienzdaemh cung cimq lai baez. Moix ngoenz 1 fuk，ndaej yungh daeuj diuzyw bouxbingh dungfungh nienzgeij geq ndangdaej haw、cingqheiq mbouj cuk youh raen gizin senj giz.

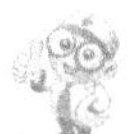

六、肝脏科
Roek、Gohaen'daep

怎样用药粥调治肝炎？
Baenzlawz aeu cukyw diuzyw binghdaep?

肝炎主要包括甲型肝炎、乙型肝炎、丙型肝炎、丁型肝炎、戊型肝炎等类型。其中，乙型肝炎和丙型肝炎对人体危害最大，可导致肝硬化和肝癌等严重的并发症。肝炎患者，尤其是有转氨酶升高、黄疸、食欲不振、恶心、呕吐、厌油腻等症状的肝炎患者，其消化系统的功能常会出现不同程度的减退。此类患者若服食鱼等难以消化的食物或高营养蛋白质粉，就可能出现烧心、嗳气、呃逆、吞酸、上腹闷胀、双肋胀痛、腹泻、便秘等胃肠道消化功能失调的症状。因此，肝炎患者应常吃一些清淡适口、不油腻、具有调和脾胃、提高免疫力作用的药粥进行调治。不同类型的肝炎患者应根据自己的病情选用不同的药粥进行调治，具体的分型及药粥制法如下。

（1）急性肝炎患者

急性肝炎患者若出现全身发黄的症状，可选用茵陈栀子仁粥进行调治。其方药组成：茵陈 30 克，栀子仁 3 克，粳米 60 克，白砂糖少许。将上述药物一起入锅，加适量的清水熬煮至粳米熟烂，去药渣，调入白砂糖即成，可随意服用。此方具有清热解毒的功效。

急性肝炎患者若出现消化不良的症状，可选用山楂麦芽粥进行调治。其方药组成：山楂、炒麦芽、粳米粉各 30 克，红砂糖适量。将山楂去核，磨成粗粉，与炒麦芽、粳米粉、红砂糖一起入锅，加适量的清水煮成粥糊即成，可随意服用。此方具有健脾消食的功效。

（2）慢性肝炎患者和乙肝、丙肝病毒携带者

慢性肝炎患者和乙肝、丙肝病毒携带者若出现病情反复发作，逐渐加重的情况，可选用垂盆草粥进行调治。其方药组成：垂盆草 30 克，粳米 60 克。将垂盆草、粳米入锅，加适量的清水熬煮至粳米熟烂即成，可随意服用。此方具有清热解毒、降酶、利湿的功效。

此类患者若出现腹泻的症状，也可选用马齿苋芡实粉粥进行调治。其方药组成：鲜马齿苋 30 克，芡实、怀山药、扁豆、莲子各 10 克。将后 4 味药一起磨成细粉，与马齿苋一同入锅，加适量的清水熬煮 30 分钟即成，可随意服用。此方具有健脾、解毒的功效。

（3）肝炎合并脂肪肝的患者

肝炎患者若合并脂肪肝，可选用山楂神曲粥进行调治。其方药组成：山楂粉 20 克，神曲 15 克，粳米 50 克，木糖醇适量。将上述前 3 种材料一起入锅，加适量的清水熬煮

至粳米熟烂，调入木糖醇即成，可随意服用。此方具有疏肝理气、活血化瘀、降血脂的功效。

此类患者的体型若较胖，也可选用杏仁陈皮粥进行调治。其方药组成：甜杏仁 10 克，陈皮 6 克，薏苡仁 50 克。将薏苡仁用清水浸泡一夜之后，与甜杏仁、陈皮一起入锅，加适量的清水熬煮至薏苡仁熟烂即成，可随意服用。此方具有除湿、化痰、祛瘀、减肥的功效。

（4）肝炎合并早期肝硬化的患者

肝炎患者若合并有早期肝硬化或脾肿大，可选用桃仁红花粥进行调治。其方药组成：桃仁（去皮尖）15 克，红花 6 克，粳米 50 克。将上述材料一起入锅，加 500 毫升的清水熬煮至粳米熟烂即成，可随意服用。此方具有活血化瘀的功效。

此类患者若出现腹水症状，可选用猪肚白术生姜粥进行调治。其方药组成：猪肚 1 具，白术 60 克，生姜 45 克，槟榔 1 枚，粳米 80 克，食盐及葱各少许。将白术、生姜、槟榔装入猪肚中。将此猪肚入锅，加适量的清水略煮一会，撇掉浮油，加入粳米熬煮至粥熟，调入食盐及葱即成，可随意服用。此方具有健脾益气、利水消肿的功效。

Ganhyenz cujyau baudaengz gyazhingz ganhyenz、yizhingz ganhyenz、bingjhingz ganhyenz、dinghhingz ganhyenz、vuhingz ganhyenz daengj loihhingz. Ndawde，yizhingz ganhyenz caeuq bingjhingz ganhyenz doiq ndang vunz haih ceiq daih，ndaej cauhbaenz daep ndongj caeuq daep aiz daengj doengh cungj binghcaemhfat youqgaenj. Bouxbingh ganhyenz，daegbied dwg bouxbingh ganhyenz miz conjanhmeiz swng sang、vuengzbiu、mbouj gwn ngah、rubmyaiz、rueg、mbwq youznywnx daengj binghyiengh，gij goengnaengz siu caemhndwn ciengzseiz miz mbouj doengz cingzdoh gemjdoiq. Cungj bouxbingh neix danghnaeuz gwn gijgwn bya daengj nanz siuvaq roxnaeuz mba yingzyangj danbwzciz lai，couh aiq okyienh binghyiengh siusim、saekwk、wzniz、ndwnjsoemj、dungxraeng、song hez ciengq in、dungxsiq、haexgaz daengj roen dungxsaej siuvaq goengnaengz saetdiuz. Vihneix，boux bingh ganhyenz wngdang ciengzseiz gwn di cukyw citdamh hab bak、mbouj nywnx、miz diuzhuz mamxdungx、daezsang menjyizliz haenx daeuj yw. Bouxbingh ganhyenz mbouj doengz loihhingz wnggai gaengawq gij binghcingz bonjfaenh bae senjyungh cukyw mbouj doengz daeuj yw，gij faen yiengh gidij caeuq guhhfap cukyw youq lajneix.

（1）Bouxbingh ganhyenz gipsingq

Bouxbingh ganhyenz gipsingq danghnaeuz raen gij binghyiengh daengx ndang fat henj，ndaej senj yungh cuk go'ngaihndingj ceh vuengzgae daeuj diuzyw. Danyw gyoebbaenz：Go'ngaihndingj 30 gwz，vuengzgae 3 gwz，haeuxsuen 60 gwz，begdangz di ndeu. Aeu gij yw gwnzneix itheij roengz gu，gya raemx habliengh cawj daengz haeuxsuen naemz，vut nyaqyw，dwk begdangz couh baenz，ndaej seizbienh gwn. Danyw neix ndaej siu ndat gej doeg.

Bouxbingh ganhyenz gipsingq danghnaeuz okyienh binghyiengh dungxraeng，ndaej

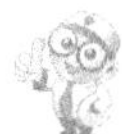

senj yungh cuk sanhcah megngaz daeuj diuzyw. Danyw gyoebbaenz: Sanhcah、megngaz cauj、mba haeuxsuen gak 30 gwz, dangzsa nding habliengh. Dawz sanhcah cawz ngveih, ngenz baenz mba co, caeuq megngaz cauj、mba haeuxsuen、dangzsa nding itheij dwk roengz ndaw gu, gya raemx habliengh cawj baenz souhhoz couh ndaej, ndaej seizbienh gwn. Fuengyw neix miz gij goeng'yauq cangq mamx siu gwn.

(2) Bouxbingh ganhyez menhsingq caeuq boux daiq binghdoeg yizganh、bingjganh

Bouxbingh ganhyenz menhsingq caeuq boux daiq binghdoeg yizganh、bingjganh, danghnaeuz raen miz binghcingz fanfoek fatbingh, gij cingzgvang cugciemh gya'naek, ndaej senj yungh cuk cuizbwnzcauj daeuj yw. Danyw goebbaenz: Nyafaengzbengj 30 gwz, haeuxsuen 60 gwz. Dwk nyafaengzbengj、haeuxsuen roengz gu, gya raemxsaw habliengh cawj daengz haeuxsuen naemz couh ndaej gwn, ndaej seizbienh gwn. Danyw neix miz gij goeng'yauq cing huj gej doeg、gyangqdaemq meiz、leih cumx.

Loih vunzbingh neix danghnaeuz ok binghyiengh dungxsiq, hix ndaej senj aeu cuk faenjmienz byaekiemjsae genqsiz diuzyw. Danyw gyoebbaenz: Byaekiemjsae ndip 30 gwz, genqsiz、maenzcienz、duhbenj、cehmbu gak 10 gwz. Dawz 4 cungj yw doeklaeng itheij ngenz baenz mba, caeuq byaekiemjsae itheij roengz gu, dwk raemxsaw habliengh cawj 30 faencung couh baenz, ndaej seizbienh gwn. Fuengyw neix miz gij goeng'yauq cangq mamx、gej doeg.

(3) Bouxbingh ganhyenz gyonjgyoeb binghdaeplauz lai

Bouxbingh ganhyenz danghnaeuz gyonjgyoeb binghdaeplauz lai, ndaej senj yungh cuk maksanhcah sinzgiz daeuj diuzyw. Danyw gyoebbaenz: Mba sanhcah 20 gwz, sinzgiz 15 gwz, haeuxsuen 50 gwz, muzdangzcunz habliengh. Dawz 3 cungj caizliuh gonq gwnzneix itheij haeuj gu, gya raemxsaw habliengh cawj daengz haeuxsuen yungz, dwk muzdangzcunz roengzbae couh baenz, ndaej seizbienh gwn. Danyw neix miz gij goeng'yauq so daep leix heiq、doeng lwed vaq cwk、gyangq hezcih.

Doengh cungj vunzbingh neix danghnaeuz aenndang haemq biz, hix ndaej senj aeu cuk ngveih makgingq naeng makgam bae diuzyw. Danyw gyoebbaenz: Ngveih makgingq diemz 10 gwz, naeng makgam 6 gwz, haeuxlidlu 50 gwz. Aeu haeuxlidlu yungh raemxsaw cimq haemh ndeu le, caeuq ngveih makgingq diemz、naeng makgam itheij roengz gu, dwk raemxsaw habliengh cawj daengz haeuxlidlu cugyungz couh baenz, ndaej seizbienh gwn. Danyw neix miz gij goeng'yauq cawz cumx、vaq myaiz、siu cwk、gemj biz.

(4) Bouxbingh ganhyenz gyonjgyoeb geizcaeux binghdaepndongj

Bouxbingh ganhyenz danghnaeuz gyonjgyoeb miz geizcaeux binghdaepndongj roxnaeuz aenmamx foeg hung, ndaej senj yungh cuk ngveih makdauz vahoengz daeuj diuzyw. Danyw gyoebbaenz: Ngveih makdauz (cawz byainaeng) 15 gwz, vahoengz 6 gwz, haeuxsuen 50 gwz. Dwk gij caizliu gwnzneix itheij haeuj gu, gya 500 hauzswngh raemxsaw cawj daengz haeuxsuen cugyungz couh baenz, ndaej seizbienh gwn. Fuengyw neix miz gij goeng'yau doeng lwed vaq cwk.

Loih vunzbingh neix danghnaeuz raen binghyiengh dungx raemx, ndaej senj yungh cuk dungxmou bwzsuz hing ndip diuzyw. Danyw gyoebbaenz: Aen dungxmou ndeu, bwzsuz 60 gwz, hing ndip 45 gwz, binhlangz aen ndeu, haeuxsuen 80 gwz, gyugwn caeuq coeng it gak it di. Dawz bwzsuz、hing ndip、maklangz oet haeuj dungxmou bae. Cuengq aen dungxmou neix roengz rek, dwk raemxsaw habliengh cawj yaep ndeu, cawz bae youzfouz, gya haeuxsuen cawj daengz cuk cug, dwk gyu caeuq coeng couh baenz, ndaej seizbienh gwn. Fuengyw neix miz gij goeng'yauq cangq mamx ik heiq、leih raemx siu foeg.

怎样用鸡冠花食疗调治肝硬化腹水?
Baenzlawz aeu valinzgaeq guh yw diuzyw binghdaepndongj raemxguj?

鸡冠花由于其花形酷似鸡冠，因此有“花中之禽”的美誉。中医以其入药的部分是花和种子。不同颜色的鸡冠花，其功效是不同的。如红色的鸡冠花功效偏重于清热利湿，它还入血分，治赤白带；而白色的鸡冠花则以渗湿清热为主，专治白带；种子则有清肝明目之功效，对目赤肿痛、翳障等症有很好的治疗效果。

鸡冠花还有养肝的功效。《玉楸药解》记载，鸡冠花“入足厥阴肝经”，可见它对肝病也有一定的调养作用。常见的肝硬化腹水，用鸡冠花治疗就很有效果。

具体方法：取白鸡冠花 20 克，猪肝 100 克。将白鸡冠花摘成小朵，然后装入纱布袋内，将口封好。猪肝洗干净后切成条状，然后把白鸡冠花、猪肝一起放入炖锅内，加入 200 毫升清水用武火煎煮，水开后再用文火煨 50 分钟，加食盐调味即可。饮汤食肉。这款药汤有清热解毒、凉血止血的效果，对于肝硬化腹水患者和咯血、吐血患者有很好的治疗效果。这款药汤最好与药物配合食用，如果过于依赖食疗而忽视药物治疗的话，也不利于患者的康复。

Valinzgaeq aenvih gij va de yiengh lumj linzgaeq, ndigah miz gij mingzdaeuz ndei “gij daeuzseng ndaw va”. Ywdoj aeu haeuj yw gij bouhfaenh de dwg va caeuq ceh. Valinzgaeq mbouj doengz saek haenx, goeng'yauq de caemh mbouj doxdoengz. Lumj valinzgaeq saek hoengz goeng'yauq bien haeuj cing huj leih cumx, de lij haeuj lwed, yw hungz bwzdai; valinzgaeq hau cujyau dwg iemqcumx cing huj, cienmonz yw bwzdai; ceh cix miz goeng'yauq cing daep rongh da, doiq yw da hoengz foeg in、mueg gaz daengj bingh yaugoj gig ndei.

Valinzgaeq lij miz gij goeng'yauq ciengx daep. 《Yi Cou Yw Gej》 geiqloeg, valinzgaeq “haeuj cuzcezyinhganhging”, ndaej raen de doiq binghdaep hix miz itdingh diuzciengx cozyung. Binghdaepndongj ok raemx ciengz raen, yungh valinzgaeq yw couh gig miz yaugoj.

Gidij fuengfap: Aeu valinzgaeq hau 20 gwz, daepmou 100 gwz. Dawz valinzgaeq

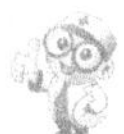

hau mbaet baenz duj iq, yienzhaeuh cang haeuj ndaw daehbaengzsa bae, cug bak daeh ndei. Daepmou swiq seuq le ronq baenz diuz, yienzhaeuh dawz valinzgaeq hau、daepmou itheij dwk roengz ndaw rek aeuq, dwk 200 hauzswngh raemxsaw hai feizhaenq baek, raemx goenj le caiq aeu feiznumq saz 50 faencung, dwk gyu diuzfeih couh baenz. Gwn dang gwn noh. Gij dang yw neix miz gij yaugoj siu ndat gej doeg、liengz lwed dingz lwed, doiq yw bouxbingh binghdaepndongj ok raemx caeuq bouxbingh ae lwed、rueg lwed miz yaugoj gig ndei. Gij dangyw neix ceiq ndei caeuq yw boiqhab gwn, danghnaeuz eilaih doxgaiqgwn guh yw cix mbouj yawjnaek yw ywbingh, hix mbouj leih bouxbingh fukcangq.

七、肿瘤科
Caet、Gohbaezfoeg

缓解化疗后不适有哪些食疗方？
Miz maz doxgaiqgwn guh yw ndaej hoizsoeng valiuz le mbouj cwxcaih?

【复方黄芪粥】

生黄芪、薏苡仁、糯米各 30 克，赤小豆 15 克，鸡内金 9 克，金橘饼 2 个。将生黄芪、薏苡仁、赤小豆、糯米洗净；鸡内金洗净，晾干研细末。把生黄芪放入锅内，加清水 1000 毫升，文火煮 20 分钟，去黄芪，放入薏苡仁、赤小豆煮 30 分钟，再放入糯米、鸡内金细末，煮成粥。分早晚 2 次服用，食粥后嚼服金橘饼 1 个。适用于调治化疗后胃气受损、脾胃气虚、胃纳差的患者。

【洋参怀山药炖乳鸽】

乳鸽 1 只，西洋参片 15 克，怀山药 30 克，大枣 4 枚，生姜 1 片。将西洋参片、怀山药、大枣（去核）、生姜洗净；乳鸽宰杀去毛及内脏，洗净，切成小块。把全部用料放入炖盅内，加水适量，炖盅加盖，文火隔水炖 2 小时，调味即可。随量饮汤食肉。适用于调治化疗后气阴受损、气虚乏力、纳差、口干等症。

【枸杞子甲鱼瘦肉汤】

枸杞子 30 克，甲鱼 1 只，猪瘦肉 150 克。将甲鱼宰杀去内脏，洗净，切小块，加水适量，与枸杞子、猪瘦肉共炖至熟烂，加食盐调味服食。适用于调治化疗后身体虚弱、免疫力低的患者。

【Cuk fuzfangh vangzgiz】

Vangzgiz ndip、haeuxlidlu、haeuxcid gak 30 gwz，lwglimz 15 gwz，dawgaeq 9 gwz，bingj makgaemjgaet 2 aen. Dawz vangzgiz ndip、haeuxlidlu、lwglimz、haeuxcid swiq seuq；dawgaeq swiq seuq，dak sauj loiz mienz. Dawz vangzgiz ndip cuengq roengz ndaw gu，dwk raemxsaw 1000 hauzswngh，feiznumq cawj 20 faencung，cawz vangzgiz，cuengq haeuj haeuxlidlu、lwglimz cawj 30 faencung，caiq dwk haeuxcid、mba dawgaeq mienz，cawj baenz cuk. Faen haethaemh 2 baez gwn，gwn cuk le nyaij gwn aen bingj makgaemjgaet ndeu. Hab yungh youq bouxbingh diuzyw valiuz le heiq dungx deng vaih、mamx dungx heiq haw、dungx nab ca.

【Yangzsinh maenzcienz aeuq roegbeggap】

Roegbeggap 1 duz，sihyangzsinh benq 15 gwz，maenzcienz 30 gwz，makcauj nding 4 aen，hing ndip 1 benq. Dawz sihyangzsinh benq、maenzcienz、makcauj nding（cawz ngveih）、hing ndip swiq seuq；aeu gaj roegbeggap cawz bwn caeuq dungxsaej，swiq

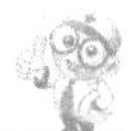

seuq, ronq baenz gaiq iq. Dawz cienzbouh liuh yungh cuengq roengz ndaw gumeng cungaeuq bae, dwk raemx habliengh, cungaeuq goeb fa, feiznumq gek raemx aeuq song diemj cung, diuzfeih couh ndaej lo. Seiz liengh gwn dang gwn noh. Hab yungh youq diuzyw valiuz le heiqyaem deng vaih、heiqhaw mbouj miz rengz、nazca、bak hawq daengj bingh.

【Dang gaeujgij duzfw nohcing】

Gaeujgij 30 gwz, duzgyazyiz ndeu, nohmou cing 150 gwz. Dawz gyazyiz gaj cawz dungxsaej bae, swiq seuq, ronq gaiq iq, gya raemx habliengh, caeuq cehgaeujgij、nohmou cing aeuq daengz cug yungz, gya gyu diuz feih gwn. Hab yungh youq bouxbingh diuzyw valiuz le ndang hawnyieg、menjyizliz daemq.

肠癌患者放疗化疗后怎样用药膳调理?

Bouxsaej baenzaiz fangliuz valiuz le baenzlawz aeu doxgaiqgwn guh yw daeuj diuzleix?

很多肠癌患者放弃治疗，主要原因就是害怕手术、放疗、化疗等带来的毒副作用。专家表示，中医药可在治疗中起减毒增效作用，患者不妨试一试中药食疗。下列药膳方可供选用。

【马齿苋猪瘦肉粥】

猪瘦肉、粳米各 60 克，马齿苋 50 克。马齿苋以鲜用效力强。将马齿苋洗净，粳米洗净，猪瘦肉洗净、切丝。将全部用料入锅，加清水适量，武火煮沸，文火煮成稀粥，调味即可。本方能清热解毒、祛湿止泻。肠癌患者在放疗、化疗后见腹胀腹痛，便下黏液或脓血，里急后重，肛门灼热，口干口苦，舌红，苔黄，脉数者可选用此方。

【土茯苓生地草龟汤】

土茯苓 60 克，生地、薏苡仁各 30 克，草龟 1 只，带肉猪骨 200 克。将草龟宰后去肠脏，连龟甲同用；土茯苓、生地、薏苡仁洗净备用；猪骨洗净斩小块。上述材料加清水 1500 毫升炖煮 3 小时，加盐调味，饮汤食肉。本方有解毒祛湿、滋阴补血之功效。适用于调治晚期肠癌湿热明显者，症见大便黏腻不爽，里急后重，腹水肢肿，口干口苦，舌红，苔厚腻，脉濡滑。肠癌放疗、化疗后见上述症状者也可选用此方。

Haujlai bouxsaej baenzaiz mbouj siengj ywbingh, cujyau yienzaen couh dwg lau guh soujsuz、fangliuz、valiuz daengj daiqdaeuj doeg fucozyung. Conhgyah byaujsi, Cunghyihyoz ndaej youq mwh ywbingh miz gij cozyung gemj doeg dem yauq, bouxbingh mboujfuengz sawqsawq Ywdoj doxgaiqgwn guh yw. Gij yw lajneix goj hawj senj yungh.

【Cuk byaekiemjsae nohmou cing】

Nohmou cing、haeuxsuen gak 60 gwz, byaekiemjsae 50 gwz. Byaekiemjsae aeu sien yungh yauqlig giengz. Swiq byaekiemjsae seuq, swiq haeuxsuen seuq, swiq nohmoucing seuq、ronq sei. Dawz cienzbouh liuh caez roengz gu, dwk raemx habliengh, feizhaenq cawj goenj，feiznumq cawj baenz souh，diuzfeih couh baenz. Dan neix ndaej siu ndat gej doeg、cawz cumx dingz siq. Bouxsaej baenzaiz fangliuz valiuz le raen dungxraeng dungxin，haex miz raemxniu roxnaeuz lwednong，ndawgip haeuhnaek，conghhaex ndat lumj feiz，bak hawq bak haemz，linx hoengz，ngawh henj，boux megsoq goj senj yungh dan neix.

【Dang dujfuzlingz goragndip caujgveih】

Dujfuzlingz 60 gwz，swngdeih、haeuxlidlu gak 30 gwz，caujgvi 1 duz，daiq noh ndokmou 200 gwz. Dawz caujgvi gaj le cawz dungxsaej，lienz gyap gvi caez yungh；dujfuzlingz、goragndip、haeuxlidlu swiq seuq bwhyungh；ndokmou swiq seuq raemj baenz gaiq iq. Gij caizliuh gwnzneix，gya raemx 1500 hauzswngh aeuq 3 diemjcung，dwk gyu diuzfeih，gwn dang gwn noh. Dan neix miz gij goeng'yauq gej doeg cawz cumx、nyinh yaem bouj lwed. Hab yungh youq diuzyw boux geizlaeng saejngamz cumx ndat mingzyienj，bingh raen haex niu mbouj sangj，ndaw gip haeuh naek，dungx raemx ci foeg，bak hawq bak haemz，linx hoengz，ngawh naek nywnx，meg lwenq. Saetngamz fangliuz valiuz le，boux raen miz gij binghyiengh gwnzneix hix ndaej senj yungh aen dan neix.

鼻咽癌放疗患者的药膳方有哪些？
Boux conghndaeng baenzaiz fangliuz miz maz ywgwn？

鼻咽癌患者进行放疗时，由于放射线对口腔黏膜、唾液腺的损伤和放疗后引起的恶心、呕吐、味觉异常等，均可影响食欲，严重者可导致营养代谢紊乱。合理的营养能增加机体对放疗的耐受力和免疫力，减缓或抑制肿瘤的发展，有利于顺利地完成放射治疗。以下介绍几款药膳，对鼻咽癌患者放疗期间的不良反应有一定的缓解作用。

【无花果炖肉】

无花果干品 30 克，瘦猪肉 100 克。分别洗净切块，同入锅中并加入适量水和调料，煮至肉烂，喝汤吃肉。

功效：具有健脾和胃、消肿解毒之功。适用于调治鼻咽癌患者放疗后口干咽痛等症。

【石斛生地绿豆汤】

石斛 10 克，生地 15 克，绿豆 100 克。加适量水煮至绿豆熟烂，剔出药渣，加入适量冰糖，分次服用。

功效：具有清咽润喉、除痰散结、清热解毒、凉血生津等功效。适用于调治鼻咽癌患者流涕、流血、头痛等症，或放疗口干燥时，均可服食。脾胃虚寒者不宜服食。

【橄榄罗汉果汤】

橄榄 30 克，罗汉果 1 个。2 味药置于锅中，加清水，煮沸后饮汤。

功效：清热解毒、利咽化痰。适用于调治鼻咽癌、肺癌、喉癌等。

【山药莲苡汤】

山药、莲子（去心）、薏苡仁各 30 克，加水适量，慢火炖熟，加白砂糖少许。每日

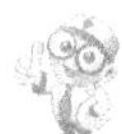

1次，连服15日。

功效：具有健脾益气、清心安神之功。适用于调治各期鼻咽癌属脾虚患者，不思饮食、消化不良、腹泻、倦怠等症。

【西洋参银耳马蹄羹】

西洋参5克，银耳30克，荸荠（马蹄）100克，白砂糖20克。先将西洋参切成片或研成极细粉末，备用。将银耳用冷开水泡发，去除蒂头、杂质，放入碗中，备用。将荸荠择洗干净，刨去外皮，切成1厘米见方小块，再细切成片，备用。切下的荸荠皮，捣碎，放入砂锅，加水煎煮15分钟，用洁净纱布过滤，去渣，取汁放回砂锅，放入银耳，并加清水适量，用小火炖煮，待银耳稠黏熟烂时，加入荸荠薄片及西洋参极细粉末，调入白砂糖，搅拌均匀，再煮至沸即成。早晚2次分服，吃银耳，饮羹汁，嚼食荸荠片。

功效：具有益气养阴、生津润燥之功。适用于调治鼻咽癌患者放疗后气阴两伤，出现咽干咳嗽、食欲减退、精神萎靡等症。

Bouxbizyenhngamz fangliuz seiz，aenvih fangsesen doiq bak nembiux、myaizsen deng sieng caeuq fangliuz le，yinxhwnj rubmyaiz、rueg、veigyoz mbouj cingqciengz daengj，cungj ndaej yingjyangj gwnndoet，boux yiemznaek ndaej yinxhwnj yingzyangj doxlawh luenhlablab. Gij yingzyangj hableix ndaej demgya gij naihsouhliz caeuq menjyizliz ndangdaej doiq fangliuz，gemjmenh roxnaeuz naenxhaed baezfoeg fazcanj，mizleih swnhleih guhbaenz fangse ywbingh. Baihlaj gaisau geij cungj ywgwn，doiq gij fanjying mbouj ndei bouxbizyenhngamz seiz fangliuz miz itdingh gejrungq cozyung.

【Maknguh aeuq noh】

Maknguh sauj 30 gwz，nohmou cing 100 gwz. Gak cungj gak swiq seuq ronq baenz gaiq，doengz dwk roengz ndaw gu gya raemx caeuq diuzliuh habliengh，cawj daengz noh yungz，gwn dang gwn noh.

Goeng'yauq：Miz gij goeng'yauq cangq mamx huz dungx、siu foeg gej doeg. Hab yungh youq diuzyw bouxbizyenhngamz fangliuz le bak hawq conghhoz in daengj bingh.

【Dang duhhenj rin goragndip duhheu】

Davangzcauj 10 gwz，goragndip 15 gwz，duhheu 100 gwz. Gya raemx habliengh cienq daengz duhheu cug yungz，cawz ok nyaqyw，gya habliengh dangzrin，faen baez gwn.

Goeng'yauq：Miz cing nyinh conghhoz、cawz myaiz sanq giet、siu ndat gej doeg、liengz lwed seng raemx daengj goeng'yauq. Hab yungh youq diuzyw bouxbingh bizyenhngamz mug rih、lwed lae、gyaeuj in daengj bingh，roxnaeuz mwh fangliuz bak hawqsauj，cungj ndaej gwn. Boux mamx dungx hawnit mbouj hab gwn.

【Dang makgyamj maklozhan】

Makgyamj 30 gwz，maklozhan aen ndeu. 2 cungj mak cuengq roengz ndaw gu，gya raemxsaw，cawj goenj le gwn dang.

Goeng'yauq: Siu ndat gej doeg、leih conghhoz vaq myaiz. Hab yungh youq diuzyw bizyenhngamz、bwtngamz、conghhozngamz daengj.

【Dang maenzcienz cehmbu haeuxlidlu】

Maenzcienz、cehmbu (cawz sim)、haeuxlidlu gak 30 gwz, gya raemx habliengh, feiznumq aeuq cug, gya di begdangz. Moix ngoenz 1 baez, lienzdaemh gwn 15 ngoenz.

Goeng'yauq: Miz gij goeng cangq mamx ik heiq、cing sim an saenz. Hab yungh youq diuzyw gak geiz bizyenhngamz dwg boux mamx haw, mbouj naemj gwnndoet、siuvaq mbouj ndei、dungx siq、naetnaiq daengj bingh.

【Dang sihyangzsinh raetngaenz lwgcid】

Sihyangzsinh 5 gwz, raetngaenz 30 gwz, lwgcid (maxdaez) 100 gwz, begdangz 20 gwz. Sien dawz sihyangzsinh ronq baenz benq roxnaeuz nuz baenz mba, bwhyungh. Dwk raetngaenz roengz raemxgoenj gyoet bae cimq fat, cawz gyaeujgaenq、huqcab, cuengq haeuj ndaw vanj, bwhyungh. Dawz lwgcid genj ndei swiq seuq, bauh rog naeng bae, ronq baenz gaiq iq 1 lizmij baedauq, caiq menhmenh ronq baenz benq, bwh yungh. Gij naengcid bauh roengzdaeuj, daem soiq, dwk roengz guvax bae, gya raemx cawj 15 faencung, aeu baengzsa seuq daeuj daih, cawz nyaq bae, aeu raemx cuengqdauq guvax, dwk raetngaenz roengz, gya raemx habliengh, yungh feiznumq cawj, caj raetngaenz gwd niu cug yungz seiz, gya haeuj benqmbang lwgcid caeuq mba sihyangzsinh, diuzhaeuj begdangz, gyaux yinz, caiq cawj daengz goenj couh baenz. Caeux haemh song baez faen gwn, gwn raetngaenz, gwn raemxdang, nyaij gwn lwgcidbenq.

Goeng'yauq: Miz gij goeng ik heiq ciengx yaem、seng raemx nyinh sauj. Hab yungh youq diuzyw bouxbingh bizyenhngamz fangliuz le heiq yaem song sieng, okyienh hoz hawq ae、gwn gemj doiq、cingsaenz naiqnuek daengj bingh.

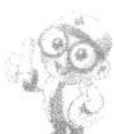

八、骨科
Bet、Gohndokndang

怎样用食疗调治骨关节炎？
Baenzlawz aeu doxgaiqgwn guh yw daeuj diuzyw hohndok in?

骨关节炎又名老年性关节炎，是增龄引起的关节软骨老化受损而导致的关节退化病。在65岁以上人群中，90%的女性和80%的男性都可能患有不同程度的骨关节炎，以膝关节和髋关节骨关节炎的发病率最高。

中医认为骨关节病与年老肝肾亏虚、风湿痰浊流注筋骨关节有关。本病经中西医防治并配合采用下列药膳，能发挥更好的疗效。

【牛奶马铃薯粉】

材料：鲜牛奶400毫升，鲜洋芋（马铃薯、土豆）100克。

做法：将鲜洋芋烘干打成粉末，鲜牛奶入锅煮沸，边下洋芋粉边搅拌，煮熟成糊状。1剂可早晚空腹吃完，连吃1年以上。另用洋芋粉与川芎粉，按3∶1比例混合，加水调成糊状，敷在病痛关节处。连敷1周以上，直至痛止。

功效：本品有益脾补肾、抗老健骨的功效。适宜于调治老年性关节炎。洋芋含有维生素C、维生素E、β-胡萝卜素和锌、锰、硒等天然抗氧化成分，尤其含有一种抗衰老的物质——脱氢表雄酮，能够清除自由基、抗衰老、抗骨骼老化、抗关节退行性变。搭配牛奶可强化洋芋抗氧化、清除自由基的作用。

【豨莶薏苡粥】

材料：豨莶草30克，薏苡仁50克，白芥子10克，川牛膝15克。

做法：将豨莶草、白芥子、川牛膝洗净入砂锅加水煎煮，连续煎煮2次，去渣合并2次药液；用药液与薏苡仁入锅煮成粥即成。每日早、晚空腹各吃1剂，连吃3个月以上。

功效：本品有补肝肾、壮筋骨、祛痰湿、利关节的功效。适宜于调治老人腰、膝疼痛或足跟痛，活动受限者。豨莶草有补肝肾、强筋骨、利关节、祛风湿的功效，配伍白芥子去筋膜之痰，川牛膝活血化瘀，薏苡仁健脾除湿，尤其能缓解肢节拘挛。诸药相配，形成合力，有利于促进老年性关节炎的康复。

【杜仲独活煮猪腰】

材料：杜仲、独活、淫羊藿各15克，桑寄生5克，秦艽12克，当归、川芎各10克，猪腰2具。

做法：杜仲等7味中药淘洗干净；将鲜猪腰剖开，去脂膜，洗净，切成片。将全部中药入砂锅加水煎煮，大火煮沸后加入料酒15克，改用小火煎20分钟，滤出药液，药渣再加水煎煮如前法。合并2次药液入锅，加入猪腰片，再加葱、姜和盐少许，煮熟即成。1 剂可分上午、下午空腹吃完，连吃 1 周以上。

功效：本品有补肝肾、强筋骨、除寒湿、活血止痛的功效。肾主骨，肾强则可防止骨和关节的退行性变。本品适宜于调治腰椎骨质增生、腰椎间盘突出、以腰痛为主的骨关节病。杜仲、桑寄生是中医补肾壮骨、专治肾虚腰痛的佳品，配伍淫羊藿可增加补肾壮阳之力。独活、秦艽祛风散寒除湿，当归、川芎活血止痛，配伍猪腰以肾补肾，并引导药力直达腰部。

【板栗烧牛筋】

材料：板栗 200 克，牛蹄筋 250 克，调料适量。

做法：板栗剥去硬壳，牛蹄筋清水泡发洗净。锅中放油 50 克烧热后，爆香葱段、姜粒，下牛蹄筋小炒，再加水、料酒、酱油各适量，用小火焖煮 2 小时；放入板栗，直煮至牛蹄筋软烂即成。1 日吃 1 剂，每周吃 3 剂，连吃 8 周以上。

功效：本品有补肾壮骨、补肝强筋、健腰膝、利关节的功效。适宜于调治老年腰膝无力、关节疼痛的骨关节病。现代药理研究表明，板栗的胡萝卜素含量是花生的 4 倍，维生素 C 的含量是花生的 18 倍，还富含维生素 E。这些天然抗氧化成分，有抗骨骼老化的作用。板栗所含的蛋白质、钙、磷等成分，又能直接壮骨，防止骨质退化。所配牛蹄筋富含胶原蛋白，能修复因增龄引起的关节软骨老化造成的损伤。

Hohndok in youh heuhguh laujnenzsing gvanhcezyenz，dwg yied bi yied laux le yinxhwnj gij bingh gvanhcez doiqvaq gvanhcez ndokunq laujva dengsieng cauhbaenz. Youq ndaw gyoengqvunz 65 bi doxhwnj，90% vunzmbwk caeuq 80% vunzsai cungj laemxseiz baenz gij ndok gvanhcezyenz mbouj doengz cingzdoh，aeu hoh gyaeujhoq caeuq gvanhgvanhcez ndokgvanhcezyenz fatbinghlwd ceiq sang.

Ywdoj nyinhnaeuz，bingh hohndok caeuq nienzlaux daepmak hawnyieg、fungcaep myaiz noengz liuzcuginh hohndok mizgven. Bonj bingh ginggvaq cunghsihyih fuengzyw caemhcaiq boiqhab yungh gij doxgaiqgwn guh yw lajneix，ndaej fazveih gij ywyauq engq ndei.

【Mba cijvaiz maenzdoengzlingz】

Caizliuh：Cijvaiz sien 400 hauzswngh，yangzyij ndip（majlingzsuz、duhnamh）100 gwz.

Guhfap：Aeu maenzdoengzlingz ndip gangq sauj dwk mba，cijvaiz sien haeuj gu cawj goenj，bien roengz mba maenzdoengzlingz bien gyaux，cawj cug baenz giengh. 1 fuk goj haethaemh dungx byouq gwn sat，lienz gwn bi ndeu doxhwnj. Lingh yungh mba maenzdoengzlingz caeuq mba conhyungh，ciuq 3∶1 beijlaeh doxgyaux，dwk raemx heuz baenz giengh，oep youq giz hothoh baenz bingh in. Lienz oep aen singhgiz ndeu doxhwnj，itcig daengz in sat.

Goeng'yauq：Cungj yw neix miz gij goeng'yauq ik mamx bouj mak、dingj laux cangq ndok. Habngamj youq diuzyw nienzgeq gvanhcezyenz. Maenzdoengzlingz hamz miz veizswnghsu C、veizswnghsu E、huzlozbozsu caeuq sinh、mungj、sih daengj

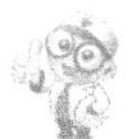

dienseng gangyangjva cwngzfwn, daegbied hamz miz cungj doxgaiq dingj nyieglaux ndeu——dozgingh byaujyungzdungz, ndaej cawz seuq swyouzgih、dingj nyieglaux、dingj goetndok lauxvaq、dingj gvanhcez bienq doiqhengz. Dapboiq cijvaiz ndaej gyagiengz gij cozyung maenzdoengzlingz dingj yangjva、cawz seuq swyouzgih.

【Cuk gohihciem haeuxlidlu】

Caizliu: Gohihciem 30 gwz, haeuxlidlu 50 gwz, ceh byaekgathau 10 gwz, conhniuzsiz 15 gwz.

Guhfap: Dawz gohihciem、ceh byaekgathau、conhniuzsiz swiq seuq roengz guvax gya raemx cawj, lienzdaemh cawj 2 baez, cawz nyaq gyoeb baenz 2 baez ywraemx; yungh raemxyw caeuq haeuxlidlu haeuj gu cawj baenz souh couh baenz. Moix ngoenz haet、haemh dungx byouq gak gwn 1 fuk, lienz gwn 3 ndwen doxhwnj.

Goeng'yauq: Cungj yw neix miz gij goeng'yauq bouj daep mak、cangq ndokndang、cawz myaiz cumx、ik hohndok. Hab diuzyw hwet bouxgeq、gyaeujhoq in roxnaeuz giujdin in, boux souhhanh hozdung. Nywj gohihciem miz gij goeng'yauq bouj daep mak、giengz ndokndang、leih hohndok、cawz fungcaep, boiqngux ceh byaekgathau cawz gij myaiz nyinzmoz, conhniuzsiz doeng lwed vaq cwk, haeuxlidlu cangq mamx cawz cumx, daegbied ndaej gejrungq cihcez caeugaen. Gak cungj yw doxboiq, cauhbaenz hablig, mizleih coicaenh nienzgeq gvanhcezyenz fukcangq.

【Ducung duzhoz cawj iumou】

Caizliu: Ducung、duzhoz、yinzyangzhoz gak 15 gwz, gosiengz 5 gwz, cinzgiuz 12 gwz, danghgveih、conhyungh gak 10 gwz, iumou 2 aen.

Guhfap: Ducung daengj 7 feih Ywdoj swiq seuq; dawz iumou sien buqhai, cawz cihmoz, swiq seuq, ronq baenz benq. Dawz sojmiz Ywdoj roengz guvax gya raemx cawj, feizhaenq cawj goenj le gya laeujliuh 15 gwz, gaij yungh feiznumq cienq 20 faencung, daih ok ywraemx, nyaqyw caiq gya raemx cawj lumj fap gonq. Gyoeb song baez ywraemx roengz gu, gyahaeuj iumou benq, caiq gya coeng、hing caeuq di gyu, cawj cug couh baenz. 1 ci goj faen banhaet、lajbyonghngoenz dungx byouq gwn sat, lienz gwn aen singhgiz ndeu doxhwnj.

Goeng'yauq: Cungj yw neix miz gij goeng'yauq bouj daep mak、giengz nyinzndok、cawz nit cumx、doeng lwed dingz in. Mak cuj ndok, mak giengz couh ndaej fuengz ndok caeuq gvanhcez bienq doiqhengz. Cungj yw neix hab diuzyw ndokhwet ndokcaet demseng、ndokhwet genhbuenz doed'ok、gij bingh hohndok cujyau dwg hwet in haenx. Ducung、sanghgeiqseng dwg gij doxgaiq ndei Ywdoj bouj mak cangq ndok、cienmonz yw mak haw hwet in, boiqngux yinzyangzhoz ndaej demgya gij rengz bouj mak cangq yiengz. Duzhoz、cinzgiuz cawz fung sanq nit cawz cumx, danghgveih、conhyungh doeng lwed dingz in, boiqngux makmou aeu mak bouj mak, caemhcaiq dazyinx rengzyw cigdaengz aenhwet.

【Maklaeq cauj nyinz vaiz】

Caizliuh: Maklaeq 200 gwz, nyinz vevaiz 250 gwz, diuzliuh habliengh.

Guhfap: Maklaeq bok byuk geng bae, nyinz vevaiz raemx cimq swiq seuq. Ndaw rek dwk youz 50 gwz coemh ndat le, bauq rang coeng duenh、hing naed, roengz nyinz vevaiz siujcauj, caiq gya raemx、laeuj、ciengqyouz gak habliengh, aeu feiz iq gug cawj song diemjcung; cuengq haeuj maklaeq, cig cawj daengz nyinz vevaiz unq yungz couh baenz. 1 ngoenz gwn 1 fuk, moix singhgiz gwn 3 fuk, lienz gwn 8 aen singhgiz doxhwnj.

Goeng'yauq: Cungj yw neix miz gij goeng'yauq bouj mak cangq ndok、bouj daep giengz nyinz、cangq hwet gyaeujhoq、ik gvanhcez. Habngamj diuzyw gij bingh hohndok nienzgeq hwet gyaeujhoq mbouj miz rengz、gvanhcez in. Ciuhneix yozlij yenzgiu biujmingz, gij huzlozbuzsu hamzliengh maklaeq dwg duhdoem 4 boix, gij hamzliengh veizswnghsu C dwg duhdoem 18 boix, lij fouq hamz veizswnghsu E. Doenghgij cwngzfwn dienseng dingj yangjva neix, miz gij cozyung dingj ndok bienq laux. Gij danbwzciz、gai、linz daengj cwngzfwn maklaeq soj hamz, youh ndaej cigciep cangq ndok, fuengzre ndokcaet doiqvaq. Soj boiq nyinz vevaiz fouq hamz gyauhyenz danbwz, ndaej coihfuk gij sonjsieng gvanhcez ndokunq lauxvaq cauhbaenz aenvih bi beij bi geq yinxhwnj haenx.

怎样用食疗调治颈椎病?
Baenzlawz aeu doxgaiqgwn daeuj diuzyw binghlaenghoz?

颈椎既是人体神经中枢的重要部位之一，又是心脑血管循环的必经之路，颈椎一旦发生病变，势必会影响到心脑血管和中枢神经的正常功能。老年人的颈椎间盘易受损伤，可引起骨质增生、椎间隙及颈椎神经孔狭窄，引发颈椎病。颈椎发生病变不仅会出现颈肩疼痛、颈部活动受限、上肢麻木等症状，而且还会导致某些颈源性疾病。如支配咽喉部的颈椎神经根受到压迫，会出现咽部异物感，恶心呕吐，甚至吞咽困难症状，易误认为患了食管癌；支配横膈膜和心包的颈椎神经根受到压迫，刺激心脏交感神经就会出现胸闷心慌、心绞痛症状，而误认为是冠心病；颈椎小关节错位或增生，压迫椎一基底动脉，造成脑供血不足，可出现眩晕、耳鸣、走路不稳症状，反射性地出现高血压，甚至引发脑血栓、脑梗死。当前治疗颈椎病的方法很多，以下食疗药膳可供选择。

【豆浆冰糖粥】

材料：黄豆、粳米各 50 克，冰糖 10 克。

做法：将黄豆洗净后用豆浆机制成鲜豆浆，用鲜豆浆与粳米煮粥，待粥熟时加入冰糖煮一二沸即成。当早餐主食吃，女性每周至少吃 5 次。

功效：本品能补钙壮骨，延缓颈椎骨质增生的发生和发展。黄豆富含大豆异黄酮，对女性雌激素水平下降引起的骨质脱钙、代偿骨质增生有益，适用于老年女性。但糖尿病患者勿用冰糖。

【补骨杞子奶】

材料：补骨脂 10 克，枸杞子 15 克，牛奶 200 毫升。

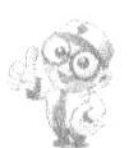

做法：将补骨脂、枸杞子共研成粉末，牛奶煮沸后放入药粉搅匀，再煮二沸即成。供早餐饮用，常饮。

功效：本品有益精壮阳、补肾壮骨的功效，适宜于老年男性颈椎病患者常饮。雄性激素水平降低会导致颈椎骨质增生，所以需补充雄性激素。补骨脂能补肾壮阳，提高老人的雄性激素水平，加上枸杞子、牛奶补肾补钙，更有利于颈椎骨质的改善。

【葛根蜂蜜饮】

材料：葛根 60 克，白芍、蜂蜜各 20 克，甘草 6 克，川芎 10 克。

做法：将上述药材淘洗干净后，用清水浸泡 1 小时，然后一起放入砂锅，先大火煮沸，再改小火煎 20 分钟，滤出药液；所余药渣再加清水煎第二遍，滤出药液。将 2 次药液混合，调入蜂蜜即成。每日分 2 次或 3 次饮完，连饮 1 周以上。

功效：本品有通经活络、缓急止痛的功效，适宜于调治颈椎病出现颈肩疼痛、麻木者。葛根能扩张颈椎及脑部的动脉，改善血液循环；川芎能活血通经，增强止痛效力；白芍配甘草能缓急止痛，缓解颈椎骨质增生压迫神经引起的疼痛。曾用本方治疗颈椎病颈肩疼痛、麻木患者多例，均服 3 剂后症状开始减轻，连服 6～9 剂后不适症状消失。

【玉兰甜茶】

材料：玉兰花（干品）6 克，白砂糖 5 克。

做法：将玉兰花、白砂糖放入茶杯中，冲入沸水，加盖闷泡 15 分钟即可。代茶饮用，上午、下午各泡饮 1 杯。

功效：本品有通窍解痉的功效，适用于调治颈源性高血压病患者。玉兰花主要用于治疗鼻窍不通，其宣肺通窍的作用较强。有老中医认为玉兰花可解除因颈椎骨质增生压迫所致的血管痉挛，治疗椎—基底动脉血管痉挛出现的高血压。所以对颈源性高血压服用一般降压药无效者，不妨一试。

【冰糖陈醋】

材料：老陈醋 1000 克，冰糖 500 克。

做法：将山西老陈醋放入锅中，加入冰糖，用慢火将冰糖熬至溶化，盛入瓷罐封存。每餐饭后饮 15 毫升。同时用手蘸老陈醋揉擦颈项，每次揉擦 15 分钟，每日 3 次。连饮带擦至症状消失。

功效：本品有缓解经筋拘急的功效，适用于调治颈椎病颈肩疼痛、手臂麻木者。中医认为颈椎骨质增生压迫颈部软组织引起的紧张僵硬，神经血管受到压迫，便出现颈肩部疼痛、麻木。老陈醋味酸，冰糖味甘，酸甘合化，酸能软筋，甘能缓急，使经筋、肌肉等软组织拘急得以舒缓，脉络气血畅通，颈椎压迫症状即可消除。

【天葛鲤鱼汤】

材料：天麻 15 克，葛根 60 克，川芎 10 克，鲤鱼 1 条（重约 800 克，去鳃和内脏）。

做法：取天麻、葛根、川芎入砂锅加水 2000 毫升，先大火煮沸，再改小火煎煮 1 小时，滤去药渣，拣出天麻片，所煎药液约 1000 毫升和鲤鱼共入锅中，煮至鱼熟，加入生姜、葱、食盐各少许调味，吃鱼肉、喝汤，隔日吃 1 剂，连吃 2 周以上。

功效：本品有改善脑部血氧供应和镇惊熄风的功效，适用于调治颈源性眩晕。葛根配川芎能扩张椎—基底动脉，改善脑部血液循环；天麻配川芎有镇惊熄风、止眩晕的功效；鲤鱼富含蛋白质等多种营养素，能补脑熄风。所以常吃本品对颈椎骨质增生压迫椎—基底动脉而引起供血不足的眩晕有很好的疗效。

【羌芎猪脊汤】

材料：羌活、川芎各10克，猪颈脊骨颈椎段150克。

做法：将羌活、川芎淘洗干净后用纱布袋装好；取猪颈脊骨颈椎段洗净，斩成块入锅，加水大火煮沸后放入药袋，用小火煨至骨肉分离。取出药袋，留下骨肉和汤即成。吃时在汤中滴几滴醋，喝汤吃肉，每日吃1次，连吃1周。

功效：本品有疏风散寒、活血止痛、通利颈椎关节的功效，适用于调治因受风寒诱发的颈椎关节病。羌活性温味辛，入太阳经，可直达颈背部，能祛除颈背部的风寒，疏通经络而止痛；川芎活血化瘀，活血通络而止痛；猪颈脊骨富含钙和胶原蛋白，更有利于颈椎骨关节炎的治疗。老人颈椎病多是由颈椎骨关节受风寒引起的，适宜使用此方进行食疗。

Laenghoz gawq dwg giz cungyau saenzging cunghsuh ndang vunz ndeu，youh dwg gij roen simnaujhezgvanj sinzvanz bietdging，ndokhoz baez ok binghbienq，bietdingh yaek yingjyangj daengz gij cingqciengz goengnaengz simnaujhezgvanj caeuq cunghsuh sinzgingh. Laenghoz genhbuenz bouxgeq yungzheih deng sieng，goj yinxhwnj ndokcaet demseng、geh ndokgeizlungz caeuq gij congh saenzgingh ndokhoz gaeb，yinxhwnj binghlaenghoz. Laenghoz fatseng binghbienq，mboujdanh yaek okyienh hoz mbaq in、aenhoz hozdung deng hanh、fwngz maz daengj binghyiengh，caiqlix lij yaek yinxhwnj moux di bingh hozyenzsing. Lumj diuz saenzgingh laenghoz baijbouh giz conghhoz deng apbik，yaek okyienh gij ganjgyoz aenhoz miz doxgaiq wnq，rubmyaiz rueg，couhlienz gyanndwnj cungj nanz，yungzheih loek nyinhnaeuz baenz sizgvanjngamz；diuz saenzgingh laenghoz baijbouh vengzgwzmoz caeuq simbau deng apbik，gik simdaeuz gyauganjsinzgingh couh yaek okyienh cungj binghyiengh aek oem simvueng、sim geuj in，loek nyinhnaeuz dwg gvanhsinhbing；laenghoz hoh iq loekvih roxnaeuz demseng，apbik laenghoz——giekdaej doenghmeg，cauhbaenz uk gunghawj lwed mbouj gaeuq，goj okyienh binghyiengh daraiz、rwzokrumz、byaij roen mbouj onj，fanjsesing okyienh gauhhezyaz，caiqlij yinxfat uk lwed saek、uk saek dai. Seizneix gij fuengfap yw binghlaenghoz gig lai，doengh cungj yw gwn doxgaiqgwn guh yw lajneix goj hawj senj.

【Cuk gienghduh dangzrin】

Caizliuh：Duhhenj、haeuxsuen gak 50 gwz，dangzrin 10 gwz.

Guhfap：Swiq duhhenj seuq le yungh gienghduhgih daeuj guh baenz gienghduh，aeu gienghduh sien caeuq haeuxsuen cawj cuk，cuk cug seiz gya dangzrin cawj goenj couh baenz. Dang ngaizromh cuj gwn，mehmbwk moix singhgiz ceiq noix gwn 5 baez.

Goeng'yauq：Cungj yw neix ndaej bouj gaiq cangq ndok，yienzmenh laenghoz goetcaet demseng fazswngh caeuq fazcanj. Duhhenj hamz miz duhhung heihvangzdungz，doiq gij ndokcaet duet gaiq、bang boiz goetcaet demseng mehmbwk swjgizsu suijbingz gyangqdaemq yinxhwnj miz ik, hab yungh youq mehmbwk vunzlaux. Hoeng boux baenz binghnyouhdiemz gaej yungh dangzrin.

【Cij faenzcepraemx gaeujgij】

Caizliuh: Faenzcepraemx 10 gwz, ceh gaeujgij 15 gwz, cijvaiz 200 hauzswngh.

Guhfap: Dawz faenzcepraemx、ceh gaeujgij caez nuz baenz mba, cijvaiz cawj goenj le dwk ywfaenj gyaux yinz, caiq cawj ngeih goenj couh baenz. Haeuxcaeux gwn, ciengz gwn.

Goeng'yauq: Cungj yw neix miz gij goeng'yauq ik cing cangq yiengz、bouj mak cangq ndok, hab youq bouxbingh bouxgeq bouxsai binghlaenghoz ciengz gwn. Yungzsing gizsu suijbingz gyangqdaemq yaek cauhbaenz laenghoz goetcaet demseng, ndigah aeu bouj yungzsing gizsu. Bouj lauzndok ndaej bouj mak cangq yiengz, daezsang gij yungzsing gizsu suijbingz bouxgeq, gyahwnj ceh gaeujgij、cijvaiz bouj mak bouj gaiq, engq miz leih gaijndei laenghoz goetcaet.

【Raemxcaz gaeugat dangzrwi】

Caizliuh: Gaeugat 60 gwz, bwzsoz、dangzrwi gak 20 gwz, gamcauj 6 gwz, conhyungh 10 gwz.

Guhfap: Dawz gij yw baihgwnz gangj swiq seuq le, yungh raemxsaw cimq aen cungdaeuz ndeu, yienzhaeuh itheij dwk roengz guvax bae, sien coemh feizhaenq cawj goenj, caiq gaij feiziq cienq 20 faencung, daih ok ywraemx; gij nyaqyw lw caiq gya raemxsaw cienq daihngeih baez, daih ok ywraemx. Dawz 2 baez ywraemx doxgyaux, gyahaeuj dangzrwi couh baenz. Moix ngoenz faen 2 baez roxnaeuz 3 baez gwn caez, lienz gwn aen singhgiz ndeu doxhwnj.

Goeng'yauq: Cungj yw neix miz gij goeng'yauq doeng ging vued meg、menh gip dingz in. Habngamj youq diuzyw boux binghlaenghoz okyienh hoz mbaq in、mazmwnh. Gaeugat ndaej gya'gvangq gij doenghmeg laenghoz caeuq gyaeuj, gaijndei lwed lae baedauq; conhyungh ndaej doeng lwed doeng ging, demgiengz gij yauqlig dingz in; bwzsoz boiq gamcauj ndaej menh gip dingz in, gejsoeng gij indot laenghoz goetcaet demseng apbik sinzgingh yinxhwnj. Bouxbingh yunghgvaq bonj fueng yw binghlaenghoz hoz mbaq in、mazmwnh lai laeh, cungj gwn 3 fuk le binghyiengh hainduj gemjmbaeu, lienz gwn 6～9 fuk le binghyiengh mbouj cwxcaih siusaet.

【Caz diemz vayilanz】

Caizliuh: Vayilanz (huq sauj) 6 gwz, begdangz 5 gwz.

Guhfap: Aeu vayilanz、begdangz dwk roengz ndaw cenjcaz, cung raemxgoenj roengz bae, goemq fa oemq cimq 15 faencung couh ndaej lo. Dang caz gwn, banhaet、banringz gvaq gak cimq gwn cenj ndeu.

Goeng'yauq: Cungj yw neix miz gij goeng'yauq doeng heiq gaij ging, hab yungh youq bouxbingh diuzyw bingh hozyenzsing gauhhezyaz. Vayilanz cujyau yungh daeuj yw ndaeng mbouj doeng, gij cozyung de doeng bwt doeng heiq haemq giengz. Miz lauj

Ywdoj nyinhnaeuz vayilanz ndaej gejcawz gij lwedguenj hwnjgeuq roxnaeuz aenvih laenghoz goetcaet demseng apbik yinxhwnj haenx, yw cuih——giekdaej doenghmeg lwedguenj getmbiengq okyienh gauhhezyaz. Ndigah boux doiq hozyenzsing gauhhezyaz gwn itbuen yw gyangq hezyaz mbouj mizyauq haenx, mboujfuengz sawq baez ndeu.

【Dangzrin meiqlaux】

Caizliuh: Meiqlaux 1000 gwz, dangzrin 500 gwz.

Guhfap: Dawz Sanhsih Meiqlaux dwk haeuj ndaw gu, gya dangzrin haeujbae, yungh feizrwnh baek dangzrin daengz yungzvaq, coux haeuj guenqmeng fung yo. Moix donq gwn haeux le gwn 15 hauzswngh. Doengzseiz yungh fwngz diemj lauxcaenzmeiq nucat aenhoz, moix baez nucat 15 faencung, moix ngoenz 3 baez. Lienz ndoet daiq cat daengz binghyiengh siusaet bae.

Goeng'yauq: Cungj yw neix miz gij goeng'yauq gejsoeng ging nyinz hwnjgeuq gip, hab yungh youq boux diuzyw binghlaenghoz hoz mbaq in、genfwngz mazmwnh. Ywdoj nyinhnaeuz laenghoz goetcaet demseng apbik aenhoz cujciz unq yinxhwnj gaenjcieng genggyaengx, gij hezgvanj sinzgingh deng apbik, couh miz hoz mbaq in、mazmwnh. Meiq laux feih soemj, dangzrin feih gam, soemj gam hab vaq, soemj ndaej unq nyinz, gam ndaej menh gip, sawj gingnyinz、noh daengj cujciz unq hwnjgeuq gip ndaej soeng, megloh heiqlwed doengrat, laenghoz apbik binghyiengh couh ndaej siucawz.

【Dang denh goz byaleix】

Caizliuh: Denhmaz 15 gwz, gaeugat 60 gwz, conhyungh 10 gwz, byaleix 1 duz (naek daihgaiq 800 gwz, cawz hwk caeuq dungxsaej).

Guhfap: Aeu denhmaz、gaeugat、conhyungh haeuj guvax gya raemx 2000 hauzswngh, sien feizhung cawj goenj, caiq gaij feiziq baek diemj cung ndeu, lih gij nyaqyw bae, genj ok denhmazbenq, soj cienq ywraemx daihgaiq 1000 hauzswngh caeuq byaleix caez haeuj ndaw gu, cawj daengz bya cug, gya hing ndip、coeng、gyu gak di ndeu diuzfeih, gwn nohbya、gwn dang, gek ngoenz gwn it fuk, lienz gwn 2 singhgiz doxhwnj.

Goeng'yauq: Cungj yw neix miz gij goeng'yauq gaijndei gij hezyangj gung'wngq ukgyaeuj caeuq cinging ndaep rumz. Hab yungh youq diuzyw hozyenzsing daraiz. Gaeugat boiq conhyungh ndaej gozcangh cuih——giekdaej doenghmeg, gaijndei aen'uk lwed lae baedauq; denhmaz boiq conhyungh miz gij goeng'yauq cinging ndaep rumz、dingz daraiz; byaleix hamz danbwzciz lai daengj lai cungj yingzyangjsu, ndaej bouj uk ndaep rumz. Sojyij ciengzseiz gwn gij doxgaiq neix, doiq laenghoz goetcaet demseng apbik cuih——giekdaej doenghmeg cix yinxhwnj gij daraiz gung lwed mbouj gaeuq miz ywyauq gig ndei.

【Dang gyangh yungh ndoklungz mou】

Caizliuh: Gyanghhoz、conhyungh gak 10 gwz, duenh hozndoksaen hozcuih duzmou 150 gwz.

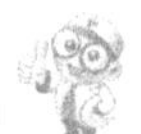

Guhfap：Dawz gyanghhoz、conhyungh swiq seuq le yungh daehbaengzsa cang ndei；aeu duenh hozndoksaen hozcuih duzmou swiq seuq，raemj baenz gaiq haeuj gu，gya raemx feizhung cawj goenj le cuengq haeuj daehyw，aeu feiziq daeuj saz daengz ndok noh faenliz. Aeu daehyw okdaeuj，louz gij ndoknoh caeuq dang roengzdaeuj couh baenz. Gwn seiz youq ndaw dang ndik geij ndik meiq，gwn dang gwn noh，moix ngoenz gwn baez ndeu，lienz gwn aen singhgiz ndeu.

Goeng'yauq：Cungj yw neix miz gij goeng'yauq doeng rumz sanq nit、doeng lwed dingz in、doeng leih hoh laenghoz，hab yungh youq diuzyw gij bingh hoh laenghoz aenvih deng rumznit yaeuhfat haenx. Gyanghhoz singq raeuj feih manh，haeuj daengngoenz ging，ndaej cigdaengz baihlaeng hoz，ndaej cawz gij rumznit baihlaeng hoz，doeng gingloz cix dingz in；conhyungh doeng lwed vaq cwk，doeng lwed doeng loz cix dingz in；hozndoksaen duzmou fouq hamz gaiq caeuq gyauhyenzdanbwz，engqgya mizleih yw ndok laenghoz gvanhcezyenz. Bouxgeq binghlaenghoz lai dwg aenvih ndok laenghoz gvanhcez deng rumznit yinxhwnj，hab yungh fueng neix guh doxgaiqgwn guh yw.

九、妇科
Cib、Gohmehmbwk

怎样用食疗调治子宫肌瘤？
Baenzlawz aeu doxgaiqgwn guh yw daeuj diuzyw rongzva hwnjfoeg?

子宫肌瘤又叫子宫平滑肌瘤，是临床上最常见的一种女性生殖系统的良性肿瘤。中医认为，子宫肌瘤主要是由七情内伤、脏腑功能失调、气滞血瘀所导致，可分为气滞型、血瘀型和痰湿型三种类型。经临床实践发现，用食疗的方法分型治疗子宫肌瘤可取得很好的疗效。下面针对不同类型的子宫肌瘤介绍六款食疗方，供此病患者选用。

【气滞型子宫肌瘤】

此型子宫肌瘤患者可出现腹胀，腹痛且痛无定处，腹部有可移动的包块，舌苔薄白和脉沉弦等症状，可服用以下食疗方进行调治。

（1）益母陈皮蛋

原料：益母草 30 克，陈皮 9 克，鸡蛋 2 枚。

做法：将鸡蛋洗净，与益母草、陈皮一同入锅加适量清水炖煮至鸡蛋熟透。将熟鸡蛋捞出，去壳后放回锅中炖煮 5 分钟即成，可食蛋饮汤。患者可于月经前 5～6 日开始服用，每日服 1 剂，直至月经来潮。

功效：行气导滞、化瘀散结。

（2）归艾瘦肉汤

原料：延胡索、艾叶、当归各 9 克，瘦猪肉 60 克，食盐适量。

做法：将瘦猪肉洗净后切成片。将延胡索、艾叶、当归用水煎煮后滤取药汁。将此药汁与瘦肉片一同入锅炖煮至猪肉烂熟，调入食盐即成，可食肉饮汤。患者可于月经前 5～6 日开始服用此汤，每日服 1 剂，直至月经来潮。

功效：温经止痛、理气散结。

【血瘀型子宫肌瘤】

此型子宫肌瘤患者可出现腹部有包块，月经量多，行经时间长，经血色暗有块，面色晦暗，乳房结块，舌有瘀点或瘀斑，脉沉迟而涩等症状，可服用以下食疗方进行调治。

（1）姜酒蛋

原料：未孵出的带毛鸡蛋（或鸭蛋）4 个，生姜 15 克，黄酒 50 毫升，食盐适量。

做法：将带毛鸡蛋的壳、毛杂去除后洗净，与生姜、黄酒一同放入砂锅内炖煮至鸡蛋熟透，调入食盐即成，食蛋饮汤。患者可于月经前 5～6 日开始服用此药蛋，每日服 1 剂，直至月经来潮。

功效：活血化瘀、消肿散结。

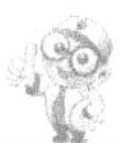

（2）红糖丝瓜籽饮

原料：丝瓜籽（干品）9克，黄酒、红糖各适量。

做法：将丝瓜籽用水煎煮15～20分钟，调入黄酒、红糖即可。患者可于月经前3～5日开始服用此药饮，每日服1剂，直至月经来潮。

功效：活血化瘀、通络止痛。

【痰湿型子宫肌瘤】

此型子宫肌瘤患者可出现腹部有包块且按之不坚，白带量多而黏稠，胸脘痞闷，怕冷，形体肥胖，舌质紫暗而苔白腻，脉濡细等症状。可服用以下食疗方进行调治。

（1）二术大枣膏

原料：白术、苍术、茯苓各250克，生姜（鲜品）150克，干大枣100枚。

做法：将白术、苍术、茯苓研成细粉。干大枣去核后与生姜一同捣成泥，调入白术、苍术、茯苓的混合药粉即可。每次服30克，以米酒送服，每日早、晚各服1次。

功效：理气散结、利湿化痰。

（2）薏苡丝瓜饮

原料：薏苡根、老丝瓜（鲜品）各30克，红糖适量。

做法：将薏苡根、老丝瓜用水煎煮后去渣取汁，调入红糖即可，食丝瓜饮汤，每日服1剂。

功效：清热化湿、通络散结。

需要注意的是，虽然这些食疗方的疗效很不错，但是并不是对所有的子宫肌瘤患者都有效。当患者的肌瘤体积过大、压迫到周围的脏器时，则应尽早实施子宫肌瘤切除手术。

Rongzva hwnjfoeg youh heuhguh rongzva bingzvad hwnjfoeg, dwg cungj foeg ndei seng hidungj mehmbwk gwnz linzcangz ceiq ciengz raen ndeu. Ywdoj nyinhnaeuz, rongzva hwnjfoeg cujyau dwg youz caet cingz ndaw sieng、bwtdaep goengnaengz saetdiuz、heiq saek lwed cwk yinxhwnj, ndaej faenbaenz heiq dingz hingz、lwed cwk hingz caeuq myaiz cumx hingz sam cungj loihhingz. Ginggvaq linzcangz sizcen fatyienh, yungh fuengfap doxgaiqgwn guh yw faen hingz yw rongzva hwnjfoeg aeu ndaej ywyauq gig ndei. Lajneix doiq rongzva hwnjfoeg mbouj doengz loihhingz gaisau roek cungj doxgaiqgwn guhywfangh, hawj bouxbingh cungj bingh neix senj yungh.

【Heiq dingz hingz rongzva hwnjfoeg】

Gij hingz bouxbingh rongzva hwnjfoeg neix goj okyienh dungxciengq, dungxin caiqlix gizin mbouj dingh, ndaw dungx miz gij gaiqbau ndaej senjnod, ngawhlinx mbang hau caeuq meg caemyienz daengj binghyiengh, ndaej gwn fueng doxgaiqgwn guh yw lajneix guh diuzyw.

（1）Gyaeq yizmuj naengmakgam

Yienzliuh：Nywjyizmuj 30 gwz, naeng makgam 9 gwz, gyaeqgaeq 2 aen.

Guhfap：Swiq gyaeqgaeq seuq, caeuq nywjyiznuj、naeng makgam itheij haeuj gu gya raemx habliengh cawj daengz gyaeqgaeq cug. Lauz gyaeqgaeq cug okdaeuj, cawz byak le caiq cuengq roengz gu bae aeuq 5 faencung couh baenz, ndaej gwn gyaeq gwn dang. Bouxbingh goj youq dawzsaeg gonq 5～6 ngoenz hainduj gwn, moix ngoenz gwn 1 fuk, cigdaengz dawzsaeg daeuj.

Goeng'yauq: Hengz heiq dazyinx nywngh、vaq cwk sanq giet.

(2) Dang ngaih nohcing

Yienzliuh: Yenzhuzsoz、mbawngaih、danghgveih gak 9 gwz, nohmou cing 60 gwz, gyu habliengh.

Guhfap: Swiq nohmou cing seuq le ronq baenz benq. Dawz yenzhuzsoz、mbawngaih、danghgveih dwk raemx cawj le lawh aeu raemxyw. Dawz gij raemxyw neix caeuq baenzbenq baenzbenq nohcing itheij roengz gu aeuq daengz nohmou yungzcug, diuzhaeuj gyu couh baenz, ndaej gwn noh gwn dang. Bouxbingh goj youq dawzsaeg gonq 5～6 ngoenz hainduj gwn gij dang neix, moix ngoenz gwn 1 fuk, cigdaengz dawzsaeg daeuj.

Goeng'yauq: Raeuj ging dingz in、leix heiq sanq giet.

【Lwed cwk hingz rongzva hwnjfoeg】

Gij hingz bouxbingh rongzva hwnjfoeg neix goj okyienh aendungx miz gaiqbau, dawzsaeg liengh lai, hengz ging seizgan raez, ging lwed saek amq miz gaiq, saeknaj amq, aencij giet gaiq, diuzlinx miz diemj cwk roxnaeuz raiz cwk, meg caemciz youh saep daengj binghyiengh, ndaej gwn fueng doxgaiqgwn guh yw lajneix guh diuzyw.

(1) Hing laeuj gyaeq

Yienzliuh: Gij gyaeqgaeq daiq bwn caengz faeg ok haenx (roxnaeuz gyaeqbit) 4 aen, hing ndip 15 gwz, laeujhenj 50 hauzswngh, gyu habliengh.

Guhfap: Dawz gij byuk、bwn gyaeqgaeq daiq bwn cawz le swiq seuq, caeuq hing ndip、laeujhenj itheij cuengq roengz ndaw guvax bae dumq daengz gyaeqgaeq cug, diuzhaeuj gyu couh baenz, gwn gyaeq gwn dang. Bouxbingh goj youq dawzsaeg gonq 5～6 ngoenz hainduj gwn gij gyaeqyw neix, moix ngoenz gwn 1 fuk, cigdaengz dawzsaeg daeuj.

Goeng'yauq: Doeng lwed vaq cwk、siu foeg sanq giet.

(2) Dang dangznding ceh swhgvah

Yienzliuh: Ceh swhgvah (huq sauj) 9 gwz, laeujhenj、dangznding gak habliengh.

Guhfap: Dawz ceh swhgvah yungh raemx cienq 15～20 faencung, diuzhaeuj laeujhenj、dangznding couh ndaej lo. Bouxbingh goj youq dawzsaeg gonq 5～6 ngoenz hainduj gwn gij yw neix, moix ngoenz gwn 1 fuk, cigdaengz dawzsaeg daeuj.

Goeng'yauq: Doeng lwed vaq cwk、doeng loz dingz in.

【Cungjmyaizniu lai rongzva hwnjfoeg】

Cungj bingh neix bouxbingh rongzva hwnjfoeg ndaej raen dungx miz baenzngauq, caemhcaiq naenx de mbouj geng, bwzdai liengh lai youh niu, aek oem, lau nit,

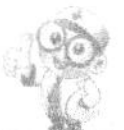

ndangdaej biz, linx aeuj amq cix ngawh hau nwk, megruz saeq daengj binghyiengh. Ndaej gwn fueng doxgaiqgwn guh yw lajneix guh diuzyw.

(1) Gij gau ngeih suz hoengzcauj

Yienzliuh: Bwzsuz、canghsuz、fuzlingz gak 250 gwz, hing ndip (huq sien) 150 gwz, hoengzcauj sauj 100 aen.

Guhfap: Dawz bwzsuz、canghsuz、fuzlingz loiz baenz mba saeq. Hoengzcauj sauj cawz ngveih le caeuq hing ndip doengzcaez daem baenz naez, diuzhaeuj gij ywfaenj doxgyaux bwzsuz、canghsuz、fuzlingz couh ndaej lo. Moix baez gwn 30 gwz, aeu laeujhaeux soengq gwn, moix ngoenz haet、haemh gak gwn baez ndeu.

Goeng'yauq: Leix heiq sanq giet、leih dumz vaq myaiz.

(2) Dang haeuxlidlu swhgvah

Yienzliuh: Raglidlu、swhgvah geq (huq sien) gak 30 gwz, dangznding habliengh.

Guhfap: Aeu raglidlu、swhgvah geq yungh raemx baek le cawz nyaq aeu raemx, diuz haeuj diengznding couh ndaej, gwn swhgvah gwn dang, moix ngoenz gwn 1 fuk.

Goeng'yauq: Cing huj vaq cumx、doeng loz sanq giet.

Gij aeu haeujsim de dwg, yienznaeuz gij ywyauq doengh fueng doxgaiqgwn guh yw neix gig mbouj loek, hoeng bingq mbouj dwg doiq sojmiz bouxbingh rongzva hwnjfoeg cungj mizyauq. Dang aenfoeg bouxbingh daiq hung、apbik daengz gij canggi seiqhenz seiz, couh wnggai caenh caeux hengzguh gij soujsuz gvej rongzva hwnjfoeg.

如何用食疗调治月经不调?

Baenzlawz aeu doxgaiqgwn guh yw daeuj diuzyw dawzsaeg luenh?

月经不调，是许多女性曾经遇到或正在经历的问题，例如经期不规律、经量异常、生理期间身体不适等。若在平时的膳食中，多注意饮食调节，可以起到很好的改善作用。月经不调常用食疗方如下。

(1) 经量过多，经期延长：黑木耳适量，烘干后研成细末。红糖水送服，每次 6 克，每日 2 次。

(2) 肝肾亏虚型痛经：黑豆炒后研成粉，取黑豆粉 30 克与苏木 12 克同煎，水开后加入红糖。趁温热服，分早、晚 2 次服用。

(3) 虚寒型痛经：羊肉 100 克，生姜 1 块切成片，食盐少许，煮熟以后吃肉喝汤。

(4) 血虚型痛经：当归 10 克，鸡蛋 2 个，红糖 50 克。将当归放入适量水中煮开，打入鸡蛋，蛋熟后加入红糖。吃蛋喝汤，每次月经后服用 1 剂。

(5) 月经先期：干芹菜 500 克，加入 2 碗水，煎至 1 碗时即可饮服，于行经前服用，每日服 1 剂。

Dawzsaeg mbouj diuz, dwg gij vwndiz haujlai mehmbwk gaenq bungzdaengz roxnaeuz cingq ginglig, lumjbaenz ginggeiz mbouj miz gvilwd、gingliengh mbouj doengz、swnghlij geizgan ndangdaej mbouj cwxcaih daengj. Danghnaeuz youq ndaw gijgwn bingzseiz，lai louzsim diuzcez gijgwn，ndaej hwnjdaengz gaijndei cozyung gig ndei. Dawzsaeg mbouj diuz ciengzyungh fueng doxgaiqgwn guh yw lajneix.

(1) Gingliengh gvaq lai，ginggeiz gyaraez：Raetmoegngaex ndaem habliengh，ring sauj le nienj baenz mba saeq. Raemx dangznding soengq gwn，moix baez 6 gwz，moix ngoenz 2 baez.

(2) Daep mak veihawhingz ging in：Duhndaem cauj le nienj mba，aeu mbaduhndaem 30 gwz caeuq suhmuz 12 gwz doengzcaez cienq，raemx goenj le gya dangznding haeujbae. Swnh ndat gwn，faen caeux、haemh 2 baez gwn.

(3) Hawcaephingz ging in：Nohyiengz 100 gwz，hing ndip gaiq ndeu ronq baenz benq，di gyu ndeu，cawj cug le gwn noh gwn dang.

(4) Lwedhawhingz ging in：Danghgveih 10 gwz，gyaeqgaeq 2 aen，dangzndeng 50 gwz. Dawz danghgveih dwk roengz ndaw raemx habliengh cawj goenj，dub gyaeqgaeq roengzbae，gyaeq cug le dwk dangzndeng. Gwn gyaeq gwn dang，moix ndwen dawzsaeg gvaq le gwn 1 fuk.

(5) Dawzsaeg geizgonq：Byaekginzcai sauj 500 gwz，gya 2 vanj raemx，cienq daengz seiz vanj ndeu couh gwn，youq dawzsaeg gaxgonq gwn，moix ngoenz gwn 1 fuk.

常饮五味子茶能改善更年期综合征吗？

Ciengzseiz gwn caz gaeucuenqiq ndaej gaijndei gwnghnenzgiz cunghhozcwng lwi？

取五味子30克，水煎，代茶频频饮用，每日1剂。一般服15日左右见效，可连服30～60日。具有安神定志、调节肝肾的功效，可改善更年期综合征、夜眠不宁、多梦心烦、急躁健忘等症状。

Aeu gaeucuenqiq 30 gwz，cienq raemx，dang caz deihdeih gwn，moix ngoenz gwn 1 fuk. Itbuen gwn 15 ngoenz baedauq mizyauq，ndaej lienzdaemh gwn 30～60 ngoenz. Miz gij goeng'yauq an saenz dingh ceiq、diuzcez daep mak，ndaej gaijndei gwnghnenzgiz cunghhozcwng、hwnz ninz mbouj onj、lai loq sim fanz、simgaenj lumzlangh daengj binghyiengh.

怎样用食疗分型调治闭经？

Baenzlawz aeu doxgaiqgwn guh yw faenhingz diuzyw dawzsaeg saek？

月经是生育期女性的正常生理现象。机体通过下丘脑—垂体—卵巢轴的生理调节，形成正常的月经周期。子宫内膜对卵巢激素缺乏正常反应、卵巢分泌功能障碍、分泌的性激素水平低落、子宫内膜不发生周期性变化、垂体前叶病变等都可导致闭经。

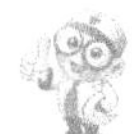

中医认为，劳累过度、情绪波动等可导致肾气亏损、气血不足，出现肾气亏损和气血虚弱型闭经；而生活不规律、环境变化大、精神刺激、生气抑郁等都可导致肝气郁结，出现气滞血瘀型闭经。当今社会的竞争压力大，女性的情绪容易出现大的波动，加上工作、家庭、感情等因素，稍有刺激，就可能造成闭经。下面就为您介绍如何有针对性地进行食疗，以调治闭经。

【肾气亏损型】

多因先天肾气不足，或产后出血过多，导致精血亏损、经闭不行。多伴有腰背疼痛，四肢发凉，头晕耳鸣，面色苍白等症状。可服用山药杞子煲兔肉调治。

用料：山药 30 克，枸杞子 15 克，兔肉 500 克，大枣 4 枚。

制法：大枣去核，兔肉切块，把兔肉上的油去净，用冷水冲泡兔肉，去掉血水。用开水加料酒、葱、姜把兔肉焯水，除去血水浮沫备用。诸料共入砂锅，加清水，大火煮沸后改小火煲 2～3 小时，然后加入适量盐、葱段、姜片、料酒调味即可食用。

功效：枸杞子滋补肝肾、明目，山药健脾益肾，大枣补脾、和中养血，兔肉补中益气，其蛋白质含量丰富且脂肪和胆固醇含量较低。合为滋补肝肾、补气养血，适用于调治肾气亏损型闭经。

【气血虚弱型】

多由饮食不规律造成脾虚，或各种原因导致的失血过多，造成营养不良而引起。多伴有面色萎黄淡白，头晕心悸，神疲乏力，食欲不振，唇色淡白等症状。可服用归芪煲鲤鱼调治。

用料：大鲤鱼 1 条（约重 1000 克），当归 15 克，黄芪 30 克。

制法：鲤鱼去内脏、鳃、鳞，打一字花刀，洗净备用。把经过初加工的鲤鱼与按比例配制好的当归、黄芪一同煲煮，大火开锅后转小火煲 1 小时左右，然后离火放温即可食用。

功效：鲤鱼滋养气血，当归补血活血，黄芪补气升阳，提高免疫力。合为补气养血，用以调治气血不足的闭经最为适宜。

【气滞血瘀型】

多由精神刺激、抑郁过度，或生活环境突变导致肝气郁结，冲任气血失于畅通而引起。多伴有小腹疼痛，精神抑郁，胸闷胁痛，急躁易怒等症状。可服用荷叶郁金焖鸡肉调治。

用料：鲜荷叶 1 张，郁金 15 克，鸡肉 250 克。

制法：将荷叶、郁金用纱布包好，塞入剖开洗净的鸡腹内。把鸡放入锅中，加入适量冷水，大火烧开，撇去浮沫后改小火焖 1 小时至熟。食用时分早、晚 2 次，吃时需加热，吃肉喝汤。

功效：荷叶解暑热、散瘀血、芳香祛湿，郁金理气活血、疏肝解郁，鸡肉益气补血。合为疏肝理气、活血，适用于调治气滞血瘀型闭经。

Dawzsaeg dwg gij yienghsiengq cingqciengz sengleix mehmbwk. Ndangdaej doenggvaq yagiuhnauj—cuizdij—rongzvasug swnghlij diuzcez, cauhbaenz gij hopgeiz dawzsaeg cingqciengz. Neimoz rongzva doiq rongzva gizsu giepnoix cingqciengz fanjying、rongzva fwnhmi gunghnwngz gazlaengz、gij singgizsu fwnhmi suijbingz doekdaemq、rongzva neimoz mbouj fatseng couhgizsing bienqvaq、cuizdij cenzyez binghbienq daengj cungj ndaej yinxhwnj dawzsaeg saek.

Ywdoj nyinhnaeuz，naetnaiq gvaqbouh、simcingz fubfab daengj，ndaej yinxhwnj heiqmak siedgoem、heiqlwed mbouj gaeuq，okyienh heiqmak siedgoem caeuq heiqlwed hawnyieghingz dawzsaeg saek；caiqlix swnghhoz mbouj gvilwd、vanzgingj bienqvaq hung、cingsaenz gik、hozndat simnyap daengj cungj ndaej yinxhwnj heiqdaep romgiet，okyienh heiq dingz lwed cwk hingz dawzsaeg saek. Seizneix ndawbiengz doxceng atlig hung，gij simcingz mehmbwk yungzheih ok fubfab hung，gyahwnj gunghcoz、gyadingz、gamjcingz daengj yinhsu，loq miz gik，couh aiq cauhbaenz dawzsaeg saek. Lajneix couh vih mwngz gaisau baenzlawz miz cimdoiqsing aeu doxgaiqgwn guh yw，aeu daeuj diuzyw dawzsaeg saek.

【Heiqmak siedgoem hingz】

Lai aenvih siendien heiqmak mbouj cuk，roxnaeuz seng le ok lwed daiq lai，yinxhwnj cing lwed siedgoem、dawzsaeg saek mbouj byaij. Lai buenx miz hwet laeng in，seiq guengq fat liengz，gyaeujngunh rwz yiengj，saeknaj hausaksak daengj binghyiengh. Ndaej gwn maenzcienz ceh gaeujgij baek nohdouq diuzyw.

Yungh liuh：Maenzcienz 30 gwz，cehgaeujgij 15 gwz，nohdouq 500 gwz，makcauj 4 aen.

Guhfap：Makcauj cawz ngveih，nohdouq ronq gaiq，dawz gij lauz gwnz nohdouq cawz seuq，yungh raemxgyoet cungbauq nohdouq，cawz raemxlwed. Aeu raemxgoenj gya laeuj、coeng、hing dawz nohdouq log raemx，cawz bae raemxlwed fouz fugfauz bwhyungh. Gak cungj doxgaiq itheij roengz guvax，gya raemxsaw，feizhaenq cawj goenj le gaij yungh feiziq baek 2～3 diemjcung，yienzhaeuh dwk gyu habliengh、coeng duenh、hing benq、laeuj diuzfeih couh ndaej gwn.

Goeng'yauq：Ceh gaeujgij bouj daep mak、mingz moeg，maenzcienz cangq mamx ik mak，makcauj nding bouj mamx、huz ndaw ciengx lwed，nohdouq bouj ndaw ik heiq，danbwzciz de hamzliengh fungfouq caemhcaiq youzlauz caeuq danjgucunz hamzliengh haemq daemq. Hab yungh nyinh bouj daep mak、bouj heiq ciengx lwed，hab yungh youq diuzyw heiqmak siedgoem hingz dawzsaeg saek.

【Heiq lwed hawnyieg hingz】

Lai youz gwnndoet mbouj gvilwd cauhbaenz mamx haw，roxnaeuz gak cungj yienzaen yinxhwnj saet lwed daiq lai，cauhbaenz yingzyangj mbouj ndei yinxhwnj. Lai buenx miz naj reuq henj hau，gyaeujngunh simvueng，saenz baeg rengz noix，nwngq，naengbak damhhau daengj binghyiengh. Ndaej gwn gveih giz baek byaleix diuzyw.

Yunghliuh：Byaleix hung 1 duz（daihgaiq naek 1000 gwz），danghgveih 15 gwz，vangzgiz 30 gwz.

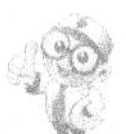

Guhfap: Byaleix cawz dungxsaej、hwk、gyaep, dwk cih it cax va, swiq seuq bwhyungh. Dawz gij byaleix ginggvaq ngamq gyagoeng haenx caeuq gij danghgveih、vangzgiz anq beijlaeh boiqcauh ndei haenx caez aeuq, feizhung hai gu le cienj feiziq baek aen cungdaeuz ndeu baedauq, yienzhaeuh liz feiz cuengq raeuj couh ndaej gwn.

Goeng'yauq: Byaleix ciengx heiq lwed, danghgveih bouj lwed doeng lwed, vangzgiz bouj heiq swng yiengz, daezsang menjyizliz. Hab yungh bouj heiq ciengx lwed, yungh daeuj diuzyw gij dawzsaeg saek heiq lwed mbouj cuk ceiq ngamj.

【Heiq dingz lwed cwk hingz】

Lai youz cingsaenz gik、nyapnyuk gvaqdoh, roxnaeuz swnghhoz vanzging fwt bienq yinxhwnj heiqdaep romgiet, cungnyaemh heiqlwed mbouj doeng cix yinxhwnj. Lai buenx miz dungx iq in, cingsaenz hanhhaed, aek oem henz aek in, simgaenj yungzheih fatheiq daengj binghyiengh. Ndaej gwn mbawngaeux yiginh gug nohgaeq diuzyw.

Yungh liuh: Mbawngaeux sien 1 mbaw, yiginh 15 gwz, nohgaeq 250 gwz.

Guhfap: Dawz mbawngaeux、yiginh yungh baengzsa bau ndei, oet haeuj ndaw dungxgaeq buqhai swiq seuq bae. Dwk gaeq roengz ndaw gu, dwk raemxgyoet habliengh, feizhung coemh hai, cawz bae fugfauz le gaij feiziq oemq diemj cung ndeu daengz cug. Seiz gwn faen haet、haemh 2 baez, gwn seiz aeu gya'ndat, gwn noh gwn dang.

Goeng'yauq: Mbawngaeux gej aeng ndat、sanq cwk lwed、rang cawz cumx, yiginh leix heiq doeng lwed、soeng daep gej simnyap, nohgaeq ik heiq bouj lwed. Hab yungh soeng daep leix heiq、doeng lwed, hab yungh youq diuzyw gij dawzsaeg saek heiq dingz lwed cwk hingz.

调治月经前乳房胀痛的药膳有哪些?
Miz maz doxgaiqgwn guh yw ndaej diuzyw dawzsaeg gonq aencij inbongq?

经前乳房胀痛一般发生在临经前 3～7 日，有的甚至在经前半个月即发生乳房胀痛，至月经来临前一两天才消失，亦有直到月经干净后才消失，于下次月经前重复发作，颇有规律性和周期性。乳房胀痛的表现有乳房作胀和疼痛、乳胀兼有结块及乳胀结块兼有灼热感等。其特征是感觉胸胁闷胀、乳部作胀、小腹饱胀，往往自感有气膨胀于胸腹，非常难受，胀感甚于痛感。经前乳胀从证型上来讲，主要有肝气郁结和肝肾阴虚两种证型，调治方法如下。

【肝气郁结型】

表现为经前几天乳房乳头胀痛，精神抑郁，时时叹息，胸闷胁胀，或烦躁易怒，或小腹胀痛等。这类病人可以服用香附牛肉汤调治。

用料：香附 15 克，牛肉 100 克。

制作：将牛肉切成小块与香附（切碎洗净）一起放入砂锅中，加水适量，文火熬 1 小时，加入油、盐即可食用。

【肝肾阴虚型】

病人表现为经前或经时乳房胀痛而软或乳房发育不良，伴有肢体疲乏、腰膝酸软、两目干涩、手足心热、心胸烦热、口干舌燥等症状。病人可服用玄参炖猪肝调治。

用料：玄参15克，猪肝200克，香油适量，食盐少许。

制作：先将玄参洗净放入砂锅中煎熬，取汁待用。将猪肝放入盛有药液的砂锅中，文火炖烂，加入食盐少许，炖熟后，加少许香油即可食用。

Dawzsaeg gonq aencij inbongq itbuen fatseng youq yaek daengz dawzsaeg gonq 3～7 ngoenz，mizmbangj lij youq dawzsaeg gonq buenq ndwen couh fatseng aencij gawh in，daengz dawzsaeg yaek daeuj daengz it ngeih ngoenz gonq cij siusaet，hix mizmbangj cigdaengz dawzsaeg seuq le cij siusaet，youq baezlaeng dawzsaeg gonq cungzfuk fatcak，miz gveihlizsing caeuq couhgizsing. Gij biujyienh aencij bongzgawh in miz aencij ciengq caeuq in、cij ciengq giem miz gietngauq caeuq cij ciengq gietngauq giem miz roxnyinh aeng ndat daengj. Gij daegcwng de dwg roxnyinh aen'aek oem ciengq、aencij ciengq、dungx imqbongq，ciengzseiz gag roxnyinh miz heiq bongz youq aek dungx，gig hojsouh，roxnyinh ciengq yak gvaq indot. Dawzsaeg gonq cij ciengq daj gwnz binghyiengh daeuj gangj，dingzlai miz heiqdaep romgiet caeuq daep mak yaem haw song cungj cwnghingz，fuengfap diuzyw lumj lajneix.

【Heiqdaep romgiet hingz】

Biujyienh baenz dawzsaeg gonq geij ngoenz aencij gyaeujcij inbongq，cingsaenz nyapnyuk，seizseiz danqheiq，aek oem rangjaek ciengq，roxnaeuz simgaenj yungzheih fatheiq，roxnaeuz dungx bongq in daengj. Cungj vunzbingh neix ndaej gwn dang cidmou nohvaiz diuzyw.

Yungh liuh：Cidmou 15 gwz，nohvaiz 100 gwz.

Guhfap：Dawz nohvaiz ronq baenz gaiq iq caeuq cidmou（ronq soiq swiq seuq）itheij dwk haeuj ndaw guvax，gya raemx habliengh，feiziq cienq diemj cung ndeu，dwk youz、gyu couh ndaej gwn.

【Daep mak yaemhaw hingz】

Bouxbingh biujyienh baenz dawzsaeg gaxgonq roxnaeuz seiz dawzsaeg aencij bongzgawh in youh unq roxnaeuz aencij fatmaj mbouj ndei，buenx miz seiq guengq naetnaiq、hwet gyaeujhoq naet unq、song da saep hawq、angjfwngz angjdin ndat、sim aek fanz ndat、bak hawq linx sauj daengj binghyiengh. Bouxbingh goj gwn caemhmbaemx aeuq daepmou diuzyw.

Yunghliuh：Caemhmbaemx 15 gwz，daepmou 200 gwz，youzhom habliengh，gyu di ndeu.

Guhfap：Sien aeu caemhmbaemx swiq seuq dwk roengz guvax bae cienq，aeu raemx deq yungh. Dawz daepmou coq roengz ndaw guvax coux miz raemxyw bae，feiziq aeuq naemz，dwk gyu di ndeu，aeuq cug le，gya di youzhom couh ndaej gwn.

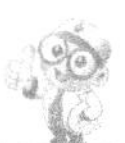

十、儿科
Cib、Gohlwgnyez

治小儿尿床有哪些食疗法?
Miz maz doxgaigwn guh yw ndaej yw lwgnyez nyouhdwk congz?

用料：猪脬（即猪膀胱，俗称猪小肚、猪尿泡）1具，黑豆100克，糯米50克，益智仁15克，桑螵蛸10克。

制法一：猪脬用刀切开一个长口，洗净，放入浸泡后的黑豆、淘净的糯米以及用纱布包好的益智仁、桑螵蛸（两药先用水湿润后包入纱布），用针线将猪脬缝合，置于蒸笼内（高压锅亦可，蒸煮时间为上气后20分钟）隔水蒸至猪脬极烂，拆线，将药包取出。分2～3次服食猪脬和黑豆、糯米，食用时加少量白砂糖。此服食法适用于7岁以上儿童，一般服用2次或3次便可见效。

制法二：猪脬洗净切成细条，与洗后的黑豆、糯米和包好的益智仁、桑螵蛸一同放入砂锅内，加适量水，同时放入少许食盐及食油，用文火炖成羹后弃药包，分3次服食。适用于6岁以下小儿，轻症服用1次便可痊愈，重症则服用2次或3次。

猪脬、糯米味甘补肺脾，黑豆健脾固肾，益智仁补心肾不足且涩精缩尿，桑螵蛸补肾固精。小儿夜梦便意刺激而不醒，乃心阳不足，而益智仁可壮其心阳，益其心智，使之对便意敏感，从而达到治愈遗尿之目的。

Yungh liuh：Bauhmou（couh dwg rongznyouh mou，sug heuh aen dungx iq mou、rongznyouh mou）it aen，duhndaem 100 gwz，haeuxcid 50 gwz，yizciyinz 15 gwz，gyaeqdaekmax 10 gwz.

Guhfap it：Bauhmou yungh cax gvej aen bak raez ndeu，swiq seuq，dwk haeuj gij duhndaem cimq le、gij haeuxcid dauz seuq caeuq gij yizciyinz、gyaeqdaekmax aeu baengzsa bau ndei haenx（song cungj yw sien yungh raemx nyinhdumz le bau haeuj baengzsa），aeu mae dawz bauhmou nyib ndei，cuengq youq ndaw cwngloengz（gauhyazgoh hix ndaej，cwngcawj seizgan dwg hwnj heiq le 20 faencung）gek raemx cwng daengz bauhmou gig biq，cek mae，aeu bauyw okdaeuj. Faen 2～3 baez gwn bauhmou caeuq duhndaem、haeuxcid，mwh gwn gya di begdangz. Aen fap gwn neix hab yungh youq lwgnyez 7 bi doxhwnj，itbuen gwn 2 baez roxnaeuz 3 baez couh ndaej raenyauq.

Guhfap ngeih：Bauhmou swiq seuq ronq baenz diuz saeq，caeuq duhndaem、haeuxcid swiq le nem gij yizciyinz、gyaeqdaekmax bau ndei itheij cuengq roengz ndaw guvax bae，gya raemx habliengh，doengzseiz dwk di gyu caeuq youzgwn，aeu feiziq aeuq baenz dang le vut bauyw，faen 3 baez gwn. Hab yungh youq lwgnyez 6 bi doxroengz，binghmbaeu gwn baez ndeu couh ndei，binghnaek couh gwn 2 baez roxnaeuz 3 baez.

Rongznyouh mou、haeuxcid feih gam bouj bwt mamx，duhndaem cangq mamx maenh mak，yizciyinz bouj sim mak mbouj cuk caiqlix saep cing suk nyouh，gyaeqdaekmax bouj mak maenh cing. Lwgnyez haemh nyouhcanh heuh cix mbouj singj，couh dwg sim yiengz mbouj cuk，yizciyinz ndaej cangq sim yiengz de，ik simciq de，sawj de doiq benqyiq minjganj，baenzneix dabdaengz aen muzdiz yw ndei nyouh dwkcongz.

防治小儿流行性感冒的食疗方有哪些？
Miz maz doxgaiqgwn guh yw ndaej yw lwgnyez liuzhingzsing dwgliengz？

方一：金银花 12 克，鲜芦根 15 克，生甘草 5 克，鲜姜数片。加水 500 毫升，煮沸 20 分钟，取汤趁温热饮服，每日分 2 次服用。适用于调治 6 个月以上流感高烧、咳嗽的小儿。

方二：葱白 5 根，生姜 12 克，糯米 50 克。将糯米煮成粥，将葱姜捣烂，与粥同煮片刻，加适量食盐。趁温热服，可发汗、退热。适用于调治 1 岁以上的流感患儿。

方三：蒜泥、蜂蜜各适量。将等份的蒜泥与蜂蜜混匀后，用白开水送服，每次 1 汤匙，每日 4～6 次，对治疗流感有效。适用于调治 2 岁以上患儿。

方四：香油 15 克，鸡蛋 1 个。将香油加热后打入鸡蛋，冲进沸水适量搅匀，然后趁温热喝下，对感冒愈后的咳嗽有效。适用于调治 1 岁半以上的流感患儿。

Dan it：Vagimngaenz 12 gwz，rag ndip go'ngox 15 gwz，gamcauj ndip 5 gwz，hing ndip geij dip. Gya raemx 500 hauzswngh，cawj goenj 20 faencung，aeu dang swnh ndat gwn，moix ngoenz faen 2 baez gwn. Hab yungh youq diuzyw lwgnyez 6 ndwen doxhwnj liuzganj fatndat、ae.

Dan ngeih：Coenghau 5 diuz，hing ndip 12 gwz，haeuxcid 50 gwz. Dawz haeuxcid cawj baenz cuk，coeng hing daem yungz，caeuq cuk cawj yaep ndeu，gya gyu habliengh. Swnh ndat gwn，ndaej fat hanh、doiq ndat. Hab yungh youq diuzyw gij lwgnyez liuzganj 1 bi doxhwnj haenx.

Dan sam：Suenqnaez、dangzrwi gak habliengh. Dawz suenqnaez caeuq dangzrwi daengjfaenh gyaux yinz le，yungh raemxgoenj soengq gwn，moix baez beuzgeng ndeu，moix ngoenz 4～ 6 baez，doiq yw liuzganj mizyauq. Hab yungh youq diuzyw doengh boux lwgnyez 2 bi doxhwnj.

Dan seiq：Youzhom 15 gwz，gyaeqgaeq aen ndeu. Dawz youzhom gya'ndat le dwk gyaeqgaeq，cung raemxgoenj habliengh gyaux yinz，swnh ndat gwn roengzbae，doiq gij dwgliengz ndei le ae mizyauq. Hab yungh youq diuzyw gij lwgnyez liuzganj bi buenq doxhwnj haenx.

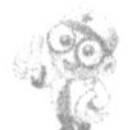

小儿腹泻怎样分型食疗？
Lwgnyez dungxsiq baenzlawz faenhingz doxgaiqgwn guh yw daeuj yw?

小儿腹泻可分为伤食型、风寒型、湿热型和脾虚型，在治疗的时候也应该选择不同的治疗方式，方可治愈。下面介绍几则针对不同证型的小儿腹泻食疗方。

【伤食型腹泻】

有腹胀腹痛，泻前哭闹，大便酸臭如蛋花状，口臭，不思食等症状，可采用以下食疗方。

苹果汤：取苹果1只洗净，连皮切碎，加水250毫升和食盐，煎汤代茶饮。适用于调治1岁以内的小儿，年龄大于1岁者，可吃苹果泥。

【风寒型腹泻】

有大便稀薄如泡沫状，色淡，臭气少，肠鸣腹痛，或伴有发热，鼻塞流涕等症状，可采用以下食疗方。

(1) 姜茶饮：绿茶、干姜丝各3克，放入杯中，以沸水150毫升冲泡，加盖温浸10分钟，代茶随意饮服。

(2) 糯米固肠汤：糯米30克（略炒），山药15克，共煮粥，熟后加胡椒粉少许、白砂糖适量调服。

【湿热型腹泻】

有大便如水样伴有不消化食物，呈草绿色或黄色，有少量黏液，小便黄少等症状，可采用以下食疗方。

车前草汤：鲜车前草50克，加水500毫升煎汤，酌加糖，代茶每日饮服数次。

【脾虚型腹泻】

有时泻时止，或久泻不愈，大便稀薄或带有白色奶块，食后便泻，面色苍白等症状，可采用以下食疗方。

(1) 山药汤：取山药250克洗净，去皮切成块状，放入锅内，加水适量煎至软烂，吃山药饮汤。每日分2次或3次服食。

(2) 栗子汤：取栗子3～5枚，去壳捣烂，加适量水煮成糊状，加白砂糖适量食用。

Lwgnyez dungxsiq ndaej faen baenz sienggwn hingz、funghhanzhingz、caepndathingz caeuq mamxhawhingz，youq mwh ywbingh hix wnggai senj gij fuengsik yw mbouj doengz，cij ndaej yw ndei. Lajneix gaisau geij dan doxgaiqgwn guh yw cimdoiq mbouj doengz loihhingz lwgnyez dungxsiq.

【Sienggwnhingz dungxsiq】

Miz dungx ciengq dungx in，siq gonq daejnauh，okhaex soemj haeu lumj yiengh va'gyaeq，bak haeu，mbouj siengj gwn daengj binghyiengh，ndaej yungh fueng doxgaiqgwn guh yw lajneix.

Dang bingzgoj：Aeu aen makbingzgoj ndeu swiq seuq，lienz naeng ronq soiq，gya raemx 250 hauzswngh caeuq gyu, cienq dang guh caz gwn. Habyungh youq diuzyw gij lwgnyez 1 bi dauqndaw, boux nienzgeij hung gvaq bi ndeu, ndaej gwn naezmakbingzgoj.

【Funghhanzhingz dungxsiq】

Miz haexsiq noix lumj yiengh fugfauz, saek damh, heiqhaeu noix, saej rongx dungx in, roxnaeuz buenx miz fatndat, ndaeng saek mug rih daengj binghyiengh, ndaej yungh fueng doxgaiqgwn guh yw lajneix.

(1) Caz hing: Cazloeg、hingsei sauj gak 3 gwz, dwk roengz ndaw cenj bae, aeu raemxgoenj 150 hauzswngh cung cimq, goemq fa raemxraeuj cimq 10 faencung, dang caz seizbienh gwn.

(2) Dang haeuxcid maenh saej: Haeuxcid 30 gwz (loq cauj), maenzcienz 15 gwz, caez cawj cuk, cug le gya di mba hozceu、begdangz habliengh heuz gwn.

【caepndathingz dungxsiq】

Miz haex lumj yiengh raemx buenx miz doxgaiqgwn mbouj siu, lumj saeknywjheu roxnaeuz saekhenj, miz di raemxniu, oknyouh henj noix daengj binghyiengh, ndaej yungh fueng doxgaiqgwn guh yw lajneix.

Dang maxbiencauj: Maxbiencauj ndip 50 gwz, gya raemx 500 hauzswngh cienq dang, yawj cingzgvang gya dangz, dang caz moix ngoenz ndoet geij baez.

【Mamxhawhingz dungxsiq】

Miz yaep siq yaep dingz, roxnaeuz siq nanz mbouj ndei, haexsiq noix roxnaeuz daiq miz gaiq cij hau, gwn le haexsiq, saeknaj haunyo daengj binghyiengh, ndaej yungh fueng doxgaiqgwn guh yw lajneix.

(1) Dang maenzcienz: Aeu maenzcienz 250 gwz swiq seuq, cawz naeng ronq baenz gaiq, dwk roengz gu bae, gya raemx habliengh cienq daengz unq yungz, gwn maenzcienz gwn dang. Moix ngoenz faen 2 baez roxnaeuz 3 baez gwn.

(2) Dang maklaeq: Aeu maklaeq 3～5 aen, cawz byak daem yungz, gya raemx habliengh cawj baenz yiengh giengh, gya begdangz habliengh gwn.

如何用药茶防治手足口病?
Baenzlawz aeu cazyw fuengzyw binghdinbakfwngz?

5～7 月是儿童手足口病的高发季节。中医认为，手足口病属温病范畴，用中药茶防治有较好效果。

预防：可用蒲公英、板蓝根各 15 克，加水 500 毫升，煎至 100 毫升左右，分多次饮服。或取白菊花、金银花、生甘草以沸水冲泡，加适量冰糖或蜂蜜，代茶饮。

治疗：应以清热、解毒、祛湿为主。可用白茅根、荸荠（马蹄）各 100 克，胡萝卜 2 个，甘蔗 1 根，加水 750 毫升，煲出药液约 500 毫升，分次饮用，1 日饮完。

荸荠性寒，可清热消渴、治脾热；胡萝卜味甘性平，具有健脾和胃、清热解毒等功效；甘蔗味甘性凉，有清热之效。这三者均味甜，容易被孩子接受。白茅根清热生津、

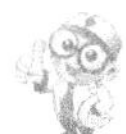

凉血止血。四物合用，具有清热生津、健脾祛湿之功效，可促进康复。此外，取金银花20克，荷叶10克，水煎成汤，待凉后分次漱口，对于口腔疱疹有一定治疗作用。

5～7 nyied，dwg gij geiqciet fatsang binghdinbakfwngz lwgnyez. Ywdoj nyinhnaeuz，binghdinbakfwngz gvihaeuj fancouz binghraeuj，yungh caz Ywdoj daeuj fuengzceih yaugoj haemq ndei.

Yawhfuengz：Ndaej yungh byaeklinzgaeq、banjlanzgwnh gak 15 gwz，gya raemx 500 hauzswngh，cienq daengz 100 hauzswngh baedauq，faen lai baez gwn. Roxnaeuz aeu vagut hau、vagimngaenz、gamcauj ndip yungh raemxgoenj cung cimq，gya habliengh dangzrin roxnaeuz dangzrwi，dang caz gwn.

Yw：Wnggai aeu cing huj、gej doeg、cawz cumx guhcawj. Ndaej yungh raghaz、lwgcid（maxdaez）gak 100 gwz，lauxbaeghoengz 2 aen，oij 1 diuz，gya raemx 750 hauzswngh，baek ok ywraemx daihgaiq 500 hauzswngh，faen baez gwn，ngoenz ndeu gwn liux.

Lwgcid sing hanz，ndaej cing huj siu hozhawq、yw mamx ndat；lauxbaeghoengz feih diemz singq bingz，miz cangq mamx huz dungx、cing huj gej doeg daengj goeng'yauq；oij feih diemz singq liengz，miz gijyauq cing huj. Sam yiengh neix cungj dwg feih diemz，yungzheih deng lwgnyez ciepsouh. Raghaz cing huj seng raemx、liengz lwed dingz lwed. Seiq yiengh doxgaiq hab yungh，miz gij goeng'yauq cing huj seng raemx、cangq mamx cawz cumx，ndaej coicaenh fukcangq. Linghvaih，aeu vagimngaenz 20 gwz，mbawngaeux 10 gwz，raemx cienq baenz dang，caj liengz le faen baez riengx bak，doiq bak nengznaeuh miz itdingh yw cozyung.

十一、皮肤科
Cib'it、Gohnaengnoh

如何用黄瓜外治脚跟干裂？
Baenzlawz aeu gveliengz daeuj yw giujdin dekleg?

冬季，很多中老年人脚跟干裂，脚跟皮肤干燥、粗糙，甚至出血，疼痛难忍，可用蜂蜜黄瓜汁外涂患处来防治。黄瓜中含有的黄瓜酶具有很强的生物活性，能有效促进足跟皮肤的新陈代谢，扩张皮肤毛细血管，促进血液循环，使干裂皮肤尽快愈合。而蜂蜜中的多种酶类及B族维生素能供给皮肤养分，促进上皮组织再生，使脚跟皮肤的皮脂膜变厚，预防干裂。具体做法如下：

取黄瓜150克，洗净榨汁，加入20克蜂蜜调匀。热水泡脚后取黄瓜蜜汁均匀涂抹患处，并用保鲜膜包裹30分钟。每日1次，连用2周可见效。

Seizdoeng，haujlai vunz cunglauxnienz giujdin hodek，naengnoh giujdin hawqsauj、cocat，vanzlij ok lwed，indot nanz nyaenx，ndaej aeu dangzrwi raemx gveliengz cat gizde daeuj fuengzceih. Ndaw gveliengz hamz miz gij meiz gveliengz miz swnghvuz hozsing gig ak，ndaej mizyauq coicaenh gij aeu moq lawh gaeuq naengnoh giujdin，cengqhai lwedguenj saegiq naengnoh，coicaenh lwed lae baedauq，hawj naengnoh hawqdek vaiq ndaej ndei. Ndaw dangzrwi miz lai cungj meiz caeuq B cuz veizswnghsu，ndaej gunghawj naengnoh yangjfwn，coicaenh cujciz naenggwnz caiq seng，hawj gij mueknaeng naengnoh giujdin bienq na，yawhfuengz hawq dek. Gidij guhfap youq lajneix：

Aeu gveliengz 150 gwz，swiq seuq caq raemx，gya 20 gwz dangzrwi heuz yinz. Raemxndat cimq din le aeu raemx gveliengz yinz daz gizde，doengzseiz yungh baujsenhmoz duk 30 faencung. Moix ngoenz guh baez ndeu，lienz yungh 2 singhgiz couh raenyauq.

怎样用饮食疗法祛除面部褐斑？
Baenzlawz aeu doxgaiqgwn guh yw daeuj yw gwnznaj hwnj raet raizhenjgeq?

每个女人都希望自己有红润而光洁的面容，但是有些人脸上却有许多褐色的雀斑或黄褐斑，那么有什么妙方祛除这些褐斑呢？下面介绍几种经临床验证简便有效的食疗方法。

【荷花月季茶】

取干荷花、绿茶各5克，月季花3克。用沸水200毫升浸泡15分钟。代茶饮，经常服。可活血祛斑，适用于调治面部色素斑，有黄褐斑和雀斑者。

【芝麻胡桃豆奶饮】

取胡桃仁、黑脂麻（俗称黑芝麻）各30克，豆浆、牛奶各200毫升，蜂蜜适量。将

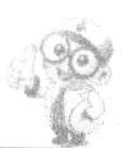

胡桃仁、黑脂麻研成细末，与豆浆、牛奶共置锅内，煮沸后离火，候温，调入蜂蜜即可服用，每日 1 剂。可补益肝肾、养颜祛斑，适用于调治面有黄褐斑者。

【冬瓜仁桃花散】

取桃花（干品）60 克，冬瓜仁 80 克，陈皮 45 克。共研成极细末，置于瓷瓶，每次服 1 克，每日 3 次，饭后用温糯米酒送下。有活血化瘀、祛斑增白、润肤悦色的功效，适用于调治颜面较黑和面有黄褐斑者。

【柠檬冰糖汁】

用柠檬榨汁，加冰糖适量饮用。柠檬中含有丰富的维生素 C，还含有钙、磷、铁元素和 B 族维生素等。常饮柠檬汁，不仅可嫩白皮肤，防止皮肤血管老化，消除面部色素斑，而且还有防治动脉硬化的作用。

Moix boux mehmbwk cungj maqmuengh bonjfaenh miz naj hoengzmaeq youh ronghseuq，hoeng mizmbangj vunz gwnznaj cix miz haujlai raizlaej henjgeq roxnaeuz raizhenj，baenzneix miz gijmaz fueng ndei cawz doenghgij raizhenjgeq neix ne? Lajneix gaisau geij cungj doxgaiqgwn guh yw fuengfap ginggvaq linzcangz niemhcingq genjbienh mizyauq haenx.

【Raemxcaz va'ngaeux yezgi】

Aeu va'ngaeux sauj、cazloeg gak 5 gwz，vayezgi 3 gwz. Yungh raemxgoenj 200 hauzswngh cimq 15 faencung. Dang gwn caz，ciengzseiz gwn. Ndaej doeng lwed cawz raiz，hab yungh youq diuzyw raizsaeksoq aennaj，boux miz raizhenjgeq caeuq raizlaej.

【Raemxndoet lwgraz makhwzdauz gienghduh】

Aeu ngveih makhwzdauz、lwgzraz ndaem（sug heuh lwgraz ndaem）gak 30 gwz，gienghduh、cijvaiz gak 200 hauzswngh，dangzrwi habliengh. Dawz ngveih makhwzdauz、lwgraz ndaem loiz baenz mba，caeuq gienghduh、cijvaiz caez coq ndaw gu，cawj goenj le liz feiz，caj raeuj，diuzhaeuj dangzrwi couh ndaej gwn，moix ngoenz gwn 1 fuk. Ndaej bouj ik daep mak、ciengx naj cawz raiz，hab yungh youq diuzyw boux naj miz raizhenjgeq.

【Mbafaenj ngveih lwgfaeg vadauz】

Aeu vadauz（huq sauj）60 gwz，ngveih lwgfaeg 80 gwz，naeng makgam 45 gwz. Gaez loiz baenz mba gig saeq，cuengq youq bingzmeng，moix baez gwn 1 gwz，moix ngoenz 3 baez，gwn haeux le aeu laeuj haeuxcid soengq roengzbae. Miz gij goeng'yauq doeng lwed vaq cwk、siu raiz dem hau、nyinh naengnoh ndei saek，hab yungh youq diuzyw boux naj haemq ndaem caeuq boux naj miz raizhenjgeq.

【Raemxndoet makcengz dangzrin】

Yungh makcengz（makningzmungx）caq raemx，gya dangzrin habliengh gwn. Ndaw makcengz（makningzmungx）hamz miz veizswnghsu C gig lai，lij hamz miz gai、linz、dez yenzsu caeuq B cuz veizswnghsu daengj. Ciengz gwn raemx ningzmungx，mboujdan ndaej naengnoh hauoiq，fuengzre lwedguenj naengnoh bienq laux，siucawz raizsaeksoq aennaj，caemhcaiq lij miz gij cozyung fuengzceih doenghmeg bienq geng.

怎样用食疗调治春季麻疹？
Baenzlawz aeu doxgaiqgwn guh yw daeuj diuzyw seizcin mazcimj?

【薄荷芦根饮】

取薄荷 12 克，鲜芦根 30 克，白砂糖 15 克。将芦根洗净、切片，放锅中加水适量，武火烧沸，文火煎熬半小时。然后把薄荷择净，放入煎锅中，加适量水，武火急煎 3 分钟，起锅过滤。合并芦根、薄荷药汁，最后将白砂糖倒入药汁中，搅匀即可。频频饮服，每次 30～50 毫升。本方功效是清热生津、透疹外出，适用于调治麻疹初期的发热咳嗽、打喷嚏、流鼻涕、眼红多泪、目赤畏光、烦躁不安等症状。

【菊花饮】

取菊花 15 克，薄荷 10 克，蜂蜜 25 克。将菊花择净，用水泡洗后放入锅内，加清水适量，武火烧沸，文火煎熬 10 分钟，加入薄荷，再煎 5 分钟，滤渣取汁。将蜂蜜倒入药汁中，搅匀即成，常饮服。本方功效是清热透疹，适用于调治麻疹初起。

【银花牛蒡饮】

取金银花 50 克，牛蒡子、白砂糖各 30 克。将金银花择净，与牛蒡子同放入锅中，加清水适量，文火煎半小时，滤渣取汁，把白砂糖放入药汁中，搅匀即成。频频饮服。本方功效是清热解毒，适用于调治麻疹出疹期的疹红赤、高热不退症状。

【马齿苋紫草饮】

取马齿苋（干品）、紫草根、白砂糖各 50 克。将两药洗净，放入锅中，加清水适量，文火煎半小时，滤渣取汁后，把白砂糖加入药汁中，搅匀即成。频频饮服。本方功效是清热解毒，适用于调治麻疹出疹期的发热疹红、烦躁症状。

【五汁饮】

取梨汁 30 克，慈姑汁、藕汁、麦门冬汁各 20 克，鲜芦根汁 25 克，白砂糖 50 克。把五汁用文火煮 10 分钟，放入白砂糖，搅匀即成，常饮服。本方功效是清热生津，适用于调治麻疹恢复期的热渐退、唇舌干燥、精神欠佳症状。

【雪梨饮】

取鸭梨 200 克，冰糖少许。把梨去皮、核，切片，放入冰过的凉开水内，再把冰糖放入梨水中，搅匀，盖好，浸泡 4 小时即成。频频饮服。本方功效是养阴生津，适用于调治麻疹恢复期的皮肤干燥、唇舌干燥、精神差、干咳少痰等症状。

【Raemxndoet bozhoz raggo'ngox】

Aeu bozhoz 12 gwz, raggo'ngox sien 30 gwz, begdangz 15 gwz. Dawz raggo'ngox swiq seuq、ronq baenz benq, dwk ndaw gu gya raemx habliengh, feizhaenq cawj goenj, feiziq cienq buenq diemj cung. Doeklaeng dawz bozhoz genj seuq, dwk roengz ndaw gu, gya raemx habliengh, feizhaenq cienq 3 faencung, hwnj gu daih gvaq. Gyoebgyonj raggo'ngox、raemxyw bozhoz, doeklaeng dwk begdangz roengz ndaw raemxyw bae, gyaux yinz couh ndaej. Deihdeih gwn, moix baez 30～50 hauzswngh. Gij goeng'yauq

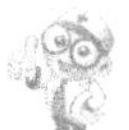

fueng neix dwg cing huj seng raemx、daeuq cimj ok rog, hab yungh youq diuzyw mwh ngamq hwnj mazcimj fatndat ae、haetcwi、mug rih、da nding raemxda lai、da nding lau rongh、simnyap mbouj onj daengj binghyiengh.

【Raemxndoet vagut】

Aeu vagut 15 gwz, bozhoz 10 gwz, dangzrwi 25 gwz. Dawz vagut genj seuq, aeu raemx cimq swiq le dwk roengz ndaw gu, gya raemx habliengh, feizhaenq cawj goenj, feiziq cienq 10 faencung, gyahaeuj bozhoz, caiq cienq 5 faencung, daih nyaq aeu raemx. Dawz dangzrwi dauj roengz ndaw raemxyw bae, gyaux yinz couh baenz, ciengzseiz gwn. Gij goeng'yauq aen danyw neix dwg cing huj daeuq cimj, hab yungh youq diuzyw mazcimj haidaeuz hwnj.

【Raemxndoet va'ngaenz gofaetvaiz】

Aeu vagimngaenz 50 gwz, ceh gofaetvaiz、begdangz gak 30 gwz. Dawz vagimngaenz swiq seuq, caeuq ceh gofaetvaiz itheij dwk roengz ndaw gu, gya raemx habliengh, feiziq cienq buenq diemj cung, daih nyaq aeu raemx, dwk begdangz roengz ndaw raemxyw bae, gyaux yinz couh baenz. Deihdeih gwn. Gij goeng'yauq bonj fueng dwg cing huj gej doeg, hab yungh youq diuzyw gij cimjhoengz、ndathwngq mbouj doiq binghyiengh mwh mazcimj ok cimj.

【Raemxndoet byaekiemjsae ragnywjaeuj】

Aeu byaekiemjsae (huq sauj)、ragnywjaeuj、begdangz gak 50 gwz. Swiq song cungj yw seuq, dwk roengz ndaw gu, gya raemx habliengh, feiziq cienq buenq diemj cung, daih nyaq aeu raemx le, dwk begdangz roengz ndaw raemxyw bae, gyaux yinz couh baenz. Deihdeih gwn. Gij goeng'yauq aen danyw neix dwg cing huj gej doeg, hab yungh youq diuzyw gij fatndat cimjhoengz、nyapnyuk binghyiengh mwh mazcimj ok cimj.

【Raemxndoet haj raemx】

Aeu raemx makleiz 30 gwz, raemx lwgheuj、raemx ngaeux、raemx mwzmwnz-dungh gak 20 gwz, raemx raggo'ngox sien 25 gwz, begdangz 50 gwz. Dawz haj raemx yungh feiziq cawj 10 faencung, cuengq roengz begsadangz, gyaux yinz couh baenz, ciengz gwn. Gij goeng'yauq bonj fueng dwg cing huj seng raemx, hab yungh youq diuzyw gij ndat cugciemh doiq、naengbak linx hawq、cingsaenz yiemq ndei binghyiengh mazcimj fukgeiz.

【Raemxndoet makleiz】

Aeu makleiz bit 200 gwz, dangzrin di ndeu. Makleiz bit cawz gij naeng、ngveih, ronq baenz benq, cuengq roengz ndaw raemxgoenj caep bing gvaq, caiq cuengq dangzrin roengz ndaw raemx makleiz bae, gyaux yinz, goemq ndei, cimq 4 diemj cung couh baenz. Deihdeih gwn. Gij goeng'yauq bonj fueng dwg ciengx yaem seng raemx, hab yungh youq diuzyw gij naengnoh hawqsauj、naengbak linx hawqsauj、cingsaenz yaez、ganae noix myaiz daengj binghyiengh mazcimj fukgeiz.

十二、五官科
Cibngeih、Gohvujgvanh

怎样巧用药茶调治五官科病症？
Baenzlawz giujyungh cazyw daeuj diuzyw gijbingh vujgvanhgoh?

【除口臭藿香茶】

制法：取藿香 20 克置于保温杯中，沸水冲泡加盖闷 15 分钟，频频漱口后吐掉，剩下 1/2 药汁可代茶频饮。每日 1 剂，每剂可用沸水冲泡 2 次或 3 次。

主治：因湿浊困脾、浊气上泛而致口臭者。

按语：藿香味辛、性微温而芳香，能芳香化湿、和中止呕、发散风寒，是避秽化浊、除口臭的要药。

宜忌：胃阴不足、胃热作呕者忌服。

【防龋齿桂花茶】

制法：取桂花、绿茶各 3 克，置于保温杯中，用沸水适量冲泡，加盖闷 10 分钟后，代茶频频饮用。

主治：口臭。风火牙痛、胃热牙痛及龋齿牙痛。

按语：口臭的原因很多，胃热上熏、湿浊痰滞之浊气上逆、龋齿牙疳等是其主要病因。桂花性温味辛且芳香，既能辟秽而除口臭，又能辛通行气而止牙痛；绿茶叶性寒味苦，能降胃火、化痰浊、消食滞、除油腻、洁牙齿。两味同用是治口臭的良方，并可治疗牙痛。

【消炎清咽茶】

制法：蒲公英、金银花各 15 克，生甘草、薄荷各 6 克，胖大海 3 枚。将诸药研成粗末，置于热水瓶中，冲入沸水大半瓶，加盖闷 10 分钟后，代茶频频饮服，每日 1 剂。

主治：急性咽喉炎、扁桃体炎、感冒所致的咽喉红肿疼痛，或伴恶寒、发热、头痛、鼻塞等症。

按语：本方蒲公英、金银花、生甘草清热解毒、抗菌消炎；胖大海性味甘寒，清肺利咽；薄荷辛凉，散风热、利咽喉。诸药合为茶剂，用于调治外感风热、热毒上攻而致的咽喉肿痛、鼻塞，实为有效之剂。

宜忌：脾胃虚寒者忌用。

【明目杞菊茶】

制法：枸杞子 15～30 克，白菊花 10 克，绿茶 3 克。诸药共放保温杯中，用沸水冲泡加盖闷 10～20 分钟后，频频饮服，饮毕可再用沸水冲泡，每日 1 剂。

主治：肝肾不足、阴血不能上济于目所致的头晕目眩、视力减退、夜盲症及近视眼等。

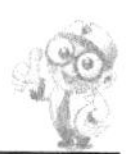

按语：枸杞子味甘性平，是滋补肾精、养肝明目的良药。白菊花、绿茶均有清肝明目的良好功效。故以枸杞子为主，佐以白菊花、绿茶，实为治疗肝肾精血亏虚、肝火上炎而致视力减退的良剂。

【Caz cawz bak haeu hozyangh】

Guhfap：Aeu hozyangh 20 gwz cuengq youq ndaw cenjbaujraeuj，raemxgoenj cung cimq goeb fa oemq 15 faencung，deihdeih riengx bak le biq deuz，lw miz 1/2 raemxyw ndaej dingj caz gwn. Moix ngoenz 1 fuk，moix fuk ndaej yungh raemxgoenj cung cimq 2 baez roxnaeuz 3 baez.

Cawjyw：Boux aenvih cumxnoengz homh mamx、heiqnoengz hwnjfouz cix baenz bak haeu.

Ciuqgangj：Hozyangh feih manh，singq loq raeuj caiqlix homfwtfwt，ndaej homfwtfwt vaq cumx、huz ndaw dingz rueg、fat sanq funghhanz，dwg gij yw buq uq vaq noengz、cawz bak haeu.

Hab geih：Boux dungx yaem mbouj cuk、dungx ndat yaek rueg geih gwn.

【Caz vagviq fuengz faenznengz】

Guhfap：Aeu va'gveiq、cazloeg gak 3 gwz，cuengq youq ndaw cenjbaujraeuj，yungh raemxgoenj habliengh cung cimq，gya fa oemq 10 faencung le，dang caz deihdeih gwn yungh.

Cawjyw：Bak haeu. Funghhoj heuj in、dungx ndat heuj in caeuq heujndungj heuj in.

Ciuqgangj：Yienzaen bak haeu gig lai，gij heiqnoengz dungx ndat hwnj hoen、cumxnoengz myaiz dingz hwnj dauqnyangz、heujndungj heujgam daengj dwg gij binghaen cujyau de. Va'gveiq singq raeuj feih manh caiqlix homfwtfwt，gawq ndaej buq uq caiqlix cawz bak haeu，youh ndaej manhdoeng hengzheiq caiqlix dingz heuj in；caz loeg singq hanz feih haemz，ndaej gyangq dungx huj、vaq myaiz noengz、siu gwn nywngh、cawz youznywnx、seuq heuj. Song yiengh doengzcaez yungh dwg gij fueng ndei yw bak haeu，caemhcaiq ndaej yw heuj in.

【Caz siu yiemz cing conghhoz】

Guhfap：Golinzgaeq、vagimngaenz gak 15 gwz，gamcauj ndip、bozhoz gak 6 gwz，bangdahaij 3 aen. Dawz gak cungj yw loiz baenz mba co，cuengq youq ndaw bingzraemxndat，raix roengz raemxgoenj buenq bingz lai，gub fa oemq 10 faencung le，dang caz deihdeih gwn，moix ngoenz 1 fuk.

Cawjyw：Gipsingq yenhhouzyenz、benjdauzdijyenz、dwgliengz yinxhwnj conghhoz hoengzfoeg in，roxnaeuz buenx lau nit、fatndat、gyaeuj in、ndaengsaek daengj bingh.

Ciuqgangj：Bonj fueng golinzgaeq、vagimngaenz、gamcauj ndip，cing huj gej doeg、dingj nengz siu in；bangdahaij singq feih diemz hanz，cing bwt leih conghhoz；bozhoz manh liengz，sanq rumz ndat，leih conghhoz. Gak cungj yw hab guh raemxcaz，yungh youq diuzyw gij conghhoz foeg in、ndaengsaek rog gamj rumzndat、doegndat hwnj gung yinxhwnj haenx，saed dwg gij yw mizyauq.

Hab geih：Boux mamx dungx hawcaep geih yungh.

【Caz mingz muz gij gut】

Guhfap：ceh gaeujgij 15～30 gwz，vagut hau 10 gwz，cazloeg 3 gwz. Gak cungj yw caez cuengq ndaw cenjbaujraeuj，yungh raemxgoenj cung cimq gya fa oemq 10～20 faencung le，deihdeih gwn，gwn sat le caiq yungh raemxgoenj cung cimq，moix ngoenz gwn 1 fuk.

Cawjyw：Daep mak mbouj cuk、lwed yaem mbouj ndaej hwnj da yinxhwnj gyaeujngunh daraiz、dayawj gemjdoiq、damengzgaeq caeuq dagaenhnyanx daengj.

Ciuqgangj：Ceh gaeujgij feih diemz singq bingz，dwg yw ndei bouj mak cing、ciengx daep rongh da. Vagut hau、cazloeg cungj miz gij goeng'yauq ndei cing daep rongh da. Aeu ceh gaeujgij guh cawj，boujaeu vagut hau、cazloeg，saed dwg gij yw ndei yw daep mak cing lwed sied haw、daep huj vuengzbiu sawj damyox.

酒渣鼻食疗方有哪些？
Gij danyw doxgaiqgwn guh yw yw ndaenghoengz miz gijlawz？

酒渣鼻，俗称酒糟鼻、红鼻子，是一种因血管舒缩神经机能失调引起的慢性皮肤病。毛囊虫感染、胃肠功能障碍、内分泌功能失调、情绪激动、嗜酒、过食辛辣、冷热刺激等均可引发本病。起病初期，鼻部、面颊处出现红斑，范围小，之后出现丘疹、脓疱及毛细血管扩张等，重者可发展成鼻赘。多发于中老年人，影响面部美容。中医认为，本病多由肺胃积热，或嗜酒之人湿热素盛，加之风寒外袭，瘀血凝滞所致。治宜清热凉血、活血化瘀。

患者除对症选用药物治疗外，还可配合饮食疗法。这里介绍几则行之有效的食疗方，以供患者选用。

【芦根竹茹粥】

芦根 50 克，竹茹 10 克，粳米 60 克。将芦根、竹茹用布包好同粳米煮粥，每日分 2 次服食，半个月为 1 个疗程。适用于调治酒渣鼻红斑期。

【腌三皮】

西瓜皮 200 克，刮去蜡质外皮，洗净；冬瓜皮 300 克，刮去绒毛外皮，洗净；黄瓜 400 克，去瓜瓤，洗净。将以上 3 种瓜皮混合煮熟，待冷却后，切成条块，放置于容器中，用食盐适量腌渍 12 小时即可食用。连续食用有较好疗效。适用于调治酒渣鼻红斑期。

【马齿苋苡仁粥】

马齿苋、薏苡仁各 30 克，金银花 15 克。加水 3 碗先煎金银花至 2 碗，去渣，加马齿苋、薏苡仁煮粥。每日 1 剂，连续食用。适用于调治酒渣鼻丘疹脓疱期。

【苡仁绿豆海带汤】

薏苡仁 30 克，绿豆 50 克，海带、猪瘦肉各 250 克，料酒 6 毫升，食盐 4 克。绿豆、

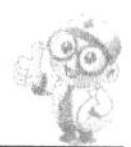

薏苡仁洗净；海带洗净，切成丝；猪瘦肉切小块。同放炖锅内，加料酒、水适量，以武火烧沸，改用文火炖40分钟，加盐调味即成。每日1剂，连续食用。适用于调治酒渣鼻丘疹脓疱期。

【山楂粥】

干山楂30克，粳米60克。同煮成粥，每日服食1次，7日为1个疗程。适用于调治酒渣鼻鼻赘期。

【银花知母粥】

金银花9克，知母15克，生石膏30克，粳米60克。将金银花、知母、生石膏加适量水煎20～30分钟，弃渣取汁，再与粳米一起煮成粥，每日服食1次，7日为1个疗程。适用于调治各期酒渣鼻。

Ndaengnyaqlaeuj，sugheuh ndaengnyaqlaeuj、ndaenghoengz，dwg it cungj binghnaiq naengnoh aenvih sailwed soeng sup sinzgingh gihnwngz mbouj doxdaengh yinxhwnj. Nengzdaehbwn lahdawz、goengnaengz dungxsaej mbouj ndei、neifwnhmiz gunghnaengz saetdiuz、simcingz gikdoengh、lanh laeuj、gwn manhget gvaqbouh、caepndat gikdawz daengj cungj ndaej yinxfat cungj bingh neix. Miz bingh codaeuz，aenndaeng、mbiengjgemj miz raizhoengz，gvaengxlaengx iq，doeklaeng miz giuhcinj、oknong caeuq sailwed saeq haigvangq daengj，boux binghnaek de ndaej fazcanj baenz ndaengfoegrengq. Lai fat youq bouxcungnienz bouxgeq，hawj saeknaj hojyawj. Ywdoj nyinhnaeuz，bingh neix dingzlai youz bwt dungx cwk huj，roxnaeuz gij vunz ngah laeuj haenx caephwngq lai，caemhcaiq rumz nit caegdwk，lwedcwk mbouj byaij soj cauhbaenz. Ceih hab siu ndat liengz lwed、byaij lwed vaq cwk.

Bouxbingh cawz aeu yw daeuj ywbingh caixvaih，lij ndaej boiqhab doxgaiqgwn guh yw fuengfap dem. Gizneix gaisau geij aen danyw doxgaiqgwn guh yw miz yaugoj，hawj vunzbingh genj yungh.

【Cuk ragngox naeng faexcuk】

Goragngox 50 gwz，naeng faexcuk 10 gwz，haeuxsuen 60 gwz. Aeu daehbaengz duk ndei ragngox、naeng faexcuk caeuq haeuxsuen cawj cuk，moix ngoenz faen 2 baez gwn，buenq ndwen dwg it aen liuzcwngz. Hab yungh youq geiz diuzyw aenndaeng hwnj caeuz miz raizhoengz.

【Iep sam naeng】

Gij naeng sae'gva 200 gwz，gvet bae gij naeng mienh lab，swiq seuq；naeng lwgfaeg 300 gwz，gvet bae naeng bwnnyungz，swiq seuq；lwgbieng 400 gwz，cawz nohgve，swiq seuq. Dawz baihgwnz sam cungj naeng gve doxgyaux cawj cug，caj caep le，roenq baenz gaiq baenz gaiq，cuengq youq ndaw aencangdoxgaiq，aeu gyu habliengh iep 12 diemjcung couh ndaej gwn. Lienzdaemh gwn ywbingh yaugoj haemq ndei. Habyungh youq mwh diuzyw aenndaeng miz raizhoengz.

【Cuk byaekiemjsae haeuxlidlu】

Byaekiemjsae、haeuxlidlu gak 30 gwz，vagimngaenz 15 gwz. Dwk 3 vanj raemx sien cienq vagimngaenz daengz 2 vanj, vut nyaq, gya byaekiemjsae、haeuxlidlu cawj cuk. Moix ngoenz 1 fuk, lienzdaemh gwn. Habyungh youq mwh diuzyw aenndaeng hwnj cimjdongq oknong.

【Dang lidlu duhheu】

Haeuxlidlu 30 gwz, duhheu 50 gwz, haijdai、nohmoucing gak 250 gwz, laeujliuh 6 hauzswngh, gyu 4 gwz. Swiq seuq duhheu、haeuxlidlu; haijdai swiq seuq, ronq baenz sei; nohmoucing ronq gaiq iq. Caez cuengq ndaw rekdumq, gya liuhlaeuj、raemx habliengh, dwk feizhaenq cawj goenj, gaij yungh feiznumq aeuq 40 faencung, dwk gyu diuzfeih couh baenz. Moix ngoenz 1 fuk, lienzdaemh gwn. Habyungh youq mwh diuzyw aenndaeng cimjdongq oknong.

【Cuk sanhcah】

Sanhcah sauj 30 gwz, haeuxsuen 60 gwz. Caemh cawj baenz cuk, ngoenz gwn baez ndeu, caet ngoenz baenz aen liuzcwngz ndeu. Habyungh youq diuzyw aenndaeng hwnjcouz baenzfoegrengq.

【Cuk ngaenzva cihmuj】

Vagimngaenz 9 gwz, cihmuj 15 gwz, siggau ndip 30 gwz, haeuxsuen 60 gwz. Dawz vagimngaenz、vacihmuj、siggau ndip gya raemx habliengh cienq 20～30 faencung, vut nyaq aeu raemx, caiq caeuq haeuxsuen cawj baenz cuk, moix ngoenz gwn baez ndeu, 7 ngoenz baenz aen liuzcwngz ndeu. Habyungh youq diuzyw gij ndaenghoengz gak geiz.

调治慢性鼻炎食疗方有哪些?
Gij danyw doxgaigwn diuzyw mansing bizyenz miz gijlawz?

寒冷时节，慢性鼻炎高发。民间有很多调治鼻炎的食疗方，现介绍如下。

【丝瓜藤煲猪瘦肉】

做法：取近根部的丝瓜藤 3～5 克洗净，猪瘦肉 60 克切块，同放锅内煮汤，煮熟后加食盐调味，饮汤吃肉。

功效：清热消炎，解毒通窍。主治慢性鼻炎急性发作、萎缩性鼻炎、鼻流脓涕、头晕头痛。

【辛夷煮鸡蛋】

做法：辛夷花 15 克，放入砂锅内，加清水 2 碗，煎取 1 碗；鸡蛋 2 个，煮熟去壳，刺小孔数个；砂锅中倒入药汁煮沸，放入鸡蛋同煮片刻，饮汤吃蛋。

功效：通窍，止脓涕，祛头痛，滋养扶正。主治慢性鼻窦炎、流脓涕。

【柏叶猪鼻汤】

做法：猪鼻肉 100 克，生柏叶 30 克，石斛 6 克，柴胡 10 克。猪鼻肉刮洗干净，与 3 味药材同放砂锅内，加清水 4 碗煎至 1 碗，滤除药渣，冲入蜜糖 60 毫升，30 度米酒 30 毫升，和匀饮服。

功效：消炎通窍，养阴扶正。主治鼻流臭涕。

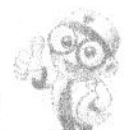

【黄花鱼头汤】

做法：取鳙鱼（俗称大头鱼）150 克，洗净后用热油两面稍煎待用。将大枣 15 克去核洗净，取黄花菜 30 克，白术 15 克，苍耳子、白芷各 10 克，生姜 3 片，诸药同放砂锅内与鱼头一起煎汤，待熟后吃肉饮汁。

功效：扶正祛邪，补中通窍。主治慢性萎缩性鼻炎、感冒频繁。

【黄芪粥】

做法：黄芪 400 克，白术 230 克，防风 240 克，桔梗 120 克，甘草 60 克。将各药研成细粉，拌匀，放入干燥容器加盖保存。将 400 毫升水和 20 克粳米放入锅里，大火煮沸，改用小火煮 20 分钟。将 10 克药粉放入锅里，小火煮沸，停火加盖 5 分钟即可食用。

功效：益气固表。主治慢性鼻炎。

Seiznit nit，binghmenhsingq bizyenz fat lai. Ndawbiengz miz haujlai yw ndaej fuengz ndaenghaenz，seizneix gaisau youq lajneix.

【Gaeu swhgvah aeuq nohmoucing】

Guhfap：Aeu giz goek gaeu swhgvah 3～5 gwz swiq seuq，60 gwz nohmoucing ronq baenz gaiq，doengz dwk roengz ndaw rek bae cawj dang，cawj cug le dwk gyu diuzfeih，gwn dang gwn noh.

Goeng'yauq：Cing huj siu yiemz，gej doeg doeng heiq. Cujyau yw binghnaiq bizyenz gaenj fat、bizyenz sukreuq、ndaeng rih mug gwd、gyaeujngunh gyaeujdot.

【Sinhyiz cawj gyaeqgaeq】

Guhfap：Vasinhyiz 15 gwz，dwk roengz guvax bae，dwk raemxsaw 2 vanj，cienq aeu vanj ndeu；gyaeqgaeq 2 aen，cawj cug bok byuk，camz geij aen congh iq；ndaw rekvax raix raemxyw cawj goenj，cuengq gyaeq roengzbae caez dumq yaep ndeu，gwn dang gwn gyaeq.

Goeng'yauq：Doeng ndaeng，dingz mugniu，cawz gyaeuj in，nyinhciengx fuz cingq. Cujyau yw bizdouyenz、mug gwd.

【Dang mbaw coengzbek ndaengmou】

Guhfap：Nohndaengmou 100 gwz，mbaw coengzbek ndip 30 gwz，davangzcauj 6 gwz，caizhuz 10 gwz. Nohndaengmou gvet swiq seuq，caeuq 3 cungj yw caez gyaux roengz ndaw guvax bae，caiq gya 4 vanj raemxsaw cienq daengz vanj ndeu，cawz nyaq daih yw，heuz dangzrwi 60 hauzswngh，30 doh laeujhaeux 30 hauzswngh，ndau yinz ndoet gwn.

Goeng'yauq：Siu yiemz doeng heiq，ciengx yaem fuz cingq. Cujyau yw mug haeu rih.

【Dang vahenj gyaeujbya】

Guhfap：Aeu bya'gyungz（vahsug heuhguh byaloz）150 gwz，swiq seuq le aeu youzndat cien song mbiengj yaep ndeu deq yungh. Swiq makcauj nding 15 gwz cawz ngveih swiq seuq，aeu byaekvahenj 30 gwz，bwzsuz 15 gwz，makcangh'wj、bwzcij gfak

10 gwz, hing ndip 3 gep, gak cungj yw caeuq gyaeujbya caez dwk roengz ndaw rekvax bae cienq dang, daengz cug le gwn noh gwn dang.

Goeng'yauq: Rex cingq cawz yak, bouj ndaw doeng heiq. Cujyau yw binghnaiq rwtsou bizyenz、ciengzseiz dwgliengz.

【Cuk vangzgiz】

Guhfap: Vangzgiz 400 gwz, bwzsuz 230 gwz, fangzfungh 240 gwz, gitgaengq 120 gwz, gamcauj 60 gwz. Dawz gak cungj yw nuz baenz mba, gyaux yinz, cuengq haeuj ndaw aencouxdoxgaiq hawq bae goeb fa yo ndei. Aeu 400 hauzswngh raemx caeuq 20 gwz haeuxsuen dwk roengz rek bae, feizhaenq cawj goenj, gaij yungh feiznumq cawj 20 faencung. Dawz 10 gwz ywfaenj dwk roengz ndaw rek bae, feiziq cawj goenj, dingz feiz goeb fa 5 faencung couh ndaej gwn.

Goeng'yauq: Ndaej ik heiq maenh biuj. Cujyau yw binghnaiq bizyenz.

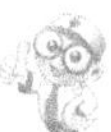

十三、男性科
Cibsam、Gohbouxsai

怎样用苁蓉炖羊肾调治阳痿?
Baenzlawz aeu cungzyungz aeuq makyiengz diuzyw vizyoj?

肾虚引起的阳痿不举、腰背疼痛、足软尿频等症状者，可取中药苁蓉 5 克，新鲜羊肾 1 对，先将苁蓉用米酒浸泡一晚，取出切细，羊肾去脂膜，切细，共放入炖盅内隔水炖 2 小时，加少许食盐调味即可趁热食用。

Boux mak haw yinxhwnj viz mbouj ndongj、hwet in、din unq nyouhdeih daengj bingh，aeu Ywdoj cungzyungz 5 gwz，makyiengz singjsien 1 doiq，aeu cungzyungz cimq laeujhaeux haemh ndeu gonq，dawz daeuj ronq saeq，makyiengz cawz lauz i，ronq mienz，caez cuengq roengz cung bae gek raemx aeuq 2 diemj cung，gya di gyu diuzfeih couh ndaej swnh ndat gwn.

如何用南瓜子、黑脂麻调治尿频尿急?
Baenzlawz aeu ceh namzgva、lwgrazndaem diuzyw nyouh deih nyouh gip?

泌尿系统感染、前列腺增生等可引起尿频、尿急，常吃南瓜子和黑脂麻（又称黑芝麻）粉可缓解症状。方法：取南瓜子（去壳）200 克，黑脂麻 10 克，共混匀炒熟磨成粉，用沸水冲泡食用，每日 1 次，分 2 日服完。10 日为 1 个疗程。

Miz sainyouh hidungj lahdawz、cenzlezsen demmaj daengj ndaej yinxhwnj nyouhdeih、nyouh gip，ciengz gwn ceh namzgva caeuq mba lwgraz ndaem ndaej hoizsoeng gij bingh neix. Fuengfap：Aeu ceh namzgva（cawz byak）200 gwz，10 gwz lwgraz ndaem，gyaux yinz cauj cug ngenz baenz mba，yungh raemxgoenj cung cimq gwn，ngoenz baez ndeu，faen 2 ngoenz gwn liux. 10 ngoenz dwg aen liuzcwngz ndeu.

金樱子用于性保健食疗方有哪些?
Gij danyw singbaujgen doxgaigwn yungh makvengj guh yw miz gijlawz?

金樱子果实既可鲜食，又可入药。中医认为，金樱子味酸、甘，无毒，具有固精涩肠、缩尿止泻（痢）的功效，浸酒、熬膏可治小便频数、自汗盗汗、崩漏带下、高血压、神经性头痛、久咳、慢性肾炎等病症。历代本草著作均有记载。如《名医别录》记载金樱子“止遗泄”，《蜀本草》记载金樱子“涩精气”，《滇南本草》记载金樱子“治涩精遗泄”，《本草从新》记载金樱子“酸、涩、平、固精秘气、治遗精”。用于性保健的食疗验方分述如下。

【治疗早泄】

方一：金樱子、仙茅各15克，羊肉500克，共炖熟，弃药渣，食肉饮汤。

方二：金樱子1500克，捣碎，加水煎3次。去渣，过滤后再煎，加蜂蜜收膏。每日睡前服1匙，开水冲服。

方三：金樱子、山茱萸、五味子、益智仁各9克，水煎服。

方四：金樱子、黄芪各30克，牛骨髓100克，同放锅内，加水适量，小火熬成浓液，调味饮用。

【治疗遗精】

方一：金樱子15克，冰糖60～90克，加水适量，放炖盅内隔水炖1小时，去药渣饮汤。

方二：金樱子30克，鲫鱼250克，去脏留鳞，加清水适量煲汤，用油、盐调味，食鱼饮汤。

方三：金樱子1500克，捣碎，加水煎3次，去渣，过滤后浓煎，加蜂蜜收膏。每日临睡前服1匙，开水冲服。

方四：金樱子根60克，母鸡1只。将金樱子根切碎；母鸡去毛和内脏，洗净。将碎金樱子根放入母鸡腹内，加米酒和水适量，置于炖盅内隔水炖熟，弃药渣，调味后食肉饮汤。

【补虚涩精】

方一：金樱子1500克，蜂蜜适量。金樱子捣碎，水煎3次，合并药液，去渣过滤浓煎，加蜂蜜收膏。每晚睡前服1匙，开水冲服。适用于调治早泄、梦遗、滑精等症。

方二：金樱子水煎，弃渣取汁，粳米洗净，放入药汁内煮粥。早、晚温热服食，皆用于调治早泄、遗精。

【补虚损、益精血】

全当归150克，熟地黄120克，川芎、杜仲、茯苓各45克，金樱子、淫羊藿、甘草各30克，白酒1500毫升。炮制成全归酒（上述药共捣成粗末，装布袋，置于干净容器中，用酒浸泡，封口，1～2周后取出，弃药渣饮服）。每日早、晚各1次，每次空腹饮10～20毫升。适用于调治虚劳损伤、精血不足、形体羸弱、阳痿等症。

【滋阴补肾、强身健体】

龟板胶、枸杞子、金樱子、党参、当归等多种中药和纯粮白酒炮制成龟板胶酒，适用于调治阴虚盗汗、发热、遗精、失眠、乏力等症。

Makvengj ndaej gwn ndip，youh ndaej guh yw. Ywdoj nyinhnaeuz，makvengj feih soemj、gam，mbouj miz doeg，miz goeng'yauq maenh cing saep saej、suk nyouh dingz siq，cimq laeuj、cienq gau ndaej yw nyouhdeih、gag ok hanh hanhheu、lwed roenx roh

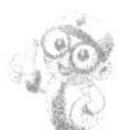

daiq baihlaj、hezyaz sang、sinzginghsing gyaeuj in、ae nanz、mak in binghnaiq daengj bingh. Gij saw sij ywdoj daihlaux cungj miz geiqsij. Lumjbaenz《Mingzyih Bezloeg》geiqsij makvengj "dingz siq",《Suz Bwnjcauj》geiq miz makvengj "saep cing heiq",《Denhnanz Bwnjcauj》geiq miz makvengj "yw saep cing okdungx",《Bonjcauj Cungzsinh》geiqsij makvengj "soemj、saep、bingz、maenh cing maed heiq、yw laeuhmok". Fueng gijgwn guh yw yungh youq singbaujgen haenx faenbied lwnh gangj youq lajneix.

【Yw cing set caeux】

Fueng it: Makvengj hawq、hazsien gak 15 gwz, nohyiengz 500 gwz, caez dumq cug, vut nyaqyw, gwn noh gwn dang.

Fueng ngeih: Makvengj hawq 1500 gwz, daem soiq, dwk raemx cienq 3 baez. Cawz nyaq, daih gvaq le caiq cienq, gya dangzrwi sou gau. Moix ngoenz yaek ninz gonq gwn geng ndeu, raemxgoenj cung gwn.

Fueng sam: Makvengj hawq、cazlad、gaeucuenqiq、yizciyinz gak 9 gwz, raemx cienq gwn.

Fueng seiq: Makvengj hawq、vangzgiz gak 30 gwz, ndokngviz vaiz 100 gwz, caez dwk roengz ndaw rek, gya raemx feizrwnh cienq baenz raemx noengz, diuzfeih gwn.

【Yw laeuh mok】

Fueng it: Makvengj hawq 15 gwz, dangzrin 60～90 gwz, dwk raemx habliengh, dwk roengz ndaw guenqvax bae gek raemx aeuq diemj cung ndeu, cawz nyaqyw gwn dang.

Fueng ngeih: Makvengj hawq 30 gwz, byacaek 250 gwz, cawz dungxsaej louz gyaep, gya raemx aeuq dang, aeu youz、gyu diuzfeih, gwn bya gwn dang.

Fueng sam: Makvengj hawq 1500 gwz, dub soiq, gya raemx cienq 3 baez, cawz nyaq, daih nyaq le cienq noengz, gya dangzrwi sou gau. Moix ngoenz mwh yaek ninz gwn 1 geng, raemxgoenj cung gwn.

Fueng seiq: Rag govengj 60 gwz, gaeqmeh 1 duz. Ronq soiq rag vengj; gaeqmeh cawz bwn caeuq dungxsaej, swiq seuq. Dawz rag vengj soiq coq roengz ndaw dungx gaeqmeh bae, gya laeujhaeux caeuq raemx habliengh, cuengq roengz ndaw guenqvax bae gek raemx aeuq cug, vut nyaqyw, diuzfeih le gwn noh gwn dang.

【Bouj haw saep cing】

Fueng it: Makvengj hawq 1500 gwz, dangzrwi habliengh. Makvengj hawq dub soiq, raemx cienq 3 baez, gyonj raemxyw, cawz nyaq daih gvaq cienq noengz, gya dangzrwi sou gau. Haemhnaengz yaek ninz gwn geng ndeu, raemxgoenj cung gwn. Habyungh youq diuzyw setcaeux、fangzhwnzloq laeuhcing、vazcing daengj bingh.

Fueng ngeih: Makvengj cienq raemx, vut nyaq aeu raemx, haeuxsuen swiq seuq, dwk roengz raemxyw bae cawj cuk. Haet、haemh ndat raeuj gwn, cungj yungh daeuj diuzyw setcaeux、fangzhwnzloq laeuhcing.

【Bouj haw sonj、ik lwedcing】

Cienz danghgveih 150 gwz，suzdi vangz 120 gwz，conhyungh、ducung、fuzlingz gak 45 gwz，makvengj hawq、yinzyangzho、gamcauj gak 30 gwz，laeujhau 1500 hauzswngh. Bauq baenz laeujcienzgveih (gij yw baihgwnz caez daem baenz mbasoiq，cang daehbaengz，cuengq roengz ndaw aencouxdoxgaiq bae，aeu laeuj cimq dumz，fung bak，1～2 couh le dawz okdaeuj，vut nyaqyw ndoetgwn). Moix ngoenz haethaemh gak baez ndeu，moix baez iekdungx gwn 10～20 hauzswngh. Habyungh youq diuzyw gij bingh sieng'vaih、lwedhaw mbouj gaeuq、ndangdaej byomnyieg、rizrwt daengj.

【Nyinh yaem bouj mak、ak ndang vuengh ndang】

Gau buengzgvi、ceh goujgij、makvengj hawq、dangjsinh、danghgveih daengj lai cungj Ywdoj caeuq laeujhaeuxhau bauqbaenz laeujyw gau buengzgvi，habyungh youq diuzyw yaem haw hanh heu、fatndat、laeuhcing、ninz mbouj ndaek、naetnaiq daengj bingh.

怎样用参芪冬瓜汤调治前列腺疾患？
Baenzlawz aeu sinhgiz dunghgvahdangh diuzyw gij bingh cenzlezsen？

中医认为，前列腺炎与前列腺肥大是肾虚、膀胱气化不利所致。因此，患者应注意饮食清淡，多食蔬菜水果，戒烟限酒，忌食辛辣之品，保持大便通畅。推荐一款参芪冬瓜汤，对前列腺的保健和前列腺增生的治疗有益。

材料：冬瓜 50 克（切片），党参 15 克，黄芪 20 克。

制法：将党参、黄芪放入纱布袋中，放锅内加清水 8 碗煮 15 分钟，去药袋，加入冬瓜片，继续煮至冬瓜熟烂，加入调味料即可食用。

功效：党参性平、味甘，归脾肺经，有补养脾肺、健运中气之效；黄芪补肺健脾、升举阳气；冬瓜利尿生津、清热除烦。三味配伍可达升阳利尿之效。适用于调治前列腺炎患者和前列腺增生气虚型患者，有神疲乏力、动则气短、尿频、尿急等症状。

Ywdoj nyinhnaeuz，cenzlezsenyenz caeuq cenzlezsen bizhung dwg mak haw、rongznyouh bienq heiq mbouj ndei cauhbaenz. Vihneix，vunzbingh aeu louzsim gwnndoet cit di，lai gwn byaekheu caeuq lwgmak，gaiq ien hanh laeuj，geih gwn gij huq manhget，baujciz haex doengswnh. Doigawj cungj dang sinhgiz lwgfaeg，doiq baujgen cenzlezsen caeuq yw gij bingh cenzlezsen demmaj mizik.

Caizliuh：Lwgfaeg 50 gwz，dangjsinh 15 gwz，vangzgiz 20 gwz.

Guhfap：Dawz dangjsinh、vangzgiz cuengq haeuj ndaw daehbaengzsa bae，cuengq roengz ndaw rek dwk raemxsaw 8 vanj cawj 15 faencung，cawz daehyw，dwk gep lwgfaeg roengzbae，laebdaeb cawj daengz lwgfaeg cug yungz，dwk liuh diuzfeih couh ndaej gwn.

Goeng'yauq：Dangjsinh singq bingz、feih gam，guenj mamx bwt ging，ndaej bouj

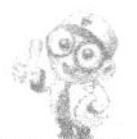

ciengx mamx bwt、cangq yinh heiq ndaw；vangzgiz bouj bwt cangq mamx、swng hwnj heiqyiengz；lwgfaeg leih nyouh seng raemx、siu ndat cawz fanz. Sam cungj yw doxboiq ndaej miz gij yaugoj swng yiengz leih nyouh. Hab yungh youq diuzyw bouxbingh cenzlezsenyenz caeuq bouxbingh cenzlezsen demmaj baenz heiq haw haenx，boux miz gij cingsaenz naetnaiq、doengh cix heiq dinj、nyouhdeih、nyouh gip daengj binghyiengh.

调治血精症的食疗方有哪些?

Gij danyw doxgaiqgwn guh yw diuzyw hezcinghcwng miz gijlawz?

血精症是泌尿外科及男科的常见疾病，现介绍几则简便易行的食疗方，供血精症患者选用。

【猪肾煮黑豆】

猪肾1对，黑豆500克。将猪肾洗净，剔除臊筋，和黑豆加水同煮至豆熟不烂，食用猪肾，并将黑豆取出晒干，武火微炒，嚼食黑豆，每日30克，半个月为1个疗程。有补肾益精之功，用于调治肾虚不固引起的血精症。

【莲子粥】

莲子、粳米、白砂糖各适量。莲子去皮、心，与粳米同煮成粥，放入白砂糖调味后食用。每周3次，连续服用3周。有补益心脾之功，用于调治气血亏损引起的血精症。

【生地粥】

生地汁150毫升（或生地30克），黑米适量。两者同煮成粥，放入白砂糖调味后食用。每日1次，连续服用2周。有滋阴降火之功，用于调治阴虚火旺引起的血精症。

【蹄筋血藤汤】

猪蹄筋100克，鸡血藤、大枣各30克。将猪蹄洗净，清水泡一夜，翌日用开水浸泡4小时，再用清水洗净，与鸡血藤、大枣同置于砂锅内，加水炖煮至猪蹄筋熟烂后加食盐调味，饮汤吃大枣、猪蹄筋。每周3次，连续服用2周。有活血通瘀之功，用于调治瘀血内阻引起的血精症。

Binghlwedcing dwg vaigoh sainyouh caeuq gohbouxsai gij bingh ciengz raen，seizneix gaisau geij aen danyw gijgwn guh yw genjdanh，hawj boux baenz binghlwedcing genjyungh.

【Makmou cawj duhndaem】

Makmou 1 doiq，duhndaem 500 gwz. Dawz makmou swiq seuq，cawz nyinz gyaenq，caeuq duhndaem dwk raemx cawj daengz duh cug mbouj naemz，gwn makmou，dawz duhndaem okdaeuj dak sauj，feizhaenq cauj yaep ndeu，geux gwn duhndaem，moix ngoenz 30 gwz，buenq ndwen baenz aen liuzcwngz ndeu. Miz gij goeng'yauq bouj mak ik cing，yungh daeuj yw bingh lwedcing youz mak haw mbouj maenh yinxhwnj haenx.

【Cuk cehmbu】

Cehmbu、haeuxsuen、begdangz gak habliengh. Cehmbu cawz naeng、sim，caeuq haeuxsuen cawj baenz cuk, dwk roengz begdangz diuzfeih le gwn. Moix aen singhgiz 3 baez, lienzdaemh gwn 3 aen singhgiz. Miz gij goeng'yauq bouj ik sim mamx, yungh daeuj yw binghlwedcing youz heiq lwed sied yinxhwnj haenx.

【Cuk goragndip】

Raemx goragndip 150 hauzswngh (roxnaeuz goragndip 30 gwz), haeuxndaem habliengh. Song yiengh neix cawj baenz cuk, gyaux beg dangz diuzfeih le gwn. Moix ngoenz fuk ndeu, lienzdaemh gwn 2 aen singhgiz. Miz gij goeng'yauq ndaej nyinh yaem gyangq huj, yungh daeuj yw gij binghlwedcing youz yaem haw huj hoengh yinxhwnj haenx.

【Dang nyinzdaezmou gaeulwedgaeq】

Nyinzdaezmou 100 gwz, gaeulwedgaeq、makcauj nding gak 30 gwz. Swiq seuq nyinzdaezmou, cimq raemxsaw baenz hwnz, ngoenz daihngeih yungh raemxgoenj cimq 4 siujseiz, caiq yungh raemxsaw swiq seuq, caeuq gaeulwedgaeq、makcauj nding itheij cuengq youq ndaw rekvax, gya raemx aeuq daengz nyinzdaezmou cug le dwk gyu diuzfeih gwn, gwn dang gwn makcauj nding、nyinzdaezmou. Moix aen singhgiz 3 baez, lienzdaemh gwn 2 aen singhgiz. Miz gij goeng'yauq vaij lwed doeng saek, yungh daeuj yw gij binghlwedcing lwedgux deng saek yinxhwnj haenx.

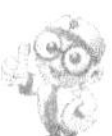

十四、呼吸科
Cibseiq、Gohdiemheiq

怎样用党参蛤蚧粥调治哮喘?
Baenzlawz aeu cuk aekex dangjsinh diuzyw ae'ngab?

党参蛤蚧粥调治肺肾阳虚型哮喘效果好，做法如下：成年蛤蚧 1 只（干品），党参 30 克，糯米 50 克。把蛤蚧、党参分别研成粉末，混匀后加入适量蜂蜜做成 4 个蛤蚧饼备用。将糯米煮成稀粥，拌入 1 个蛤蚧饼，趁温热服食。早、晚各服 1 次。通常连服 1 个月左右可见效。蛤蚧以干爽、全尾、无虫、不张口、无破碎者为好。

蛤蚧补肾温肺、纳气平喘，党参健脾补肺、益气生津，糯米温脾和胃。三味共用组成药膳，对调治肺肾阳虚型哮喘（症见气短气逆，呼多吸少，动则喘甚，舌质淡苔白，脉沉细）有良效。但应注意：本方只适用于肺肾阳虚的哮喘患者，在外感诱发喘嗽、感染发热、虚火上扰、内有瘀热等情况下不宜服用。另外，糯米性黏滞，难于消化，不宜一次食用过多，或以粳米代之也可。

Cuk aekex dangjsinh diuzyw bwt mak yiengz haw le ae'ngab yaugoj ndei，guhfap lumj lajneix：Aekex geq 1 duz（huq sauj），dangjsinh 30 gwz，haeuxcid 50 gwz. Dawz aekex、dangjsinh baezcungj baezcungj nuz baenz mba，gyaux yinz le dwk di dangzrwi guhbaenz 4 aen bingj aekex bwhyungh. Cawj haeuxcid baenz cuk saw，gyaux roengz aen bingj aekex ndeu，swnh raeujndat gwn. Haet、haemh gak gwn baez ndeu. Baeznaengz lienzdaemh gwn 1 ndwen baedauq ndaej raenyauq. Aekex aeu dak sauj、daengx duz、fouz non、mbouj ajbak、mbouj soiqvaih haenx cij ndei.

Aekex bouj mak raeuj bwt、sup heiq bingz ae'ngaeb，dangjsinh ak mamx bouj bwt、ik heiq seng raemx，haeuxcid raeuj mamx huz dungx. Sam cungj yw caemh yungh guhbaenz ywgwn，doiq diuzyw bwt mak yiengz haw ae'ngab（bingh raen heiq dinj heiq nyig，diem lai sup noix，doengh cix ae'ngab youqgaenj，linx loq hau，meg caem nyieg）miz yauqgoj ndei. Yaek louzsim：Diuz danyw neix cij doiq bouxae'ngab bwt mak yiengz haw habyungh. Mwh roggamj yaeuhfat ae'ngab、ganjyenj fatndat、hawhuj gaujcauj、ndaw miz huj cwk daengj mbouj hab gwn. Linghvaih，haeuxcid niunwg，hoj siuvaq，mbouj hab baez ndeu gwn daiq lai，roxnaeuz aeu haeuxsuen daeuj lawh hix ndaej.

怎样用药粥食疗调治急性支气管炎？

Baenzlawz aeu cukyw doxgaiqgwn guh yw diuz yw gizsing cihgi'gvanjyenz？

急性支气管炎是常见的呼吸系统疾病，是由病毒、细菌的感染，物理、化学因素的刺激以及过敏等因素所引起的气管和支气管黏膜的炎症，以咳嗽为主要临床表现，病愈后支气管黏膜结构可完全恢复如常。

本病属中医外感咳嗽范畴，多为外邪侵袭，肺卫受感，肺气不得宣发所致，当以疏散外邪，宣通肺气为治。可选用下列药粥食疗方。

【生姜糯米粥】

生姜 15 克，大枣 5 枚，糯米 100 克。将生姜洗净、切碎，大枣去核，三者同放锅内，加清水适量，煮成稀粥服食。每日 1 剂，分 2 次食完。可宣肺止咳，散寒解表。适用于调治风寒外袭、肺气不利、咳嗽痰白、胸闷气急等症状。

【百合生地杏仁粥】

百合、生地各 30 克，杏仁 10 克，粳米 100 克，冰糖适量。将前 3 味药水煎取汁，去渣，加粳米煮为稀粥，待熟时调入冰糖，稍煮即可。每日 1 剂，分 3 次服食。可清热生津，润肺止咳。适用于调治肺燥咳嗽、干咳少痰甚或无痰、咳嗽连声作呛、咽痒干痛、口干喜饮等症状。

【桑菊杏仁粥】

桑叶、菊花、杏仁各 10 克，粳米 100 克，冰糖适量。将桑叶、菊花、杏仁择净，水煎取汁，加粳米煮为稀粥。待熟时，调入冰糖，再煮一二沸即可。每日 1 剂，连续 3～5 日。可辛凉解表，宣肺止咳。适用于调治风热犯肺、时或咳嗽、咽喉不利等症状。

【二仁竹茹粥】

薏苡仁 15 克，杏仁 10 克，竹茹 8 克，粳米 50 克，生姜 3 片。将杏仁、竹茹、生姜择净，水煎取汁备用。先取薏苡仁、粳米煮粥，待熟时调入药汁，再煮一二沸即成。每日 1 剂。可清热宣肺，化痰止咳。适用于调治急性支气管炎，症见咳痰黄稠、胸痛、发热等。

【竹沥粥】

鲜竹沥 20 毫升（或鲜竹沥口服液 2 支），粳米 100 克，蜂蜜 20 毫升。将粳米淘净，煮为稀粥，待熟时调入鲜竹沥、蜂蜜，再煮一二沸即成。每日 1 剂。可清热化痰，理气止咳。适用于调治急性支气管炎，症见咳嗽、痰黄黏稠、不易咯出、胸痛气促等。

【桂杏止咳粥】

桂枝、杏仁各 10 克，甘草 5 克，粳米 100 克，红糖适量。将 3 味中药水煎取汁，加粳米煮为稀粥，待熟时，调入红糖，再煮一二沸即可。每日 1 剂，分 2 次服食。可疏风散寒，宣肺止咳。适用于调治风寒咳嗽、鼻塞声重、咽痒流涕、头身疼痛等。

【山药杏仁粥】

山药、粟米各 100 克，杏仁 15 克，红糖少许。将山药去皮、切片，杏仁去皮、尖，捣碎，同粟米加清水适量煮为稀粥，待熟时调入红糖，再煮一二沸即成。每日 1 剂。可

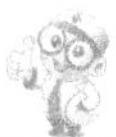

宣肺止咳，补中益气。适用于调治急性支气管炎，症见咳嗽痰稀色白、咽喉发痒、肢软乏力、胸闷、食欲不振等。

【菊芩公英粥】

野菊花、黄芩、蒲公英各10克，粳米50克。将野菊花、黄芩、蒲公英择净，水煎取汁，加粳米煮粥服食。每日1剂。可清热解毒，宣肺止咳。适用于调治急性支气管炎，症见咳嗽痰黄黏稠，咽喉疼痛、发痒等。

Gizsing cihgi'gvanjyenz dwg gij bingh diemheiq hidungj ciengzseiz raen miz haenx，dwg youz binghdoeg、nengz lahdawz，gij vuzlij、vayoz yinhsu swgiz dawz caeuq gominj daengj yinhsu yinxhwnj gij yiemzcwng gi'gvanj caeuq cihgi'gvanj nenzmoz，aeu ae guh cujyau youq linzcangz biujyienh，bingh ndei le cihgi'gvanj nenzmoz gezgou ndaej ndei liux.

Gij bingh neix dwg Ywdoj vaiganj baenzae ndawde，dingzlai dwg baihrog heiqsez daeuj ciemqfamh，aenbwt souhgamj，heiq bwt mbouj ndaej sanqfat le cauhbaenz，wnggai daj soengsanq heiqsez baihrog，doeng heiqbwt daeuj yw. Ndaej genj yungh doenghgij danyw cukyw lajneix.

【Cuk hing ndip haeuxcid】

Hing ndip 15 gwz，makcauj 5 aen，haeuxcid 100 gwz. Aeu hing ndip swiq cengh、ronq soiq，makcauj hung cawz ngveih，sam yiengh doengz dwk roengz gu bae，dwk raemxsaw habliengh cawj baenz cukliu gwn. Moix ngoenz 1 fuk，faen 2 baez gwn liux. Ndaej doeng bwt dingz ae，sanq nit gej biuj. Haeujsim diuzyw doenghgij binghyiengh youq seiz dwgliengz deng nit、heiqbwt mbouj leih、ae myaiz hau、aek oem heiq gip.

【Cuk beghab goragndip ceh makgingq】

Beghab、goragndip gak 30 gwz，ngveih makgingq 10 gwz，haeuxsuen 100 gwz，dangzrin habliengh. Aeu 3 cungj yw dangqnaj cienq aeu raemxyw gonq，cawz nyaq，gya haeuxsuen cawj baenz cukliu，caj cug le gyaux dangzrin，caiq cawj goenj yaep ndeu couh ndaej lo. Moix ngoenz 1 fuk，faen 3 baez gwn. Ndaej siu ndat seng raemx，nyinh bwt dingz ae. Habyungh youq diuzyw bwt sauj baenzae、gan ae myaiz noix roxnaeuz mbouj miz myaiz、ae lienzsing saekndaek、conghhoz in gyanq、bak hawq haengj ndoet daengj binghyiengh.

【Cuk sangh gut ngveih makgingq】

Mbawsangh、vagut、ngveih makgingq gak 10 gwz，haeuxsuen 100 gwz，dangzrin habliengh. Dawz mbawsangh、vagut、ngveih makgingq genj seuq，cienq aeu raemxyw，gya haeuxsuen cawj cukliu. Caj cug le，gyaux dangzrin，caiq cawj goenj yaep ndeu couh ndaej lo. Moix ngoenz 1 fuk，lienzdaemh 3～5 ngoenz. Ndaej sanq huj gaij biuj，doeng bwt dingz ae. Habyungh youq diuzyw fung huj famh bwt、laemxseiz ae、conghhoz mbouj ndei daengj bingh.

【Cuk song ngveih naeng faexcuk】

Haeuxlidlu 15 gwz，ngveih makgingq 10 gwz，naeng faexcuk 8 gwz，haeuxsuen 50 gwz，hing ndip 3 gep. Dawz ngveih makgingq、naeng faexcuk、hing ndip genj seuq，cienq raemx aeu raemxyw bwhyungh. Sien aeu haeuxlidlu、haeuxsuen cawj cuk，caj cug le gyaux raemxyw roengzbae，caiq cawj goenj yaep ndeu couh baenz. Moix ngoenz 1 fuk. Ndaej siu ndat doeng bwt，vaq myaiz dingz ae. Habyungh youq diuzyw cihgi'gvanjyenz gaenj，bingh raen ae myaiz baenz henj niu、aek in、nohndat daengj.

【Cuk raemxfaexcuk】

Aeu 20 hauzswngh raemxfaexcuk（roxnaeuz aeu ywraemxgwn raemxfaexcuk 2 bingz），haeuxsuen 100 gwz，dangzrwi 20 hauzswngh. Dawz haeuxsuen dauz cengh，cawj baenz cukliu，cug le diuz roengz raemxfaexcuk、dangzrwi，caiq cawj goenj yaep ndeu couh baenz. Moix ngoenz 1 fuk. Ndaej siu ndat vaq myaiz，leix heiq dingz ae. Habyungh youq diuzyw cihgi'gvanjyenz，bingh raen ae、myaiz henj niu、hoj ae okdaeuj、aek in heiq gaenj daengj.

【Cuk gviq gingq dingz ae】

Nge go'gviq、ngveih makgingq gak 10 gwz，gamcauj 5 gwz，haeuxsuen 100 gwz，dangznding habliengh. Dawz 3 cungj yw cienq aeu raemxyw，gya haeuxsuen cawj cukliu，yaek cug seiz，gyaux dangznding，caiq cawj goenj yaep ndeu couh ndaej lo. Moix ngoenz 1 fuk，faen 2 baez gwn. Ndaej so fung sanq nit，doeng bwt dingz ae. Habyungh youq diuzyw rumznit bingh'ae、ndaengsaek sing naek、conghhoz humz mug rih、ndang gyaeuj indot daengj.

【Cuk sawzcienz ngveih makgingq】

Sawzcienz、haeuxfiengj gak 100 gwz，ngveih makgingq 15 gwz，dangznding habliengh. Aeu sawzcienz vet naeng、ronq ndei，ngveih makgingq cawz naeng、byaisoen，dub soiq，caeuq haeuxfiengj dwk raemxsaw habliengh cienq cukliu，caj cug le dwk dangznding，caiq cawj goenj byouz le couh ndaej lo. Moix ngoenz 1 fuk. Ndaej cing bwt dingz ae，bouj ndaw ik heiq. Habyungh youq diuzyw cihgi'gvanjyenz gaenj，bingh raen ae myaiz saw saekhau、conghhoz fat humz、dinfwngz unqnaiq、aek oem、mbouj haengj gwn daengj.

【Cuk gut ginz linzgaeq】

Vagut ndoi、vangzginz、golinzgaeq gak 10 gwz，haeuxsuen 50 gwz. Dawz vagut ndoi、vangzginz、golinzgaeq genj seuq bae，cienq raemx aeu raemxyw，gyaux haeuxsuen cawj cuk gwn. Moix ngoenz 1 fuk. Ndaej siu ndat gej doeg，doeng bwt dingz ae. Habyungh youq diuzyw cihgi'gvanjyenz，bingh raen ae myaiz niu，conghhoz indot、fat humz daengj.

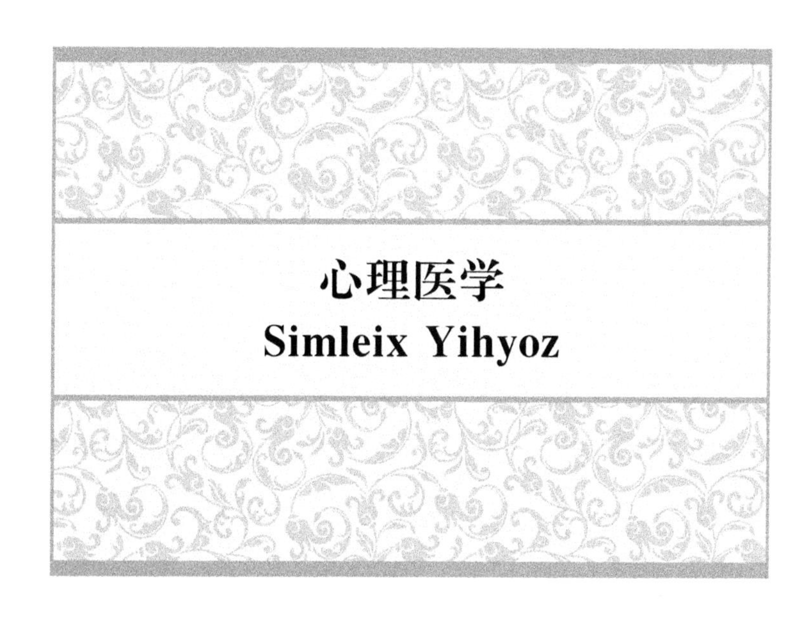
心理医学
Simleix Yihyoz

一、心理与健康
It、Simleix Dem Ndangcangq

老年人心理健康有哪十条标准？
Bouxgeq sinhlij gengangh miz cib diuz byauhcinj lawz?

老年人怎样的心理状态才算是健康呢？有关学者制定了十条心理健康的标准。

（1）充分的安全感。安全感需要多层次的环境条件，如社会环境、自然环境、工作环境、家庭环境等，其中家庭环境对安全感的影响最为重要。家是躲避风浪的港湾，有了家才会有安全感。

（2）充分地了解自己。就是指能够客观分析自己的能力，并作出恰如其分的判断。能否对自己的能力作出客观正确的判断，对自身的情绪有很大的影响。如过高地估计自己的能力，勉强去做超过自己能力的事情，常常会因为得不到预期的结果，而使自己的精神遭受失败的打击；过低地估计自己的能力，自我评价过低，缺乏自信心，常常会产生抑郁情绪。

（3）生活目标切合实际。要根据自己的经济能力、家庭条件及相应的社会环境来制定生活目标。生活目标的制定既要符合实际，又要留有余地，不要超出自己及家庭经济能力的范围。正如道家创始人老子所说："乐莫大于无忧，富莫大于知足。"

（4）与外界环境保持接触。这样一方面可以丰富自己的精神生活，另一方面也可以及时调整自己的行为，以便更好地适应环境。与外界环境保持接触包括三个方面，即与自然、社会和人的接触。老年人退休在家，有着过多的空闲时间，常常产生抑郁或焦虑情绪。如今的老年活动中心、老年文化活动站以及老年大学为老年人与外界环境接触提供了条件。

（5）保持个性的完整与和谐。个性中的能力、兴趣、性格与气质等各个心理特征必须和谐而统一，生活中才能体验出幸福感和满足感。假如一个人的能力很强，但对其所从事的工作无兴趣，也不适合他的性格，那么他未必能够从中体验成功感和满足感。相反，如果他对自己的工作感兴趣，但能力很差，力不从心，也会感到很烦恼。

（6）具有一定的学习能力。在现代社会中，为了适应新的生活方式，就必须不断学习。比如，不学习电脑就体会不到上网的乐趣，不学健康新观念就会使生活仍停留在吃饱穿暖的水平上。学习可以锻炼老年人的记忆和思维能力，对于预防脑功能减退和老年痴呆有益。

（7）保持良好的人际关系。人际关系的形成包括认知、情感、行为三个方面的心理因素。情感方面的联系是人际关系的主要特征。在人际关系中，既有正性积极的关系，也有负性消极的关系，而人际关系的协调与否，对人的心理健康有很大的影响。

（8）能适度地表达与控制自己的情绪。对不愉快的情绪必须给予释放或称为宣泄，但不能过分发泄，否则，既影响自己的生活，又加剧了人际矛盾。另外，客观事物不是决定情绪的主要因素，情绪是通过人们对事物的评价而产生的，不同的评价结果会引起不同的情绪反应。有一位老太太，大儿子是晒盐的，小儿子是卖伞的。老太太总是发愁，阴天她为大儿子担心，晴天为小儿子担心。一位心理医生对这位老太太说："您真有福气，晴天您的大儿子赚钱，雨天您的小儿子赚钱。"老太太一想很有道理，便高兴起来了。

（9）有限度地发挥自己的才能与兴趣爱好。一个人的才能与兴趣爱好应该对自己有利、对家庭有利、对社会有利。否则只顾发挥自己的才能和兴趣，却损害了他人或团体的利益，就会引起人际纠纷。

（10）在不违背社会道德规范的情况下，个人的基本需要应得到一定程度的满足。当个人的需求能够得到满足时，就会产生愉快感和幸福感。但人的需求往往是无止境的，只有在法律与道德的规范下，满足个人适当的需求才为最佳的选择。

Bouxgeq yiengh simleix cangdai lawz cij suenq dwg genganhg ne? Mizgven yozcej dingh le cib diuz byauhcunj simleix genganhg.

（1）Roxnyinh gig sim'onj. Rox sim'onj aeu miz lai caengz vanzging diuzgen，lumjbaenz ndawbiengz vanzging、swyenz vanzging、guhhong vanzging、ndawranz vanzging daengj，ndawde ndawranz vanzging doiq gij sim'onj yingjyangj ceiq naek. Gyadingz dwg aen sok ndoj rumzlangh，miz gyadingz le cij roxnyinh ancienz.

（2）Rox bonjfaenh liuxliux. Couh dwg naeuz ndaej it couh it ngeih couh ngeih dwk bae faensik gij caiz bonjfaenh，caemhcaiq guh ok gij buenqduenh cingqngamj hab faenconq de. Ndaej mbouj ndaej doiq gij caiz bonjfaenh guh ok gij buenqduenh gwzgvanh deng，doiq gij simcingz bonjfaenh yingjyangj gig daih. Danghnaeuz yawj gij caiz bonjfaenh sang gvaqbouh，gij saehcingz cengqgengz bae guh mauhgvaq gij naengzlig bonjfaenh haenx，ciengzseiz yaek aenvih mbouj ndaej daengz gij gezgoj yawhgeiz，cix sawj gij cingsaenz bonjfaenh deng saetbaih dajgik；aenq gij naengzlig bonjfaenh daemq lai，gag bingzgya bonjfaenh daiq daemq，giepnoix gij saenqsim bonjfaenh，ciengzseiz roxnyinh nyapnyuk dangqmaz.

（3）Swnghhoz muzbyauh ngamjhab saedsaeh. Aeu gaengawq gij ginghci naengzlig、gyadingz diuzgen caeuq gij ndawbiengz vanzging doxdaengh bonjfaenh daeuj dingh swnghhoz muzbyauh. Dingh swnghhoz muzbyauh yaek hab saedsaeh，lij aeu louz miz diegyawz，gaej mauhgvaq bonjfaenh caeuq gyahdingz ginghci naengzlig aen fanveiz neix. Cingq lumj canghdauh bouxcauhgonq Laujswj soj gangj："Angqyangz mbouj mauhgvaq mbouj you mbouj heiq，fouqmiz gaej mauhgvaq simcuk."

（4）Caeuq vanzging baihrog baujciz ciepcuk. Yienghneix it fuengmienh ndaej fungfouq gij cingsaenz swnghhoz bonjfaenh，lingh fuengmienh hix ndaej gibseiz diuzndei gij hingzveiz bonjfaenh，fuengbienh engq ndei bae hab'wngq vanzging. Caeuq gij vanzging baihrog baujciz baedauq miz sam aen fuengmienh，couh dwg caeuq swyenz、 ndawbiengz dem bouxvunz doxbaedauq. Bouxgeq duiyouh youq ranz, miz seizgan hoengq daiq lai, ciengzseiz miz gij simcingz nyapnyuk roxnaeuz youheiq. Seizneix vunzlaux hozdung cungsim、vunzlaux vwnzva hozdungcan caeuq vunzlaux dayoz vih vunzlaux caeuq vanzging baihrog ciepcuk daezhawj le diuzgen.

(5) Baujciz gosing caezcingj caeuq doxhuz. Gij naengzlig、yinxdaeuz、singqcingz caeuq heiqcaet daengj gak aen simleix daegcwng itdingh aeu huzndei cix doengjit, ndaw swnghhoz cij ndaej roxnyinh vuenyungz caeuq roxnyinh muenxcuk. Langh boux ndeu miz rengz, hoeng doiq gij hong de soj guh haenx mbouj mizyinx, hix mbouj hab gij singq cingz de, yienghhaenx de mbouj itdingh ndaej daj ndawde daejniemh baenzgoeng caeuq gig muenxcuk. Dauqfanj, danghnaeuz de doiq gij gunghcoz bonjfaenh mizyinx, hoeng naengzlig gig yaez, rengz mbouj coengz sim, hix roxnyinh gig nyapnyuk.

(6) Miz itdingh hagsib naengzlig. Youq aen ndawbiengz seizdaih neix, vihliux hab'wngq swnghhoz fuengsik moq, baenzbaenz yaek aeu seizseiz cungj hagsib. Lumjnaeuz, mbouj hag dennauj couh mbouj roxnyinh daengz gij yinxdaeuz hwnjmuengx, mbouj hag gij gvanhnen moq ndangcangq couh yaek sawj swnghhoz lij dingzlouz youq gwnz aen suijbingz gwn imq daenj raeuj de. Hagsib lienh gij ndaejgeiq caeuq swhveiz naengzlig bouxgeq, doiq yawhfuengz ukgyaeuj goengnaengz gemjdoiq caeuq vunzlaux ngoengq miz ik.

(7) Baujciz gij vunz caeuq vunz gvaehaeh ndei. Guhbaenz vunz caeuq vunz gvanhaeh miz gij simleix yinhsu nyinhrox、cingzgamj、hingzveiz sam aen fuengmienh. Gij lienzhaeh cingzgamj fuengmienh dwg gij cujyau daegdiemj vunz caeuq vunz gvanhaeh. Youq vunz caeuq vunz gvanhaeh ndawde, gawq miz gij gvanhaeh cingqsingq cizgiz de, hix miz gij gvanhaeh mbouj ndei haenx, hoeng vunz caeuq vunz gvanhaeh hezdiuz mboujcaengz, doiq gij simleix gengangh bouxvunz miz yingjyangj gig hung.

(8) Ndaej habdangq bae byaujdaz caeuq hanhhaed gij simcingz bonjfaenh. Doiq gij simcingz mbouj ndei itdingh aeu cuengq okdaeuj roxnaeuz heuhguh okheiq, hoeng mbouj ndaej okheiq gvaqbouh, mboujnex, gawq yingjyangj gij swnghhoz bonjfaenh, lij gyalaeg le gij ngaekngeu vunz caeuq vunz de. Linghvaih, gwzgvanh swvuz mbouj dwg gij cujyau yinhsu gietdingh simcingz haenx, simcingz dwg doenggvaq gyoengqvunz bae bingzgyaq gij saeh cij miz okdaeuj, gij bingzgyaq gezgoj mbouj doxdoengz haenx yaek yinxhwnj gij cingzgvang fanjying mbouj doxdoengz. Miz boux mehlaux ndeu, daeg lwgdaih dwg bouxdakgyu, daeg lwgiq dwg bouxgailiengj. Mehlaux ciengzseiz simnyap, mbwnraemh de vih lwgdaih simnyap, mbwnrengx vih daeglwg'iq simnyap. Boux sinhlij canghyw ndeu doiq boux mehlaux neix naeuz: "Mwngz caen miz fukheiq, ngoenzndit daeghung mwngz canhcienz, ngoenzfwn daeglwg'iq mwngz canhcienz." Mehlaux baez siengj gig miz dauhleix, couh angq hwnjdaeuj lo.

(9) Miz hanhdoh bae fazveih gij caiznaengz bonjfaenh caeuq yinxdaeuz gyaezmaij. Gij caiznaengz caeuq gij yinxdaeuz gyaezmaij boux vunz ndeu wnggai doiq bonjfaenh

mizleih、doiq ndawranz mizleih、doiq ndawbiengz mizleih. Mboujnex dan rox fazveih gij dungxcaiz caeuq yinxdaeuz bonjfaenh, cix sonjhaih le gij leih'ik bouxwnq roxnaeuz donzdij, couh yaek yinxhwnj vunz caeuq vunz doxceng.

(10) Youq cungj cingzgvang mbouj famh ndawbiengz daudwz gveihfan lajde, gij gihbwnj sihyau bonjfaenh wnggai ndaej daengz itdingh cingzdoh rimhoz. Mwh bouxvunz siengj aeu ndaej daengz ngamjhoz de, couh roxnyinh sim'angq caeuq vuenyungz. Hoeng gij siengj aeu bouxvunz ciengzseiz dwg mbouj miz hamq, cijmiz youq gij faplwd caeuq daudwz hanhhaed lajde, hawj vunz rimhoz le de cij dwg aen genjaeu ceiq ndei.

老年人心理发展面临的主要矛盾有哪些？
Bouxgeq sinhlij fazcanj miz gij ngaekngeu youqgaenj lawz?

随着年龄的增长，人面临的矛盾也在悄然改变，进而往往引发各种心理问题。人在进入老年之后面临的主要矛盾有哪些呢？

（1）角色转变与社会适应的矛盾。这是老年人退休后带来的矛盾。退休、离休虽然是一种正常的角色变迁，但是不同职业群体的人，对离退休的心理感受是大不一样的。据对北京市离退休干部和退休工人的对比调查，工人退休前后的心理感受变化不大。他们退休后摆脱了沉重的体力劳动，有更充裕的时间料理家务、消遣娱乐和结交朋友，并且有足够的退休金和公费医疗，所以内心比较满足，情绪较为稳定，社会适应良好。但离退休干部的情况就大不相同了，这些老干部在离退休之前，有较高的社会地位和广泛的社会联系，其生活的重心是机关和事业，退休、离休以后，生活的重心变成了家庭琐事，与广泛的社会联系骤然减少，这使他们感到很不习惯、很不适应。

（2）老有所为与身心衰老的矛盾。具有较高的价值观念和理想追求的老年人，通常在离开工作岗位之后，都不甘于清闲。他们渴望在有生之年，能够再为社会多做一些工作，所谓退而不休、老有所为，便是这类老年人崇高精神追求的真实写照。然而，很多年高志不减的老年人，身心健康状况并不理想。他们或者机体衰老严重，或者身患多种疾病，有的在感知、记忆、思维等心理能力的衰退方面，也非常明显。这样，就使得这些老年人在志向与衰老之间形成了矛盾，有的人还为此而陷入深深的苦恼和焦虑之中。

（3）老有所养与经济保障不充分的矛盾。根据国外的一些研究，缺乏独立的经济来源或可靠的经济保障，是老年人心理困扰的重要原因。一般来说，由于缺乏经济收入，社会地位不高，因而使得这类老年人容易产生自卑心理。他们的性情也比较抑郁，处事小心，易于伤感。如果受到子女的歧视或抱怨，性格倔强的老年人，常常会产生一死了之的念头。所以，老有所养与经济保障不充分的矛盾，既是社会矛盾，也是社会心理矛盾。

（4）安度晚年与意外刺激的矛盾。老年人都希望平平安安，幸福美满地度过晚年，而且大多数老年人都希望长寿，但这种美好愿望与实际生活中的意外打击、重大刺激往往形成强烈的对比和深刻的矛盾。例如，一位老人突然遭受丧偶的打击，若是缺乏足够的社会支持，会很快衰弱，甚至导致早亡。据统计，居丧老年人的死亡率，是一般老年人死亡率的7倍。除丧偶外，夫妻争吵、亲友亡故、婆媳不和、突患重病等刺激，对老年人的心灵打击也十分严重。

Riengz nienzgeij demmaj, gij ngaekngeu bouxvunz bungzdaengz haenx hix cingq laeglemx gaijbienq, caemhcaiq ciengzseiz yinxfat gak cungj simleix vwndiz. Bouxvunz youq haeuj daengz bigeq le bungzdaengz gij cujyau ngaekngeu de miz gijmaz ne?

(1) Gij ngaekngeu giek cienjbienq caeuq ndawbiengz hab'wngq haenx. Neix dwg gij ngaekngeu bouxgeq duiyouh le cij daiqdaeuj. Duiyouh、lizyouh yienznaeuz dwg cungj giek cingqciengz bienqvaq he, hoeng gyoengqvunz guhhong mbouj doengz haenx, doiq gij ndawsim gamjsouh lizyouh duiyouh haenx gig mbouj doxdoengz. Ciuq gij doxbeij diucaz doiq Bwzgingh Si ganbu lizyouh duiyouh caeuq gunghyinz duiyouh, gij simleix gunghyinz duiyouh gonqlaeng gamjsouh bienqvaq mbouj daih. Gyoengqde duiyouh le mbouj guh hong dwgrengz gig naek haenx, miz seizgan lailai bae liuhleix hongranz、guhcaemz guh'angq caeuq gyau baengzyoux, caemhcaiq lij miz cienz duiyouh caeuq cienz goenggya ywbingh cukgaeuq dem, ndigah ndawsim haemq muenxcuk, simcingz haemq onjdingh, ndawbiengz habwngq ndei. Hoeng gij cingzgvang ganbu lizyouh duiyouh couh gig mbouj doxdoengz lo, doenghgij ganbu geq neix youq lizyouh duiyouh gaxgonq, miz ndawbiengz diegvih haemq sang caeuq ndawbiengz lienzhaeh gvangqlangh, cungsim swnghhoz de dwg gihgvanh caeuq saehnieb, duiyouh、lizyouh le, swnghhoz cungsim bienqbaenz le ndawranz saehsaepsoiq, caeuq gij ndawbiengz lienzhaeh gvangqlangh haenx sawqmwh gemjnoix, neix sawj gyoengqde roxnyinh gig mbouj gvenq、gig mbouj hab'wngq.

(2) Gij ngaekngeu laux lij miz yungh caeuq vunz geq ndang nyieg. Bouxgeq miz gyaciz gvanhnen caeuq lijsiengj gyaepgouz haemq sang haenx, doengciengz youq lizhai giz guhhong le, cungj mbouj siengj cwxcaih. Gyoengqde gig siengj youq bi lix de ndaej caiq vih ndawbiengz lai guh di hong, gangjnaeuz doiq le mbouj dingz、laux le lij guh, couh dwg gyoengq vunzlaux neix gij yienghceij caensaed cingsaenz gyaepgouz sangsang de. Hoeng, haujlai bouxgeq vunz laux ceiqheiq sang mbouj gemj haenx, gij cingzgvang ndangdaej simcingz gengangh de bingq mbouj ndei. Gyoengqde roxnaeuz ndangdaej bienq nyieg youqgaenj, roxnaeuz baenz lai cungj bingh, mizmbangj youq gij roxnyinh、ndaejgeiq、naemjngeix daengj simleix naengzlig nyiegdoiq fuengmienh, hix gig yienhda. Yienghneix, couh sawj doenghgij bouxgeq neix youq ceiqyiengq caeuq nyieglaux ndawde cauhbaenz le ngaekngeu, miz di vunz lij vih gijneix gig nyapnyuk caeuq youheiq.

(3) Gij ngaekngeu laux miz vunz ciengx caeuq ginghci baujcang mbouj gaeuq yungh haenx. Ciuq guekrog mbangjdi yenzgiu, mbouj miz gij ginghci laizyenz gagmiz roxnaeuz gij ginghci baujcang baenghndaej, dwg gij goek youqgaenj ndaw simleix bouxgeq nyauxluenh. Baeznaengz daeuj gangj, aenvih ginghci souhaeuj mbouj gaeuq, ndawbiengz diegvih mbouj sang, ndigah sawj doenghgij vunzlaux neix yungzheih gag

yiemz bonjfaenh. Gij singqcingz gyoengqde hix haemq nyapnyuk, guhsaeh siujsim, yungzheih roxnyinh siengsim. Danghnaeuz deng lwgnyez yawjcuij roxnaeuz ienqhaenq, bouxgeq singgwz ngwn haenx, ciengzseiz miz gij siengjfap yaek dai haenx. Ndigah, cungj ngaekngeu laux miz vunz ciengx caeuq ginghci baujcang mbouj cungfaen neix, gawq dwg ndawbiengz ngaekngeu, hix dwg ndawbiengz simleix ngaekngeu.

(4) Gij ngaekngeu ndeindei gvaq bilaux caeuq gij saeh liuhboujdaengz gikdawz haenx. Bouxgeq cungj maqmuengh bingzbingz anan, vuenyungz habhoz bae gvaq mwh nienzlaux, caemhcaiq dingzlai bouxgeq cungj maqmuengh naihsouh, hoeng cungj simmuengh gyaeundei neix caeuq ndaw saedsaeh swnghhoz gij dajgik liuhmboujdaengz、gij gikcoi hungnaek ciengzseiz cauhbaenz gij ngaekngeu doiqbeij caeuq laegdaeuq haenqrem. Lumjbaenz, boux vunzlaux ndeu sawqmwh deng maiq, danghnaeuz ndawbiengz cihciz mbouj gaeuq, couh yaek gig vaiq bienq nyieg, caiqlij cauhbaenz daicaeux dem. Ciuq gyoebsuenq, gij bijliz vunzdai soujhauq vunzlaux haenx, dwg itbuen vunzlaux dai bijliz 7 boix. Cawz gvan dai roxnaeuz baz dai le, gvanbaz doxceng、caencik baengzyoux dai bae、yahbawx mbouj huz、sawqmwh baenz binghnaek daengj gikdawz, doiq gij simlingz bouxgeq dajgik hix youqgaenj raixcaix.

老年人的心理期待有哪些？
Sinhlij simmuengh bouxgeq miz gijlawz？

老年人特殊的心理期待与其心理健康有很重要的关系。一般来说，老年人的心理期待大致可以分为以下五种类型。

（1）成就型。有些老年人在中青年时曾经在工作中做出一些成绩，甚至取得了非常显著的成就，因而退休之后有一种完成任务的感觉，对自己的成就感到满意和自豪，他们喜爱与年轻人谈自己辉煌的过去，更希望年轻人尊重自己。此外，这部分老年人往往壮心不已，积极进取，希望有机会发挥余热。

（2）安乐型。有些老人离退休之后对自己的成就感到满意，同时认为既然从岗位上退下来了，就应该安于清闲的生活，知足常乐，平时可以在家养养宠物或锻炼身体，或者是认为自己年轻时把时间用在了工作上，没有时间顾及家庭，这时有时间了就要在家里多做家务，和老伴、子女有更多时间相处等。总之，这一类老年人最让照顾他们的年轻人省心，家里人也应该用心营造氛围，让老人更好地享受天伦之乐。

（3）不服型。有些老年人平时身体好，加上在某个方面有比较过硬的技术，因而可能会出现不服老的现象。他们认为自己身体还好，就要多做些贡献，甚至很多事情一定比年轻人干得更好。另外，也有一种情况是对某种看法不服气产生的，如同事在某个方面曾经超过自己，但实际情况并非如此，因而不服，即使退下来了还要用事实再次证明自己的能力等。

（4）求助型。这部分老年人或是因为经济条件差，或是因为健康状况不佳，或是因为配偶离去，倍感孤单，因而特别需要帮助，尤其是需要子女对自己的照顾。这部分老年人如果情绪不好，常常会产生失望的感觉。照料好这样的老人不仅仅是儿女们的事情，所有的人都应该尽自己的一份爱心，让老人感到温暖。

（5）衰弱型。身体的衰老必定会影响生活，这类老年人常常感到生活没有乐趣，感到苦闷，甚至是忧虑烦恼，时间一长可能会对生活失去兴趣，甚至产生恐惧心理。家人应该多给老人关心，用心安排老人的生活，让他们老有所为、老有所乐，同时减少他们的心理负担，使他们快乐起来。

Bouxgeq simleix maqmuengh daegbied caeuq gij simleix gengangh de gvanhaeh gig youqgaenj. Itbuen daeuj gangj, gij simleix maqmuengh bouxgeq daihgaiq ndaej faenbaenz haj cungj loihhingz lajneix.

（1）Yiengh cingzcik. Mizmbangj bouxgeq youq mwh oiq mwh cungnienz gaenq youq gunghcoz ndawde guh ok di cingzcik he, vanzlij yaek aeu ndaej cingzcik gig yienhda, baenzneix duiyouh le miz cungj roxnyinh guhbaenz yinvu ndeu, doiq gij cingzcik bonjfaenh roxnyinh habhoz caeuq ndaengmoj, gyoengqde maij caeuq bouxcoz gangj gij doenghbaez ronghsag bonjfaenh, engq maqmuengh bouxcoz yawjnaek bonjfaenh. Linghvaih, gyoengq vunzlaux neix ciengzseiz simhoengz mbouj dingz, cizgiz baenaj, maqmuengh miz gihvei fat ok gij ndat lw de.

（2）Yiengh cwxcaih. Mizmbangj bouxgeq lizyouh duiyouh le doiq gij cingzcik bonjfaenh roxnyinh habhoz, caemhcaiq nyinhnaeuz gawqyienz youq gwnz gangjvei doiq roengzdaeuj lo, couh wnggai cwxcaih gvaq saedceij, simcuk ciengz angq, baeznaengz ndaej youq ranz ciengx gij doenghduz ndeigyaez roxnaeuz lienh ndangdaej, roxnaeuz nyinhnaeuz bonjfaenh mwh lij hauxseng dawz seizgan yungh youq guhhong ndawde, mbouj miz seizgan goq daengz vunz ndawranz, seizneix miz seizgan le couh aeu youq ndawranz lai guh hongranz, caeuq doihlaux、lwgnyez miz engqlai seizgan caemhyouq daengj. Gyonj hwnjdaeuj gangj, gyoengq vunzlaux neix ceiq hawj gyoengq bouxcoz noix yousim, vunz ndawranz caemh wnggai yunghsim cauh ok fwnveiz, hawj vunzlaux ndeindei bae yiengjsouh gij yinxdaeuz ndawranz haenx.

（3）Yiengh mbouj fug. Mbangj bouxgeq ndangdaej ndei, caemhcaiq youq mbangj aen fuengmienh gisuz haemq ak, yienghneix aiq miz gij saeh mbouj fug laux haenx. Gyoengqde nyinhnaeuz bonjfaenh ndangdaej lij ndei, couh aeu lai guh di gungyen, couhlienz haujlai saehcingz itdingh yaek beij bouxcoz guh ndaej engq ndei. Linghvaih, hix miz cungj cingzgvang ndeu dwg doiq mbangj cungj yawjfap mbouj fug cix miz okdaeuj, lumjbaenz doengzsaeh youq mbangj aen fuengmienh gaenq mauhgvaq bonjfaenh, hoeng saedsaeh cingzgvang cix mbouj dwg yienghneix, vihneix cix mbouj fug, couhcinj doiq roengzdaeuj le lij aeu yungh saehsaed daihngeih baez cingqmingz gij naengzlig bonjfaenh daengj.

（4）Yiengh gouz vunz bang. Gyoengq vunzlaux neix roxnaeuz dwg aenvih ginghci diuzgen yaez, roxnaeuz dwg aenvih ndangdaej mbouj ndei, roxnaeuz dwg aenvih bouxgap liz bae，roxnaeuz fwzmbwq lailai，vihneix daegbied siengj aeu bangcoh，daegbied dwg aeu miz lwgnyez doiq bonjfaenh ciuqgoq. Gyoengq vunzlaux neix danghnaeuz simcingz mbouj ndei，ciengzseiz roxnyinh saetmuengh. Ciuqgoq ndei gyoengq bouxgeq neix mbouj dandan dwg gij saehcingz gyoengq lwg，sojmiz vunz cungj wnggai caenh faenh simndei bonjfaenh，hawj bouxgeq roxnyinh raeujrub.

（5）Yiengh ndangnyieg. Ndangnyieg baenzbaenz yaek yingjyangj swnghhoz，gyoengq bouxgeq neix ciengzseiz roxnyinh swnghhoz mbouj miz yinxdaeuz，roxnyinh nyapnyuk，vanzlij youheiq simnyap，seizgan nanz le aiq doiq swnghhoz mbouj mizyinx，lij miz gij lauheiq dungxmbouq dem. Vunz ndawranz yaek lai gvansim bouxgeq，yunghsim anbaiz gij gwndaenj bouxgeq，hawj gyoengqde laux ndaej guh、laux miz angq，caemhcaiq gemjnoix diuzrap simleix gyoengqde，sawj gyoengqde sim'angq hwnjdaeuj.

老年人应避免的不良心理有哪些？
Bouxgeq hab fuengzre gij sinhlij mbouj ndei lawz?

在现代社会，精神心理因素致病已成为威胁老年人健康的首要问题。对于此类心理疾病，预防胜过治疗，促进老年人心理健康，是预防各类疾病的重要措施之一。然而老年人对自身的心理健康关注意识并不强，老年期常见的心理弱点主要有以下几种心理表现。

（1）“应该论”。许多老年人的情绪被“应该论”所操纵。如子女应该天天打电话来问候，孙子应该我来照看等。

（2）疑病症。总是怀疑周围人的举止言谈是针对自己的。此外，老年人看到周围的人生病了，总怀疑自己身体也出现问题。

（3）寻赞许。觉得自己一辈子成就没人关注，连子女对自己也没有尊敬的感觉。这其实是老年人心理的“不相信自己”的心态。

（4）依赖症。太过于依赖家庭，子女去工作了，便会无法支撑自己的情感生活。要摆脱这种情感陷阱应该保持人格独立。

（5）争公平。争求绝对的公平，总是抱怨生活对自己不公平，嫉妒周围的人。如人家有子女孝顺，而自己孤零零的，就会越想越抑郁。

（6）自封心。有自封心的老年人，总是借口本性难移，不愿再改变自己。觉得自己大半辈子都没什么问题，现在这样也没什么不好的，不用改变。

（7）不服老，好逞强。人虽老了，但工作成就老是放不下，拼着老命去工作，要求自己一定得做到十全十美。到头来，却使自己或别人变得无法接受而感到难过。

（8）内疚症。过分的内疚是一种畸形的责任感，主动承担本来不属于自己的责任，如没有管教好孙子，受到老伴的埋怨等。这种心理对身心健康危害极大。

Youq aenbiengz seizneix，cingsaenz sinhlij yinhsu cauhbaenz dengbingh gaenq baenz aen vwndiz ceiq youqgaenj sienghaih bouxgeq gengangh. Doiq cungj bingh simleix neix， fuengzre ak gvaq ywbingh, coicaenh bouxgeq simleix gengangh, dwg aen banhfap youqgaenj fuengzre gak cungj bingh ndawde aen ndeu. Hoeng bouxgeq doiq gij simleix gengangh bonjfaenh yawjnaek yisiz mbouj ak, gij simleix nyiegdiemj bouxgeq ciengz raen cujyau miz geij cungj simleix biujyienh lajneix.

(1) "Wnggai lwnh". Haujlai bouxgeq simcingz deng "wnggai lwnh" baijbouh. Lumjbaenz lwgnyez wnggai ngoenzngoenz dwk dienhvah daeuj camndei, lansai wnggai gou daeuj ciuqyawj daengj.

(2) Gij bingh ngeizvaeg. Cungj dwg ngeizvaeg gij vah vunz seiqhenz gangj haenx dwg cimdoiq bonjfaenh. Linghvaih, bouxgeq raen gij vunz seiqhenz baenzbingh lo, cungj ngeiz aenndang bonjfaenh hix miz vwndiz.

(3) Yiengh ra haenhndei. Roxnyinh bonjfaenh baenzseiq vunz mbouj miz vunz dawz haeuj sim, lienz lwgnyez doiq bonjfaenh hix mbouj roxnyinh gingqcungh. Gij eiqsei neix dwg gij simcingz "mbouj saenq bonjfaenh" bouxgeq.

(4) Yiengh baenghvunz. Lailai eilaih vunz ndawranz, lwgnyez bae guhhong lo, couh mbouj ndaej daeuj cengj gij cingzgamj swnghhoz bonjfaenh. Aeu baetduet cungj conghloemq neix yaek baujciz yinzgwz gagdog.

(5) Ceng goengbingz. Ceng gouz cungj baenzbaenz yaek goengbingz de, cungj dwg ienq naeuz swnghhoz doiq bonjfaenh mbouj goengbingz, dahoengz gij vunz seiqhenz de. Lumj vunz miz lwg hauqswnh, hoeng bonjfaenh bouxdog gyaxgedged, couh yied siengj yied nyapnyuk.

(6) Gag fung sim. Bouxgeq gag fung sim bonjfaenh, cungj dwg laihnaeuz bonjcaet hoj gaij, mbouj nyienh caiq gaijbienq bonjfaenh. Roxnyinh bonjfaenh seiqvunz dingzlai cungj mbouj miz gijmaz vwndiz, seizneix yienghneix hix mbouj miz gijmaz mbouj ndei, mbouj yungh gaijbienq.

(7) Mbouj fug laux, gyaez angjak. Vunz yienznaeuz geq lo, hoeng gunghcoz cingzcik cungj cuengq mbouj roengz, buekmingh bae gunghcoz, iugouz bonjfaenh itdingh aeu guh daengz gaiqgaiq cungj ndei. Daengz doeklaeng, cix sawj bonjfaenh roxnaeuz bouxwnq bienq ndaej hoj ciepsouh cix roxnyinh hojsouh.

(8) Yiengh najmong. Ndawsim gvaqbouh najmong dwg cungj cwzyinganj mbouj cingqciengz ndeu, gag bae rap bonjlaiz mbouj dwg gij cwzyin bonjfaenh haenx, lumjnaeuz mbouj ndaej guenj son ndei bouxlan, deng bouxbuenx ienq daengj. Cungj simleix neix doiq ndangdaej sienghaih gig daih.

为什么说"要强心理易伤身心"?

Vihmaz naeuz "gij sinhlij yienghyiengh siengj ak gvaq vunz ngaih sieng ndangdaej"?

有一位78岁的老干部，平时身体挺好，也爱运动，有一段时间感觉身体有些不适，自认为问题不大，加之又不愿麻烦家人，经常自己扛着，结果在一次锻炼时突然发生了急性心肌梗死，不幸病故。还有一位老人，本来身体不是很好，朋友邀他一起去郊外钓鱼，但因为路途劳顿，再加上钓鱼时又长时间不活动，感觉到身体有些不舒服，但因为大家都在兴头上，不愿打搅别人。结果，老人强撑着，导致突发心肌梗死。

一些老年人性格比较要强好胜，既不愿麻烦别人，又对自己身体的基本情况不了解，这样很容易导致心血管急症的发生。老年人应遵从自然规律，对自己的身体状态有一个正确的评价，出现不适症状，一定要引起高度警惕，赶快告诉周围的家人或朋友，尽快就医，切莫因一时逞强而发生意外。此外，人到老年，心血管系统的病理变化，反应不如年轻时灵敏，不宜做不适合自己年龄的活动，比如突然扭转身体、剧烈挥臂、负重等，这些活动都容易引发心脏病。

Miz boux ganbu laux ndaej 78 bi ndeu，baeznaengz ndangdaej gig ndei，hix gyaez yindung，miz duenh seizgan ndeu roxnyinh ndangdaej miz di mbouj cwxcaih，gag nyinhnaeuz vwndiz mbouj hung，caiq gya de youh mbouj nyienh mazfanz vunz ndawranz，ciengzseiz bonjfaenh cengqgengz dingj dwk，doeklaeng youq baez donlen ndeu sawqmwh fatseng simsaek，boihseiz bingh dai. Lij miz boux vunzlaux ndeu，bonjlaiz ndangdaej mbouj dwg gig ndei，baengzyoux iu de itheij bae rogsingz epbya，hoeng aenvih gwnzroen dwgrengz，caemhcaiq mwh epbya seizgan nanz lai lij mbouj hozdung，roxnyinh daengz ndangdaej miz di mbouj cwxcaih，hoeng aenvih daihgya cungj cingqcaih angq，mbouj nyienh gaujcauj bouxwnq. Doeklaeng，bouxgeq cengqgengz nyaenx dwk，cauhbaenz simdiuq sawqmwh deng saek dai bae.

Mbangj bouxgeq singgwz haemq ngwn，gawq mbouj nyienh mazfanz bouxwnq，youh doiq gij gihbwnj cingzgvang ndangdaej bonjfaenh mbouj liujgaij，yienghneix gig yungzheih sawj sailwed simgaenj fatseng. Bouxgeq wngdang ciuqei swyenz gveihliz，doiq gij ndangdaej cangdai bonjfaenh guh aen bingzgyaq deng ndeu，raen mbouj cwxcaih，itdingh aeu gig singjgaeh，vaiqdi naeuz gij vunz ndawranz roxnaeuz baengzyoux seiqhenz nyi，vaiqdi bae ywbingh，ciengeiz gaej aenvih saekseiz angjak cix oksaeh liuhmboujdaengz. Linghvaih，vunz daengz bigeq，sailwed hidungj miz maz binghleix bienqvaq，fanjwngq mboujyawx mwh nienzoiq lingzvued，mbouj hab guh gij hozdung mbouj hab nienzgeij bonjfaenh，lumjnaeuz sawqmwh niujcienq ndangdaej、haenqrengz vad gen、rap naek daengj，doenghgij hozdung neix cungj yungzheih yinxfat baenz binghsimdaeuz.

为什么说老年人心理也会“亚健康”？
Vihmaz naeuz bouxgeq sinhlij caemh rox “ya gengangh”？

老年人也会产生很多心理问题，所以当前培养老年人心理健康是首要的任务。专家说，近年来患有心理疾病的老年人数量在不断增加，老年人的心理也会“亚健康”。

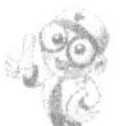

有统计数据显示，患各类心理疾病的老年人人数已从3年前的8%升至现在的19.9%，而其中尤以患神经官能性恐惧症、忧郁症和综合焦虑症居多。

据介绍，老年人出现心理失常、心病缠身等心理“亚健康”现象主要有三个原因：

（1）一些老年人喜欢没病找病，“对号入座”，结果使本已比较脆弱的心理更加脆弱，导致忧郁症的出现。

（2）各类纷繁复杂的家庭矛盾成为老年人心理疾病的“导火线”，由此引发严重的官能性恐惧症。

（3）不少老年人从工作岗位退休回家后，无所事事，闲得无聊，于是整日心事重重，而一旦遇到一些不如意的生活小事后，心理疾病便“一触即发”。

以上这些给我们的家庭、社会敲响了警钟，那就是如何预防、疏导老年人的心理障碍，同时切实加强老年人心理健康教育，从而使他们真正拥有生理和心理都健康的美好生活。

Bouxgeq caemh miz haujlai simleix vwndiz，ndigah seizneix beizyangj bouxgeq simleix gengangh dwg aen yinvu ceiq youqgaenj. Conhgyah naeuz，gaenh geij bi daeuj gij soqliengh bouxgeq baenz binghsimleix haenx bi lai gvaq bi，bouxgeq simleix hix ndaej “ya gengangh”.

Miz dungjgi soqgawq yienjok，gij vunzsoq gyoengq vunzlaux baenz gak cungj binghsimleix haenx gaenq daj 3 bi gonq 8% swng daengz seizneix 19.9%，hoeng ndawde daegbied dwg baenz gij bingh sinzgingh gvanhnwngz youheiq、gij bingh simnyap caeuq gij bingh gyoebhab ngeixnaemj haenx dingzlai.

Ciuq vunz naeuz，cungj yienhsiengq simleix mbouj cingqciengz、sim bingh geuj ndang neix cujyau miz sam aen yienzaen：

（1）Mbangj bouxgeq haengj mbouj miz bingh ra bingh，“doiq hauh haeuj vih”，doeklaeng sawj gij simleix bonjlaiz gaenq haemq nyieg haenx engqgya nyieg，yinxhwnj yiengh binghsimnyap daeuj.

（2）Gak cungj gyahdingz ngaekngeu labcab bienqbaenz diuz “sienq yinx feiz” simleix bouxgeq，daj neix yinxfat gij bingh gvanhnwngzsing youheiq youqgaenj.

（3）Mbouj noix bouxgeq daj gunghcoz gangjvei duiyouh ma ranz le，mboujmiz saeh guh，cungj youqndwi，yienghneix baenzngoenz simsaeh naekgywggywg，saek ngoenz bungzdaengz di saeh'iq swnghhoz mbouj habhoz ndeu le，binghsimleix couh “baez bungq couh fat”.

Baihgwnz doengh gijneix hawj ranz raeuz、ndawbiengz ndaek gingjcung lo，haenx couh dwg baenzlawz fuengzre、sonyinx gij simleix gazlaengz bouxgeq，doengzseiz saedsaeh gyagiengz bouxgeq simleix gengangh gyauyuz，baenzneix couh sawj gyoengqde caencingq miz swnghhoz gyaeundei sengleix caeuq simleix cungj gengangh haenx.

为什么说心理疾患严重威胁老年人身体健康？

Vihmaz naeuz gij binghsinhlij sienghaih bouxgeq ndangdaej gengangh youqgaenj?

最近一些单位组织离退休老同志到医院进行例行的身体检查，增加了“心理测评”项目，这是非常必要的。

以往，人们普遍认为“没有疾病就是健康”，世界卫生组织（WHO）在1997年却将健康概念确定为：“不仅仅是没有疾病和身体虚弱，而是身体、心理和社会适应的完满状态。”中国的《黄帝内经》也曾经说过：“怒伤肝，喜伤心，悲伤肺，忧思伤脾，惊恐伤肾，百病皆生于气。”意思就是心理健康也很重要。因为古往今来“百病皆生于气”，都是与心理情绪有关。著名的健康教育专家洪昭光就一针见血地说过，老年人“心理平衡的作用，超过了一切保健措施和保健品的总和，谁能保持心态平衡，就等于掌握了身体健康的金钥匙”。可见心理平衡，对老年人的健康至关重要。

俗话说：“心乱百病生，心静百病息。”如今的社会，进入了一个信息时代，一些老年人面对各种繁杂的信息，往往处于无节制的亢奋状态，就可能导致这些人在不同阶段，发生大脑处理信息的过载与混乱——焦虑障碍和抑郁症——广泛性焦虑障碍、强迫症、惊恐障碍、创伤后应激障碍、社交焦虑障碍等心理疾病，这些都是老年人最常见的心理疾病。一旦老年患者陷入其中一种心理障碍时，就会产生持续的心境低落、闷闷不乐、冷漠痛苦、行动迟缓、注意力不集中等状态，并且有自责、心烦意乱、焦虑、郁闷、缺乏生活的兴趣与热情、睡眠不好等症状，从心理学来说，这实际上是一种以兴奋性增高为主的高级神经中枢急性活动失调的状态。

在过去的30年里，世界各地老年人忧郁、焦虑等心理疾病的发病率一直处于上升状态，一些老年人，出现心理疾病后，会觉得自己日渐苦闷、孤独，甚至做出一些自己不能控制的极端行为来逃避现实，然而更令人担忧的是，一些患病的老年人，对于心理疾病的了解存在着偏差，求治者更少。有专家呼吁，应当重视提高公众对于焦虑障碍的认知度，帮助患者尽早获得专业的治疗。

对有心理疾病的老年人，必须要加强人文关怀和心理疏导，各单位有必要组织有心理疾病的老人，到医院进行“90项自觉症状表（SCL－90）”检测，讲述他们的病状。经过诊断后，心理测评医生会向他们解释患病的性质，分析发病的原因，提出治疗方案，帮助他们减轻心理负担，这对缓解病情有一定帮助。

Mboengqneix mizmbangj danhvei cujciz lizyouh duiyouh dungzci laux bae yihyen guh laehhengz ndangdaej genjcaz，demgya le“simleix cwzbingz” hanghmoeg，neix dwg noix mbouj ndaej.

Baeznaengz，gyoengqvunz cungj nyinhnaeuz “mbouj miz bingh couh dwg ndangcangq”，Seiqgyaiq Veiswngh Cujciz（WHO） youq bi 1997 cix dawz gengangh gainen doekdingh baenz：“Mbouj dandan dwg mbouj miz bingh caeuq ndangdaej nyieg， caemhcaiq dwg ndangdaej、simleix caeuq ndawbiengz hab'wngq yiengh cangdai caezcienz haenx." Cungguek《Vangzdi Neigingh》hix gaenq gangj gvaq: "Huj sieng daep, angq sieng sim, siengsim sieng bwt, youheiq sieng mamx, linjlau sieng mak, bak bingh cungj seng youq heiq." Eiqsei couhdwg simleix gengangh hix gig youqgaenj. Aenvih daj ciuhgeq daengz seizneix "bak bingh cungj seng youq heiq", cungj dwg caeuq simcingz miz gvanhaeh. Gengangh gyauyuz conhgyah mizmingz Hungz Caugvangh couh coenz ndeu senz daengz ndok dwk gangj gvaq, bouxgeq "gij cozyung ndawsim doxdaengh, mauhgvaq le sojmiz baujgen banhfap caeuq baujgenbinj doxgyoeb, bouxlawz ndaej baujciz ndawsim doxdaengh, couh dangq gaemmiz le fagseizgim aenndang gengangh haenx". Gojraen simleix doxdaengh, doiq bouxgeq gengangh gig youqgaenj.

Vahsug gangj: "Sim luenh bak bingh seng, sim dingh bak bingh ndaep." Aenbiengz seizneix, haeuj daengz aen sinsiz seizdaih lo, mbangj bouxgeq najdoiq gak cungj saenqsik labcab, ciengzseiz cawqyouq cungj yienghceij angqvauvau mbouj miz hanhhaed neix, couh aiq cauhbaenz doenghgij vunz neix youq mbouj doengz gaihdon, fatseng ukgyaeuj cawqleix saenqsik daiq lai caeuq cabluenh —— youheiq gazlaengz caeuq gij binghsimnyap —— youheiq gazlaengz gvangqlai、bingh apcwngq、linjlau gazlaengz、dengsieng le wngqgiz gazlaengz、se'gyauh youheiq gazlaengz daengj doengh cungj bingh simleix neix, doengh gijneix cungj dwg gij simleix bouxgeq ceiq ciengz raen. Danghnaeuz bouxgeq loemqhaeuj ndawde cungj simleix gazlaengz ndeu bae, couh yaek miz cungj simnyap、nyapsaebsaeb、mbouj haeujsim hojsouh、hengzdoengh menhnumq、cuyiliz mbouj cizcungh daengj, caemhcaiq gaggvaiq、simfanz simluenh、youheiq、simnyap、mbouj miz yinxdaeuz caeuq yiedcingz、ninz mbouj ndei daengj, daj sinhlijyoz daeuj gangj, neix saedsaeh dwg cungj cangdai gauhgiz sinzgingh cunghsuh gizsing hozdung saetdiuz aeu cungj haengjgeiq demsang guhdaeuz haenx.

Youq gvaqbae 30 bi ndawde, seiqgyaiq gak dieg bouxgeq simyou、youheiq daengj binghsimleix neix itcig dwg bi lai gvaq bi, mbangj bouxgeq, miz binghsimleix le, roxnyinh bonjfaenh yied ngoenz yied nyapnyuk、gudog, caemhcaiq guh ok mbangj di saeh gvaqmauh bonjfaenh mbouj ndaej hanhhaed haenx bae ndojdeuz yienhsaed, hoeng engq hawj vunz youheiq de dwg, mbangj bouxgeq baenzbingh, doiq liujgaij binghsinhlij miz bienca, boux gouzyw engq noix. Miz conhgyah hemq naeuz, wngdang yawjnaek hawj gyoengqvunz lai rox gij youheiq gazlaengz, bang vunzbingh caenhliengh caeux di ndaej daengz ciennieb ywbingh.

Doiq bouxgeq miz gij binghsimleix, baenzbaenz aeu gyagiengz yinzvwnz gvansim caeuq simleix yinxdoeng, gak danhvei doengh boux vunzlaux miz binghsimleix haenx baenzbaenz aeu cujciz ndei, bae yihyen guh "90 hangh aen biuj gagrox binghyiengh (SCL—90)" genjcwz, gangjnaeuz gij binghyiengh gyoengqde. Duenq ndei le, canghyw sinhlij cwzbingz rox yiengq gyoengqde gangjgej gij singqcaet baenzbingh, faensik fatbingh yienzaen, daezok ywbingh fueng'anq, bang gyoengqde gemjmbaeu diuzrap simleix, neix doiq hoizsoeng binghcingz miz itdingh bangcoh.

为什么说不良性格是癌症的催化剂?
Vihmaz naeuz beizheiq rwix dwg gij yw coicaenh binghngamzcwng?

研究发现，消极、沮丧的不良情绪会降低、抑制免疫功能，这种不良情绪通过神经递质和神经内分泌激素，影响免疫系统，使免疫细胞的分裂、再生速度减慢，总数减少，导致人体内防线迅速瓦解，癌细胞便会乘虚而入。

医学专家认为，不良性格是癌症的催化剂。

癌症性格致癌通过三条途径：一是促进癌细胞生长；二是损伤机体的免疫力；三是改变机体酶系的活性，促使其他化学致癌物的转变。

科学家将癌症性格特征总结如下：①经常自怜，惯于自我克制，压抑情绪，性格内向；②缺乏自信心，对任何事情都感觉没有希望，自觉事事无能为力；③经不住打击，失去伴侣或其他亲人时无法摆脱痛苦的折磨；④害怕不自觉地暴露感情，倾向防御和退缩；⑤怕相信别人和受别人约束，心理矛盾，有一种不安全感；⑥怕被抛弃，怕无所依靠；⑦长期精神紧张；⑧机体长期超负荷地运转；⑨总觉无所事事、无所依靠；⑩情绪低落，甚至悲观失望。

那么，怎样辨别自己是不是癌症性格呢？心理学家列了一个问题表，可以查明你对癌症的易患性是否增大：

（1）当你感到强烈的愤怒时，能否把它表达出来？

（2）你是否在任何情况下都尽可能把事做好，没有怨言？

（3）你认为自己是个可爱的人、很好的人吗？

（4）你是不是在很多时候都觉得自己没有价值？你常常感到孤独、被别人排斥和孤立吗？

（5）你是不是正在全力做你想做的事？你满意你的社交关系吗？你能常常发挥你的潜力吗？

（6）如果从现在开始，你只能再活半年，你会不会把正在做的事情继续下去？

（7）如果有人说，你的病已到晚期，你是否有某种解脱感？

理想的答案是：（1）是；（2）否；（3）是；（4）否；（5）是；（6）是；（7）否。如果你的答案有两个以上不同于上述答案，就说明你具有癌症性格的特性。

“性格即命运”，如果能遵循善良、乐观、无私、豁达这八个字去做，性格肯定不姓“癌”，癌症就很难缠上你。当今社会，各种竞争相当激烈，人的心理负担也相应加重。人们若想战胜癌症，首先必须战胜自己，陶冶自己的情操，改善自己的性格。“性海登亭平沙浪，心田洒扫净无尘”。心境空明，万事无忧，就能较好地防治癌症。让我们从自己的性格入手，培养良好的性格，做个快乐无忧的老人。

Yenzgiu ndaej raen, gij simcingz mbouj ndei、doeknaiq haenx rox gyangqdaemq、hanhhaed gij goengnaengz menjyi, cungj simleix mbouj ndei neix doenggvaq sinzgingh diciz caeuq sinzgingh neifwnhmi gizsu, yingjyangj menjyi hidungj, sawj menjyiz sibauh deng faenmbek、caiqseng suzdu gemjmenh, cungjsoq gemjnoix, sawj ndawndang bouxvunz fuengzsienq vaiqvaiq sanq bae, gij sibauh ngamzcwng couh laeglemx ndonj haeujbae.

Yihyoz conhgyah nyinhnaeuz, singgwz mbouj ndei dwg gij ywcoivaq bingh-ngamzcwng.

Binghngamzcwng fatngamz doenggvaq sam diuz roenloh: It dwg coicaenh gij sibauh ngamzcwng sengmaj; ngeih dwg sawj aenndang dengsieng miz menjyiliz; sam dwg gaijbienq gij hozsing gihdij meizhi, coisawj gizyawz vayoz cienjbienq baenz doxgaiq ngamzcwng.

Gohyozgyah dawz binghngamzcwng singgwz dwzcwngh cungjgez youq lajneix: ①Ciengzseiz gag insik bonjfaenh, haengj gag hanhhaed bonjfaenh, naenxhaed simcingz, singgwz yiengq ndaw; ②Mbouj miz gij saenqsim bonjfaenh, doiq yienghyiengh saehcingz cungj roxnyinh mbouj miz maqmuengh, gagrox saehsaeh cungj guh mbouj baenz; ③Dingj mbouj ndaej dajgiz, mwh saetbae bouxbuenx roxnaeuz bouxcaen mbouj ndaej baetduet gij nyoegyamx indot; ④Lau mbouj gagrox bae byoengqloh gamjcingz, ngengcoh fuengzre caeuq doiqsuk; ⑤Lau saenq bouxwnq caeuq souh bouxwnq hanhhaed, ndawsim ngaekngeu, roxnyinh mbouj ancienz; ⑥Lau deng vut, lau mbouj miz baenghgauq; ⑦Ciengzgeiz cingsaenz gaenjcieng; ⑧Ndangdaej cienqdoengh ciengzgeiz mauhgvaq bonjfaenh ndaejsouh; ⑨Cungj roxnyinh mbouj miz saek yiengh saeh guh、mbouj miz gijmaz baenghgauq; ⑩Simcingz doekdaemq, caemhcaiq simnaiq saetmuengh.

Yienghhaenx, baenzlawz nyinh'ok bonjfaenh dwg mbouj dwg singgwz binghngamzcwng ne? Sinhlijyozgyah lied ok aen vwndiz biuj ndeu, ndaej caz cingcuj mwngz doiq binghngamzcwng gij yungzheih dengbingh de dwg mbouj dwg gyahung:

(1) Dang mwh mwngz roxnyinh hozndat haenq, ndaej mbouj ndaej dawz de biujdaz okdaeuj?

(2) Mwngz dwg mbouj dwg youq yiengh cingzgvang lawz cungj caenhliengh guh ndei saeh, mbouj miz vah ienq?

(3) Mwngz nyinhnaeuz bonjfaenh dwg bouxvunz cigndaej gyaez ndeu、bouxvunz gig ndei ha?

(4) Mwngz dwg mbouj dwg youq haujlai seizhaeuh cungj roxnyinh bonjfaenh mbouj miz yungh? Mwngz ciengzseiz roxnyinh gagdog、deng bouxwnq caenxdeuz caeuq golaeb ha?

(5) Mwngz dwg mbouj dwg cingqcaih caenhrengz guh gij saeh mwngz siengj guh? Mwngz hab'eiq gij se'gyauh gvanhaeh mwngz lwi? Mwngz ndaej ciengzseiz fazveih gij rengzndumj mwngz ha?

(6) Danghnaeuz daj seizneix hwnj, mwngz cijndaej caiq lix buenq bi, mwngz dwg

mbouj dwg dawz gij saehcingz cingqcaih guh haenx laebdaeb guh roengzbae?

(7) Danghnaeuz miz vunz gangj, gij bingh mwngz gaenq daengz geizlaeng, mwngz dwg mbouj dwg miz moux cungj gejduet?

Aen dapanq lijsiengj dwg: (1) Dwg; (2) Mbouj dwg; (3) Dwg; (4) Mbouj dwg; (5) Dwg; (6) Dwg; (7) Mbouj dwg. Danghnaeuz aen dapanq mwngz miz song aen doxhwnj caeuq baihgwnz dapanq mbouj doengz, couh gangjmingz mwngz miz gij daegsingq binghngamzcwng.

“Singgwz hix couh dwg minghyinh”, danghnaeuz ndaej ciuq simsienh、sim’angq、fouzsei、simvuen bet cih saw neix bae guh, singgwz haengjdingh mbouj singq “baenzngamz”, binghngamzcwng couh gig hoj heuxdawz mwngz. Ndawbiengz seizneix, gak cungj gingcwngh gig haenqrem, diuzrap simleix bouxvunz caemh itheij gya’naek. Gyoengqvunz danghnaeuz siengj hoenxhingz binghngamz, haidaeuz itdingh aeu hoenxhingz bonjfaenh, dauzlienh gij cingzcauh bonjfaenh, gaijndei gij singgwz bonjfaenh. “Ndawsim lumj haij bingzdingh mbouj hwnj langh, ndawsim lumj baet seuqcengh mbouj miz faenx”. Ndawsim goengmingz, fanh saeh mbouj you, couh ndaej haemq ndei fuengzceih binghngamzcwng. Nyiengh raeuz daj gij simsingq bonjfaenh roengzfwngz, beizyangj gij singgwz ndei, guh boux vunzlaux simsoeng mbouj you ndeu.

为什么说老年人不宜过度怀旧?
Vihmaz naeuz bouxgeq mbouj hab niemhgaeuq lai gvaqbouh?

不少老年人爱“回忆往事”。其实老年人过度怀旧是一种不良的心理状态。它的发生、发展与一系列机体组织进行性退化相关。

随着年龄的增长，机体渐渐衰老，思维能力下降，远期记忆能力反而增强，因此对贮存在大脑中的往事印象非常深刻，难以忘却，常表现为回忆过去，或触景生情，念叨不绝，从而获得心理上的平衡和安慰。一旦在这方面受到抑制，则产生焦躁、易怒、焦虑、抑郁等情绪。过度怀旧，会加速人体的衰老。

临床医学统计表明，有严重怀旧心理的老年人，死亡率和癌症、心脑血管病的发病率都比正常老年人高 3～4 倍，同时也易引起老年性痴呆症、抑郁症和消化性溃疡等病症。

老年人克服“怀旧心理”可用一分为二的观点，即正确评价一生中的“是”与“非”。不要为“是”沾沾自喜，过分高兴；也不要耿耿于怀，为了“非”悲哀欲绝。培养健康的心理，对生活充满信心，心胸开阔，心情愉快，积极对待新事物。还要培养广泛的兴趣和爱好，调节和丰富精神生活，如练书法、养花、看电视（而且要多看喜剧片）和看书读报等。

Mbouj noix bouxgeq maij “dauqngeiq gij saeh gaxgonq”. Gizsaed bouxgeq ngeix saehgaeuq gvaqbouh dwg cungj simleix cangdai mbouj ndei ndeu. De yaek fatseng、 fazcanj caeuq haujlai ndangdaej cujciz cinhingzsing doiqvaq doxgven.

Riengz nienzgeij bienq laux, ndang vunz ciemhciemh bienq laux, ukgyaeuj mbouj ak ngvanh, geiq gij saeh doenghbaez dauqfanj lai ak, ndigah doiq gij saeh doenghbaez caeng youq ndaw ukgyaeuj haenx geiq ndaej gig laeg, nanz lumz bae, ciengzseiz biujyienh baenz dauqngeix doenghbaez, roxnaeuz raen gingj seng cingz, damz mbouj dingz, daj neix couh ndaej daengz simleix bingzyaenx caeuq ndaejnai. Youq fuengmienh neix baez deng hanhhaed, couh miz simgaenj、yungzheih hozndat、youheiq、nyapnyuk daengj simcingz. Gvaqdoh ngeix saehgaeuq, yaek gyavaiq ndangdaej geqgoem.

Linzcangz Yihyoz dungjgi biujmingz, bouxgeq ngeix saehgaeuq youqgaenj, gij bijli dai vunz caeuq gij fatbingh bijli binghngamzcwng、bingh sailwed sim uk cungj lai sang gvaq cingqciengz vunzlaux 3～4 boix, doengzseiz caemh yungzheih yinxhwnj gij bingh nienzlaux ngawzngoengq、gij binghsimnyap caeuq gij bingh siuhvasing gveiyangz daengj.

Bouxgeq haekfug “niemhgaeuq simleix” ndaej yungh aen gvanhdenj ndeu faen baenz song de, couh dwg dawz ciuhvunz “dwg” caeuq “mbouj dwg” bingzgyaq deng. Gaej vih “dwg” gag ndaenggon gvaqbouh, angq gvaqbouh; hix gaej caenh sim mbouj lumz, vihliux “mbouj dwg” siengsim yaek dai bae. Cungj simleix beizyangj gengangh, doiq swnghhoz gig miz saenqsim, sim gvangq sim soeng, simcingz vuenheij, cizgiz doiqdaih swvuz moq. Lij aeu beizyangj gij yinxdaeuz caeuq gyaezmaij lailai, diuzcez caeuq fungfouq cingsaenz swnghhoz, lumjbaenz lienh sij saw、ciengx va、yawj densi (caemhcaiq aeu lai yawj gij heiqangq) caeuq yawj saw doeg bauq daengj.

为什么说豁达乐观活得更好?
Vihmaz naeuz simsoeng simhai lix ndaej engq ndei?

我国著名的书法家启功先生，因颈椎增生接受牵引治疗。这本来是一件很痛苦的事，但他却开心地将此比喻为“上吊”，并信手写下一首《西江月》，其中写道：“《洗冤录》里篇篇瞧，不见这般上吊。”后因血脂高住院治疗，病情十分严重，医院几次向启老的家人及工作单位发出“病危通知书”。事后，有人问启老面对死亡的感受如何?启老竟然出口成章，语惊四座：“浑身实难受，满口答无妨。扶得东来又西倒，消息传来贴半张。仔细看，似阎王置酒：敬候台光。”

人的生与死，是自然规律。有生就有死，世间万物都如此，人类概莫能外。死亡是任何生命都将面临的一个阶段。人到了老年时期，离这个阶段越来越近，由此产生了孤独、悲伤、惧怕的情绪，也是十分自然的事。面对这一自然规律，用不同的心态面对，会产生不同的效果，生活质量也将各不相同。那种颓废消极、惶惶不可终日的做法，最终也只能是使自己处于忧愁思虑的状态，正所谓“思伤脾、忧伤肺”，反而加速了身体的衰变，百害而无一利。

其实，越是接近这个必然的自然规律，老年人就越应该珍惜美好的晚年时光，更懂得时间的宝贵，更应做好自身的保养保健工作，保持一颗开朗的心。随着老年人年龄的增加，遇见身边的老友们的死亡事件的概率也将逐渐增大。对于亲朋好友的突然死亡，一方面要表示哀悼，另一方面又要注意节哀，防止悲哀过度，影响自己的健康。同时要汲取他人尤其是老年人不注意保健养生的教训，更加注意科学保健，并且拥有良好的心态，才能活得更好、活得更长寿。譬如启功先生豁达乐观的生活态度，就非常值得大家学习。

Boux canghsuhfaz mizmingz guek raeuz Gij Gungh sienseng, aenvih ndokhoz demmaj ciepsouh bengrag ywbingh. Neix bonjlaiz dwg gienh saeh gig haemzhoj ndeu, hoeng de cix sim'angq dwk dawz gijneix beij baenz "venj hoz", lij swnhfwngz sij hot《Ndwen Sihgyangh》, ndawde sij naeuz: "Ndaw《Geiq Swiq Uengj》bien bien yawj, mbouj raen baenzneix venj hoz." Gvaqlaeng aenvih lauzlwed sang youq yihyen ywbingh, binghcingz gig youqgaenj, yihyen geij baez yiengq vunz ndawranz caeuq gunghcoz danhvei Gijlauj fat ok "sawdunghcih binghnaek yungyiemj". Gvaqlaeng, miz vunz cam Gijlauj doiq dai miz maz gamjsouh? Gijlauj gingqyienz ok bak baenz faenzcieng, vah linj daengxcungq: "Daengx ndang cungj hojsouh, muenxbak han mbouj ngaih. Rex ndaej doeng ngeng caiq sae laemx, siusik cienz daeuj nem buenq mbaw. Sijsaeq yawj, lumj Yenzvangz baij daizlaeuj: Gingq caj mwngz daeuj."

Bouxvunz lix caeuq dai, dwg swyenz gvilwd. Miz seng couh miz dai, ndawbiengz fanh yiengh cungj dwg yienghneix, vunzloih cungj mbouj miz laehvaih. Dai bae dwg sojmiz sengmingh cungj yaek bungzdaengz aen gaihdon ndeu. Vunz daengz mwh geq le, liz aen gaihdon neix yied daeuj yied gaenh, daj neix canjseng cungj simcingz gagdog、siengsim、lauheiq, hix dwg gienh saeh gig swyenz ndeu. Doiq aen swyenz gvilwd neix, yungh mbouj doengz simcingz bae doiq de, rox miz gij yaugoj mbouj doengz, swnghhoz ndeiyaez hix gak boux gak mbouj doxdoengz. Cungj guhfap duixdwddwd、ngoenzngoenz dungxmbouq mbouj dingz haenx, doeklaeng hix cijndaej sawj bonjfaenh simnyap, lumjbaenz miz vunz gangj "naemj sieng mamx、you sieng bwt", dauqfanj gyavaiq ndangdaej bienq nyieg, bak haih cix mbouj miz saek di leih.

Gizsaed, yied ciepgaenh aen swyenz gvilwd cawqdingh neix, bouxgeq couh yied yaek insik gij seizgan mwh nienzlaux gyaeundei, engq rox seizgan dijbauj, engq wnggai guh ndei gij hong bauj ciengx bauj ndang bonjfaenh, baujciz simvuen. Riengz bouxgeq bi laux gvaq bi le, roebdaengz gij saeh bouxlaux henzndang dai bae hix yied daeuj yied lai. Doiq caencik baengzyoux sawqmwh dai bae, it fuengmienh aeu byaujsi diuqniemh, lingh fuengmienh youh aeu louzsim gaej siengsim lai, fuengzre siengsim gvaqbouh, yingjyangj gij gengangh bonjfaenh. Doengzseiz aeu supaeu gij gyauyin bouxwnq daegbied dwg bouxgeq mbouj louzsim baujgen ciengx mingh, engqgya louzsim gohyoz baujgen, caemhcaiq yaek miz simcingz ndei, cij lix ndaej engq ndei、lix ndaej engq naihsouh. Lumjbaenz Gij Gungh sienseng swnghhoz daidu simvuen, couh gig cigndaej daihgya hagsib.

老年人的身心健康状态应关注哪些方面？
Gij yienghceij ndangdaej cangqheiq bouxgeq hab haeujsim gijlawz?

随着人类寿命的逐渐延长，“四二一”型的家庭结构逐渐增多，老年人的身心健康已成为人们关注的话题，发达国家均以年龄超过 65 岁的人称为老年人，我国与亚太地区以年龄超过 60 岁的人称为老年人。

1. 老年人的生理变化

（1）老年人的脊柱弯曲度增加，椎间盘萎缩，下肢弯曲，头发斑白脱落，皮肤起皱纹，色素斑增加，视力减退，听力下降，体内水分减少，脂肪增多，老年男女身高都有不同程度降低。

（2）人体老化使身体脏器组织中的细胞数量减少，再生能力降低，组织器官有不同程度萎缩。如肌肉、肝脏、肾脏、脾脏功能减退 50%；心脏的搏击量减少 40%～50%；主动脉内膜增厚弹性减低；胸廓由扁平变为桶式，肺活量减到50%～60%，呼吸功能减退，可表现为“老年肺气肿”；肾功能减退 40%～50%；神经细胞减少，脑组织逐渐萎缩，行动迟缓、智力衰退、记忆力下降；免疫功能减退，容易发生自身免疫性疾病。

2. 老年人的心理变化

（1）大脑生理功能衰退。有流体智力与固体智力的区别。流体智力具有易变性，固体智力包含稳定性因素，随着年龄的增长，固体智力逐渐下降，记忆力也随着流体智力消失。

（2）人格状态。影响人格的因素十分复杂，与青年期、中年期的生活方式有密切的关系，如身体变化、健康状态、大脑变化、文化教育、生活环境等。老年人一般表现为自发性、积极性降低，理解能力减退，顺应能力减弱，感情反应减低，精神机能总水平降低。因此要增强信心，提高生活情趣，参加社会活动，保持社会适应调节能力，坚持锻炼身体，保持有规律的生活，培养开朗乐观的性格。

3. 老年人的精神情绪

剧烈的情绪变化，是器官发生疾病的主要原因，50%～80%的精神创伤与情绪刺激有关。情绪变化使血压升高、心脏病发作、脑血管疾病发作，长期忧郁、焦虑使人衰老多病，容易引发癌症。因此老年人的精神情绪对健康长寿十分重要，要学会情绪的自我控制，设法转移和抛弃烦恼，自我尊重。长寿老人大多心情舒畅、宁静、心胸开朗、热爱生活；反之，胸襟狭隘、急躁多愁、忧虑的性格容易患病。

4. 怎样选择健康的生活方式

（1）有规律的生活。建立适合老年特点的生活起居安排，如工作、劳动、休息、锻炼、娱乐、旅游等，使生活充满生机，既不紧张匆促，又没有压力负担，早起早睡，起居有序。要做到“三慢”：起床时在床上坐一会儿，再下地；下地后站一会儿再起步；起步后，先迈小步走三步后，再走正常步。避免生活无节制，休息过多，疲劳过度。适当地活动，如养花拔草、园艺植树、读书写作、画画等，以不感到疲劳为度。因地制宜创造和改善自己的环境，保持室内清洁卫生，美化摆设，有条件的参加一些有益的旅游，在优美的环境中呼吸新鲜空气，沐浴阳光，获得健康长寿。

（2）保持良好的卫生习惯。饭前便后要洗手，不随地吐痰，保持口腔卫生，每天早晚漱口刷牙，不食不卫生的食物、隔夜的剩饭剩菜，不吸烟、不饮酒。

Riengz gij souhmingh vunzloih cugciemh gyaraez，gij gyahdingz gezgou "seiq ngeih it" haenx cugciemh demlai，ndangdaej gengangh bouxgeq gaenq baenz gij vah gyoengqvunz dawz haeuj sim haenx，fatdad guekgya cungj aeu gij vunz nienzgeij mauhgvaq 65 bi haenx heuhguh bouxgeq，guek raeuz caeuq Yacouh Daibingzyangz Digih aeu gij vunz nienzgeij mauhgvaq 60 bi haenx heuhguh bouxgeq.

1. Bouxgeq swnghlij bienqvaq

（1）Ndoksaen bouxgeq gij vangungj demgya，buenzndoklungz reuqyup，daengx cikga vangungj，byoemgyaeuj raizhau loenqdoek，naengnoh reuqnyaeuq，hwnj banvunzlaux yied daeuj yied lai，lwgda yied daeuj yied raiz，dujrwz yied daeuj yied nuk，raemx ndaw ndang gemjnoix，lauz demlai，aenndang bouxgeq saimbwk cungj miz gyangqdaemq cingzdoh mbouj doengz.

（2）Bouxgeq laux le sawj ndangdaej canggi cujciz ndawde gij sibauh soqliengq gemjnoix，naengzlig dauqmaj gyangqdaemq，cujciz gi'gvanh miz mbouj doengz cingzdoh reuqsuk. Lumjbaenz gij goengnaengz noh、aen'daep、aenmak、diuzmamx gemjnoix 50%；gij diuqdoengh soqliengh aensim gemjnoix 40%～50%；megmeh doenghmeg baihndaw caengz i de dem na danzsing gemjdaemq；gvaengx ndokaek youz benjbingz bienqbaenz lumj doengj，feihozlieng gemj daengz 40%～50%，diemheiq goengnaengz gemjdoiq，ndaej biujyienh baenz "nienzlaux heiqbwt foeg"；aenmak goengnaengz gemjdoiq 40%～50%；sinzgingh sibauh gemjnoix，uk cujciz baezdi baezdi sukreuq，hengzdoengh menhnguh、ciliz bienq nyieg、geiqsingq doekdaemq；menjyiliz goengnaengz gemjdoiq，yungzheih fatseng gij bingh menjyizsing ndangdaej.

2. Bouxgeq simcingz bienqvaq

（1）Gij gunghnwngz aen uk sengleix bienq nyieg. Miz gij faenbied liuzdij ciliz caeuq gudij ciliz. Liuzdij ciliz yungzheih bienq，gudij ciliz hamz miz gij yinhsu onjdingh，riengz nienzgeij bienq geq，gij gudijciliz cugciemh roengzdaemq，gij geiqsingq caemh riengz gij liuzdij ciliz saet bae.

（2）Gij yienghceij yinzgwz. Gij yinhsu yingjyangj yinzgwz haenx cab raixcaix，caeuq gij swnghhoz fuengsik mwh hauxseng、seiz cungnienz miz maedsaed gvenhaeh，lumjbaenz ndangdaej bienqvaq、gengangh cangdai、ukgyaeuj bienqvaq、vwnzva gyauyuz、swnghhoz vanzging daengj. Bouxgeq itbuen biujyienh baenz gij gagrox、gij haengjheiq doekdaemq，roxyiuj naengzlig gemjdoiq，swnh'wngq naengzlig gemjnyieg，ganjcingz fanjying gemjdaemq，cingsaenz gihnwngz cungjsuijbingz gyangqdaemq. Yienghneix aeu demgiengz saenqsim，daezsang yinxdaeuz swnghhoz，camgya ndawbiengz hozdung，baujciz ndawbiengz hab'wngq diuzcez naengzlig，genhciz donlen ndangdaej, baujciz gij swnghhoz miz gvilwd, beizyangj ok gij singqgwz simvuen vaiqvued.

3. Gij cingsaenz simcingz bouxgeq

Gij simcingz bienqvaq youqgaenj, dwg gij cujyau yienzyinh sawj gi'gvanh fatbingh, 50%～80% cingsaenz deng sieng caeuq simcingz deng gik mizgven. Simcingz bienqvaq sawj hezyaz swng sang、binghsimdaeuz fatbingh、bingh sailwed ukgyaeuj fatbingh, ciengzgeiz youheiq、yousim sawj vunz geqgoem lai bingh, yungzheih baenz binghngamzcwng. Ndigah gij cingsaenz simcingz bouxgeq doiq ndangdaej ndei naihsouh gig youqgaenj, aeu hag rox simcingz ndaej gag hanhhaed, siengj banhfap senjdeuz caeuq vut bae nyapnyuk, gag aeueiq. Bouxgeq ndaej gyaeu dingzlai dwg simcingz vaiqvued、caemdingh、aekgvangq、ndiepgyaez swnghhoz; fanj gvaqdaeuj, gij simsingq heiqliengh gaeb、simgaenj lai youheiq、yousim cix yungzheih baenzbingh.

4. Baenzlawz genj gij swnghhoz fuengsik gengangh

(1) Swnghhoz miz gvilwd. Laeb gij ngoenznaengz swnghhoz hozdung ninzhwnq anbaiz ngamjhab gij daegdiemj vunzlaux, lumjbaenz gunghcoz、lauzdung、yietnaiq、donlen、guh'angq、lijyouz daengj, sawj swnghhoz gig miz senggei, gawq mbouj gaenj mbouj vueng, youh mbouj miz atlig rapdawz, caeux hwnq caeux ninz, hwnqninz miz bouhloh. Yaek guh daengz "sam menh": Mwh hwnqmbonq youq gwnz mbonq naengh yaep ndeu, caiq roengz dieg; roengz dieg le ndwn yaep ndeu menh yamq din; yamq din le, sien yamq iq byaij sam yamq, caiq byaij yamq cingqciengz. Baexmienx gwndaenj mbouj miz hanhhaed, yietnaiq daiq lai, naetnaiq gvaqbouh. Habdangq hozdung, lumjbaenz ciengx va ciemz nywj、hag ndaem faex ndaem va、doegsaw sij faenzcieng、vehveh daengj, aeu mbouj roxnyinh baegnaiq guh doh. Yawj dieg dingh banhfap bae cauh ok caeuq gaijndei gij vanzging bonjfaenh, baujciz ndaw ranz cinghseuq, hawj doxgaiq dajbaij gyaeundei, miz diuzgen cix camgya mbangj lijyouz mizik, youq ndaw vanzging gyaeundei diemheiq hoengheiq singjsien, caemxndang nditrongh, goj lix ndaej ndei naihsouh.

(2) Baujciz veiswngh sibgvenq ndei. Gwn haeux gonq ok haex le aeu swiq fwngz, mbouj luenh biq myaiz. baujciz conghbak seuqcengh, ngoenznaengz haethaemh riengx bak cat heuj, mbouj gwn gijgwn mbouj seuqcengh、byaek lw byaek lw gek haemh, mbouj cit ien、mbouj gwn laeuj.

什么是老年人“科技恐惧症”?
Gijmaz dwg bouxgeq "yiengh lauheiq gohgi"?

日前，某信息咨询中心在北京、上海、广州、重庆、厦门等中国 10 个城市对老年人进行了抽样调查，结果表明，中国约有一半老年人不同程度地患有“科技恐惧症”。

在被调查的 3 万多名 65 岁以上的老年人中，84%的人不会使用手机接发短信息，

55%的老年人不会使用电脑上网，72%的老年人不会使用街头提款机提取小额钞票。“科技恐惧症”给老年人带来了很大的不便，甚至是束缚。

为什么老年人会对高科技产品产生恐惧和排斥心理呢？专家分析，主要有以下几个方面的原因：

（1）这与大多数老年人缺乏学习的动力有关。老年人倾向于经验的分析，对新科技缺乏正确而全面的认识，认为这些高科技产品派不上用场。

（2）这和老年人的学习能力有关。老年人在离开工作岗位后，随着精力的衰退，以及学习机会的减少，学习新事物的能力有所衰退。

（3）这也与高科技产品的“市场空白”有关。高科技产品在设计上存在典型的“年轻化倾向”，并没有充分考虑到老年人的特点和需求，如手机、数字电视的字体显示太小等，给老年人使用高科技产品造成了严重的影响。

对于老年人的“科技恐惧症”，一是要求老年人自己加强学习，不要拒绝接受高科技产品；二是企业应该从细节做起，开发“银发经济”，设计适合老年人使用的产品；三是社会更要加强引导，如利用各地的老年大学，系统地向老年人教授新知识，帮助他们熟悉新的产品。

Geij ngoenz gonq，moux aen saenqsik swhsinz cungsim youq Baekging、Sanghaij、Gvangjcouh、Cungzging、Yamwnz daengj Cungguek 10 aen hawsingz doiq bouxgeq guh couyiengh diucaz，doeklaeng biujmingz，Cungguek aiq miz dingz vunzgeq ndeu mbouj doengz cingzdoh baenz “yiengh lauheiq gohgi”.

Youq ndaw doengh bouxgeq 3 fanh lai vunz 65 bi doxhwnj deng diucaz de，gyoengq vunz 84% mbouj rox yungh soujgih ciep fat saenqsik dinj，bouxgeq 5% mbouj rox yungh dennauj hwnjmuengx，bouxgeq 72% mbouj rox yungh aen dizgvanjgih gwnzgai daezaeu di ngaenzceij. “Yiengh lauheiq gohgi” hawj vunzlaux daiq daeuj haujlai mbouj fuengbienh，mizseiz lij dwg cughaed.

Vihmaz bouxgeq ndaej doiq doxgaiq gauhgohgi miz simleix yieplau caeuq caenxdeuz ne? Conhgyah faensik，dingzlai miz geij fuengmienh yienzyinh lajneix：

（1）Neix caeuq dingzlai bouxgeq giepnoix gij rengz hagsib mizgven. Bouxgeq bien yiengq gingniemh faensik，doiq gohgi moq giepnoix gij rox cix deng cix cienzmienh de，nyinhnaeuz doenghgij doxgaiq gauhgohgi neix mbouj miz yungh.

（2）Neix caeuq gij hagsib naengzlig bouxgeq mizgven. Bouxgeq youq lizhai giz guhhong le，riengz bonjsaeh nyiegdoiq，caeuq hagsib gihvei gemjnoix，hagsib doxgaiq moq naengzlig miz di gemjnyieg.

（3）Neix hix caeuq “hawciengz hoengqndwi” doxgaiq gauhgohgi mizgven. Doxgaiq gauhgohgi youq gwnz sezgi de miz cungj “nenzginghva ngengcoh” denjhingz haenx，bingh mbouj cungfaen naemj daengz gij daegdiemj caeuq aeuyungh bouxgeq，lumjbaenz cihsaw soujgih、susw densi yienh'ok daiq iq daengj，hawj bouxgeq sawjyungh doxgaiq gauhgohgi cauhbaenz yingjyangj youqgaenj.

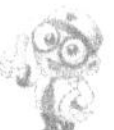

Doiq "yiengh lauheiq gohgi" bouxgeq, it dwg yaek hawj bouxgeq bonjfaenh lailai hagsib, gaej doi ciepsouh gij doxgaiq gauhgohgi; ngeih dwg giyez wnggai daj di iq guh hwnj, haifat "byoemhau ginghci", sezgi gij doxgaiq hab bouxgeq sawjyungh haenx; sam dwg ndawbiengz engq aeu gyagiengz dazyinx, lumjbaenz leihyungh gij Laujnenz Dayoz gak dieg, hidungj dwk yiengq bouxgeq son cihsiz moq, bang gyoengqde sugrox doxgaiq moq.

为什么说总感觉孤独更易患癌症?
Vihmaz naeuz caenh roxnyinh gadog engq ngaih baenz ngamzcwng?

美国、芬兰和瑞典三国的研究人员联合对4000名男性和女性进行了为期12年的调查研究，研究开始时，受访对象健康状况良好。研究人员把他们分为“社会活动活跃”和“与社群疏离”两组。12年的观察发现，“与社群疏离”组的男性患癌症等严重疾病，甚至死亡的人数较“社会活动活跃”组高2～3倍；“与社群疏离”组的女性出现相同问题的比例较“社会活动活跃”组高1.5～2倍。而且与社会疏离程度越高，越易患病，死亡率也越高。

专家指出，癌症是一类心身相关性的疾病，心理因素直接或间接地影响癌症的患病概率。据统计，有1/3的癌症由“心”而生，而至少有40%的癌症患者死于心理因素，包括孤独、恐惧、绝望、极度悲哀情结。如研究白血病患者心理时，医生发现，病情明显变化的10名患者中，有9名存在孤独、绝望的情绪。因此，缓解孤独是心疗的关键。

人都是有归属感的。这种归属感带来的不只是对自我身份的认定，更重要的是与之相伴随的安全感，如果人长期没有归属感，长期处于孤独状态，会很容易向消极的方向发展，从而产生悲观的情绪，而悲观又会促使人更加孤独。如此就会陷入恶性循环中，不良情绪的积累就为癌症创造了生长的温床。中国中医科学院西苑医院老年病中心的专家也认为，孤独性格从某种意义上说也是一种“癌症性格”。孤独会导致失眠，还容易使人免疫力降低。

而摆脱孤独的最好“疫苗”是多参加社会活动。专家指出，目前处于悲观状态的人，应尽量多参加一些集体活动，多与人交流，培养健康的兴趣爱好，消减孤独感。对于肿瘤病人自身而言，更要以积极的态度面对人生，家属也尽量在就诊、治疗时陪同病人，在生活中多关心、支持病人，可以提高治疗效果。

Meijgoz、Fwnhlanz caeuq Suidenj sam guek gij yenzgiu yinzyenz lienzhab doiq 4000 boux vunzsai caeuq vunzmbwk guh le gij diucaz yenzgiu geizhanh 12 bi, mwh lak yenzgiu, boux deng caz de gengangh canggvang ndei. Yenzgiu yinzyenz dawz gyoengqde faenbaenz "ndawbiengz hozdung hozyoz" dem "caeuq gyoengqvunz ndawbiengz lizgyae" song cuj. Cazyawj 12 bi ndaejraen, cuj "caeuq gyoengqvunz ndawbiengz lizgyae" miz bouxsai baenz binghngamzcwng daengj bingh youqgaenj, caemhcaiq vunzsoq dai bae sang gvaq cuj "ndawbiengz hozdung hozyoz" 2～3 boix; cuj "caeuq gyoengqvunz ndawbiengz lizgyae" gij mehmbwk miz vwndiz doxdoengz beijlaeh haemq sang gvaq cuj "ndawbiengz hozdung hozyoz" 1.5～2 boix. Caiqlij caeuq ndawbiengz lizgyae yied daeuj yied sang, yied yungzheih baenzbingh, dai bae hix yied sang.

Conhgyah ceijok, binghngamzcwng dwg cungj bingh ndawsim ndangdaej miz gvanhaeh, simleix yinhsu cigsoh roxnaeuz ganciep yingjyangj gij binghngamzcwng gailiz. Ciuq dungjgi, miz 1/3 binghngamzcwng youz "sim" seng okdaeuj, caemhcaiq ceiqnoix miz 40% boux baenz binghngamzcwng dai youq aen yinhsu simleix, ndawde miz gadog、yieplau、ciedmuengh、simcingz gig siliengz. Danghnaeuz yenzgiu simleix bouxbwzhezbing, canghyw ndaej raen, 10 boux vunz ndawde miz binghcingz yienhda bienqvaq haenx, miz 9 boux vunz miz gij simcingz gadog、ciedmuengh. Ndigah, hoizsoeng gadog dwg aen yw sim youqgaenj de.

Vunz cungj dwg miz gveihsuzganj. Cungj gveihsuzganj neix daiq daeuj mbouj dandan dwg nyinhdingh bonjfaenh sinhfwn, engq youqgaenj dwg gij ancienzganj buenxriengz de, danghnaeuz vunz haujlai nanz mbouj miz gveihsuzganj, ciengzgeiz dwg gadog, gig yungzheih yiengq aen fuengyiengq doeknaiq haenx fazcanj, daj neix couh miz ok gij simcingz doeknaiq haenx, hoeng doeknaiq youh ndaej coi vunz engqgya gadog. Yienghneix couh yaek loemq haeuj ndaw baenqcienq yakrwix bae, cwkrom simcingz mbouj ndei couh vih binghngamzcwng cauh ok le giz diegraeuj sengmaj. Conhgyah Cungguek Ywdoj Gohyozyen Sihyen Yihyen Laujnenzbing Cunghsinh hix nyinhnaeuz, beizheiq gadog daj moux cungj yiyi daeuj gangj hix dwg cungj "binghngamzcwng singgwz" ndeu. Gadog rox cauhbaenz ninz mbouj ndaek, lij yungzheih sawj vunz menjyizliz doekdaemq.

Yaek baetduet gadod gij "yizmyauz" ceiq ndei de dwg lai camgya ndawbiengz hozdung. Conhgyah gangjnaeuz, seizneix gij vunz cawqyouq cungj cangdai doeknaiq haenx, wnggai caenhliengh lai camgya saek di cizdij hozdung, lai caeuq vunz gyauhliuz, beizyangj gij yinxdaeuz gyaezmaij ndeindei haenx, siu gij yiengh roxnyinh gadogbae. Doiq bouxbaenzfoeg bonjndang daeuj gangj, engq yaek aeu yungh cizgiz daidu bae najdoiq seiqvunz, vunzndawranz hix caenhliengh youq mwh yawjbingh、ywbingh buenx bouxbingh, youq swnghhoz ndawde lai gvansim、cihciz bouxbingh, ndaej daezsang ywbingh yaugoj.

二、心理与长寿
Ngeih、Simleix Dem Naihsouh

老年人保持心态年轻有哪些妙招？

Bouxgeq yaek guh daengz ndawsim lumj hauxseng miz gij banjdaeuz ndei lawz?

随着人们生活水平的不断提高，老年人不仅要注重自身的健康问题，而且保持良好的心态也很重要。怎样保持年轻心态成了老人关注的话题，那么，到底如何保持年轻的心态呢？

（1）活：是指活动手指。经常活动手指，做两手交替运动及转动健身球，可以刺激大脑的两个半球，有健脑益智、延缓大脑衰老的作用。

（2）保：即保持大脑的活力。中老年人要多用脑，如坚持读书看报、绘画、下棋，培养多种兴趣爱好。研究表明，经常用脑的 65 岁老人，其脑力并不比不爱动脑的 35 岁的青年人差。

（3）转：即转换不同性质的运动。如读书、写作后，应及时转换另外不同性质的活动，使大脑神经放松而不过分疲劳，使脑力保持最佳状态。

（4）调：即调节饮食。做到粗细混杂，荤素搭配，少吃些动物脂肪和含糖类食物。

（5）听：即听优美动听的歌曲。优美的旋律可调节中枢神经系统的功能，使人有一种心旷神怡的欢乐感觉。

（6）睡：即睡好觉，保证睡眠充足。中老年人要学会规律地生活，合理安排作息时间，保证一天有 8 小时左右的睡眠时间。

（7）参：即参加社会活动和体育活动。结交年轻朋友，以接受青春活力的感染，经常保持愉快的情绪，远离孤僻的生活环境。

Riengz gij swnghhoz suijbingz gyoengqvunz mboujduenh daezsang, bouxgeq mboujdan aeu yawjnaek gij gengangh vwndiz bonjfaenh, caemhcaiq baujciz simcingz ndei hix gig youqgaenj. Baenzlawz baujciz seizcoz sinhdai baenz gij vahdaez bouxgeq yawjnaek haenx, yienghhaenx, dauqdaej baenzlawz baujciz sinhdai seizcoz ne?

(1) Doengh: Dwg ceij doengh lwgfwngz. Ciengzseiz doengh lwgfwngz, guh song fwngz doxlawh yindung caeuq cienjdoengh gensinhgiuz, ndaej gik song aen buenq giuz ukgyaeuj, miz gij cozyung cangq uk ik gvai、doilaeng ukgyaeuj bienqgeq.

(2) Bauj: Couh dwg baujciz gij rengzhoengh ukgyaeuj. Bouxcungnienz bouxgeq aeu lai yungh uk, lumjbaenz genhciz doeg saw yawj bauq、veh doz、dwkgeiz, beizyangj lai cungj yinxdaeuz gyaezmaij. Yenzgiu biujmingz, gyoengq vunzlaux 65 bi ciengzseiz yungh

uk haenx，gij ukgyaeuj de hix mbouj beij gyoengq bouxcoz 35 bi mbouj gyaez doengh uk haenx ca.

(3) Cienj：Couh dwg gij yindung cienjvuenh mbouj doengz singciz haenx. Lumj doegsaw、sij faenzcieng le，wngdang gibseiz cienjvuenh gij hozdung linghvaih mbouj doengz singciz haenx，sawj ukgyaeuj sinzgingh cuengqsoeng le cix mbouj naetnaiq daiq lai，sawj ukgyaeuj baujciz yiengh ceiq ndei.

(4) Diuz：Couh dwg diuzcez gwnndoet. Guh daengz cosaeq gyauxcab，byaeknoh dapboiq，noix gwn di lauz doenghduz caeuq gijgwn hamz dangz.

(5) Dingq：Couh dwg dingq gij go ndeidingq. Gij senzliz gyaeundei ndaej diuzcez gij goengnaengz cunghsuh sinzgingh hidungj，sawj vunz roxnyinh sim'angq simsoeng.

(6) Ninz：Couh dwg ninz ndaej ndei，baujcwng ninz gaeuq. Bouxcungnienz bouxgeq aeu hag rox gvilwd bae gvaq ndwenngoenz，hableix anbaiz guhhong yietnaiq seizgan，baujcwng it ngoenz ninz miz 8 siujseiz baedauq.

(7) Cam：Couh dwg camgya ndawbiengz hozdung caeuq dijyuz hozdung. Gietgyau baengzyoux oiq，daeuj ciepsouh ganjyenj mwh oiq hozliz，ciengzseiz baujciz simcingz vaiqvued，liz gizdieg swnghhoz vanzging bienbik.

哪六种心态会加速衰老？
Roek cungj simsaeh lawz hawj vunz geq vaiq?

正所谓养生重在养心，老年人想要长寿就更加需要注意心态问题了。

有一些心理问题会严重影响老人的长寿，以下六种不良心理会加速老年人的衰老：

(1) 怕死。老年人害怕衰老的核心是恐惧死亡。惧怕谈论死亡，不敢探视患者，怕经过墓地和听到哀乐，甚至看见一只死亡的动物也备受刺激，不敢正视。

(2) 抑郁。有一些老年人心理比较脆弱，面对衰老的客观事实既无奈又惧怕，这种心态假如不及时调整，很容易引起抑郁。这种抑郁比较顽固，极容易丧失生活的兴趣，令人感到疲乏。因此这种人极容易情绪激动，动不动就发火，经常自卑自责、自怨自叹，严重者可有自杀的倾向和行为。

(3) 幻想。受身体渐渐衰老的影响，有一些老年人盼望长寿的愿望会越发强烈。于是，他们会经常用幻想来欺骗自己，以获得一时的心理宽慰，如爱听他人关于自己健康的恭维话等。

(4) 怕孤单。这是老年人最常见的一种心理异常，其主要表现是自我评价过低、生存意识消极、常常对他人不满及抱怨。久而久之，有此情况的老年人就会加强对自我行为的约束、强化自我内心的封闭，渐渐地疏远社会，最终会形成孤单的生活习惯和行为模式，并将默默地承受孤单带来的痛苦。

此类老年人既害怕由于过分期望而出现过大的心理落差和失望，又希望得到别人的关心照顾，于是经常拒绝与他人交往，因此会变得行为孤单、性情孤僻，与周围人的距离越来越远。

（5）偏激。这种情绪可表现为两个相反的趋向。一种趋向是因衰老以点带面地否定自我，把自己看成无用之人，常常自责、自卑、自怜和自贬。另一种趋向是因为自己衰老而更高地要求他人，总是希望得到他人的敬重、关心和照顾，却不考虑他人及社会的实际条件和能力。当这种希望得不到满足时，又加剧了其心理上的偏激，并因此而自暴自弃。

（6）多疑。有一些老人因身体患病而多疑，常表现为无病也疑，有病更疑。即便自己有些轻伤小恙也自以为是无可救药、无药可救。间或谈病色变，问病又止，求医换药不断。这种疑病可令其对衰退的机能极度敏感，对一般人感觉不到的体内变化和体验不到的痛苦也都会有所感觉，如对心脏的跳动、肠胃的蠕动等方面的变化也能感觉到。这些过度的敏感更易加重其疑心病。

解决办法：首先，老年人要学会自我宽解和自我安慰，切莫因为衰老而产生自卑、自弃的情绪，尽量保持平和的心境，情绪的大起大落，大喜大悲，都应视为老年人之大忌。其次，结合自身实际情况选择一两项感兴趣的活动作为精神寄托，以充实自己的生活内容，诸如读书、园艺、绘画、音乐、书法、旅游以及某些社会公益性活动等，还应该抽些时间走出家门多结交朋友，以使自己生活在群体的友爱之中。

Cingq lumj gangj ciengx ndang aeu naek youq ciengx sim，bouxgeq siengj aeu naihsouh couh engqgya aeu haeujsim sinhdai vwndiz lo.

Mbangj di simleix vwndiz rox yenzcung yingjyangj bouxgeq naihsouh，lajneix roek cungj simleix mbouj ndei rox gyavaiq bouxgeq geqgoem：

（1） Lau dai. Bouxgeq lau geqgoem gij haedsim dwg lau dai. Lau gangj dai bae，mbouj gamj damqyawj bouxbingh，lau byaijgvaq diegmoh caeuq dingqnyi go siengsim，caemhcaiq raen duz doenghduz dai bae ndeu hix cungj deng gikcoi dawz，mbouj gamj yiemzsuk doiqdaih.

（2） Naenxhaed simnyap. Ndaw sim mbangj bouxgeq haemq byotnyieg，doiq gij gwzgvanh saehsaed geqgoem gawq mbouj miz banhfap youh lau，cungj simcingz neix danghnaeuz mbouj gibseiz diuzndei，gig ngaih yinxhwnj naenxhaed simnyap. Cungj naenxhaed simnyap neix，gig yungzheih saetbae gij yinxdaeuz swnghhoz，hawj vunz roxnyinh naetnaiq. Ndigah cungj vunz neix gig yungzheih simcingz gikdoengh，doengh mbouj doengh couh fatheiq. Ciengzseiz gag yawjsiuj bonjfaenh，gag ienq gag danqheiq，boux yenzcung aiq miz gij ginghyang caeuq hingzveiz gaggaj.

（3） Siengjhoengq. Sou ndangdaej ciemhciemh geqgoem yingjyangj，mizmbangj bouxgeq muengh naihsouh cix yied siengj yied haenq. Yienghneix，gyoengqde couh ciengzseiz aeu siengjhoengq bae yaeuh bonjfaenh，yawhbienh ndaej daengz saek can simsoeng hozunq，lumjbaenz gyaez dingq bouxwnq gij vah soengx ndangdaej bonjfaenh ndeindei daengj.

（4） Lau gadog. Neix dwg bouxgeq cungj simleix mbouj doengz baeznaengz ciengzseiz raen ndeu，dingzlai biujyienh dwg gag bingzgyaq daiq daemq、cungj simcingz mbouj siengj lix daiq naek、ciengzseiz doiq bouxwnq hozndat caeuq ienq vunz. Nanz le, bouxgeq miz cungj cingzgvang neix couh rox gag hanhhaed gij hingzveiz bonjfaenh、sawj bonjfaenh ndawsim deng fung hwnjdaeuj, liz ndawbiengz yied daeuj yied gyae, doeklaeng couh cauhbaenz cungj swnghhoz sibgvenq caeuq hingzveiz fuengsik gadog, caemhcaiq gag dingjsouh gij gadog daiqdaeuj cungj haemzhoj haenx.

Cungj vunzgeq neix gawq lau aenvih maqmuengh gvaqbouh cix simleix doekca caeuq saetmuengh daiq hung, youh maqmuengh ndaej daengz bouxwnq gvansim ciuqgoq, yienghneix ciengzseiz mbouj caeuq bouxwnq doxgyau, ndigah rox bienq ndaej gij hingzveiz gadog、beizheiq gujgvaiq, caeuq gij vunz seiqhenz doxliz yied daeuj yied gyae.

(5) Gvaqmauh. Cungj simcingz neix ndaej biujyienh baenz song aen byaijyiengq doxfanj. Cungj byaijyiengq ndeu dwg aenvih geqlaux aeu diemj daiq mienh bae foujdingh bonjfaenh, dawz bonjfaenh yawj baenz boux vunz mbouj miz yungh, ciengzseiz gag haemz cwzyin、gag yawjsiuj bonjfaenh、gag hojlienz caeuq gag ndaq bonjfaenh. Lingh cungj byaijyiengq dwg aenvih bonjfaenh bienq laux cix iugouz bouxwnq engq sang, cungj dwg maqmuengh ndaej daengz bouxwnq yawjnaek、gvansim caeuq ciuqgoq, cix mbouj naemj daengz bouxwnq caeuq gij saedsaeh diuzgen dem naengzlig ndawbiengz de. Youq mwh cungj maqmuengh mbouj ndaej daengz muenxcuk, youh sawj ndaw sim de engqgya gvaqmauh, caemhcaiq vihneix cix gamsim doeklaeng.

(6) Ngeiz lai. Mizmbangj bouxgeq aenvih ndangdaej baenzbingh cix ngeiz lai, ciengz biujyienh baenz mbouj miz bingh hix ngeiz, miz bingh engq ngeiz. Couhsuenq bonjfaenh miz di siengmbaeu ndeu hix gag laihnaeuz bonjfaenh mbouj miz yw gouq、mbouj miz yw gouq ndaej. Mizseiz gangj bingh saek naj bienq, cam bingh youh dingz, gouz yw vuenh yw mbouj duenh. Cungj binghngeiz neix ndaej hawj de doiq gij gihnwngz nyieg gig minjganj, doiq vunz bingzciengz roxnyinh mbouj daengz gij bienqvaq ndaw ndang caeuq daejniemh mbouj daengz gij indot caemh cungj roxnyinh daengz, lumjbaenz doiq simdaeuz diuqdoengh、dungxsaej noddoengh daengj fuengmienh gij bienqvaq de hix ndaej roxnyinh daengz. Doenghgij minjganj gvaqbouh neix engqgya yungzheih gya'naek gij binghngeizsim de.

Gaijgez banhfap: Soujsien, bouxgeq aeu hag rox gag soengsim bonjfaenh caeuq gag nai bonjfaenh, gaej aenvih geqgoem cix miz gij cingzsi gag yawjsiuj bonjfaenh、gag vut bonjfaenh haenx, caenhliengh baujciz aensim bingzdingh, simcingz daih hwnj daih roengz, daih angq daih siengsim, cungj wngdang yawj baenz dwg gij daihgeih bouxgeq. Daihngeih, caeuq gij saedsaeh cingzgvang bonjfaenh doxgap, genj aeu saek hangh song hangh hozdung mizyinx haenx daeuj dangguh cingsaenz geiqdak, daeuj cungsaed gij swnghhoz neiyungz bonjfaenh, lumjbaenz doegsaw、ndaem va、vehdoz、yinhyoz、suhfaz、lijyouz caeuq mbangj di ndawbiengz gunghyizsing hozdung daengj, lij wnggai ra di seizgan byaij ok bakdou lai gyau baengzyoux, sawj bonjfaenh swnghhoz youq ndaw doengzdoih doxndei de.

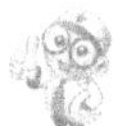

为什么说老年人“多情”更易长寿?
Vihmaz naeuz bouxgeq “naekcingz” ndaej lai naihsouh?

随着医疗卫生事业的发展、生活水平的提高，人们也越来越关注自身的健康状况，而心理健康与寿命的关系也越来越受到重视。现在的长寿老人越来越多，而长寿的秘诀自然也少不了。专家表示，老年人想要长寿，一定要“多情”。何为“多情”? 来看看专家是怎么解释的吧。

(1) 友情多广泛。一个人最怕的是孤独，孤独是老年人之大忌。与其在家“守老营”，不如走出家门，广交朋友，尤其善交一些忘年朋友，与他们经常聚聚，或组织一些力所能及的文体活动；或品茗对弈；或在大自然的怀抱之中领受山光水色的恩泽；或与忘年朋友交流思想，倾吐心声，汲取青春活力；或三五知己聊天侃大山，天南海北，以发展友谊，维系感情，保持轻松友爱的环境，使老年生活兴味盎然。所以，广交益友是老人长寿的助力。

(2) 世情多合宜。老年人除了吃好、住好之外，还应该注重“穿与行”的科学性。如参加社会活动，坚持以步代车，注意仪表仪容，适当修饰打扮等，做一个现代的文明老人。人到老年适度“老来俏”，不仅是个人身心健康的需要，也是现代社会文明的需要。白发一经染黑，也就显得年轻许多；胡子勤刮，可使颜面保持整洁，容光焕发，不仅美化了自己，增添精神，而且也美化了社会，成为一道“夕阳风景”，还利于社交活动，益于身心健康。正如谚语所说“老要时髦少要乖”。所以，世情合宜，是老人长寿的潜力。

(3) 心情多愉悦。老年人要始终保持良好的心绪、开阔的心胸、平静的心态，遇事不急不躁，淡然处之，切莫耿耿于怀，要学会宽容。心理学家发现，与人为善者能够长寿，因为心境宽宏大量，心情舒畅，乐于助人的人，其心理免疫与抗病能力也会发挥出神奇的作用。同时，要尽量培养自己的业余爱好，确立精神支撑，从中寻找乐趣，心情自然开朗。

(4) 爱情多甜蜜。俗话说：“少年夫妻老来伴，夫妻敬爱多长寿。”人老了，不可无伴；老夫老妻在一起，没事可以相互聊聊，相互安慰劝解，有个头痛脑热的也能互相照应、互相体贴，使爱情更加巩固与升华。即使是丧偶老人，也要冲破一些偏见和阻挠，争取或创造条件重新找个“老来伴”，重组一个家，使爱情得以延续与发展。

Riengz yihliuz veiswngh saehnieb fazcanj、swnghhoz suijbingz daezsang，gyoengqvunz caemh yied daeuj yied gvansim caeuq yawjnaek gij canggvang ndangcangq bonjfaenh，hoeng gij gvanhaeh simleix gengangh caeuq souhmingh caemh yied daeuj yied deng yawjnaek. Seizneix bouxgeq naihsouh yied daeuj yied lai，gij banhfap giuj ndaej naihsouh haenx swhyienz hix noix mbouj ndaej. Conhgyah gangjnaeuz，bouxgeq siengj ndaej naihsouh，itdingh yaek “lai cingz”. Baenzlawz dwg “lai cingz”? Daeuj yawjyawj conhgyah dwg baenzlawz gangjgej ba.

(1) Youxcingz lai gvangqlangh. Boux vunz ndeu ceiq lau dwg gadog, gadog dwg bouxgeq daihgeih. Caeuq de youq ranz "souj laujyingz", mboujyawx byaij ok bakdou bae, lai gyau baengzyoux, daegbied dwg gyau saek di baengzyoux nienzgeij ca gyae mbouj doengz ban haenx, caeuq gyoengqde ciengzseiz doxcomz, roxnaeuz cujciz mbangj di vwnzdij hozdung guh ndaej daengz haenx; roxnaeuz ndoetcaz dwkgeiz; roxnaeuz youq ndawrungj daswyienz ciepsouh gij ndeicawq byabya luegluég gyaeundei haenx; roxnaeuz caeuq baengzyoux nienzgeij ca gyae mbouj doengz ban cejcejgoj, gangjgangj vahndawsim, sousup rengzhoengh bouxcoz; roxnaeuz sam haj boux baengzyoux ndei cejgoj, gangj vang gangj raeh, aeu daeuj fazcanj cingzngeih, veizciz gamjcingz, baujciz aen vanzging soengyungz doxgyaez, sawj saedceij bouxgeq hwngvuengh hoenghhwd. Ndigah, lai gyau baengzyoux ndaej bangrengz bouxgeq naihsouh.

(2) Seiqcingz lai habngamj. Bouxgeq cawz gwn ndei、youq ndei le, lij wnggai yawjnaek gij gohyozsing "daenj caeuq byaij". Lumjbaenz camgya ndawbiengz hozdung, genhciz aeu din dingj ci, haeujsim daenj buh dajcang, habdangq dajcang daengj, guh boux vunzlaux vwnzmingz ciuhneix. Vunz daengz mwh geq habdoh "geq daeuj mbauq", mboujdan dwg bonjfaenh ndangdaej gengangh yaekaeu, hix dwg ciuhneix ndawbiengz vwnzmingz yaekaeu. Byoemhau baez deng nyumx ndaem, hix couh yienh ndaej oiq haujlai; mumh gaenx daeq, ndaej sawj naj bienq seuq, naj ronghsagsag, mboujdan sawj bonjfaenh bienq ndeiyawj, demgya cingsaenz, caemhcaiq hix sawj ndawbiengz bienq gyaeundei lo, bienqbaenz "gij gingjsaek daengngoenz banhaemh", lij mizleih segyauh hozdung, doiq ndangdaej gengangh miz ik. Cingq lumj vahsug soj gangj "geq yaek seizhwng oiq yaek gvai". Vihneix, caeuq seizdaih funghgi habngamj, dwg gij rengzndumj bouxgeq naihsouh.

(3) Lai sim'angq. Bouxgeq aeu seizseiz baujciz simcingz ndei、aek gvangq、simdingh ndei, bungz saeh mbouj gip mbouj gaenj, guh saeh gaej yawjnaek, ciengeiz gaej caenh geiq ndaw sim, aeu hag rox soengyungz. Sinhlijyozgyah ndaejraen, boux simsienh doiq vunz ndaej naihsouh, aenvih simcingz vaiqvued, gij vunz haengj bang vunz haenx, gij simleix mienx baenzbingh caeuq dingjbingh naengzlig de hix rox fazveih ok gij cozyung saenzgeiz. Doengzseiz, aeu caenhliengh beizyangj gij gyaezmaij mwhndaejhoengq bonjfaenh, dingh ndei cingsaenz cengjdaeux, daj ndawde bae ra yinxdaeuz, simcingz couh gag simsangj.

(4) Aiqcingz lai van. Vahsug gangj: "Bouxcoz gvanbaz laux daeuj buenx, gvanbaz gingqgyaez lai souhyienz." Vunz laux le, mbouj ndaej mbouj miz buenx; gvanbaz laux youq itheij, mbouj miz saeh goj ndaej cejcej goj, doxnai doxgienq, miz boux gyaeuj dot uk ndat hix ndaej doxciuqgoq、doxbangbouj, sawj aiqcingz engqgya gyamaenh caeuq daezswng. Couhcinj dwg bouxgeq bouxbuenx gvaqseiq, hix yaek cungbyoengq mbangj yawjmbieng caeuq lanzlaengz, ceng'aeu roxnaeuz caux diuzgen dauqcungz ra boux "laux daeuj buenx", dauqcungz laeb aen gya ndeu, sawj aicingz ndaej lienz roengzbae caeuq

fazcanj.

适度发火为何有助于延长寿命?
Habliengh fathuj vihmaz ndaej lai naihsouh?

美国《健康心理学》杂志刊登了德国一项新研究发现：适当发泄愤怒情绪可使寿命延长两年。

德国耶拿大学的研究人员对6000多名患者进行了研究。结果发现，善于发泄愤怒的意大利人和西班牙人比更为“温和”的英国人寿命长近两年。科学家表示，宣泄愤怒等消极情绪对延长寿命起到关键作用。相反，英国人自我克制和压抑的特点会对身心健康造成严重负面影响。

该项研究负责人马库斯·芒德博士和克里斯汀·米特博士分析指出，爱将焦虑和愤怒“内化”的“压抑人群”更容易血压升高，长此以往会增加冠心病、癌症等多种疾病的发病率，使长寿概率大减。同时，“压抑人群”在隐藏恐惧、愤怒等不良情绪时，为避免危险，总是寻求自我克制态度，试图完全控制自我行为和身边环境，导致心率和脉搏加快，出现压力和焦虑的其他症状。新研究同时证明，虽然压抑人群会比其他人群更容易患病，但是他们善于自律，更容易坚持自己的生活方式。

Faenh cazci Meijgoz《Gengangh Sinhlijyoz》daeng le Dwzgoz hangh yenzgiu moq ndeu ndaejraen: Habdangq fat ok gij simcingz ndatheiq ndaej sawj souhmingh gyaraez song bi.

Dwzgoz Yehnaz Dayoz gyoengqvunz yenzgiu doiq 6000 lai boux vunzbingh guh le yenzgiu. Doeklaeng ndaejraen, vunz Yidali caeuq vunz Sihbanhyaz maenh rox dawz gij hozndat fat okdaeuj beij vunz Yinghgoz engq “unqswnh” haenx souhmingh yaek lai lix song bi. Gohyozgyah gangjnaeuz, fat ok hujheiq daengj doenghgij simcingz mbouj ndei neix doiq gyalai souhmingh miz cozyung youqgaenj. Doxfanj, vunz Yinghgoz gij daegdiemj gag hanhhaed caeuq naenxhaed de rox doiq ndangdaej gengangh cauhbaenz yingjyangj gig mbouj ndei.

Hangh yenzgiu neix bouxfucwz Majguswh·Mangzdwz bozsw caeuq Gwzlijswhdingh·Mijdwz bozsw faensik ceij ok, “gyoengqvunz nyaenxhanh” gyaez dawz youheiq caeuq hozndat “ndaw vaq” haenx engq yungzheih hezyaz swngsang, ciengzseiz yienghneix guh rox demgya gij fatbingh bijli gvanhsinhbing、binghngamzcwng daengj lai cungj bingh, sawj naihsouh gailiz gemj lailai. Doengzseiz, “gyoengzvunz nyaenxhanh” youq mwh ndoj yieplau、hozndat daengj simleix mbouj ndei, vihliux baexmienx yungyiemj, cungj dwg ra aeu gij daidu gag hanhhaed bonjfaenh, dajsuenq cienzbouh gamhanh gij hingzveiz bonjfaenh caeuq gij vanzging henzndang, cauhbaenz sinhliz caeuq megdoengh gyavaiq, raenmiz gij binghyiengh wnq deng atlig caeuq youheiq. Yenzgiu moq doengzseiz cwngmingz, yienznaeuz hanhhaed vunzlai rox beij gyoengqvunz wnq engq yungzheih baenzbingh，hoeng gyoengqde maenhrox gaghaed，engq yungzheih genhciz gij swnghhoz fuengsik bonjfaenh.

为什么说“七十莫叹近黄昏”？
Vihmaz naeuz “caetcib gaej gyangz gaenh raixra”？

心理学研究证实，人的衰退始于心理衰退。现已发现，人类疾病有50％～80％是心理衰退、恶劣情绪所诱发的，如神经衰弱、高血压、冠心病、哮喘、溃疡、甲状腺功能亢进症、月经不调、精神病、脑血管意外及某些癌症等。

有诗曰：“花甲莫言人已老，昔日老者今壮年；七十莫叹近黄昏，桑榆未晚霞满天。”怎样才能延缓心理衰退呢？第一，要学会合理用脑，每天安排一定时间读书看报、习字绘画，进行必要的智力锻炼；第二，注重生理保健，进行一些力所能及的体育锻炼；第三，重视精神健康，时时保持情绪乐观，避免积郁成疾；第四，广交各类朋友，适当参加社交活动，使生活变得充实；第五，培养多方面的兴趣爱好，以免寂寞孤独。

Sinhlijyoz yenzgiu cingqsaed，bouxvunz nyiegdoiq daj simleix nyiegdoiq hainduj. Seizneix gaenq ndaej raen，vunzloih miz 50％～80％ dwg simleix nyiegdoiq、simcingz yakrwix nyaeuhfat baenz，lumjbaenz sinzgingh nyieg、hezyaz sang、gvanhsinhbing、ae'ngab、nengznaeuh、gyazcangsen goengnaengz vuengh lai、dawzsaeg luenh、binghfatbag、uk sailwed baenzbingh liuh mbouj daengz caeuq moux cungj binghngamzcwng daengj.

Miz sei heuhguh：“Va'gyap（loegcib）gaej gangj vunz gaenq geq，vunzgeq doenghbaez seizneix oiq；caetcib gaej gyangz gyawj banhaemh，sanghyiz caengz haemh fwj rim mbwn.” Baenzlawz cijndaej sawj simleix bienq nyieg ndaej gemjmenh ne? Daih'it，aeu hag rox hableix yungh uk，moix ngoenz anbaiz itdingh seizgan doegsaw yawj bauqceij、lienh sijsaw vehdoz，guh gij ciliz donlen noix mbouj ndaej haenx；daihngeih，yawjnaek sengleix baujgen，guh mbangj di dijyuz donlen miz rengz guh ndaej daengz de；daihsam，yawjnaek cingsaenz gengangh，seizseiz baujciz simcingz vaiqvued，mienxndaej baenz binghnaek；daihseiq，lai gyau gak loih baengzyoux，habdangq camgya se'gyauh hozdung，sawj swnghhoz bienq ndaej cungsaed；daihhaj，beizyangj lai fuengmienh yinxdaeuz gyaezmaij，mienx ndaej fwzrik gadog.

为什么有好奇心能延缓衰老？
Vihmaz naeuz miz ndaej simhauqgeiz doilaeng nyieglaux?

一本书里曾经说过：“要很率性地展现你的好奇心，这也是所有快乐的基本。一个人如果失去了好奇心，或许表示自己已经开始进入老化期了。”越来越多的研究证明，当人们对某一事物产生兴趣时，体内就会分泌某种激素，让皮肤不容易长皱纹，器官也

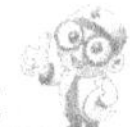

不容易出问题。不过，无论什么原因，“敢尝鲜，老得慢”都是事实。

日常生活中，老人不妨像小孩子一样，多问问“这是什么”和“该怎么做”。就算“两耳不闻窗外事”的人，这么问久了，也会慢慢培养出好奇心。自己感兴趣的东西，一定要去试试看。当然，可以激发好奇心的事，未必就是没做过的，只要能让老人的脑子动起来，就达到目的了。

除了动脑、动手，在吃东西的时候，也应该有尝鲜的精神，不能一碰到自认为接受不了的，就彻底放弃。

适度的好奇心能让人老得慢，过分的好奇心也会出问题。尝鲜之前，最好先掂量掂量，比如年纪大的人，就不适合看似自由、惬意的自助游。

Bonjsaw ndeu ndawde gangj gvaq："Aeu youzcaih dwk baijok gij sim geizheih mwngz，neix caemh dwg sojmiz gij gihbwnj vaiqvued de. Boux vunz ndeu danghnaeuz mbouj miz sim geizheih le，lauheiq biujsi bonjfaenh gaenq haeuj daengz mwh bienq laux lo." Gij yenzgiu cwngmingz yied daeuj yied lai，youq mwh gyoengqvunz doiq mbangj cungj swvuz miz yinxdaeuz，ndaw ndang couh yaek iemqok moux cungj gizsu，hawj naengnoh mbouj yungzheih deng nyaeuq，gi'gvanh hix mbouj yungzheih oksaeh. Mboujgvaq，mboujlwnh gijmaz yienzaen，"gamj cimz sien，laux ndaej menh" cungj dwg saehsaed.

Youq ndaw ndwenngoenz baeznaengz，bouxgeq mboujfuengz lumj lwgnyez ityiengh，lai camcam "neix dwg gijmaz" caeuq "wnggai baenzlawz guh". Couhsuenq gij vunz "song rwz mbouj dingq saeh rog cueng"，baenzneix cam nanz lo，hix menhmenh beizyangj ok sim geizheih. Gij doxgaiq bonjfaenh mizyinx haenx，itdingh aeu bae sawq yawj. Dangyienz，ndaej gikfat gij saeh siengj mbouj daengz haenx，mbouj itdingh couh dwg caengz guh gvaq，cijaeu hawj ukgyaeuj bouxgeq doengh hwnjdaeuj，couh dabdaengz muzdiz lo.

Cawz doengh uk、doengh fwngz，youq mwh gwn doxgaiq，hix wnggai miz gij cingsaenz cimz sien，mbouj ndaej baez roeb daengz couh gag nyinhnaeuz ciepsouh mbouj ndaej，couh vut caez.

Miz di haengj cam haengj ngvanh haengj doengh fwngz ndaej hawj vunz bienq laux haemq menh，hoeng simgeizheih gvaqbouh hix rox ok vwndiz. Cimz sien gaxgonq，ceiq ndei sien naemj ndei cijbaenz，lumjbaenz gij vunz nienzgeij laux haenx，couh mbouj hab cungj lijyouz gag ciuqgoq bonjfaenh yawj lumj swyouz、ngamjeiq haenx.

为什么精神紧张会加速衰老？
Vihmaz simvueng simgaenj rox geq vaiq?

一个人处在极度紧张的状态时，往往会表现出惊慌、恐惧、愤怒，或者苦闷、忧愁、焦虑等情绪。这种情况也叫做紧张反应，常伴有植物神经系统的变化、行为改变和心理活动异常等。

植物神经系统的变化，如手或全身颤抖、出汗、皮肤发红或发白、心率加快、血压升高等；行为改变，如肌肉僵直、动作不协调、用力不当、多余动作增加等；心理活动异常，如注意力不集中、精力分散、记忆缺失、思维迟钝等。

紧张反应是人体对外界刺激的一种保护性机制，但如果外界刺激过分强烈，人较长时间处在紧张状态中，有可能引起疾病。现代医学认为，精神紧张可以导致许多种疾病，例如胃溃疡、胸腺退化、神经衰弱、免疫功能降低等。有些人的疾病是长期处在紧张状态之中而形成的，这种情况大多发生在中老年人身上。

有的老年人再就业之后，以老年之躯做中青年之事，尤其容易处在紧张状态之中。老年人生理机能已开始衰退，在紧张的状态下，身体很容易出毛病；有的老年人离退休后，由于人情冷漠，孤独怨愤长期纠缠着自己，心理一直处在无所适从的紧张状态中，于是睡不好、吃不香，身体逐渐不支而病倒了；有的老年人由于老伴的去世而长期生活在苦闷之中，忧郁寡欢不能自拔，以致身体状况日趋衰弱；还有的老年人因待遇不公或对世事看不惯，或因后代不敬、不孝而愤懑不平，怨气难消，以致高血压、冠心病、胃溃疡等疾病接踵而来，甚至卧病在床，一病不起。

所以老年人应该学会应付紧张刺激。缓解紧张，这不仅是身体健康的需要，而且也是晚年幸福的需要。

Mwh bouxvunz ndeu simnyap bubbub，ciengzseiz rox yienh'ok mbeilek simvueng、yieplau、ndatheiq，roxnaeuz nyapnyuk、haeujheiq、youheiq daengj doengh cungj simcingz neix. Doenghgij yienghneix hix heuhguh gaenjcieng fanjying，ciengzseiz buenx miz gij bienqvaq cizvuz sinzgingh hidungj、hingzveiz gaijbienq caeuq simleix hozdung mbouj dawzbanj daengj.

Gij bienqvaq cizvuz sinzgingh hidungj，lumjbaenz fwngz roxnaeuz daengxndang saenzdeded、ok hanh、naengnoh nding roxnaeuz hau、sinhdiuq gyavaiq、hezyaz swng sang daengj；hingzveiz gaijbienq，lumjbaenz ndangnoh gyaengjgyat、fwngz ga uk doengh mbouj dawzbanj、yungh rengz mbouj habdangq、maenh luenh doengh daengj；haengj doeng ngvanh sae ngvanh，lumjbaenz cuyiliz mbouj gyonjcomz、cinglig faensanq、lumzlumz langhlangh、ukgyaeuj ngwnh numq daengj.

Youheiq fanjwngq dwg cungj gihci henhoh ndangvunz deng baihrog swgiz ndeu，hoeng danghnaeuz baihrog swgiz haenq gvaqbouh，vunz youq ndaw youheiq de haemq nanz，laemxseiz deng baenzbingh. Seizneix yihyoz nyinhnaeuz，youheiq ndaej baenz haujlai cungj bingh，lumjbaenz dungxinmieg、congh'aek doiqvaq、sinzgingh nyieg、menjyiz goengnaengz doekdaemq daengj. Mizmbangj vunz gij bingh de dwg ciengzseiz youq ndaw youheiq cij cauhbaenz，cungj saeh neix dingzlai fatseng youq gwnzndang bouxcungnienz bouxgeq.

Bouxgeq dauqcungz ra hong guh le，aeu gij ndang vunzlaux guh gij saeh cungnienz hauxseng，daegbied yungzheih sawj vunz seizseiz simnyap bubbub. Bouxgeq ndangdaej

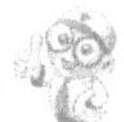

gaenq hainduj doeknyieg, youq mwh youheiq de, ndangdaej gig yungzheih okloek; mizmbangj bouxgeq lizyouh duiyouh le, aenvih vunz henzndang gak boux gak gvaq, gudog ienqhaemz ciengzgeiz goenjgeuj bonjfaenh, ndawsim lienzdaemh cungj dwg dingz youq ndaw mbouj rox baenzlawz guh cij ndei de, yienghneix ninz mbouj ndei、gwn mbouj rang, ndangdaej ngoenz caiq ngoenz mbouj ak le couh binghlaemx lo; mizmbangj bouxgeq aenvih bouxbuenx gvaqseiq le cix ciengzgeiz lix youq ndaw nyapnyuk de, youq ndaw simnyap byaij mbouj okdaeuj, sawj ndangdaej ngoenz yied nyieg gvaq ngoenz; lij mizmbangj bouxgeq aenvih dakdaih mbouj goengcingq roxnaeuz doiq saehbiengz yawj mbouj gvenq, roxnaeuz aenvih lwglan mbouj gingq、mbouj hauq cix hozndat aeuqheiq, ienqheiq nanz siu, sawj hezyaz sang、baenz gvanhsinhbing、dungxinmieg daengj doengh cungj bingh neix laebdaeb daeuj, caemhcaiq deng bingh ninz gwnz mbonq, lienz hwnq cungj mbouj ndaej.

Ndigah bouxgeq wnggai hag rox wngqdoiq simgaek simvueng, hoizsoeng simgaek, neix mboujdan dwg ndangcangq yaek aeumiz, caemhcaiq hix dwg bigeq vuenyungz yaek aeumiz.